JN196340

【電子版のご案内】

■タブレット・スマートフォン（iPhone, iPad, Android）向け電子書籍閲覧アプリ
「南江堂テキストビューア」より，本書の電子版をご利用いただけます．

シリアル番号：

コンパス調剤学
改訂第4版　第1刷

■シリアル番号は南江堂テキストビューア専用サイト（下記URL）より
ログインのうえ，ご登録ください．（アプリからは登録できません．）
　　　https://e-viewer.nankodo.co.jp
　※初回ご利用時は会員登録が必要です．登録用サイトよりお手続きください．
　　詳しい手順は同サイトの「ヘルプ」をご参照ください．
■シリアル番号ご登録後，アプリにて本電子版がご利用いただけます．
■注意事項
・シリアル番号登録・本電子版のダウンロードに伴う通信費などはご自身でご負担ください．
・本電子版の利用は購入者本人に限定いたします．図書館・図書施設など複数人の利用を前提とした利用はできません．
・本電子版は，1つのシリアル番号に対し，1ユーザー・1端末の提供となります．一度登録されたシリアル番号は再登録できません．権利者以外が登録した場合，権利者は登録できなくなります．
・シリアル番号を他人に提供または転売すること，またはこれらに類似する行為を禁止しております．
・南江堂テキストビューアは事前予告なくサービスを終了することがあります．
■本件についてのお問い合わせは南江堂ホームページよりお寄せください．

［コンパス調剤学　改訂第4版　第1刷］

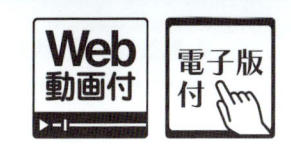

コンパス

調剤学

－ 実践的アプローチから理解する －

改訂第4版

編 集　八重徹司・緒方憲太郎・髙取真吾

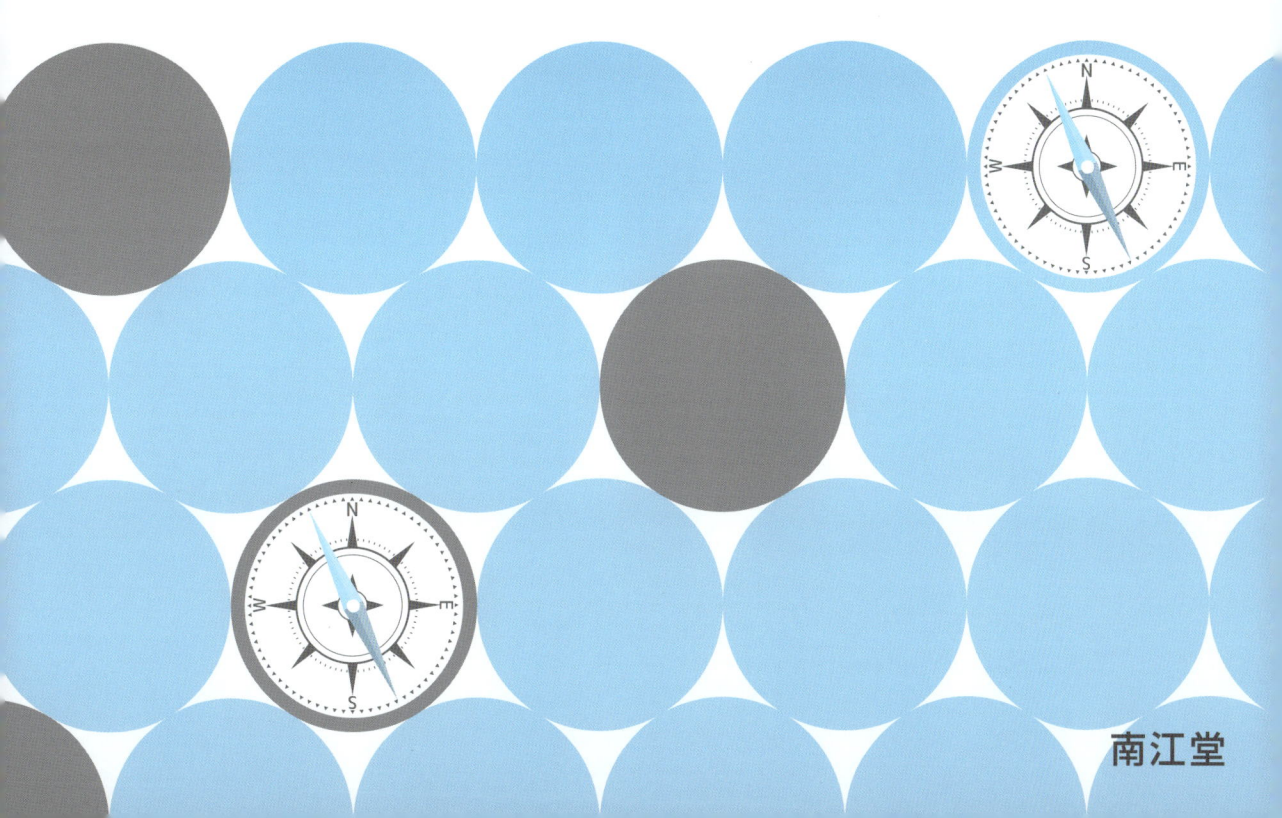

南江堂

◆ 執筆者一覧（執筆順）

河添　　仁	慶應義塾大学医学部准教授/慶應義塾大学病院副薬剤部長
髙取　真吾	松山大学薬学部教授
島田　憲一	就実大学薬学部教授
北小路　学	元 近畿大学薬学部准教授
横山　　聡	近畿大学薬学部准教授
大嶋　耐之	金城学院大学薬学部教授
榎屋　友幸	鈴鹿医療科学大学薬学部准教授
武智　研志	松山大学薬学部准教授
緒方憲太郎	福岡大学薬学部教授
桝渕　泰宏	千葉科学大学薬学部教授
生城山勝巳	千葉科学大学薬学部教授
八重　徹司	鈴鹿医療科学大学薬学部教授
林　　雅彦	鈴鹿医療科学大学薬学部教授
垣東　英史	鈴鹿医療科学大学薬学部教授
森　　尚義	鈴鹿医療科学大学薬学部准教授
冨永　宏治	福岡大学薬学部准教授
名德　倫明	大阪大谷大学薬学部教授
小畑友紀雄	大阪大谷大学薬学部准教授
川添　哲嗣	徳島文理大学香川薬学部准教授
竹下　治範	神戸薬科大学講師
岡田　守弘	北陸大学薬学部准教授

改訂第4版の序

　本書は「わかりやすい・ミニマムエッセンス」を基本コンセプトとし，薬学教育6年制に対応する内容で発刊，その後も薬学教育モデル・コアカリキュラム（コアカリ）の改訂など，時代の変化に対応しながら改訂を重ねてきた．改訂第3版では，「動画教材」を組み込んだ構成を採用し，多くの教育現場で教科書として採用されている．

　今回は，令和4年度改訂版薬学教育モデル・コア・カリキュラムへの対応を意図した構成となっている．動画教材は継続配信とし，さらに電子版限定の付録として，本書記載事項と関連の深い薬剤師国家試験問題の解答・解説を掲載することとなった．初版から継続して執筆していただいている先生方に加え，新進気鋭の若手の先生方も執筆に参加していただき，新しい時代に適応した内容で構成されている．

　WHOは新型コロナウイルス感染症のパンデミックを宣言（2020年）し，日本のみならず全世界は重大な危機に直面した．われわれは，未知の感染症に対する不安や恐怖といった混乱を経験した．その後のワクチン開発と予防接種への対応を通して，薬剤師によるワクチン接種も議論されることとなった．このパンデミックは，あらゆる組織のデジタル・トランスフォーメーション（DX）への取り組みを加速させた．薬剤師業務に関連するDXとして，「マイナ保険証」「電子処方箋」「オンライン服薬指導」の整備が進められている．本書では，これらのトピックについても，できるだけわかりやすい解説を加えてある．

　本原稿執筆時（2023年12月），筆者が最も衝撃を受けたのは，日常レベルで実用できる画像認識生成AI（GPT-4V）の登場である．「答えがある」領域の学びが否定される時代の扉が開かれ，薬学生に対して「大学で何を学ぶべきか」を問いはじめている．AIの能力が人間の能力を超えるシンギュラリティに到達する「未来の社会を見据え」ながら，「多様な場所や人々をつなぎ，活躍できる薬剤師」の育成，本書がその一助となれば幸いである．

　最後に，本書の改訂出版に際して，企画編集にご尽力くださった南江堂・津野将輝氏，野澤美紀子氏，藤原健人氏，岩﨑公希氏，宮本博子氏はじめとする編集部の諸氏に感謝する．

2024年8月

八重徹司，緒方憲太郎，髙取真吾

初版の序

　わが国における医療体制が高齢化社会への進展とともに大きく変化してきている．今まで主体的に行われてきた，病める方々を医療機関において治療する「入院型医療」から，有料老人ホーム，ケアハウスなどの施設や居宅で療養・介護する「在宅（居宅）型医療」にシフトしている．いわゆる，医師，薬剤師，看護師などの医療専門職者が医療チームを形成して患者ケアにあたる「患者中心の医療 patient oriented medicine」が地域社会へと浸透してきている．

　このような社会環境の変革下で，薬剤師への社会的ニーズも多様化し，それに応えるべく薬学教育が6年制となった．そして，今や4年次のOSCE，CBTの共用試験も終えようとしており，いよいよ今年からは病院実習，薬局実習合わせて22週の長期実務実習が始まる．

　新しい薬学教育制度において，実習・臨床現場を意識した実践的で役に立つ情報をまとめ，薬剤師の主たる業務である「調剤」を基礎から分かりやすく理解することの重要性が高まっている．さらに，学生の理解度の向上のため，計算問題・演習問題を充実させ，学内試験・共用試験はもちろん，臨床現場で困らない実践力を養成するためのテキストが求められる．

　本書では，このような時代背景に鑑み，共用試験対応を含め，わかりやすいミニマムエッセンスの教科書として，重要ポイントをできるだけ簡潔にコンパクトにまとめる工夫を凝らしている．このようなコンセプトで編者の牧野による講義資料を基軸として，企画編集した教科書であり，新制度の薬学生および薬剤師として世に出たときに役立つ一書になることを願っている．

　本書の出版に際して，企画編集にご尽力くださった南江堂・中村一氏，野澤美紀子氏，宮本博子氏，はじめ編集部の諸氏に感謝する．

2010年2月

八野芳已，牧野和隆

目 次

【動画シナリオ作成担当】

八野 芳已，髙取 真吾，島田 憲一，大嶋 耐之，
難波 弘行，緒方 憲太郎，冨永 宏治，名德 倫明，
二宮 昌樹，榎屋 友幸，八重 徹司

【電子版付録：調剤学関連の薬剤師国家試験問題
および解答・解説】

岡田 守弘

動画タイトル一覧

　本動画の「基礎編」(動画 1 ～ 3)は，実際の薬剤師業務の一例を模擬的に示したもので，OSCE 評価項目とは異なる場合があります．「実践編」(動画 4 ～ 7)は，実際の施設での調剤の一例で，各施設の内規により器具や一部手順が異なる場合があります．

 こちらの二次元バーコードもしくは下記 URL より，動画一覧にアクセスできます．
https://www.nankodo.co.jp/video/9784524403691/index.html

- ●動画に関して
- ・すべてカラー動画(動画数 7 個，合計約 90 分)です．一部の動画(🔊)には音声が入ります．
- ・各動画に関連する書籍のページ数を(☞ p.○)で示しています．
- ●動画閲覧上の注意
- ・本動画の配信期間は，本書第 1 刷発行日より 5 年間を目途とします．ただし，予期しない事情により，その期間内でも配信を停止する可能性があります．
- ・パソコンや端末の OS のバージョン，再生環境，通信回線の状況によっては，動画が再生されないことがあります．
- ・パソコンや端末の OS，アプリの操作に関しては，南江堂では一切サポートいたしません，
- ・本動画の閲覧に伴う通信費などはご自身でご負担ください．
- ・本動画に関する著作権はすべて南江堂にあります．動画の一部または全部を，無断で複製，改変，頒布(無料での配布および有料での販売)することを禁止します．

(撮影協力)
基礎編：瀧　千尋
実践編：福岡大学病院薬剤部

薬剤師と調剤

A 医療における薬剤師の使命

❶ 薬剤師業務の変遷

　わが国における薬剤師の誕生から養成の経緯は，明治初頭（1868年）の西洋医学の導入から学制改革（1949年）による薬剤師養成校の大学化とともに歩んできた．それから1980年代までの間，薬剤師業務は「調剤」に代表される「対物業務」が中心であった．

　医薬分業は，明治以来表1・1のような経過をたどり，現在の薬剤師の職能的位置づけが確立されてきている．令和4年度の医薬分業率[*1]は76.6％まで上昇している．また，2016年度の診療報酬改定で「かかりつけ薬剤師・薬局」制度が盛り込まれ，より患者に身近な薬剤師・薬局が求められるようになった．薬剤師の使命は，薬剤師法第1章総則（薬剤師の任務）第1条に「薬剤師は，調剤，医薬品の供給その他薬事衛生をつかさどることによつて，公衆衛生の向上及び増進に寄与し，もつて国民の健康な生活を確保するものとする」と記されており，医師法および歯科医師法においても求められる最終目標の「公衆衛生の向上及び増進に寄与し，もつて国民の健康な生活を確保するものとする」は同じである．

　近年，病院では院内物流管理システム（SPD）[*2]が導入され，携帯情報端末（PDA）[*3]を用いた非薬剤師による医薬品取り揃え業務が行われている．すなわち，薬剤師業務は「対物業務」から「対人業務」へ大きくシフトしている．

*1 **医薬分業率**　医薬分業率（%）＝薬局への処方箋枚数／外来処方件数（全体）×100

*2 **院内物流管理システム（SPD）**　supply processing and distribution：医薬品や医療用材料の供給，在庫などの物流管理を外注委託することを指す．

*3 **携帯情報端末（PDA）**　personal digital assistant：一般的に，持ち運び可能な個人用の情報端末を指す．スマートフォンもその1つ．

表1・1　薬剤師関連業務の変遷

明治	薬剤師でなければ調剤できない （本来の趣旨：業務（処方，調剤）の分担，相互監査，処方の公開） ↓ 医師の調剤権：医薬分業の進展は見えない
大正	薬価差益→不要な薬，処方を乱発，経営が潤う ↓
昭和	病院薬剤師：調剤所で調剤に専念（3人以上医師がいる施設） 薬局薬剤師：一般販売業に専念，または点分業[*4] ↓

*4 **点分業**　一般的にマンツーマン薬局や門前薬局などといわれる分業形態で，開業医や特定の医療機関と強く提携して処方箋を応需している．

＊5　**面分業**　複数の医療機関からの処方箋を受け入れる分業形態で，かかりつけ薬局として地域密着型の要素が強い．

＊6　**DPC**　diagnosis procedure combination：国が推奨する医療費支払い制度で，診断群分類別包括制度という．入院診療費を，病気の種類と診療内容によって分類されたDPCと呼ばれる区分に基づいて，あらかじめ国の定めた1日あたりの包括評価と出来高による部分を組み合わせて計算する方式のこと．ちなみに，病院薬剤師が行う服薬指導（薬剤管理指導料）は出来高となる．

入院医療費
＝包括評価部分＋出来高部分

【包括評価部分】
・入院基本料　・検査　・投薬
・注射　・画像診断　など
＋
【出来高部分】
・手術，麻酔　・内視鏡検査
・カテーテル検査
・リハビリテーション　など

＊7　**診療報酬**　保険診療の際に医療行為などの対価として算定される報酬であり医業収入の総和（医師等の医業行為に対する技術料，調剤技術料，薬費，医療材料費，検査費用など）．わが国の保険診療の場合，診療報酬点数表に基づいた点数で表され，1点は10円である．通常，2年に一度改定される．

＊8　医薬品，医療機器等の安全かつ迅速な提供の確保を図るため，添付文書の届出義務の創設，医療機器の登録認証機関による認証範囲の拡大，再生医療等製品の条件および期限付承認制度の創設などの所要の措置が講じられた．

＊9　**タスクシフト / シェア**　医師の負担を軽減しつつ，各職種がより専門性を活かした業務範囲の拡大等を行う．プロトコールに基づく薬物治療管理の一例として，医師が採血オーダ済みの検査項目に，薬剤師が必要と判断した検査項目を新たに追加することができる．

	服薬指導業務，高カロリー輸液剤の無菌調製業務に技術料（1989） 院外処方箋発行へ（1989） 医療法改正，面分業＊5開始
平成	ソリブジン事件（1993：医薬分業・医薬品情報管理の進展につながる） HIV訴訟（1997） ↓ 薬価差益改善，第二薬局（同一経営母体）の禁止，面分業の進展 病院薬剤師：入院患者の服薬指導，副作用管理，注射剤調剤などに専念 薬局薬剤師：外来患者の調剤，薬歴管理（相互作用管理），服薬指導などに専念 ↓ 後発医薬品（ジェネリック医薬品，☞p.15参照）への移行（2003） 電子カルテ化，DPC＊6導入，チーム医療，クリニカルパス（2003） 治験，臨床研究，専門・認定制度の充実（2005） 薬学6年制（2006） 第3次対がん10ヵ年総合計画（2007） 電子媒体による診療報酬（調剤報酬）明細書（レセプト）のオンライン請求が認められる（2007） 登録販売者（2009） 医療体系が「入院型医療」から「在宅（居宅）型医療」へ，医療チームを編成し，治療にあたることで医療職者おのおのの職能がより鮮明に明確化される 診療報酬＊7上，「病棟薬剤業務実施加算」（☞p.6参照）が認められる（2012） 薬事法改正，「医薬品及び医療機器等の品質，有効性及び安全性の確保に関する法律」（医薬品医療機器等法）に改称＊8（2014） 一般用医薬品のインターネットでの販売認可（2014） 後発医薬品使用に対する評価がDPC機能評価Ⅱに組み入れ（2014） 「かかりつけ薬剤師・薬局」制度が診療報酬上に盛り込まれる（2016） 分割指示に係る処方箋の交付（2018）
令和	「地域連携薬局」と「専門医療機関連携薬局」の認定制度（2019） 医師の働き方改革に伴うタスクシフト/シェア＊9の推進（2021）

❷ 薬剤師の行動規範と倫理規定

　日本薬剤師会によって「薬剤師綱領」および「薬剤師行動規範」が制定されている．

薬剤師綱領　［1973年10月10日　（社）日本薬剤師会制定］

一．薬剤師は国から付託された資格に基づき，医薬品の製造・調剤・供給において，その固有の任務を遂行することにより，医療水準の向上に資することを本領とする．

一．薬剤師は広く薬事衛生をつかさどる専門職としてその職能を発揮し，国民の健康増進に寄与する社会的責務を担う．

一．薬剤師はその業務が人の生命健康にかかわることに深く思いを致し，絶えず薬学，医学の成果を吸収して，人類の福祉に貢献するよう努める．

薬剤師行動規範　［2018年3月　（社）日本薬剤師会制定］
前　文

　薬剤師は，国民の信託により，憲法及び法令に基づき，医療の担い手として，

人権の中で最も基本的な生命及び生存に関する権利を守る責務を担っている. この責務の根底には生命への畏敬に基づく倫理が存在し, さらに, 医薬品の創製から, 供給, 適正な使用及びその使用状況の経過観察に至るまでの業務に関わる, 確固たる薬（やく）の倫理が求められる.

薬剤師が人々の信頼に応え, 保健・医療の向上及び福祉の増進を通じて社会に対する責任を全うするために, 薬剤師と国民, 医療・介護関係者及び社会との関係を明示し, ここに薬剤師行動規範を制定する.

1. 任務
2. 最善努力義務
3. 法令等の遵守
4. 品位及び信用の維持と向上
5. 守秘義務
6. 患者の自己決定権の尊重
7. 差別の排除
8. 生涯研鑽
9. 学術発展への寄与
10. 職能の基準の継続的な実践と向上
11. 多職種間の連携と協働
12. 医薬品の品質, 有効性及び安全性等の確保
13. 医療及び介護提供体制への貢献
14. 国民の主体的な健康管理への支援
15. 医療資源の公正な配分

（※上記は各条の項目のみ. 全文は日本薬剤師会 HP https://www.nichiyaku. or.jp/assets/uploads/about/kouryo20180226.pdf 参照）

❸ 薬剤師の守秘義務および説明と同意

ⓐ 守秘義務

医療分野における個人情報は, 新たな治療法・医療技術の開発・普及等を進めるためには適正な利活用を図る必要がある. 一方で, 個人情報保護法も遵守する必要がある. 患者に対して行う臨床研究（アンケート調査を含む）を行う場合,「人を対象とする生命科学・医学系研究に関する倫理指針[10]」に基づき, 自施設あるいは研究代表機関の一括審査および日本薬剤師会などにおける倫理審査委員会の承認が必要となる.

また, 薬剤師の守秘義務については下記のような法的措置が取られている. さらに, 薬に関して患者や医療関係者への情報提供[11] についても同様に薬剤師法, 医薬品医療機器等法で規定されている.

*10　文部科学省

*11　☞11章参照

刑法（秘密漏示）**第134条**:医師, 薬剤師, 医薬品販売業者, 助産師, 弁護士, 弁護人, 公証人又はこれらの職にあった者が, 正当な理由がないのに, その業務上取り扱ったことについて知り得た人の秘密を漏らしたときは, 6月以下の懲役又は10万円以下の罰金に処する.

薬剤師行動規範第5条（日本薬剤師会）:薬剤師は, 職務上知り得た患者等の情報を適正に管理し, 正当な理由なく漏洩し, 又は利用してはならない.

ⓑ 説明と同意

患者への説明と同意（**インフォームド・コンセント, IC**[12]）は, 医療法第1条の4第2項「医師, 歯科医師, 薬剤師, 看護師その他の医療の担

＊12　インフォームド・コンセント（IC） informed consent:「説明と同意」または「十分に知らされた上での同意」と訳されることが多い. とくに, 医療行為や治験などの対象者が, 治療や臨床試験・治験の内容についてよく説明を受け十分理解した上で, 患者や被験者が自らの自由意志に基づいて医療従事者と方針において合意すること.

い手は，医療を提供するに当たり，適切な説明を行い，医療を受ける者の理解を得るよう努めなければならない.」という規定に基づいて実施されるものである．また，薬剤師法第25条の2「薬剤師は，販売又は授与の目的で調剤したときは，患者又は現にその看護に当たつている者に対し，調剤した薬剤の適正な使用のために必要な情報を提供しなければならない.」と記載されている．医療者と患者との間には知識格差があり，患者の理解，信頼を得るためには，患者の目線に合った適切な説明が求められる．医療に潜む危険性も含めて患者が納得できるよう，専門的な内容をかみくだいた平易な言葉で説明することが重要である.

　医療者（とくに医師）が適切な説明を怠り，患者の自己決定権を侵害したような場合には，説明義務の違反について訴訟が起こされることもある.

B　チーム医療と薬物療法

　近年の高度・複雑化した医療では，それぞれの専門家によって構成されるチーム医療を通して，患者に有効で安全な医療を提供する（図1・1）．医療者の具体的な取り組み方針としては，「医療スタッフの協働・連携によるチーム医療の推進について」[*13] を参照されたい．薬剤師においては主体的に薬物療法に参加することの有益性が指摘され，また取

＊13　厚生労働省 医政発0430第1号：医療スタッフの協働・連携によるチーム医療の推進について，2010年4月30日

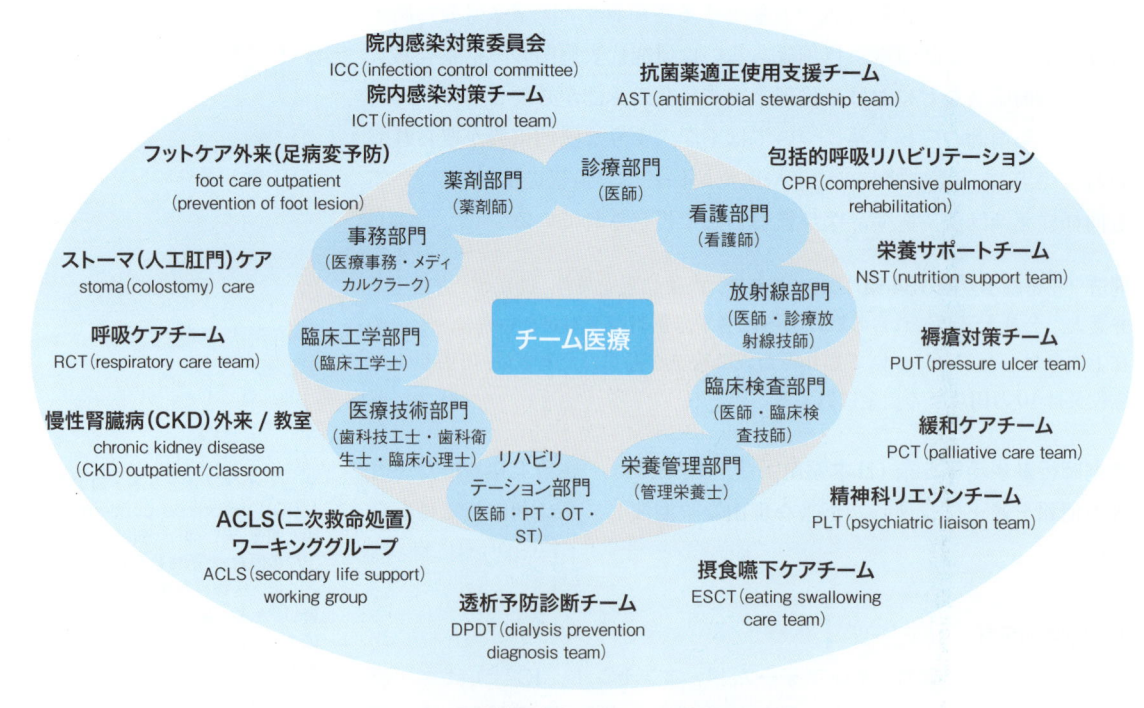

図1・1　医療機関におけるチーム医療の構成例

表1・2　薬剤師を積極的に活用することが望まれる9項目の業務

　以下に掲げる業務については，現行制度の下において薬剤師が実施することができることから，薬剤師を積極的に活用することが望まれる.
①薬剤の種類，投与量，投与方法，投与期間等の変更や検査のオーダについて，医師・薬剤師等により事前に作成・合意されたプロトコールに基づき，専門的知見の活用を通じて，医師等と協働して実施すること.
②薬剤選択，投与量，投与方法，投与期間等について，医師に対し，積極的に処方を提案すること.
③薬物療法を受けている患者(在宅の患者を含む.)に対し，薬学的管理(患者の副作用の状況の把握，服薬指導等)を行うこと.
④薬物の血中濃度や副作用のモニタリング等に基づき，副作用の発現状況や有効性の確認を行うとともに，医師に対し，必要に応じて薬剤の変更等を提案すること.
⑤薬物療法の経過等を確認した上で，医師に対し，前回の処方内容と同一の内容の処方を提案すること.
⑥外来化学療法を受けている患者に対し，医師等と協働してインフォームドコンセントを実施するとともに，薬学的管理を行うこと.
⑦入院患者の持参薬の内容を確認した上で，医師に対し，服薬計画を提案するなど，当該患者に対する薬学的管理を行うこと.
⑧定期的に患者の副作用の発現状況の確認等を行うため，処方内容を分割して調剤すること.
⑨抗がん剤等の適切な無菌調製を行うこと

[厚生労働省医政局長　医政発0430第1号：医療スタッフの協働・連携によるチーム医療の推進について，pp.2-3，2010年4月30日より引用]

り組むべき9項目の業務(表1・2)が提言されている．また，医療体制が病院完結型から病診薬連携，地域医療完結型へ広がるのに伴い，地域においてもチーム医療の構築が進んでいる.

❶ 医療機関におけるチーム医療

　ハイリスク患者が多い急性期病棟では，質の高い医療の提供ができるように，また，回復期病棟では褥瘡・栄養・感染などの各種課題に対応するため，それぞれの医療(治療)目的に適したチームを編成して，カンファレンスなどを通して情報の共有化を図ることが積極的に行われている.

　薬剤師が果たすべき役割の1つは，医薬品に関係する有害事象(副作用)の発生や重篤化を未然に防止し，リスクの回避・軽減につなげること[*14]である．病棟でのチーム医療においては，薬剤師が患者の状況や検査結果などをリアルタイムに把握し，医師への積極的な処方提案や看護師への助言，相談対応などを行うことが求められている.

❷ 地域におけるチーム医療(☞p.287参照)

　地域においては開業医，保険薬局，訪問看護ステーションなどの連携が着実に進んでいる．外来医療や在宅医療(☞p.11参照)における薬物療法に関しては，院外処方箋を介した医療機関と薬局との連携(病薬連携[*15]，薬薬連携[*16]など)や病診連携[*17]，患者の自宅における薬剤管理などを介したチーム医療が行われている.

[*14]　日本病院薬剤師会では，薬剤師が薬物療法に直接関与し，薬学的患者ケアを実践して患者の不利益(副作用，相互作用，治療効果不十分など)を回避あるいは軽減した事例を「プレアボイド」(prevent and avoid the adverse drug reaction)として報告を収集している.

[*15]　**病薬連携**　医療機関と保険薬局との院外処方箋を介した連携(☞p.290参照).

[*16]　**薬薬連携**　病院薬剤師と薬局薬剤師の連携(☞p.283参照).

[*17]　**病診連携**　医療機関(病院)と診療所(開業医)との患者情報などの共有化を基礎にした体制のこと.2010年度の診療報酬に組み入れられ，大きく進展した.

▶**地域における薬剤師の役割**

医薬品の適正使用と安心・安全の質的向上
・重複投薬や不適切な多剤投薬(ポリファーマシー)を減らす取り組み
・ジェネリック医薬品の使用促進に関する啓発
予防医療や在宅医療を通して，地域社会での医療の充実に貢献
・学校薬剤師
・地域における薬の知識に関する普及活動(健康サポート薬局)
・アンチ・ドーピング活動(スポーツファーマシスト)
・災害対応
・地域包括ケアシステムへの参加

C　調剤－薬剤師の主な業務

　調剤は通常「狭義の調剤」を指し，薬局における調剤の流れがこれに相当する．「広義の調剤」としては，より適切な処方設計へつなげる医薬品適正使用サイクル(☞図1・4)や，DI[*18]，TDM[*19]，薬歴管理[*20]なども含む(図1・2)．2012年度から，診療報酬として「病棟薬剤業務実施加算」が新設されるなど，医薬品の適正使用を含めた「広義の調剤」が薬剤師の主たる業務になっている．

▶**病棟薬剤業務**
・当該保険医療機関やほかの保険医療機関における投薬・注射状況の把握
・インターネットを通じて常に最新の医薬品情報(医薬品緊急安全性情報，医薬品・医療機器等安全性情報，医薬品・医療機器等の回収等)の収集を行い，重要な医薬品情報は医療従事者へ周知
・入院時の持参薬確認，服薬計画の提案・2種以上(注射薬および内用薬を各1種以上含む)の薬剤を同時に投与する場合における投与前の相互作用の確認
・患者またはその家族に対するハイリスク薬等にかかる投与前の説明
・薬剤投与前の流量または投与量の計算等の実施
・以上の業務のほか，「医療スタッフの協働・連携によるチーム医療の推進について」[*21](③，⑥および⑧を除く.)に掲げる業務についても，可能な限り実施
・退院時の薬学的管理指導について，可能な限り実施

[厚生労働省：平成30年度診療報酬改定資料，2018より要約]

＊18　**DI**　drug information：医薬品に関しての広範な情報を管理運用することで，学問として体系化されている．
＊19　**TDM**　therapeutic drug monitoring(治療薬物モニタリング)：疾病の薬物療法において，血液中の薬物濃度を測定することで効果発現の確認や副作用の防止などに役立つ．服薬アドヒアランスの向上のために重要な手段である(☞7章参照)．
＊20　**薬歴管理**　投与された薬が正確に使われているか，また副作用など患者に不利益な事象は生じていないかなどを把握して，薬物療法の有効性を確認する業務である．

＊21　☞表1・2，p.5参照

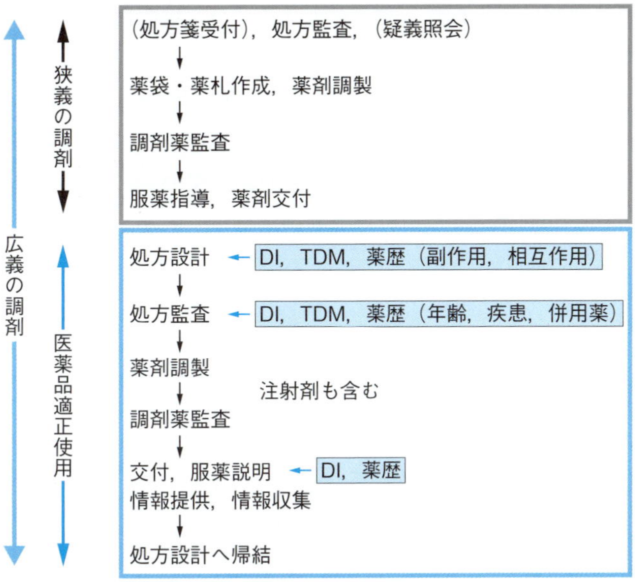

図1・2 調剤の定義

メモ 調剤業務のあり方について(厚生労働省薬生総発0402第1号,2019年4月2日より要約)

薬剤師の行う対人業務を充実させ,対物業務の効率化を図る観点から,薬剤師以外の者に実施させることが可能な業務が以下のように整理されている.

1 調剤に最終的な責任を有する薬剤師の指示に基づいた,以下の実施条件をすべてを満たす業務

・薬剤師の目が現実に届く限度の場所で実施されること

・薬剤師の薬学的知見も踏まえ,処方箋に基づいて調剤した薬剤の品質等に影響がなく,結果として調剤した薬剤を服用する患者に危害の及ぶことがないこと

・業務を行う者が,判断を加える余地に乏しい機械的な作業であること

※具体的には,処方箋に記載された医薬品の必要量取り揃え,薬剤師による監査の前に行う一包化した薬剤の数量確認など.なお,軟膏剤や水剤,散剤等の医薬品を直接計量,混合する行為は,薬剤師の途中確認があっても不可(薬剤師法違反).

2 調剤に該当しない行為(適切な管理体制の下に実施)

・納品された医薬品を調剤室内の棚に納める行為

・調剤済みの薬剤を患者のお薬カレンダーや院内の配薬カート等へ入れる行為,電子画像を用いてお薬カレンダーを確認する行為

・薬局において調剤に必要な医薬品の在庫がなく,卸売販売業者等から取り寄せた場合等に,先に服薬指導等を薬剤師が行った上で,患者の居宅等に調剤した薬剤を郵送等する行為

❶ 調剤業務の変遷

近年の少子高齢化などの社会環境や医療情勢の変化に伴い,医療体系が従来の入院医療から患者中心の医療である在宅(居宅)医療にシフトし,地域包括ケアシステム(☞ p.289 参照)の構築が進められている.こ

れにあわせて薬剤師に求められる業務もより多様な，専門性の高いものになってきている（図1・3）．病院薬剤部門では，いままで行われていた調剤業務や治験業務などに加えて，外来化学療法室や手術室などサテライト業務が拡大している．医師の働き方改革に伴うタスクシフト/シェアとして薬剤師のマンパワーを確保するため，SPD（☞ p.1 参照）が導入され，PDA（☞ p.1 参照）を用いた非薬剤師による医薬品取り揃え業

■薬局調剤業務の変遷

第一世代	第二世代	第三世代	第四世代	第五世代	第六世代
調剤 用法指示	処方監査 調剤 用法指示 医薬連携	患者情報の把握 処方監査 調剤 用法指示 服薬指導 薬歴管理 医薬連携	患者情報の把握 処方監査 処方意図の解析 調剤 用法指示 服薬指導 薬剤情報提供 薬歴管理・活用 安全管理 患者服薬情報提供 医薬連携 薬薬連携	患者情報の把握 カウンセリング 処方監査 処方意図の解析 調剤 後発医薬品の調剤 在宅患者への調剤 用法指示 服薬指導 薬剤情報提供 薬歴管理・活用 副作用モニタリング 安全管理 患者服薬情報提供 医薬連携 薬薬連携 多職種連携 コンサルテーション	第五世代の業務 ＋ 超高齢社会への対応 地域包括ケアシステム への貢献

■病院薬剤師業務の変遷

1970年代	1980年代	1990年代	2000年代	2010年代	2020年代
調剤・製剤 薬品管理 医薬品情報管理	患者情報の把握 処方監査 調剤・製剤 薬品管理 服薬指導 TDM 医薬品情報管理 治験業務	患者情報の把握 処方監査 調剤・製剤 薬品管理 注射薬調剤 服薬指導 薬剤情報提供 TDM 医薬品情報管理 病棟業務 治験業務	患者情報の把握 処方監査 調剤・製剤 薬品管理 注射薬調剤 IVH調製 服薬指導 薬剤情報提供 TDM 安全管理 医薬品情報管理 病棟業務 治験業務	患者情報の把握 持参薬管理 処方監査 調剤・製剤 薬品管理 注射薬調剤 抗がん薬調製 IVH調製 服薬指導 薬剤情報提供 TDM 安全管理 医薬品情報管理 病棟業務 治験業務 チーム医療 薬薬連携	2010年代の業務 ＋ タスクシフト/シェア 手術室関連業務 臨床研究 病薬連携 周術期外来業務

図1・3　調剤業務の変遷

［日本薬剤師会：薬剤師の将来ビジョン，2013，日本医薬情報センター：JAPIC NEWS. 387，2016をもとに作成］

務が行われている．在宅医療では，薬剤師はとくに①薬局と病院・診療所などとの連携（病薬連携，薬薬連携）を図ること，②処方薬や一般用医薬品などの適正使用を推進することなどが求められている．在宅医療では，薬剤師はとくに①薬局と病院・診療所などとの連携（前述の病薬連携，薬薬連携）を図ること，②処方薬や一般用医薬品などの適正使用を推進することなどが求められている．

❷ 薬剤師業務における医薬品適正使用サイクル

医薬品のより適正な使用のためには，医薬品適正使用サイクルをまわすことが欠かせない（図1・4）．薬剤師は従来からの調剤，服薬指導に留まらず，薬効と副作用モニタリングおよび処方提案という処方へのフィードバックを通して，医薬品適正使用に貢献できる．

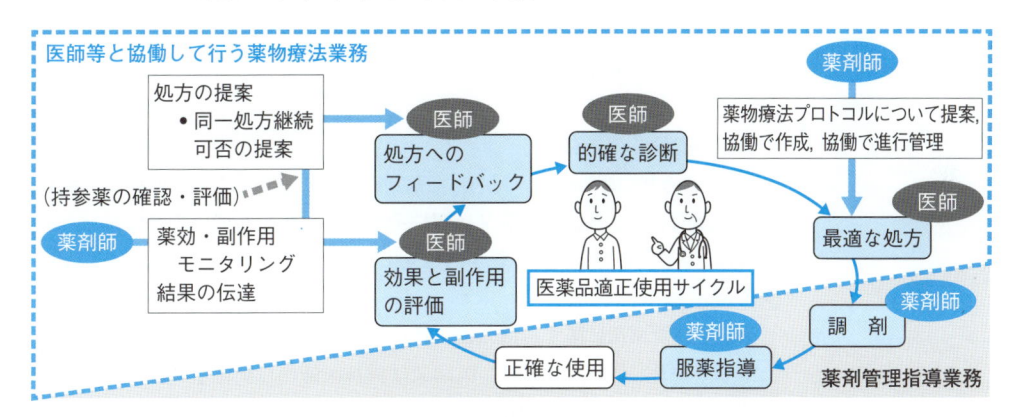

図1・4　医薬品適正使用サイクル
[厚生労働省：第189回中央社会保険医療協議会総会「病院医療従事者の負担軽減について（その2）」（資料5-2），2011をもとに著者作成]

ⓐ 処方監査と疑義照会

（1）法的根拠

処方監査の法的根拠としては，薬剤師法第24条に「薬剤師は，処方箋中に疑わしい点があるときは，その処方箋を交付した医師，歯科医師又は獣医師に問い合わせて，その疑わしい点を確かめた後でなければ，これによって調剤してはならない」とある．

疑義照会は，患者の申告に頼るのではなく，医師に照会することが必要で，勝手に処方内容を変えてはならない．

（2）処方監査や情報提供のための資料

処方監査や情報提供のための資料には，主に添付文書が用いられる．添付文書は，各項目に分かれて記載されており，さまざまな情報が得られる（☞ p.238参照）．また，このほか，インタビューフォームなど製品に関する情報源もある．

b 薬剤の交付 （☞ p.263 参照）

薬剤の渡し間違いの防止策として，①窓口での整理整頓，②患者の姓名（同姓同名），③引換番号，④薬袋[*22]の数（通し番号），⑤受診した診療科名などの確認，⑥薬の確認などのチェック項目があげられる．また，接遇，態度への配慮も必要である．

c 患者への医薬品情報提供

薬剤師の大切な仕事の1つは，患者個々に投与される薬についての情報（効能効果，副作用，相互作用など）をしっかりと患者やその家族，また，医療関係者に伝えることである（☞ p.267 参照）．

その情報媒体の1つにお薬手帳がある．とくに小児や高齢者の場合は，お薬手帳を見て家族も一緒に薬の管理ができるので，セルフメディケーションにおいても貴重なツールである．また，電子版のお薬手帳も普及してきている（☞ p.270 参照）．

薬剤師法
（情報の提供及び指導）

第25条の2　薬剤師は，調剤した薬剤の適正な使用のため，販売又は授与の目的で調剤したときは，患者又は現にその看護に当たつている者に対し，必要な情報を提供し，及び必要な薬学的知見に基づく指導を行わなければならない．

医薬品医療機器等法
（調剤された薬剤に関する情報提供及び指導等）

第9条の3　薬局開設者は，医師又は歯科医師から交付された処方箋により調剤された薬剤の適正な使用のため，当該薬剤を販売し，又は授与する場合には，厚生労働省令で定めるところにより，その薬局において薬剤の販売又は授与に従事する薬剤師に，対面により，厚生労働省令で定める事項を記載した書面（当該事項が電磁的記録（電子的方式，磁気的方式その他人の知覚によつては認識することができない方式で作られる記録であつて，電子計算機による情報処理の用に供されるものをいう．以下第三十六条の十までにおいて同じ．）に記録されているときは，当該電磁的記録に記録された事項を厚生労働省令で定める方法により表示したものを含む．）を用いて必要な情報を提供させ，及び必要な薬学的知見に基づく指導を行わせなければならない．

（情報の提供等）

第77条3の3　薬局開設者，病院若しくは診療所の開設者又は医師，歯科医師，薬剤師その他の医薬品関係者は，医薬品及び医療機器の適正な使用を確保するため，相互の密接な連携の下に第1項の規定により提供される情報の活用（第63条の2第2号の規定による指定がされた医療機器の保守点検の適切な実施を含む．）その他必要な情報の収集，検討及び利用を行うことに努めなければならない．

第77条4の2の2　薬局開設者，病院，診療所若しくは飼育動物診療施設の開設者又は医師，歯科医師，薬剤師，登録販売者，獣医師その他の医薬関係者は，医薬品又は医療機器について，当該品目の副作用その他の事由によるものと疑われる疾病，障害若しくは死亡の発生又は当該品目の使用によるものと

＊22　**薬袋**　処方箋に基づき，薬剤師法において定められた必要事項を記載する．内用，外用，水剤用ラベルなどの種類がある（☞ p.28 参照）．

疑われる感染症の発生に関する事項を知った場合において，保健衛生上の危害の発生又は拡大を防止するため必要があると認めるときは，その旨を厚生労働大臣に報告しなければならない．

❸ 持参薬確認

病棟薬剤業務実施加算の算定要件は，「入院時に，持参薬の有無，薬剤名，規格，剤形等を確認し，服薬計画を書面で医師等に提案するとともに，その書面の写しを診療録等に添付すること」とある．現在，後発医薬品の使用が普及しているが，多くの医師は先発医薬品と後発医薬品が一致せずに，持参薬を院内処方へ切り替える際に苦労している．薬剤師は持参薬の院内採用薬がない場合は同種・同効薬への切り替えの処方提案や臨時採用薬申請の提案を行う．また，周術期に休薬が必要な持参薬があれば，薬剤師は患者が適切に休薬できているかを聞き取る．入院時の持参薬確認は薬剤師が専門性を発揮する病棟薬剤業務であり，医師の負担軽減に大きく貢献している．

❹ 在宅医療

患者が自宅など住み慣れた場所で療養生活を送ることを指す．薬剤師は患者が生活者という視点をもち，その家族やかかりつけ医師，訪問看護師，ケアマネジャーなどと協働して，患者の生活とケアに貢献することが求められる．薬剤師は調剤した薬を患者宅へ届けて，在宅での服薬状況と保管状況の確認，薬効と副作用モニタリング，薬学的管理のためのフィジカルアセスメント[*23]など薬局での投薬と比べて，より踏み込んだ介入が行える．

❺ 医療DX[*24]，薬局DX

厚生労働省はオンライン資格確認等システムのICT[*25]活用を積極的に進めている（図1・5）．薬局では，顔認証付きカードリーダーを用いて，患者の電磁的同意を得ることで，マイナンバーカードから健康保険資格情報，薬剤情報，特定健診情報，受診歴，診療行為（画像診断・病理診断の実施状況など）が閲覧できる（取得情報は今後さらに拡大予定）．薬剤情報はかかりつけ薬局をもたずに複数の薬局を訪れる患者においても，重複投薬や併用禁忌を把握するのに有用である．しかしながら，マイナンバーカードはレセプト情報のため約1ヵ月程度のタイムラグが生じる．一方，オンライン資格確認等システムのネットワークを活用した電子処方箋はリアルタイムで処方・調剤情報を把握できる点で優れる（図1・6）．電子処方箋を応需するには，調剤済みの電子署名をするために薬剤師資格証（HPKIカード）[*26]が必要となる．2019年末からのコロナ禍を契機に社会のデジタル化は急速に進み，2023年8月から初回からパソコンやスマートフォン等の情報通信機器を用いたオンライン

* 23　**フィジカルアセスメント**　問診，視診，触診，聴診を通して，患者のバイタルサインや全身状態を確かめること（☞p.291参照）．

* 24　**DX**　デジタルトランスフォーメーション（digital transformation）：デジタル技術によって，ビジネスや社会，生活の形，スタイルを変えることを指す．

* 25　**ICT**　information and communication technology：情報・通信に関する技術の総称．

* 26　**薬剤師資格証（HPKIカード）**　カード型の資格証で，電子処方箋の調剤に必要となる．日本薬剤師会のホームページの案内に基づいて申請し，交付されたHPKIは各都道府県薬剤師会などを窓口にて受領する．

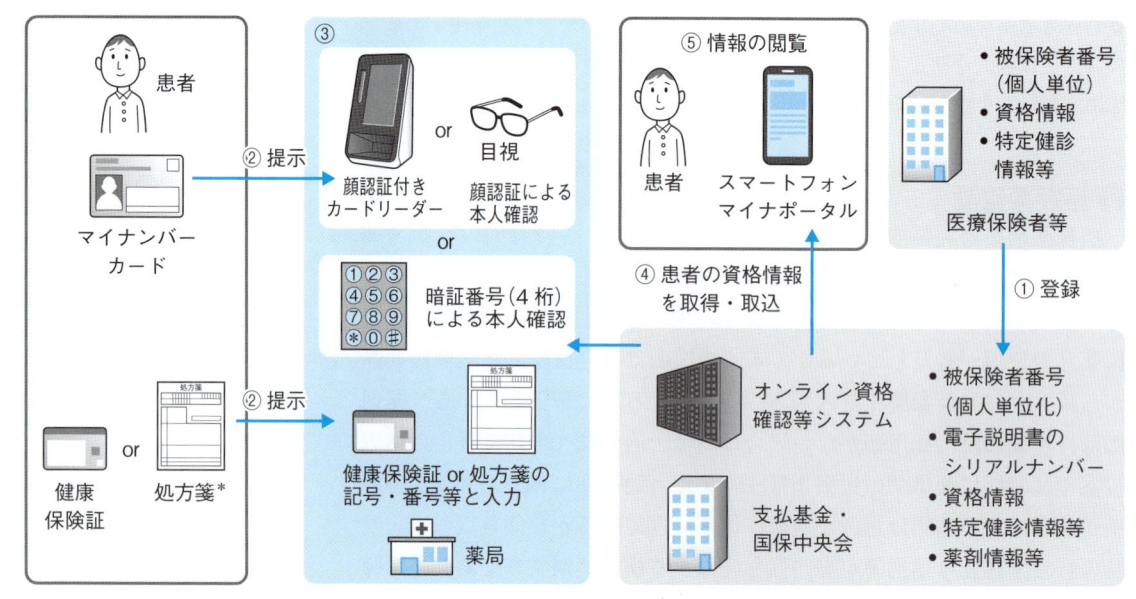

図1・5　オンライン資格確認等システムの概要

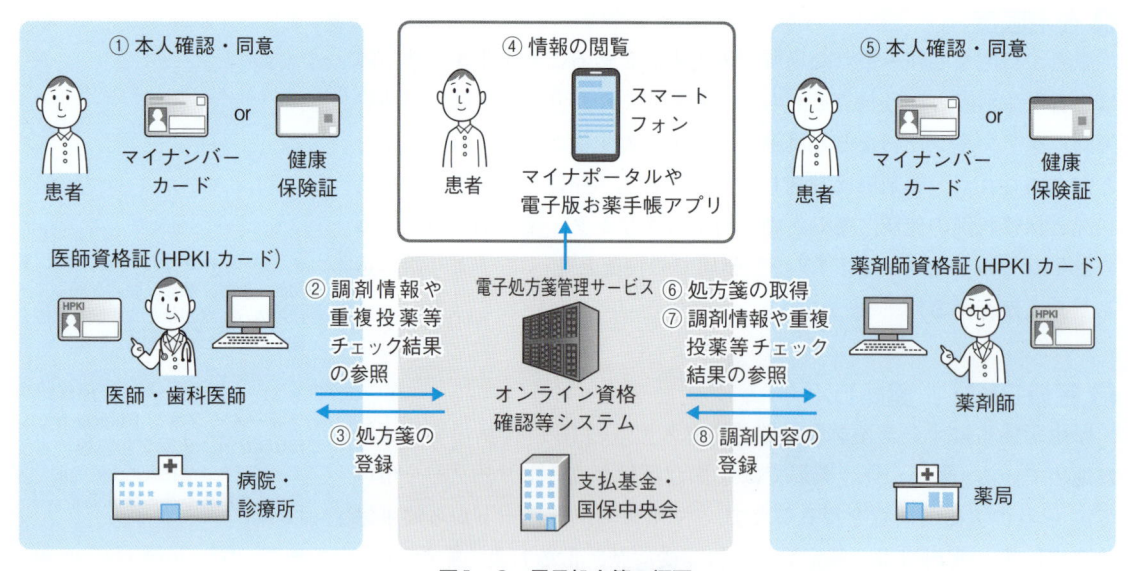

図1・6　電子処方箋の概要

[厚生労働省：電子処方箋（https://www.mhlw.go.jp/stf/denshishohousen.html）（最終アクセス：2023年9月15日）をもとに著者作成]

＊27　オンライン服薬指導　情報通信機器を用いて薬剤師が患者の状態を確認しながら服薬指導を行う（☞p.274参照）.

服薬指導＊27が実施可能となった（音声のみは不可）. すべての服薬指導がオンラインというわけではなく，薬剤師の責任に基づき，患者ごとにその都度，実施の可否を含めて適切に判断する必要がある.

　現在，わが国ではニコチン依存症治療アプリ（禁煙補助薬との併用で2020年8月承認）と高血圧治療補助アプリ（2022年4月承認）がある. また，不眠障害治療用アプリは2023年2月15日付で医療用機器製造販売承認を取得している. 現在は治療用アプリ黎明期にあり，今後より多く

のアプリが開発される可能性がある．薬剤師は ICT リテラシー向上だけでなく，患者個々の理解度に合わせた対応が求められる．また，薬剤師は患者に対して，ICT 活用法の指南役となることが期待されている．

D 医薬品の種類（分類）

医薬品は，薬物[*28] のうち「人又は動物の疾病の診断，治療又は予防に使用されることが目的とされている物」と医薬品医療機器等法第 2 条で定義されている．医薬品は，病院や診療所などで処方箋に記載されて使われる薬（医療用医薬品），薬局で独自に製造・販売できる患者ニーズに適した薬（薬局製造販売医薬品），町の薬局やドラッグストアで市販されている薬（要指導医薬品と一般用医薬品）に大きく分けられる．さらに，一般用医薬品は市販薬（OTC 薬[*29]）と公衆衛生薬に，医療用医薬品は特許期間がある新薬（先発品），特許満了した新薬（長期収載品），後発医薬品（ジェネリック医薬品，バイオシミラー）に分けられる（表1・3）．

医療用として使われる医薬品や化学物質，植物の一部には体に大きく影響を及ぼす成分が含まれているため，いくつもの法律で規制されてい

[*28] 薬物とは，生体に働きかけて生物学的反応を引き起こす能力をもつ化学物質をいう．

[*29] OTC薬 over the counter drug：カウンター越しにアドバイスを受けて薬を受け取るという意味がある．第一類〜第三類に分類されている．

表1・3 医薬品の分類と販売者の業務

医薬品の分類と健康被害の程度		販売者	販売者の業務		
			ネット販売[*2]	情報提供	相談応需
医療用医薬品 　医師によって処方される医薬品 　先発品（特許期間がある新薬），長期収載品（特許が満了した新薬），後発医薬品（ジェネリック医薬品，バイオシミラー）がある		薬剤師	不可 対面販売のみ	情報提供および指導義務（薬剤師法25条の2）	
薬局製造販売医薬品（薬局製剤） 　薬局で製造し，直接消費者に販売等する医薬品		薬剤師	可 毒薬・劇薬は不可	情報提供義務あり指導義務規定なし	
要指導医薬品 　スイッチ直後品目・劇薬指定品目		薬剤師	不可 対面販売のみ	文書での情報提供義務あり	義務
一般用医薬品	第一類医薬品 　（高）副作用による健康被害に関しとくに注意が必要なもの	薬剤師	可	文書での情報提供義務あり	義務
	第二類医薬品[*1] 　（中）健康被害に関し注意が必要なもので第一類を除く	薬剤師 登録販売者	可	努力義務	義務
	第三類医薬品 　（低）第一類・第二類以外		可	規定なし	義務

[*1] 第二類医薬品の中で，とくに注意を要するものを指定第二類医薬品とする．
[*2] インターネット販売 ☞コラム参照
※スイッチ OTC 薬：医療用医薬品として使用されていた成分が一般用医薬品に転換（スイッチ）された医薬品．
ダイレクトOTC薬：新しい有効成分が医療用医薬品という段階を経ずに，直接，一般用医薬品として承認されたもの．医薬品医療機器等法では「要指導医薬品」に分類され，安全性評価後に一般用医薬品としての販売可否と区分が判断される．

OTC 薬のインターネット販売　　　　　　　　　　　　　　　　　　　　　　　コラム

　2014年からはOTC薬のインターネット販売（特定販売とも呼ばれる）が認められた．このうち，第一類医薬品は薬剤師が年齢，ほかの医薬品の使用状況などについて確認し，適正に使用されると認められる場合を除き，薬剤師が情報提供を行うこととされている．

　なお，医療用医薬品と要指導医薬品は，薬剤師が対面で情報提供・指導することとされており，インターネット販売は認められていない．要指導医薬品のうち，対面販売スイッチ直後品目（一般用医薬品に移行してまもない薬）は，原則として3年で第一類医薬品へ移行し，インターネット販売が可能となる．

る．とくに，毒薬・劇薬・麻薬・向精神薬・覚醒剤などは**医薬品医療機器等法，麻薬及び向精神薬取締法，覚醒剤取締法**などで厳しく規制されているので，調剤はもちろん，保管管理など取り扱いには十分に気をつける必要がある．

❶ 薬局製造販売医薬品（薬局製剤）

　薬局製剤とは，「薬局開設者が当該薬局における設備及び器具をもって製造し，当該薬局において直接消費者に販売し，又は授与する医薬品」であり，「製造した当該薬局以外の他の薬局又は店舗で販売してはならないこと」とされている．原料の取り揃えから，製造・販売・販売後まで薬剤師が関与できて，薬剤師の知識や技術が必要とされる製剤である．つまり，薬局では独自に患者ニーズなどに適した医薬品を製造・販売することができ，なおかつ使用状況まで把握することでより患者に密接に関わることができる（図1・7，表1・4）．

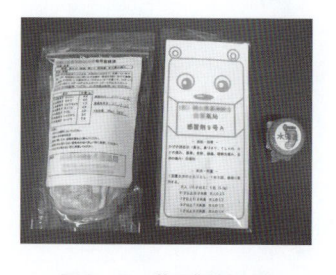

図1・7　薬局製剤の例

表1・4　薬局製剤

区分・項目	必要事項
薬局製剤	都道府県知事による薬局ごとの製造販売承認が必要
その他	都道府県知事へあらかじめ製造販売の届出が必要
許可の有効期限	6年
製造販売許可証	薬局の見やすい場所に掲示
製造および試験等に関する記録	3年以上保管

　薬局製剤は通常の医薬品同様，有効性，安全性，安定性，使用性を十分考慮して製造，試験，保管する必要があり，「**薬局製剤指針**」に適合していなければならない．医薬品医療機器等法施行規則第90条等の規定に基づき，薬局製剤に関わる製造および試験等に関する記録を作成し，少なくとも3年以上保管する．製造記録は，適正に製造管理および品質管理がなされている客観的証拠となる．

　関連法規：医薬品医療機器等法第12条（製造販売業の許可），第12条の2（許可の基準），第24条（医薬品の販売業の許可），医薬品医療機器等法施行規則第12条（試験検査の実施方法），第90条（製造，試験等に関する記録）

❷ 後発医薬品(ジェネリック医薬品)，バイオシミラー

後発医薬品は先発医薬品の特許が切れた後に先発医薬品と同じ有効成分を使っており，薬効・安全性が先発医薬品と同等として，臨床試験などを省略して認可される医薬品をいう．一般名(generic name，成分名)で処方されることからジェネリック医薬品とも呼ばれている．承認時において，後発医薬品は先発医薬品との生物学的同等性*30が求められる．新薬の開発には多くの時間と資金が必要であるため，開発経費が薬価に反映され，医療費の増大の一因となっている．そこで厚生労働省は医療費抑制の一環として，開発期間が短く経費も少なくて済む，薬価の安い*31後発医薬品の使用を強く推し進めている．患者が後発医薬品を希望する場合，かかりつけ医師や保険薬局の薬剤師に相談できる．さら

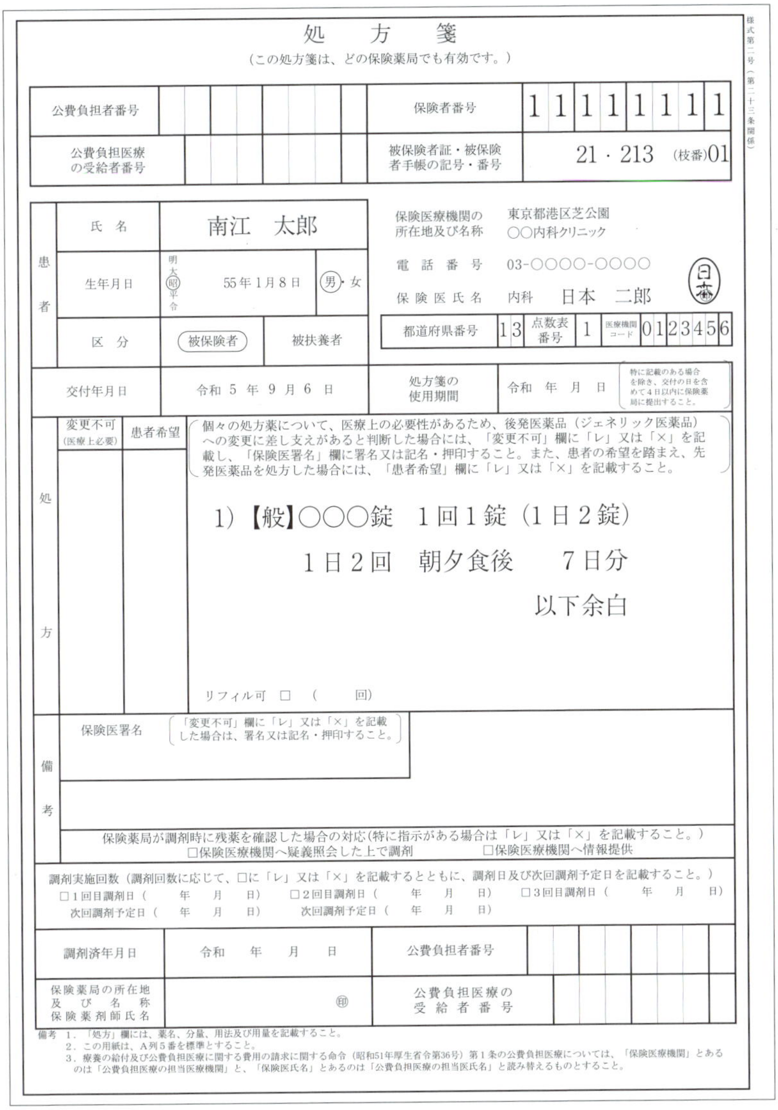
処方箋
(この処方箋は、どの保険薬局でも有効です。)

様式第二号（第二十三条関係）

公費負担者番号		保険者番号	1 1 1 1 1 1 1 1
公費負担医療の受給者番号		被保険者証・被保険者手帳の記号・番号	21・213　(枝番)01

患者　氏名	南江　太郎	保険医療機関の所在地及び名称	東京都港区芝公園 ○○内科クリニック
生年月日	明 大 (昭) 平 令　55年1月8日　(男)・女	電話番号	03-○○○○-○○○○
		保険医氏名	内科　日本　二郎　(印：日本)
区分	(被保険者)　被扶養者	都道府県番号	13　点数表番号 1　医療機関コード 0123456
交付年月日	令和 5 年 9 月 6 日	処方箋の使用期間	令和　年　月　日　(特に記載のある場合を除き、交付の日を含めて4日以内に保険薬局に提出すること。)

処方
変更不可(医療上必要)　患者希望
(個々の処方薬について、医療上の必要性があるため、後発医薬品（ジェネリック医薬品）への変更に差し支えがあると判断した場合には、「変更不可」欄に「レ」又は「×」を記載し、「保険医署名」欄に署名又は記名・押印すること。また、患者の希望を踏まえ、先発医薬品を処方した場合には、「患者希望」欄に「レ」又は「×」を記載すること。)

1)【般】○○○錠　1回1錠（1日2錠）
1日2回　朝夕食後　　7日分
以下余白

リフィル可 □ （　　回）

備考
保険医署名　(「変更不可」欄に「レ」又は「×」を記載した場合は、署名又は記名・押印すること。)

保険薬局が調剤時に残薬を確認した場合の対応(特に指示がある場合は「レ」又は「×」を記載すること。)
□保険医療機関へ疑義照会した上で調剤　　□保険医療機関へ情報提供

調剤実施回数（調剤回数に応じて、□に「レ」又は「×」を記載するとともに、調剤日及び次回調剤予定日を記載すること。）
□1回目調剤日（　年　月　日）　□2回目調剤日（　年　月　日）　□3回目調剤日（　年　月　日）
次回調剤予定日（　年　月　日）　次回調剤予定日（　年　月　日）

調剤済年月日	令和　年　月　日	公費負担者番号	
保険薬局の所在地及び名称保険薬剤師氏名	印	公費負担医療の受給者番号	

備考　1．「処方」欄には、薬名、分量、用法及び用量を記載すること。
2．この用紙は、A列5番を標準とすること。
3．療養の給付及び公費負担医療に関する費用の請求に関する命令（昭和51年厚生省令第36号）第1条の公費負担医療については、「保険医療機関」とあるのは「公費負担医療の担当医療機関」と、「保険医氏名」とあるのは「公費負担医療の担当医氏名」と読み替えるものとすること。

図1・8　処方箋の例

*30　薬剤の血中濃度の推移を先発医薬品と後発医薬品間で一致させることが生物学的同等性を意味しているわけではなく，先発医薬品と後発医薬品の生物学的同等性評価パラメータはある程度のバラツキが許容される．

*31　後発医薬品がはじめて収載される際の薬価は，先発品の薬価×0.5(内用薬で銘柄数が10を超える場合は×0.4)，バイオシミラーは先発品の薬価×0.7(内用薬で銘柄数が10を超える場合は×0.6)，後発品がすでに収載されている場合は最低価格の後発品と同価格となる．

に，服用しやすいように大きさ，味，におい，剤形を改良した後発医薬品もある．なお，名称類似に起因する取り間違えを防ぐため，後発医薬品の商品名は［「一般名」＋「剤形」＋「規格（含量）」＋「会社名」］の表記に統一されている．調剤薬局が応需する処方箋には，医師が後発医薬品への変更に差し支えがあると判断した場合には，「変更不可」欄に「✔」又は「×」を記載し，「保険医署名」欄に署名又は記名・押印することとなっている（図1・8）．また，一般名処方[*32]の場合には，患者が後発医薬品か，先発医薬品のどちらで調剤するかを薬剤師と相談して選ぶ．

　なお，厚生労働省は後発医薬品使用を推奨しており，診療報酬において医療機関は後発医薬品調剤体制加算，後発医薬品使用体制加算，一般名処方加算，バイオ後続品導入初期加算のインセンティブがある．

＊32　処方箋には［【般】＋「一般的名称（成分）」＋「剤形」＋「規格（含量）」］で記載される．

> **メモ**
> ・**アドバンストジェネリック**：錠剤の大きさを小さくする，味やにおいを改良し飲みやすくするなど患者に有益な工夫がこらされた後発医薬品
> ・**オーソライズドジェネリック**：許諾を受けたジェネリック医薬品という意味で，先発医薬品メーカーから特許の使用権を得て製造した，原薬，添加物，製造方法等が先発品と同一の後発医薬品

　生物学的製剤の後発品を**バイオシミラー**と呼ぶ．生物学的製剤は分子量が大きく，構造も複雑であり投与後に体内で同様の動態を示すこと（同一性）の検証が困難である．このため，バイオシミラーの開発には先発品との同等性を確認する臨床試験が必要とされており，後発医薬品に比べ開発に要する時間と経費は多くなる．

バイオ医薬品・バイオ後続品（バイオシミラー）　　コラム

　バイオ医薬品とは，遺伝子組換え技術や細胞培養技術等のバイオテクノロジーにより微生物や細胞から産生されるタンパク質を用いた生物学的製剤（☞p.37参照）であり，最初に開発されたのが1980年代に登場したヒトインスリン製剤である．以降，酵素製剤，サイトカイン製剤，抗体薬が開発され難治性疾患や希少疾患にも用いられるなど，その効果への期待はとても大きい．一方で，一般の医薬品より開発，製造および品質管理にさらにコストがかかるためバイオ医薬品は非常に高価であり，このことは医療保険財政の圧迫，患者の治療選択肢を狭めることにつながっている．

　バイオシミラーは，先行のバイオ医薬品の特許終了後に発売され，薬価は原則として先行バイオ医薬品の70％に設定されている．後発医薬品と異なるのは，バイオシミラーは「国内で既に承認されたバイオ医薬品と同等／同質の品質，安全性及び有効性を有する医薬品として，異なる製造販売業者により開発される医薬品」を指し，先行バイオ医薬品とまったく同一であることを意味するものではない点である．これはバイオシミラーの産生細胞や製造工程などが先行バイオ医薬品のそれとは異なるためであり，バイオシミラーには先行バイオ医薬品との同等性／同質性を評価する試験，原則として製造販売後調査の実施が求められる．このためバイオシミラーは，新規医薬品や後発医薬品とは区別して取り扱われる．

2 調剤の実際

A 処方箋と調剤の流れ

❶ 医療情報管理システム

a 電子カルテシステム（図2・1）

　電子カルテシステムは，従来から使用されてきた紙のカルテを電子化することで1つのシステムに置き換え，医療機関内の各部門等の多様な情報を電子情報として一括して編集・管理し，データベースに記録する仕組み，またはその記録のことである．画像データ・処方箋等も登録することができる．医療機関内に複数配置されたシステム端末から，必要な情報を即時に取得することができ，診察から会計（支払）までの効率化・迅速化・省力化や，患者の負担軽減に寄与する．

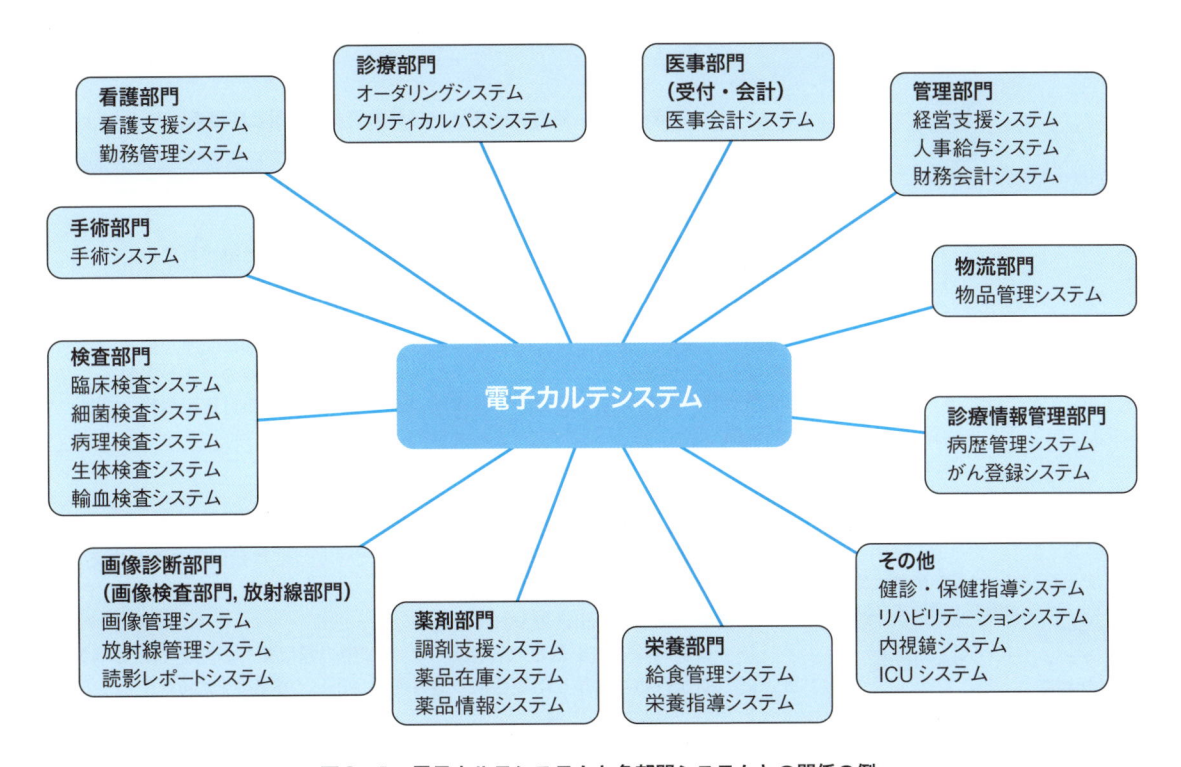

図2・1　電子カルテシステムと各部門システムとの関係の例

b 処方オーダリングシステム

処方オーダリングシステムは電子カルテシステムの中の1つで，図2・2に示すように病棟や外来で入力された処方内容はホストコンピュータで一元管理される．処方内容は，会計の料金計算や調剤，薬剤管理指導業務などから参照することができる．とくに調剤においては処方監査，薬袋・薬剤情報提供文書の自動作成，錠剤の一包化，散剤分包，調剤薬監査，薬剤交付，服薬指導で利用され，調剤の正確性と迅速性に貢献している．一方，処方オーダリングシステムの導入により規格漏れなどによる疑義照会が減った反面，コンピュータの使用に由来する新たな問題も生じている．処方オーダリングシステムの長所と問題点を表2・1に示す．

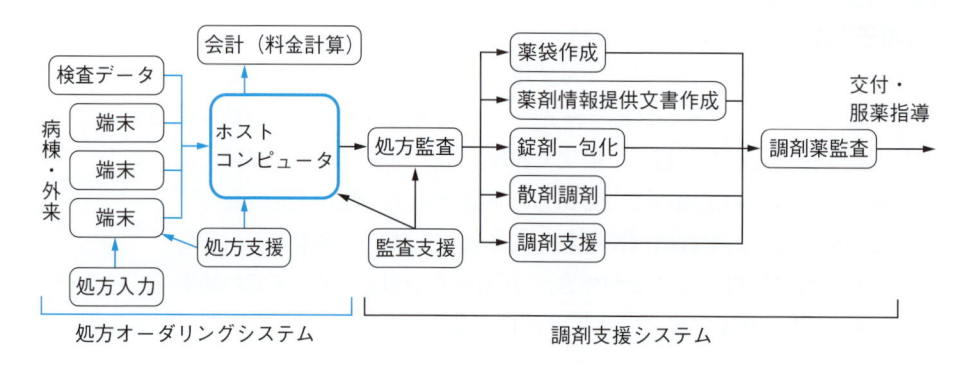

図2・2　処方オーダリングシステムと調剤支援システムの概要

表2・1　処方オーダリングシステムの長所と問題点

長　所	問題点
・前回処方を参照した効率的な入力が可能	・前回処方が安易にコピーされ使用される
・処方支援，医薬品情報システムを構築できる	・誤った情報が引き継がれていく
・重複投薬，相互作用のチェックが可能	・医薬品の選択（前方一致式）ミスが起きやすい
・薬品名，規格，投与日数，制限量などの疑義照会が減少	・セキュリティ管理に問題が残る
・医事会計，薬剤交付窓口での待ち時間が短縮	・システムダウン時の対応が困難
	・処方薬の削除時の訂正が煩雑

メモ 処方オーダリングシステムの問題点の具体例
①医薬品の選択（前方一致式）ミスが起きやすい：名称類似薬の取り違え
・ノルバスク[*1]，ノルバデックス[*2]
②誤った情報が引き継がれていく
・退院時などに継続される処方で，入院中の類似薬への変更などの情報更新が行われなかった場合に，処方内容が正しく継続されない

＊1　アムロジピンベシル酸塩：高血圧症・狭心症治療薬，持続性カルシウム拮抗薬
＊2　タモキシフェンクエン酸塩：乳がん治療薬

c レジメンオーダ

　レジメンオーダは処方オーダリングシステムの1つの機能で，主に注射抗がん薬治療に用いられる．レジメンとは，抗がん薬，輸液，支持療法薬（制吐薬など）の投与に関する時系列的な治療計画を指す．医師は電子カルテに登録されたレジメンを選択し，各薬剤の投与量を入力する（図2・3）．処方オーダリングシステムは薬剤を1つひとつ入力する必要があり，医療安全の観点から抗がん薬治療には推奨されない．

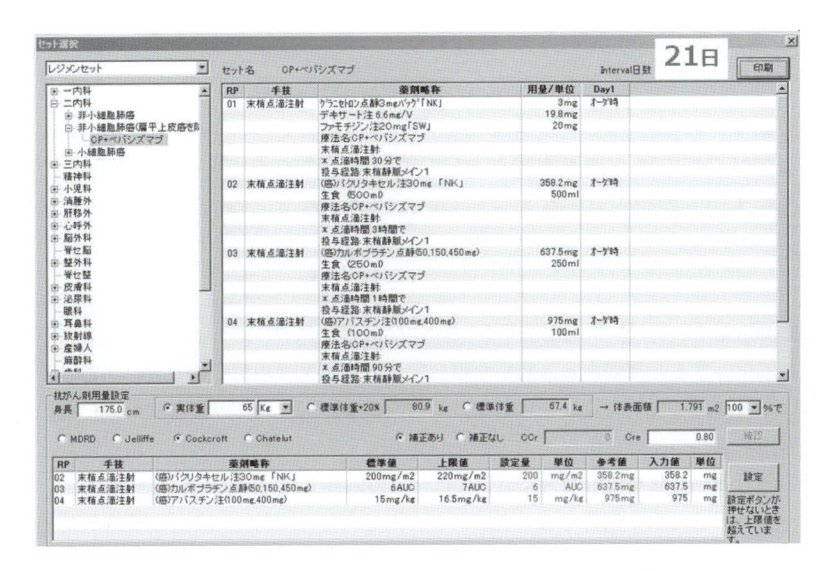

図2・3　カルボプラチン＋パクリタキセル（CP）＋ベバシズマブ療法のレジメンオーダ画面

d 調剤支援システム

　調剤支援システムとして，従来から自動薬袋発行機，自動錠剤分包機，注射薬自動払出システム，調剤監査システムなどが用いられてきた．近年では，自動薬剤ピッキング装置，調剤ロボット，注射抗がん薬調製ロボットなどが登場し，薬剤師の対物業務を安全に支援する（図2・4）．

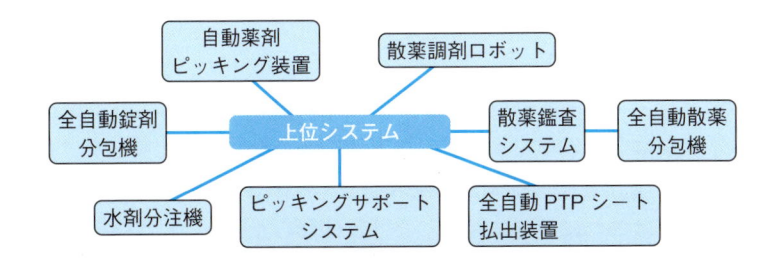

図2・4　調剤支援システム例
上位システムがネットワークを通じて各調剤機器を一元管理し，薬剤師による対物業務の効率化や安全性向上を支援する．

e レセプトコンピュータ（レセコン）

レセコンは保険薬局での診療報酬（調剤報酬）明細書（レセプト）の作成に使われる機器である．2007年度からは電子媒体によるオンライン請求[*3]が認められ，保険薬局には欠かせない機器となっている．また，レセコンには処方監査機能も備わっており，医薬品の用量，重複投与，相互作用，投与日数等の警告など多様なチェックが可能となっている．

＊3　オンライン請求システムは，保険医療機関・保険薬局と審査支払機関，審査支払機関と保険者等を全国規模のネットワーク回線で結び，レセプト電算処理システムにおける診療報酬等の請求データ（レセプトデータ）をオンラインで受け渡す仕組み，システムのこと．

❷ 処方箋の基礎

a 処方箋の法的位置づけと機能

処方箋は処方を文書化したものであり，処方とは医師が特定の患者に必要な医薬品，用法・用量などを定める行為をいう．医師法第22条で，医師は必要な場合，処方箋を交付しなければならないと定めている．その一方で，限定された状況下においてはその限りでない，とも定めている．

医師法第22条（歯科医師法第21条）：医師は，患者に対し治療上薬剤を調剤して投与する必要があると認めた場合には，患者又は現にその看護に当たつている者に対して処方箋を交付しなければならない．ただし，患者又は現にその看護に当たつている者が処方箋の交付を必要としない旨を申し出た場合及び次の各号の一に該当する場合においては，この限りでない．
一　暗示的効果を期待する場合において，処方箋を交付することがその目的の達成を妨げるおそれがある場合
二　処方箋を交付することが診療又は疾病の予後について患者に不安を与え，その疾病の治療を困難にするおそれがある場合
三　病状の短時間ごとの変化に即応して薬剤を投与する場合
四　診断又は治療方法の決定していない場合
五　治療上必要な応急の措置として薬剤を投与する場合
六　安静を要する患者以外に薬剤の交付を受けることができる者がいない場合
七　覚醒剤を投与する場合
八　薬剤師が乗り組んでいない船舶内において薬剤を投与する場合

b 処方箋の様式，必要記載事項

（1）処方箋の様式

保険診療では保険医療機関及び保険医療養担当規則「様式第2号」（図1・8）またはこれに準ずる様式の処方箋に必要な事項を記載しなければならない．また保険薬剤師から疑義照会（☞ p.25 参照）があった場合には，保険医はこれに適切に対応しなければならない．

保険医療機関及び保険医療養担当規則（処方箋の交付）第23条：保険医は，処方箋を交付する場合には，様式第2号又はこれに準ずる様式の処方箋に必要な事項を記載しなければならない．

3　保険医は，その交付した処方箋に関し，保険薬剤師から疑義の照会があった場合には，これに適切に対応しなければならない．

(2) 処方箋の記載事項（表2・2）

　保険処方箋には，患者の氏名，年齢（生年月日），性別，薬名，分量，用法，用量，発行の年月日，使用期間（有効期限），病院もしくは診療所の名称および所在地または医師の住所，処方医の記名押印または署名，保険者番号，被保険者証の記号・番号などを記載しなければならない．また麻薬処方箋には麻薬及び向精神薬取締法により麻薬施用者免許証番号，患者の住所の記載が必要となる．

> **気をつけよう！** 6歳未満の小児では，生年月日での記載が義務付けられている．6歳以上では年齢で記載されてもよいことになっているが，印字処方箋の場合，年齢で記載されると長期間にわたり同一年齢が印字される危険性があるため，生年月日での記載が一般的となっている．

①法的根拠：医師法施行規則第21条，歯科医師法施行規則第20条，保険医療養担当規則第23条の様式第2号，麻薬及び向精神薬取締法第27条6，同施行規則第9条の2．
医師法施行規則第21条および歯科医師法施行規則第20条：医師（歯科医師）は，患者に交付する処方箋に，患者の氏名，年齢，薬名，分量，用法，用量，発行の年月日，使用期間及び病院もしくは診療所の名称および所在地又は医師の住所を記載し，記名押印又は署名しなければならない．

②麻薬を記載した処方箋は院外処方箋として発行することができる．ただし麻薬を調剤できる薬局は，麻薬小売業者免許を取得している薬局である．

③調剤済み処方箋，麻薬処方箋の保存期間は3年間とされている．

表2・2　処方箋の記載事項

区分 記載事項	院外（保険処方箋）		院内（院内処方箋，指示箋）	
	処方箋	麻薬処方箋	処方箋	麻薬処方箋
被保険者証の記号・番号	○	○		
保険者の番号	○	○		
患者氏名・年齢（生年月日）・性別	○	○	○	○
患者の住所		○		
薬名・分量	○	○	○	○
用法・用量	○	○	○	○
処方箋の発行年月日	○	○	○	○
処方箋の使用期間	○ （交付日を含めて4日間有効）	○		
「リフィル可」欄	○			
調剤日および次回調剤予定日	○			
麻薬施用者の免許番号		○		○
医師氏名	記名・押印または署名	記名・押印または署名	記名または署名	記名・押印または署名
病院診療所所在地・名称	○	○		

1）処方箋記載方法の特徴（1日量と1回量）

　処方箋の用法・用量に関する記載は，1回の服薬で摂取する量（1回量）の記載が推奨されている[*4]が，一般的には1日に摂取する量（1日量）の記載が主流である．しかし，徐々に，1回量に1日量を併記する記載方法に変更が進んでいる．

*4　厚生労働省：内服薬処方せんの記載方法の在り方に関する検討会報告書，2010年

　【1日量と1回量の記載例示】○○錠15 mg，1回1錠，朝昼夕食後，1日3回服用（7日分）するように処方する場合の例

1日量	○○錠15 mg　3錠	1日3回	朝昼夕食後	7日分
1回量	○○錠15 mg　1回1錠	1日3回	朝昼夕食後	7日分
併記	○○錠15 mg　1回1錠（1日3錠）	1日3回	朝昼夕食後	7日分

（3）調剤の法的根拠

　薬剤師法により薬剤師の調剤権，調剤の場所，処方箋の取り扱いなどが規定されている．

　薬剤師法第19条により，調剤は基本的に薬剤師のみが専有できる業務であると示されている（調剤権）．また第22条により，薬剤師は患者の居宅または災害時を除き薬局以外で調剤してはならないが，病院などの調剤所で調剤することは認められている（調剤の場所）．

第19条：薬剤師でない者は，販売又は授与の目的で調剤してはならない．ただし，医師若しくは歯科医師が次に掲げる場合において自己の処方箋により自ら調剤するとき，又は獣医師が自己の処方箋により自ら調剤するときは，この限りでない．

1　患者又は現にその看護に当たつている者が特にその医師又は歯科医師から薬剤の交付を受けることを希望する旨を申し出た場合．医師法（昭和23年法律第201号）第22条各号の場合又は歯科医師法（昭和23年法律第202号）第21条各号の場合．

第22条：薬剤師は，医療を受ける者の居宅等（居宅その他の厚生労働省令で定める場所をいう．）において医師又は歯科医師が交付した処方箋により，当該居宅等において調剤の業務のうち厚生労働省令で定めるものを行う場合を除き，薬局以外の場所で，販売又は授与の目的で調剤してはならない．ただし，病院若しくは診療所又は飼育動物診療施設（獣医療法（平成4年法律第46号）第2条第2項に規定する診療施設をいい，往診のみによつて獣医師に飼育動物の医療業務を行わせる者の住所を含む．以下この条において同じ．）の調剤所において，その病院若しくは診療所又は飼育動物診療施設で医療に従事する医師若しくは歯科医師又は獣医師の処方箋によつて調剤する場合及び災害その他特殊の事由により薬剤師が薬局において調剤することができない場合その他の厚生労働省令で定める特別の事情がある場合は，この限りでない．

　さらに薬剤師法第23～28条には次のような規定がある．

第23条：薬剤師は処方箋によらなければ調剤してはならない．また医師の同意なく医薬品を変更して調剤してはならない（処方箋による調剤）．

第24条：薬剤師は疑義がある場合医師に問い合わせて確認した後でなければ調剤してはならない（処方箋中の疑義）．

第25条：薬剤師は調剤した容器等に定める事項を記載しなければならない（調剤された薬剤に関する表示）．

第25条の2：薬剤師は，調剤した薬剤の適正な使用のため，販売又は授与の目的で調剤したときは，患者又は現にその看護に当たつている者に対し，必要な情報を提供し，及び必要な薬学的知見に基づく指導を行わなければならない（情報の提供及び指導）．

第26条：薬剤師は調剤済み処方箋に定める事項を記載しなければならない（処方箋への記入等）．

第27条：薬局開設者は調剤済み処方箋を3年間保存しなければならない（処方箋の保存）．

第28条：薬局開設者は調剤録に定める事項を記入し3年間保存しなければならない（調剤録）．

❸ 調剤の流れ

　保険薬局と病院における基本的な調剤の流れの例を図2・5に示す．両者での流れにそれほどの違いはなく，異なる点は，保険薬局には一部負担金の徴収，調剤録の作成，調剤報酬請求書の作成があり，病院には調剤での注射剤の計数・混合調剤，TDMのステップがあることである．

a 処方箋の応需・受付

　処方箋の応需・受付において以下の項目の確認を行う．

①保険医療機関の保険医が交付したものであること（保険医の署名または記名押印の確認）．

②処方箋または被保険者証により療養の給付を受ける資格があること（薬担規則第3条），および使用期間（療担規則第20条第3号）．

③処方箋に記載の氏名と持参した人との照合（介護担当者や家族が処方箋を持参することもあるので保険証やお薬手帳等で確認する）．

④病院で電子カルテシステム等で受け付ける際は同姓同名の場合を考慮し，入院病棟や患者ID等で確認する．

⑤調剤報酬点数表における留意事項に基づいて確認する．

b 処方箋情報入力

　処方箋記載事項（患者氏名，生年月日，性別，保険者番号，処方内容等）は保険薬局ではレセコンに入力し，薬袋，薬剤情報提供文書等を発行する．病院においては電子カルテシステム，処方オーダリングシステムで自動的に発行される．

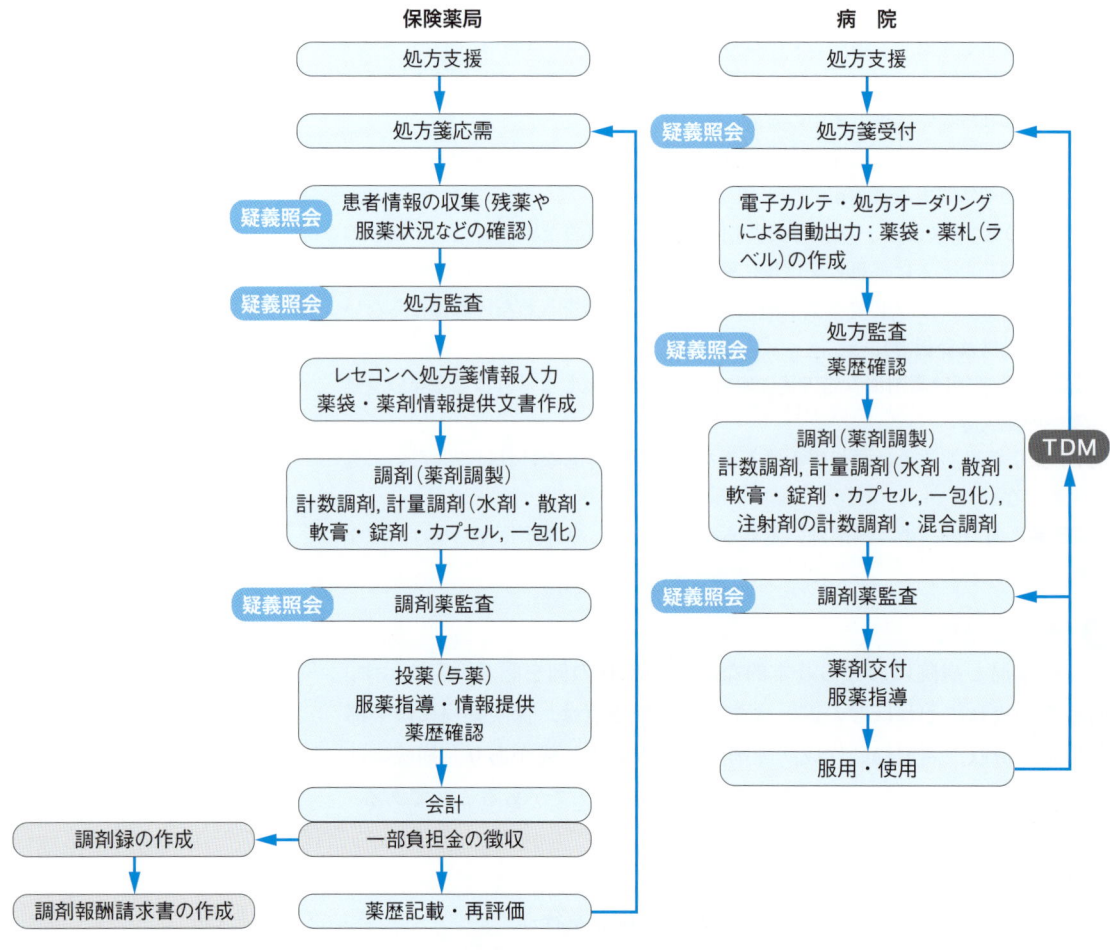

図2・5 保険薬局・病院における調剤の流れ

ⓒ 処方監査（図2・6）

　処方監査は薬剤師の重要な業務である．処方箋のチェックは処方監査時で完了するのではなく，調剤の過程や調剤薬監査・薬剤交付の段階でも行わなければならない．

（1）処方箋記載事項の確認

　処方箋の形式的不備（必要記載事項　☞表2・2），薬品名の誤り，剤形・規格・含量の記載の不備，同一成分・同効薬剤の重複，分量等の記載の不備などがないか確認する．

（2）処方内容の確認

　用量，用法，投与経路・部位などが不適切でないか，「警告」「禁忌」に該当しないか，飲み合わせが悪くないか，配合変化を起こす組み合わせでないかなどを確認する．

　配合変化は表2・3に示す3つに分類され，薬剤師はそれぞれ異なる

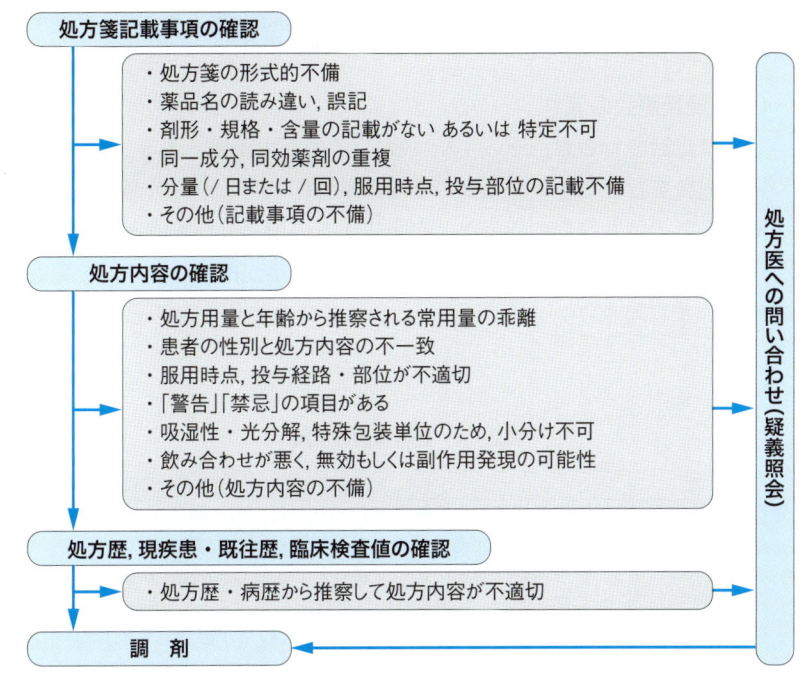

図2・6　処方監査から疑義照会への流れ

表2・3　配合変化の分類

	措　置
配合不可（配合禁忌）	調剤学上の措置が不可能，疑義照会し薬剤を変更
配合不適	調剤学上の措置（主に別包），疑義照会の必要なし
配合注意	薬効の発現に影響を及ぼさないためそのまま調剤，交付時患者に説明する

措置を行う．ただし，配合不可の組み合わせ例は実際にはほとんどみられない．散剤の配合変化は本章B⓬（p.67〜68），水剤の配合変化は本章B⓳（p.74〜75），注射剤の配合変化は3章H❶（p.149〜154）参照．

（3）処方歴，現疾患・既往歴，臨床検査値の確認

処方歴・病歴から推察して処方内容が不適切でないか確認する．

（4）調剤学上の当然の措置

処方箋の用法用量以外の事項で，賦形剤*5や溶解補助剤の添加，pHを調整して等張化するなど患者が服用しやすくするようにし，吸収効率を上げるような措置は調剤学上の当然の措置として認められる．

疑義照会

処方監査により不適切な処方を発見した場合は処方医へ問い合わせ，その回答の内容を処方箋に記入しなければならない．

薬剤師法第24条：疑わしい点を処方した医師に問い合わせる（疑義照会）
保険医療機関及び保険医療養担当規則第23条：医師は薬剤師の疑義照会に適切に対応する

*5　**賦形剤**　調剤時に，薬の量を増やすために使う乳糖などをいう．それ自身は薬効を有さない．処方された粉薬の量が少なく，患者が適切に服用できない場合に用いる．（乳糖による賦形の例　☞ p.70参照）

薬剤師法施行規則第15条：処方の変更点，医師の回答は処方箋に記入する

（1）疑義照会の流れ

通常は電話で行われ，その手順は表2・4に示す要領である．

疑義照会を行うことは薬剤師の重要な業務ではあるが，医師の診療の中断や患者の待ち時間の延長などが発生するので十分な配慮とコミュニケーション能力が必要である．先方が電話中や手が離せない状況で疑義の確認作業に時間がかかる場合には，患者にその旨を説明し理解を得る．

表2・4　疑義照会の手順

手　順		注意点
疑義照会の準備	1.	質問を的確かつ短時間で行うために内容を整理する
	2.	複数の疑義がある場合，提示する順番も配慮する
	3.	疑義内容は事前に添付文書などで確認し，問題回避方法，代替薬剤を選択し自分なりの意見を固める
	4.	受話器をもつ前に，ほかに問い合わせが必要な事項はないかもう一度確認する．1枚の処方箋について何度も照会することは慎む．また，薬剤師側の勘違いはないか確認する
疑義照会中	1.	薬剤師の所属・名前を名乗る
	2.	挨拶の言葉を述べる
	3.	先方の名前を確認する
	4.	医師の状況を確認し，臨機応変に対処する
	5.	処方日と患者氏名を伝える
	6.	疑義内容を簡潔，正確に伝える
	7.	変更内容，確認事項は復唱する
	8.	内容に変更があった場合，診療録の変更も依頼する
	9.	お礼の言葉を述べる
疑義照会後	1.	医師に問い合わせた内容は処方箋に記録する（問い合わせ日時，薬剤師名，対応した医師名，問い合わせ方法，問い合わせ内容，回答内容）
	2.	患者に変更点を説明する

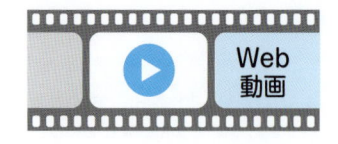

（2）疑義照会のシミュレーション

疑義照会事例「薬剤禁忌やアレルギー歴からの疑い事例」をもとに電話で疑義照会するという設定でシミュレーションする．なお，処方箋記載等の形式的な内容には問題ないとする．

［**電話による疑義照会のやりとり例**］

1）【般】ポビドンヨードガーグル7% 30 mL　1日数回　うがい
2）【般】トリアムシノロンアセトニド口腔用軟膏0.1% 5 g
　　　　　　　　　　　　　　　　　1日3回（毎食後）口腔内に塗布

（薬剤師が△△△医院に電話する）

医療機関受付：はい，△△△医院です．

薬剤師：○○○薬局の薬剤師のＡと申します．いつもお世話になっております．本日受け取りました患者さんＢ様の処方のことで確認したいことがありお電話させていただきました．ご担当のＣ先生にお取り次ぎいただけますでしょうか．

あいさつ，相手の都合等を聞く

医療機関受付：少々お待ちください．

医師：お待たせしました，医師のＣです．

薬剤師：○○○薬局の薬剤師のＡです．いつもお世話になっております．本日患者さんＢ様にポビドンヨードガーグルが処方されているのですが，Ｂ様からヨウ素はダメ（禁忌）との訴えがあり，確認のためお電話させていただきました．

疑問点を伝える

医師：そうでしたか，代わりにはどのようなものがありますか．

薬剤師：たとえば，アズレンスルホン酸ナトリウム水和物製剤のアズノールうがい液4%，またはベンゼトニウム塩化物製剤のネオステリングリーンうがい液0.2%といった薬がありますがいかがでしょうか．

代替できる薬等を提案する

医師：それでは，アズノールうがい液4%に変更してください．

薬剤師：わかりました．それでは念のため復唱させていただきます．「ポビドンヨードガーグル」を中止して「アズノールうがい液4%」に変更することでよろしいでしょうか．（このとき，メモを取りながら行う）

確認事項の復唱

医師：それで結構です．

薬剤師：お忙しいところ，ご対応いただき，ありがとうございました．

（3）疑義照会事例

1）薬剤禁忌やアレルギー歴からの疑い事例

概要：口内炎を訴え，いつもの病院を受診し，ポビドンヨードガーグルが処方された．以前本人から「ヨウ素禁忌」の訴えがあったことから疑義照会．ポビドンヨードガーグルからアズレンスルホン酸ナトリウム水和物に処方変更となった．

背景・要因：患者の薬剤禁忌やアレルギー歴の把握から疑義照会し，処方変更ができた．病院側では患者のアレルギー歴が十分わかっていなかったため，ポビドンヨードが処方されたものと思われる．

改善策：患者は複数の行きつけの病院をもっており，薬剤禁忌歴やアレルギー歴の把握がすべての病院では難しいと思われる．今回は薬剤師の把握，聞き取りでスムーズに疑義照会を行うことができたことから，薬局サイドとしては薬歴への患者アレルギー歴の記載の充実，お薬手帳への記載等，さまざまなツールで患者・家族・医療関係者がアレルギー歴を共有しやすい状況をつくることが重要である．

2）重複投与の疑い事例

概要：耳鼻咽喉科からカルボシステイン錠500 mgが処方され，別の医療機関（内科）から同薬が処方されていることがお薬手帳で確認できたため，疑義照会．カルボシステイン錠500 mgが処方削除となった．

背景・要因：患者は医院ではお薬手帳を提出していなかったため，医師は重複に気付かなかった．また，その他の方法でも併用薬を伝えていなかったのではないかと考えられる．

改善策：患者に，お薬手帳は医院でも提出するよう促し，有効活用のため声かけを行う．

e 薬袋・薬札（ラベル）の作成（図2・7）

　薬袋・薬札（ラベル）は，患者には最も重要な服薬時の情報である．保険薬局ではレセコンに，病院では電子カルテシステム・処方オーダリングシステムで自動的に発行されることが多い．調剤する薬剤師にとっても過誤を起こさないための一助となるので，手書きの場合は明確に・正確に・丁寧に記入しなければならない．

▶**薬袋記載必要事項**

①患者氏名
②用法・用量
③調剤年月日
④調剤した薬剤師の氏名
⑤調剤した施設名称および所在地

▶**薬袋記載推奨事項**

①薬袋No.
　1つの薬袋の場合　　No. 1/1
　2つの薬袋の場合　　No. 1/2, 2/2
　3つの薬袋の場合　　No. 1/3, 2/3, 3/3
　患者に渡す薬袋の数を確認するため.

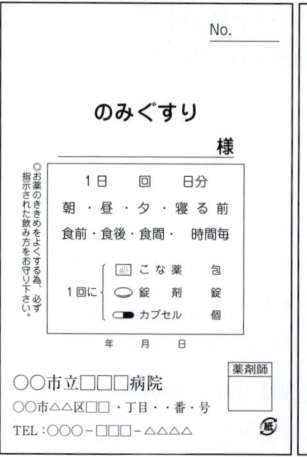
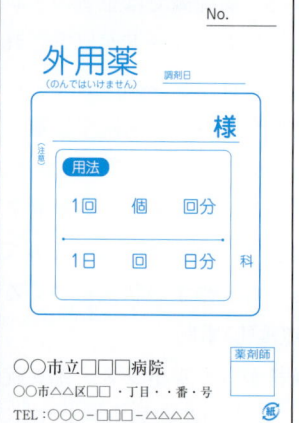
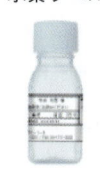
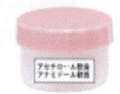

内用薬袋　　　　　　外用薬袋　　　　　　　　水薬ラベル

軟膏つぼラベル

図2・7　薬袋・薬札（ラベル）の例

f 調剤薬監査

　調剤薬監査は薬剤師もしくは薬剤師以外の者が調剤した薬の監査であり，最終段階の監査である．したがって調剤の監査だけではなく，処方内容についても再度監査を行う．調剤した薬剤師もしくは薬剤師以外の者とは別の経験豊かなベテランの薬剤師が行うことが望ましいが，調剤した薬剤師と同じ者が調剤薬監査を行わざるを得ない場合，計算方法を変えるなど，別の観点から監査を行うよう心がける．調剤薬監査時の注意点を表2・5に述べる．

表2・5　調剤薬監査時の注意点

監査の種類	注意点
一般的な注意	処方内容の再監査：処方箋の記載順に調剤薬監査 薬袋の数，薬袋の記載内容の確認，薬剤情報提供文書の確認，患者用説明文書の確認
錠剤監査	規格・数の確認，破損・異物混入の確認 一包化：薬剤・数の確認，用法・用量の印字，異物確認
散剤監査	包数の確認，色調，形状，におい，調剤メモから薬剤・量の確認，包装紙を含む全量の確認，分包の偏り・漏れ・異物混入の確認
水剤監査	液面，色調，におい，調剤メモから薬剤・量の確認，目盛り・異物混入・蓋の緩み・分散・計量カップの確認
注射剤監査	処方内容・混合指示の確認，混合後の色調・量，空バイアルから混合監査，配合変化・色調・破損・異物・液漏れの確認，ラベル確認，冷所保存・遮光の確認

g 薬剤交付（服薬指導，情報提供）（☞ p.263 参照）

　薬剤の交付にあたっては患者へ医薬品情報提供と服薬指導を行う．患者から質問しやすい環境整備・雰囲気づくりを心がけつつ，必要な情報の伝達を行う．情報の伝達形式は，視覚情報が言語情報や聴覚情報より有効であるとされていることから，薬剤情報提供文書などを活用する．

（1）処方箋へ記載するべき事項（薬剤師法第26条，同法施行規則第15条）

　調剤した薬剤師がその処方箋に表2・6の事項を記載する．

表2・6　調剤後に処方箋へ記載する事項

記載事項	備　考
調剤済年月日	調剤済とならなかった場合は，調剤年月日・調剤量
保険薬局の所在地・名称	
保険薬剤師氏名・印	調剤した保険薬剤師の姓名を記載し，押印（日付入りネームスタンプは記名扱いのため押印が必要）

必要に応じて「備考」欄に記載
・処方箋を交付した医師または歯科医師の同意を得て処方箋に記載された医薬品を変更して調剤した場合，その変更内容
・医師または歯科医師に照会を行った場合，その照会と回答の内容，照会した時間と方法（電話等），薬剤師名，対応した医師名（処方した医師）

h リフィル処方箋の場合 （☞コラム参照）

処方箋に調剤回数に応じて，□に「✔」または「×」を記載するとともに，調剤日および次回調剤予定日を記載する（☞図1・8）．リフィル処方箋は原本を患者に返却するか，薬局が預かることもできる．なお，総使用回数になった場合は原本を薬局で保管する．総使用回数に満たない場合はリフィル処方箋のコピーを保管する．

リフィル処方箋　　　　　　　　　　　　　　　　　　　　　　　　　　　　　　　　　**コラム**

西欧からわが国に導入され，2022年4月から運用開始となった．リフィル処方箋は症状が安定していて，同じ処方でよいと医師が判断した場合に発行され，再診なしで最大3回まで繰り返し使用できる処方箋となる．オンライン服薬指導と併用すると，来局不要で薬が受け取れる．薬剤師はリフィル期間中も患者の体調や状態確認を行い，必要に応じて患者に受診勧奨を行うとともに，医師へ情報提供を行う．リフィル処方箋の場合，1回目の処方は通常と同じく4日以内が有効期間となる．一方，2回目と3回目の場合，「次回調剤予定日」より前後の7日間が有効期間となる．

---

i 調剤録への記載 （表2・7）

調剤録は調剤報酬請求の根拠となるもので，保険薬局では，療養の給付の担当に関し必要な事項を記載し（薬担規則第10条），これをほかの調剤録と区別して整備しなければならないとされている（薬担規則第5条）．保険薬剤師は，患者の調剤を行った場合には，遅滞なく，調剤録に当該調剤に関する必要な事項を記載する必要がある（薬担規則第10条）．また，調剤録の保存期間は最終の記入の日から3年間である（薬剤師法第28条第3項，薬担規則第6条）．

表2・7　調剤録に記載する事項（薬剤師法第28条第2項，同法施行規則第16条）

・患者の氏名，年齢，被保険者証記号番号，保険者名，生年月日，被保険者/被扶養者の別	・処方した医師等の住所または勤務する医療機関の名称・所在地
・薬名及び分量	・処方箋に記載された医薬品を変更して調剤した場合の変更の内容，医師等に疑わしい点を確かめた場合の回答の内容
・調剤年月日	
・調剤量	・当該薬局で調剤した薬剤について処方箋に記載してある用量，既調剤量，使用期間
・調剤した薬剤師の氏名	
・処方箋の発行年月日	・当該薬局で調剤した薬剤についての薬剤点数，調剤手数料，請求点数，患者負担金額
・処方箋を交付した医師等の氏名	

適応外医薬品の使用 （表2・8）　　　　　　　　　　　　　　　　　　　　　　　　　**コラム**

わが国での診療は国民皆保険制度のもとで行われ，その治療に用いられる医薬品も添付文書に記載された適応症，用法・用量等に従い使用されることが前提となっている．しかし，欧米等で使用実績のある医薬品の一部について，日本では承認されていない適応症や用法・用量にて使用する，いわゆる適応外使用も現実的に行われている．これは，ドラッグラグの解消を目的に設けられた制度（五十五年通知：昭和55年9月3日付保発第51号厚生省保険局長通知）で，有効性・安全性が確立された医薬品において，薬理作用が同じであれば適応外医薬品であっても保険給付の対象とすることを認めるものである．患者団体からはその適用の拡大が求められてきている．

　ただし，薬局において薬剤師が適応外使用であることに気付かず，患者に保険適用どおりに指導をすることで，患者や医師とのトラブルに発展することもあり，注意が必要である．

表2・8　医薬品の適応外使用が認められる事例

[分類]一般名	認められる事例(効能)	添付文書上の効能効果(概要)
[消化性潰瘍用剤]ポラプレジンク	味覚障害	胃潰瘍
[ビタミンB剤]メコバラミン	帯状疱疹，帯状疱疹後神経痛	末梢性神経障害
[血液凝固阻止剤] ワルファリンカリウム	心房細動，冠動脈バイパス術	血栓塞栓症の治療および予防
[その他の血液・体液用薬] アスピリン	網状皮斑に対して血栓・塞栓形成の抑制量程度	狭心症・心筋梗塞・虚血性脳血管障害における血栓・塞栓形成の抑制，冠動脈バイパス術あるいは経皮経管冠動脈形成術施行後における血栓・塞栓形成の抑制，川崎病
[主としてグラム陽性菌マイコプラズマに作用するもの] クラリスロマイシン	好中球性炎症性気道疾患	一般感染症，非結核性抗酸菌症，ヘリコバクター・ピロリ感染症

[厚生労働省　保医発0928第1号通知：医薬品の適応外使用に係る保険診療上の取扱いについて，2011年9月28日をもとに著者作成]

❹ 医薬品の管理と供給

ⓐ 医薬品の安定性

（1）医薬品の管理の意義と必要性

　薬剤師が取り扱う「医薬品」は患者の薬物療法にはなくてはならないものであり，その上で効果が間違いなく発揮されるためには医薬品の適正な使用の確保が重要である．また，医薬品の流通過程や保管場所での変質や破損による薬効への影響にも配慮し，薬剤師は医薬品の在庫管理，品質管理および経済的管理を行わなければならない．図2・8に一般的な医薬品管理の流れを示す．品質管理はそれぞれの過程において必要となる．

　病院と保険薬局での管理の流れにはそれほど変わりはないが，病院では採用医薬品は限定されているので在庫管理は比較的容易である．一方，保険薬局においては複数の医療機関から処方箋を受け付けるため，使用する医薬品の数は多くなるので，個々の保険薬局が連携したり，薬剤師会に備蓄センターを設け，お互いに分譲するシステムが構築されている．

（2）医薬品の品質管理

　医薬品の中には温度・湿度や光などに不安定なものが多くあり，個々に保存条件が設定されているため，その条件に適した設備（冷蔵庫・冷凍庫・遮光瓶・酸化防止剤など）が必要となる．適正な保存条件下で保管管理した場合，ある一定期間の安定性が保証される．また，有効期限・使用期限の管理，包装紙・シートにおけるピンホールの有無の確認，冷蔵庫・冷凍庫の温度の記録確認などにも配慮しながら品質管理を行わなければならない．温度や光などに不安定な製剤の例を表2・9に示す．

①購入管理	・**購入計画**：薬品卸業者の選定および購入価格を決定し契約 ・**発注**：薬品の特性(価格, 納入に要する時間, 安定性など)および使用状況を検討し発注 ・**検収**：納入品が発注品と相違ないかを検収し受け入れ

↓

②在庫管理	・**入庫** ・**在庫**：在庫量は診療科における使用量を把握し, 診療に支障が生じず経済的損失を生じない 　　　　　必要十分量とする. 価格, 安定性, 代替品の有無, 治療上の重要性も考慮 ・**出庫**：在庫薬品の温度管理, 湿度管理, 光管理, 使用期限・有効期限管理

↓

③供給管理	・**調剤** ・**交付** ・**供給**：調剤室, 注射剤室などからの発注(発注書方式またはオーダリング)に従って供給

↓

④使用管理	・**使用管理**：病棟における薬品使用状況および在庫の管理／使用予定の立たない薬品の回収／ 　　　　　　　温度・湿度・光管理, 使用期限・有効期限管理, 麻薬, 毒薬・劇薬, 向精神薬の 　　　　　　　保管場所管理および指導 ・**保険請求管理**

*その他　・適正な在庫薬品の選択：薬事委員会にて選定基準に従い採用・削除薬品を決定
　　　　・品質管理：薬品倉庫の光・湿度・温度管理および使用期限, 有効期限の管理
　　　　　[5℃以下(禁凍結), 2〜8℃(禁凍結), 冷所(1〜15℃), 遮光など]
　　　　・製品回収：品質に問題(製薬企業における製造工程での異物混入など)が生じた場合, 各部署
　　　　　への情報提供および薬品倉庫や病棟からの製品回収
　　　　・注射剤の保険請求漏れ対策

図2・8　一般的な医薬品管理の流れ

表2・9　温度や光などに不安定な製剤例

剤　形	製剤例	温度	光	湿気	酸化	備　考
錠剤・ カプセル剤	メピチオスタンカプセル	○	○	○		温度・湿度・光により分解
	メコバラミン錠		○	○		光・湿度を避けて保存
	L-アスパラギン酸カリウム錠			○		吸湿性が強い(湿潤変化)
散　剤	ジスルフィラム	○				温度で変色[室温(なるべく冷所)保存]
	フェノバルビタール散		○			光で退色
	メスチノン錠(粉砕時)			○		吸湿性
水　剤	トリクロホスナトリウム	○				着色(貯法：気密容器, 凍結を避け, 冷所保存)
	ラクツロース	○				保存剤なし
	メナテトレノン		○			着色
外用剤	ベタメタゾンリン酸エステル ナトリウム液	○	○			熱・光により分解(貯法：遮光, 室温 保存)
	イソプロピルウノプロストン 点眼液		○			光により分解(貯法：遮光, 気密容器, 室温保存)
軟膏剤	ビタミンE・A軟膏	○	○		○	15℃以下保存 光・酸化で変色
注射剤	D-マンニトール注	○				温度により結晶析出
	ビタミンB$_{12}$注		○			光により分解(貯法：遮光, 室温保存)
	ビタミンC注				○	貯法：冷所保存

詳細は添付文書参照のこと.

b 特別な配慮を要する医薬品

（1）毒薬・劇薬の管理と取り扱い

　毒薬・劇薬は，内服や注射等で投与されたときに副作用などの有害反応を生じやすい医薬品であり，医薬品医療機器等法に基づき厚生労働大臣が指定している．毒薬・劇薬の管理および取り扱いについて表2・10に示す．

表2・10　毒薬・劇薬の管理と取り扱い

医薬品医療機器等法	医薬品		指定薬物
	毒　薬	劇　薬	
作　用（LD50）	毒性が強い（30 mg/kg以下[*1]）	作用が強い（300 mg/kg以下[*2]）	興奮，抑制，幻覚
主なもの	一部の抗がん薬，筋弛緩薬，抗ウイルス薬など	多くの解熱鎮痛薬，降圧薬，心臓病薬，糖尿病治療薬など多数	亜硝酸イソブチル，HHCHなど（新たな乱用物質）
保　管	ほかのものと区別して施錠	ほかのものと区別	治療・研究などを除いて禁止
表　示（図2・9）	黒地に白枠，白字で品名と「毒」の文字	白地に赤枠，赤字で品名と「劇」の文字	
交付制限	14歳未満の者，不安があると認められる者には交付不可（ただし調剤した場合は年齢に関係なく交付可能）		
譲　渡	薬局開設者は一般消費者に譲渡する際は，毒薬・劇薬の品名，数量，使用目的，譲渡年月日，譲受人の氏名，住所，職業，署名または記名押印のある文書の提示を受ける（2年保存）		

[*1] 内服薬の場合．皮下投与20 mg/kg以下，静脈内投与10 mg/kg以下
[*2] 内服薬の場合．皮下投与200 mg/kg以下，静脈内投与100 mg/kg以下
HHCH：ヘキサヒドロカンナビヘキソール

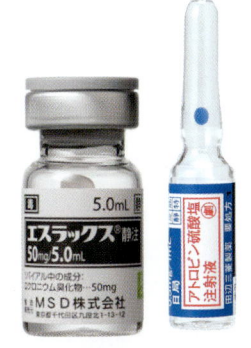

図2・9　毒薬，劇薬製剤の例

（2）麻薬・向精神薬・覚醒剤の管理と取り扱い

　麻薬，向精神薬および覚醒剤は乱用により薬物依存を形成し，精神的および身体的に害をもたらす．中毒患者は反社会的な行動や犯罪により薬物の入手を図り，個人のみならず社会にも悪影響を及ぼす．したがって麻薬等の管理と取り扱いには麻薬及び向精神薬取締法，および関連法規に十分注意し遵守しなければならない．臨床で使われる主な麻薬と向精神薬の種類，管理および取り扱いについて表2・11〜12に示す．なお，現在わが国で医薬品として認められている覚醒剤はメタンフェタミン塩酸塩のみで，ナルコレプシーや昏睡状態の改善などごく限られた用途で使用される．かぎのかかる場所に保管する（表2・13）．

表2・11　主な麻薬の種類および管理と取り扱い

主な 指定成分	アヘンアルカロイド系麻薬：アヘン，モルヒネ塩酸塩，オキシコドン塩酸塩，モルヒネ硫酸塩， 　コデインリン酸塩，ジヒドロコデインリン酸塩など コカアルカロイド系麻薬：コカイン塩酸塩など 合成麻薬：レミフェンタニル塩酸塩，フェンタニルクエン酸塩，タペンタドール塩酸塩など
特　徴	鎮痛などに有用，治療以外での使用で依存性あり，慢性中毒を起こす．一部は幻覚作用を有する
管理者	①麻薬施用者が2名以上いる診療施設で必要 ②医師，歯科医師，獣医師または薬剤師が都道府県知事の免許を受けて，麻薬を業務上管理
保　管	①麻薬以外の医薬品（覚醒剤を除く）と区別し，施錠した堅固な設備内に貯蔵 ②麻薬を施用，譲受，譲渡した場合は，施用麻薬名，数量，年月日などを帳簿に記載（2年間保存）
調　剤	①薬局：薬局開設者が麻薬小売業者の免許を受け，薬剤師が麻薬処方箋による調剤を行う（調剤済 　処方箋は3年間保存） ②麻薬診療施設（病院）：薬剤師が麻薬処方箋により調剤（調剤済処方箋は2年間保存）
譲渡・ 譲受	①麻薬小売業者は，麻薬処方箋を所持する者以外に，当該処方箋により調剤された麻薬を原則譲 　渡してはならない．麻薬診療施設間での譲渡も原則不可 ②麻薬注射剤を患者にアンプルのまま交付は不可，連続注入器に充てんし交付
廃　棄	[交付前]①変質などにより不良品となった麻薬，調剤ミスした麻薬（回収可能）⇒「麻薬廃棄届」後， 　保健所職員（薬剤師等）の立会いのもと廃棄 　　　　②調剤ミスした麻薬が回収不能⇒「麻薬事故届」提出 [交付後]①入院患者の未施用麻薬⇒麻薬管理者に返却 　　　　②外来患者の未施用麻薬（錠剤・散剤など）⇒麻薬管理者等がほかの職員立会いのもと，回収困 　難な方法で廃棄し，30日以内に「調剤済麻薬廃棄届」を都道府県知事に提出 　　　　③注射剤麻薬の施用残液，外来患者の未施用麻薬（注射）：返却後，麻薬管理者が回収困難な方 　法で廃棄．届出不要
参　考	1％以下のコデインリン酸塩水和物，1％以下のジヒドロコデインリン酸塩水和物（規制を受けず， 　製造以外は一般の医薬品の劇薬扱い）

表2・12　主な向精神薬の種類および管理と取り扱い

	第1種	第2種	第3種
主な 指定成分	セコバルビタール，メチル フェニデート，モダフィニル など	アモバルビタール，ブプレノ ルフィン，フルニトラゼパム， ペンタゾシン，ペントバルビ タールなど	アルプラゾラム，エチゾラム， ジアゼパム，ゾルピデム， ゾピクロン，トリアゾラム， ニトラゼパム，フェノバルビ タール，ブロチゾラムなど
特　徴	乱用された場合の有害作用が 高い	乱用された場合の有害作用が 中程度	乱用された場合の有害作用が 第2種に比べて低い
保　管	向精神薬に関する業務に従事する者が実地に盗難防止への必要な注意をする場合（昼間な ど）を除き，施錠した設備内に貯蔵		
表　示	向精神薬の外箱等には「⑪」の記号が表示される		
調　剤	[記録]帳簿へ記載（2年間保存）譲渡，譲受，または廃棄した向精神薬（第3種向精神薬を除 く）の品名，数量，年月日（調剤した向精神薬を除く）		
譲渡・譲受	病院などの開設者：施用のための譲受，譲渡，所持については手続き不要 向精神薬小売業者：「向精神薬処方箋」により調剤された向精神薬を譲り渡すことを業とす るもの（免許の日より6年有効） ＊医薬品医療機器等法の規定により薬局開設者は別段の申し出をしない限り向精神薬卸売 　業者および向精神薬小売業者の免許を受けた者とみなされる		
廃　棄	回収が困難な方法で廃棄．許可，届出は不要 [盗難]以下の数量以上が盗難，紛失の場合，速やかに都道府県知事に届ける 　　　　散，末，顆粒剤：100 g（包）　　　　錠剤，カプセル剤，坐剤：120個 　　　　注射剤：10アンプル（バイアル）　　　内用液剤：10容器		

表2・13　参考(覚醒剤取締法，大麻取締法)

法律・区分	覚醒剤取締法		大麻取締法
	覚醒剤	覚醒剤原料	
作　用	依存性が強く，幻覚や後遺症などが現れることがある	セレギリンでは幻覚(5%以上)などが現れることがある	認識・記憶力が障害
主なもの	メタンフェタミン，アンフェタミン	セレギリン，10%超のエフェドリンなど	大麻草，マリファナ，ハシシなど
輸出入・製造・販売	指定制，輸入は禁止	許可制	免許制(含栽培)
医療機関	指定施設のみ	薬局では処方箋により交付	
保　管*	施錠した堅固な設備内	施錠(麻薬保管庫には保管できない)	
所　持	治療以外禁止		所持禁止

*覚醒剤原料は，「薬局開設者にあつては，その薬局」「病院又は診療所の管理者にあつてはその病院又は診療所，往診医師等にあつてはその住所」においてかぎをかけた場所に保管しなければならない(覚醒剤取締法第30条の12)．麻薬及び向精神薬取締法第34条には麻薬の保管について「麻薬以外の医薬品(覚醒剤を除く.)と区別し，かぎをかけた堅固な設備内に貯蔵して行わなければならない.」との記述があることから，覚醒剤原料は覚醒剤とは異なり，麻薬保管庫には保管できない．

(3)　輸血用血液製剤・血漿分画製剤の管理と取り扱い

　輸血用血液製剤は通常，血液センターなどで管理されており，病院内では必要時に発注し，使用する．保管・管理は院内専門部署で行うことが多い．血液製剤は輸血用血液製剤と血漿分画製剤に分類され(図2・10)，いずれも特定生物由来製品に指定されている．HBV，HCV，HIVなどの感染リスクも高いので取り扱いには十分に注意する．さらに，これらの製剤はロット番号，投与日，患者氏名，患者の住所を記録して20年間保存する義務がある(医薬品医療機器等法第68条の22第3項)．また，感染リスクのある製品や使用後の血液付着物などは，すべて感染性廃棄物として処分する．

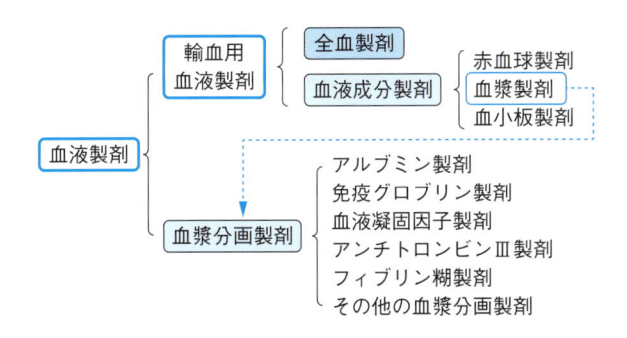

図2・10　血液製剤の分類

1)　輸血用血液製剤

　輸血用血液製剤には，ヒト血液に添加物を加えた全血製剤と，血液成分ごとに分離した血液成分製剤があり，血液成分製剤には赤血球製剤と

血漿製剤，血小板製剤がある（表2・14）．保管については表2・15に示す．

　　全血製剤：健康なヒトから採取した血液にクエン酸，ブドウ糖などからなる血液保存液を加えた製剤で大量出血時など，赤血球と血漿を同時に補充しなければならない場合に用いられる．成分輸血が主流となったため，使用量は減少傾向にある．

　　赤血球製剤：赤血球を主な成分とする製剤であるが，ともに含まれる血液成分の違いによって，さまざまな種類がある．血液製剤は，患者のABO血液型やRho（D）抗原が一致したものを使用することが原則である．さらに，輸血後移植片対宿主病（GVHD）を予防するために，放射線を照射した製剤を使用する．

　　血漿製剤：すべての血漿成分を含み，凝固因子活性がほぼ保たれている．

　　血小板製剤：血小板成分を補充することにより止血を図り，出血を防止することを目的としている．

表2・14　輸血用血液製剤の例

分　類		製剤名	貯　法	有効期間
全血製剤		人全血液–LR「日赤」，照射人全血液–LR「日赤」	2～6℃	採血後21日間
血液成分製剤	赤血球製剤	赤血球濃厚液–LR「日赤」，照射赤血球濃厚液–LR「日赤」	2～6℃	採血後28日間
		洗浄赤血球液–LR「日赤」，照射洗浄赤血球液–LR「日赤」	2～6℃	製造後48時間
		解凍赤血球液–LR「日赤」，照射解凍赤血球液–LR「日赤」	2～6℃	製造後4日間
		合成血–LR「日赤」，照射合成血–LR「日赤」	2～6℃	製造後48時間
	血漿製剤	新鮮凍結血漿–LR「日赤」，新鮮凍結血漿–LR「日赤」成分採血	−20℃以下	採血後1年間
	血小板製剤	濃厚血小板–LR「日赤」，照射濃厚血小板–LR「日赤」，濃厚血小板HLA–LR「日赤」，照射濃厚血小板HLA–LR「日赤」	20～24℃振とう保存	採血後4日間
		照射洗浄血小板–LR「日赤」 照射洗浄血小板HLA–LR「日赤」		製造後48時間（ただし，採血後4日間を超えない）

表2・15　輸血用血液製剤と血漿分画製剤の保管管理等の比較

	輸血用血液製剤	血漿分画製剤
保管・管理	管理部門（例：輸血部門）に限定して適正温度で保管	
払い出し	患者1人ごとに専用の処方箋を用い，輸血用血液と患者の適合性，患者名，血液型を確認	患者1人ごとに専用の処方箋を用いる
使用法	混合注射を避ける	
患者の同意と記録（医薬品医療機器等法）	①使用する際は，インフォームド・コンセントが必要．感染のほか，輸血による変異型クロイツフェルト・ヤコブ病伝搬が疑われる報告あり ②血液製剤管理簿を作成し保管（最低20年間） 記載事項：血液製剤の製品名，製造番号（ロット番号），当該製品の投与日（医療機関の場合）または調剤日（薬局の場合），患者の住所・氏名	①使用する際は，インフォームド・コンセントが必要 ②特定由来生物製品管理簿を作成し保管（最低20年間） 記載事項：特定由来生物製品の製品名，製造番号（ロット番号），当該製品の投与日（医療機関の場合）または調剤日（薬局の場合），患者の住所・氏名

2）血漿分画製剤

　血漿分画製剤は，血漿に含まれるタンパク質を物理化学的に分離・精

製した製剤をいい，アルブミン製剤や免疫グロブリン製剤，血液凝固因子製剤がある（表2・16）．保管については表2・15に示す．

　アルブミン製剤：出血性ショック，熱傷やネフローゼ症候群によるアルブミンの喪失，肝硬変に伴うアルブミン合成低下による低アルブミン血症に用いられる．

　免疫グロブリン製剤：無または低γグロブリン血症などに筋肉内注射用の人免疫グロブリン製剤（ガンマグロブリン「化血研」）と，静脈内注射用のpH 4処理酸性人免疫グロブリン製剤（献血ベニロン®-Ⅰ）がある．その他，B型肝炎の発症予防に使われる抗HBs人免疫グロブリン製剤，破傷風の発症予防等に抗破傷風人免疫グロブリン製剤，母体へのD（Rho）抗原感作の予防用には抗D人免疫グロブリン製剤が使われる．

　血液凝固因子製剤：血友病や通常の結紮により止血困難な小血管・臓器における止血には乾燥濃縮人血液凝固第Ⅷ因子（クロスエイトMC）が用いられる．

表2・16　血漿分画製剤の例

分　類	製剤名	貯　法	有効期間
アルブミン製剤	人血清アルブミン（献血アルブミン「JB」）	～30℃禁凍結	2年間
免疫グロブリン製剤	人免疫グロブリン，抗HBs人免疫グロブリン，抗破傷風人免疫グロブリン，抗D人免疫グロブリン	～10℃禁凍結	
フィブリン糊	フィブリン糊		

（4）代表的な生物学的製剤の種類と適応

　生物学的製剤基準に収載されている製剤はワクチン，トキソイド，抗毒素製剤および血液製剤で，最終製品は国立感染症研究所にて国家検定が行われる．代表的な生物学的製剤の特徴，製剤例と適応（効能・効果）を示す（表2・17）．

表2・17　代表的な生物学的製剤の特徴，製剤例と適応（効能・効果）

分　類		特　徴	製剤例
ワクチン	弱毒生ワクチン	弱毒化した病原微生物から製造したもの	ロタウイルス感染症，結核，麻しん（はしか），風しん，おたふくかぜ，水痘（みずぼうそう），黄熱病など
	不活化ワクチン	感染力を失活させた病原微生物から製造したもの	B型肝炎，ヒブ感染症，小児の肺炎球菌感染症，百日せき，ポリオ，日本脳炎，インフルエンザ，A型肝炎，髄膜炎菌感染症，狂犬病など
	mRNAワクチン	タンパク質の設計図（mRNA）を人工的に合成して製造したもの	新型コロナウイルス感染症（COVID-19）
トキソイド		病原微生物の産生する毒素あるいはヘビ毒を，抗原性を損なわないようにホルマリンで無毒化したもの	ジフテリアトキソイド，沈降破傷風トキソイドなど
抗毒素		トキソイド・毒素・ヘビ毒を用いて免疫した動物の血清または血漿から得た免疫グロブリン	乾燥まむしウマ抗毒素など
血液製剤		前項参照	
その他		エリスロポエチン，ウロキナーゼ，rt-PAなど	

（5）生物学的製剤の管理と取り扱い

　生物学的製剤は適切な温度で保管しなければならない．また，生物由来製品・特定生物由来製品は感染症対策のため，企業においては感染症定期報告，医療機関においては使用者への説明と記録の保存などが義務付けられている（医薬品医療機器等法）．生物由来製品および特定生物由来製品は白地に黒枠黒字で表示する（下記）．

| 生物 | 特生物 |

　生物由来製品・特定生物由来製品の定義および位置づけ（図2・11）を以下に示す．

医薬品医療機器等法第2条の10：この法律で「生物由来製品」とは，人その他の生物（植物を除く．）に由来するものを原料又は材料として製造（小分けを含む．以下同じ．）をされる医薬品，医薬部外品，化粧品又は医療機器のうち，保健衛生上特別の注意を要するものとして，厚生労働大臣が薬事・食品衛生審議会の意見を聴いて指定するものをいう．

　例）ワクチン，抗毒素，遺伝子組換えタンパク質，培養細胞由来のタンパク質，
　　　ヘパリンなどの動物抽出成分

医薬品医療機器等法第2条の11：この法律で「特定生物由来製品」とは，生物由来製品のうち，販売し，賃貸し，又は授与した後において当該生物由来製品による保健衛生上の危害の発生又は拡大を防止するための措置を講ずることが必要なものであつて，厚生労働大臣が薬事・食品衛生審議会の意見を聴いて指定するものをいう．

　例）輸血用血液製剤，人血漿分画製剤，人臓器抽出医薬品

　特定生物由来製品を使用する際に医療機関は表2・18にある事項を行わなければならない．

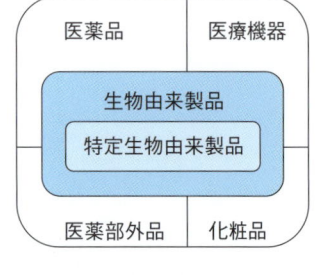

図2・11　生物由来製品，特定生物由来製品の位置づけ

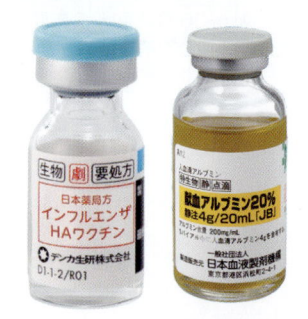

図2・12　生物学的製剤の例

表2・18　特定生物由来製品を使用する際に医療機関が行う事項

患者（またはその家族）への適切な説明	製品を使用することによって起こり得るリスクと得られる利益を説明，使用に関する記録を保存し，保健衛生上必要な場合は製造業者などに情報を提供する場合があることも説明
使用記録の作成と保管（20年間）	製品名，製造番号（ロット番号），患者の氏名・住所，投与日，その他
感染症等情報の報告	特定生物由来製品を使用した場合に発生した感染症などの情報を製造業者に提供

（6）代表的な放射性医薬品の種類と用途

　放射性医薬品（アイソトープ）の一部は日本薬局方および放射性医薬品基準に収載される．放射線取扱主任者が，医師，歯科医師，薬剤師などの中から法令で定められた区分に従って選任されなければならない．放射性医薬品は半減期が短く，比較的エネルギーが低い放射線を出すものを用いる（β線またはγ線放射核種）．

　　体内用（*in vivo*）：診断用放射性医薬品は放射線核種で標識された化合物を有効成分とし，放射線を体外から測定することにより病態を診断する．放射線の半減期と，薬物の半減期を考慮して用いる．薬理作用は微量のため期待されない．治療用放射性医薬品は腫瘍などに対する強力な破壊作用を有する．

　　体外用（*in vitro*）：診断用放射性医薬品は，血液などに含まれる微量の物質を体外で測定するための医薬品である．

（7）放射性医薬品の管理と取り扱い（投薬，廃棄など）

　　放射性医薬品は処方箋医薬品であり，一部は日本薬局方に収載されているのでそれらの規制を受ける．

　　放射性医薬品の供給は，①放射性医薬品メーカーによる直接投与できるかたちでの供給，②使用現場でバイアル中の試薬を反応させて調製するキットタイプ，③使用現場で自動合成装置により PET[*6] 用放射性医薬品を合成するタイプの3つの方式がある．②，③の方式では調製時に細心の注意が必要である．

　　放射性医薬品の保管は，許可された種類と数量を決められた施設・設備内で行わなければならない．また放射性医薬品の廃棄は，決められた方法で分類し，届け出た施設・設備内に保管する．最終的には日本アイソトープ協会へ引き渡さなければならない．

＊6　**PET**　positron emission tomography（ポジトロン断層法）：細胞増殖が盛んな細胞を画像に写し出す検査法で，主にがん診療に用いられる陽電子検出を利用したコンピュータ断層撮影技術．

[c] 院内製剤

（1）院内製剤の意義，調製上の手続き，品質管理

1）院内製剤とは

　　院内製剤は，患者の状態，疾患の種類や程度，治療効果，安定性，価格あるいは規格・包装単位などの理由により市販品では対応ができない場合に，病院内で製造する医薬品である．院内製剤を調製する理由・目的として次があげられる．

　　▶**院内製剤を調製する理由・目的**

　　①市場規模，経済性，安定性確保が困難などの理由で市販されない，または製造中止となった医薬品製剤の調製
　　②市販されているが，規格・単位や剤形が異なる製剤の調製
　　③調剤業務の効率化のための予製
　　④製剤の改良・教育・研究
　　⑤治療法の確立していない疾患に対する薬物療法への対応，その他

　　一部の製剤は市販化され，院内製剤は縮小傾向にある（表2・19）．

表2・19　市販化された院内製剤の例

モノエタノールアミンオレイン酸塩注（食道静脈瘤硬化薬），白糖・ポビドンヨード配合軟膏（褥瘡），クエン酸マグネシウム液，ヘパリンロック用注射器入りヘパリン生食注射剤，無水エタノール注射液，ジゴキシン0.125 mg錠，ワルファリン2 mg，0.5 mg錠

2) 院内製剤の法的規制

院内製剤は製造と同様の行為であるが,「調剤の延長」との概念があてはまり, 医薬品医療機器等法の規制から除外[*7]されている. 医療ニーズに対応した院内製剤を安全・安心かつ適正に調製し使用するため, 日本病院薬剤師会により「院内製剤を製造プロセスや使用目的等で3つにクラス分類し, 医療機関内の倫理委員会等に諮り承認を得ること」との指針が示されている(院内製剤の調製及び使用に関する指針, 2012年).

3) 院内製剤の分類

院内製剤は, 薬価収載の有無・医薬品医療機器等法の承認などからクラスⅠ~Ⅲの3群に大別できる(表2・20). また製剤の特殊性から, 一般製剤と特殊製剤に分けられる(表2・21). さらに無菌的な製剤か否かにより, 非無菌製剤と無菌製剤に分けられる.

＊7 除外理由:「当該病院の患者に使用するものである限りにおいては, 業として医薬品を製造する行為に該当しない」[昭和36(1961)年9月19日, 薬収第670号]
ただし, 1995年7月に施行されたPL(product liability:製造物責任)法の適用対象であることについては, 統一の見解がない.

表2・20 院内製剤のクラス分類・院内手続き

クラスⅠ	①医薬品医療機器等法で承認された医薬品またはこれらを原料として調製した製剤を, 治療・診断目的で, 医薬品医療機器等法の承認範囲(効能・効果, 用法・用量)外で使用する場合であって人体への侵襲性が大きいと考えられるもの
	②試薬, 生体成分(血清, 血小板等)＊, 医薬品医療機器等法で承認されていない成分またはこれらを原料として調製した製剤を治療・診断目的で使用する場合(＊患者本人の原料を加工して本人に適用する場合に限る)
クラスⅡ	①医薬品医療機器等法で承認された医薬品またはこれらを原料として調製した製剤を, 治療・診断目的で, 医薬品医療機器等法の承認範囲(効能・効果, 用法・用量)外で使用する場合であって, 人体への侵襲性が比較的軽微なもの
	②試薬や医薬品でないものを原料として調製した製剤のうち, ヒトを対象とするが, 治療・診断目的でないもの
クラスⅢ	①医薬品医療機器等法で承認された医薬品を原料として調製した製剤を, 治療を目的として, 医薬品医療機器等法の承認範囲(効能・効果, 用法・用量)内で使用する場合
	②試薬や医薬品でないものを原料として調製した製剤であるが, ヒトを対象としないもの
クラス分類の例	
クラスⅠ	・注射剤など人体への侵襲性が大きい場合
	・主薬として試薬等を治療・診断目的で製剤する場合
クラスⅡ	・承認された投与経路の変更(例:注射→内服)
	・治療・診断目的ではない場合(手術時マーキング用など)
	・原材料とする医薬品に添加物等を加えて打錠する場合
	・局方品を治療・診断目的で適用範囲外で製剤化する場合
クラスⅢ	・調剤の準備行為として2種以上の医薬品を混合予製する場合(例:軟膏の混合, 散剤の希釈, 消毒薬の希釈など)
	・医薬品をカプセルに充てんする場合
	・局方品の適用範囲内での製剤化を行う場合
	・組織保存液
院内手続き	
クラスⅠ	・倫理性(科学的妥当性を含む)を審査する委員会での承認
	・文書による患者への説明と自由意思による同意
クラスⅡ	・倫理性(科学的妥当性を含む)を審査する委員会での承認
	・同意書の要・不要については審査委員会の指示に従う
クラスⅢ	院内製剤と各使用目的のリストを院内の適切な委員会に報告

[日本病院薬剤師会:院内製剤の調製及び使用に関する指針, Version1.0, 2012に基づき著者作成]

表2・21　院内製剤の分類

	特殊製剤		一般製剤
内　容	薬価基準未収載医薬品による新規製剤	薬価基準収載医薬品による医薬品医療機器等法承認外の剤形変更など	薬価基準収載医薬品による医薬品医療機器等法承認内の予製など
目　的	特定患者や特定疾患の治療 QOLの向上	市販製剤の改良・加工	約束処方・調剤の効率化など，調剤の前に予製
製剤例	試薬を用いた注射剤	注射剤から点眼剤調製 散剤から坐剤調製	散剤，半錠の分包 散剤のカプセル化，軟膏混合 消毒薬の予製

4）院内製剤調製上の手続き

❶依頼医師との事前協議

・ほかの市販医薬品で代用できないか

・ほかの治療法を選択する余地はないか

・依頼する製剤の有効性が原料薬品の有する危険性を上回るか

❷調製することが決定すると院内製剤依頼書の提出

❸院内倫理審査委員会での承認

❹患者から使用に関する同意を文書で得る

❺治療効果や使いやすさに関する情報を入手し製剤の評価や改良

院内製剤の依頼から調製までの流れを図2・13に示す．

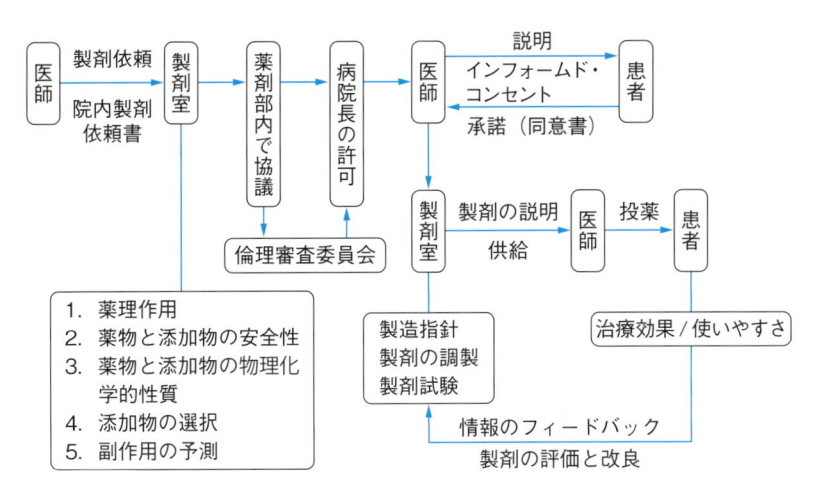

図2・13　院内製剤調製の流れ

5）院内製剤の品質管理

　製剤を行う環境として，製薬企業において適用されている「医薬品及び医薬部外品の製造管理及び品質管理規則」（GMP[*8]，厚生労働省令）がある．院内製剤の製造環境としてGMPに定められた基準を十分に満たすことが必要である．

＊8　**GMP**　Good Manufacturing Practice：安心して使うことのできる品質のよい医薬品を供給するために，製造時の管理，遵守事項を定めたもの．

①管理体制の整備：管理者，製造責任者が製造管理部門，品質検査部門を統括し，管理できる体制を整備する．

②文書による製造手順と実施結果記録などの作成：製造手順を誰もが理解できる文章に表しルール化する．製造工程を科学的に検証（バリデーション）し，作業の標準化を図る．文書化された手順書のとおりに製造し，品質試験を行って記録を作成し，定められた期間保存する．

6）安全性と安定性

製品に応じた製造方法・環境を整え，十分検討した後に製造する．細菌汚染は最適な滅菌方法を検討し，製造時の環境を整備する．物質汚染は，混入している種類や量を把握することが必要である．また製造機器の清潔を保つ必要がある．

化学的安定性は配合変化，経時変化を調べ，使用される時点での効果を保証する．細菌学的安定性は，原料の段階，製造過程で菌が混入している可能性があるため，全製品を無菌製剤にする必要はないが一定以上菌が繁殖したものは使用すべきではない．有効期限を設定して品質を管理する．

（2）代表的な院内製剤の調製

院内製剤の代表的な剤形としては，錠剤，カプセル剤，内用散剤，内用液剤，外用液剤，軟膏剤，坐剤および注射剤などがある．

1）0.5％アトロピン硫酸塩点眼液の調製（無菌操作法[*9]）

■処方例

アトロピン硫酸塩（局方品）	0.5 g
塩化ナトリウム（局方品）	0.39 g
点眼用溶解液 *B*	
	全量100 mL

*9 **無菌操作法** 無菌医薬品を製造する場合，医薬品を最終容器に充てんした後滅菌する方法である最終滅菌法が適用できない医薬品に用いる技術である．ろ過滅菌後，または原料段階から一連の無菌工程により無菌医薬品を製造するために用いる方法．

調製法：無菌操作法．滅菌した点眼用溶解液を滅菌したメスシリンダーに取り，アトロピン硫酸塩と塩化ナトリウムを加え溶解し，その後100 mLとする．メンブランフィルターでろ過滅菌し，滅菌済みの点眼容器に分注する．

適　応：診断・治療を目的とした散瞳

貯　法：冷所，遮光診断

2）その他院内製剤の具体例

院内製剤の具体例を表2・22に示す

表2・22　院内製剤の具体例

剤形	院内製剤名	使用目的	主な含有成分	原材料・調製法	備　考 (使用期限)
内用	内服用ルゴール液	甲状腺の放射線保護, ヨウ素の補給	ヨウ素	約10 mLの注射用水にヨウ化カリウムを溶解→ヨウ素を溶解→注射用水で全量とする→綿栓ろ過	遮光保存 (3ヵ月)
注射	ヒスチジン銅注射液	メンケス病	銅 (濃度は患者の状態に応じて調整)	(Cuとして1 mg/mLの場合) 塩化銅(Ⅱ)268.8 mgとL–ヒスチジン488.8 mgを0.4 M水酸化ナトリウムでpH 7.4に調節→生理食塩液で全量100 mL→0.22μmフィルターでろ過	冷暗所保存 (1ヵ月)
外用	止痒水	肝炎患者・透析患者の痒み止め		液状フェノール5 mL, ハッカ油5 mL, グリセリン75 mL, Tween80 50 mL, 蒸留水を混合→蒸留水で全量500 mL	用時調製 (6ヵ月)
	ミラクリッド膣坐剤	切迫早産の治療	5千単位ウリナスタチン/個	ミラクリッド注5千単位を2 gホスコS-55に混合→坐剤コンテナに充てん	冷暗所保存 (3ヵ月)
	モース氏ペースト	腫瘍からの出血防止のため腫瘍を固定	塩化亜鉛, 酸化亜鉛	塩化亜鉛432 g, 蒸留水100 gを混合→2Gガラスフィルターでろ過(塩化亜鉛水溶液)→塩化亜鉛飽和水溶液50 mL, 酸化亜鉛20 g, グリセリン15 mL, バレイショデンプン10 gを混合	用時調製 (6ヵ月)

B　経口投与する製剤

　経口投与する製剤には，錠剤，カプセル剤，顆粒剤，散剤，経口液剤，シロップ剤および経口ゼリー剤などが含まれる．

❶ 錠　剤

　錠剤は，経口投与する一定の形状の固形の製剤であり，口腔内崩壊錠，チュアブル錠，発泡錠，分散錠などが含まれる．

a 錠剤の特徴

（1）利　点

・1錠中の主薬含量が正確で，安定性が高い．
・主薬の味，におい，刺激性に左右されることなく，服用しやすくすることが可能である．
・特殊加工によって崩壊時間や溶出速度を調節し，主薬の作用時間を制御できる．
・調剤がしやすく，他剤との配合変化の心配がない．
・携帯に便利である．

（2）欠　点

・小児や高齢者などに応じた微量な用量の調節に対応できない．
・乳幼児や小児，嚥下が困難な患者，服薬錠数の多い高齢者では服用しにくい．
・水なしまたは少量の水で服用した場合，食道潰瘍などを起こすことがある．

b 錠剤の種類

①**素錠（裸錠）**：有効成分に添加剤（賦形剤，崩壊剤，結合剤など）を用いて圧縮成型した錠剤．錠剤表面に剤皮を施していないため，崩壊と主薬の溶出が速く，水分や酵素の影響を受けやすい．

　例）ピオグリタゾン塩酸塩錠

②**糖衣錠**：素錠に糖類または糖アルコールを含むコーティング剤で剤皮を施して主薬を安定化し，遮光や防湿効果のほか，味やにおいをマスキングしている．噛んだり叩いたりせず，水で服用する．

　例）フルスルチアミン塩酸塩糖衣錠

③**フィルムコーティング錠**：素錠に高分子化合物などの適切なコーティング剤で薄く剤皮を施して胃腸障害などの副作用を軽減し，遮光や防湿効果のほか，味やにおいをマスキングしている．噛んだり叩いたりせず，水で服用する．

　例）リセドロン酸ナトリウム錠

④**チュアブル錠**：噛み砕いて服用するが，口の中で溶かして，もしくは水で服用することも可能である．ストロベリーなどの風味で甘く，小児でも飲みやすくなっている．噛まずに飲み込んだ場合，錠剤が溶けにくくなり吸収されにくい，胃障害が起こるおそれがある．

　例）モンテルカストナトリウムチュアブル錠

⑤**発泡錠**：炭酸水素ナトリウムとクエン酸または酒石酸を含み，わずかな水分で炭酸ガスを発生して発泡し，速やかに崩壊する．

　例）クロトリマゾール膣錠

⑥**分散錠**：水に分散して服用する．丸ごと飲み込まない，噛み砕いて服用しない．水に溶解することで小児や嚥下困難者など，錠剤の服用が難しい患者でも飲みやすい．

　例）エベロリムス分散錠

⑦**口腔内崩壊錠**：口腔内で速やかに溶解または崩壊させ，水なしで服用できる．口腔粘膜からの吸収により効果発現を期待する製剤ではないため，崩壊後は唾液または水で飲み込む．小児，高齢者，嚥下困難者や水分制限の必要な患者などに有用である．D，OD，RM，RPDなどの略語が付されている．

D：disintegrating，OD：orally disintegrating，RM：rapidly melt，RPD：rapid dissolution

　例）ファモチジンD錠，ボグリボースOD錠，リザトリプタン安息香酸塩OD錠

⑧**口腔内速溶錠**：口腔内崩壊錠と製造方法が異なり，凍結乾燥製剤となっているため，口腔内で瞬時に溶解して水なしで服用できる．口腔粘膜からの吸収により効果発現を期待する製剤ではないため，崩壊後は唾液または水で飲み込む．小児，高齢者，嚥下困難者や水分制限の必要な患者などに有用である．

　例）オランザピンザイディス錠，ゾルミトリプタン口腔内速溶錠，ロラタジン口腔内速溶錠

⑨**腸溶錠**：酸不溶性の腸溶性基剤を用いて皮膜を施し，有効成分を胃内で放出せず，小腸もしくは大腸内で放出する．有効成分の胃内での分解抑制や胃に対する刺激作用を減少させる．割る，噛み砕くもしくは胃酸を中和する制酸剤や牛乳などと服用すると，薬効の低下や胃障害が起こるおそれがある．EN（enteric）などの略語が付されている．

例）胃液にて不活化する製剤：オメプラゾール腸溶錠，胃粘膜を刺激する製剤：アスピリン腸溶錠，回腸末端から大腸でpH依存的に放出する製剤：メサラジン腸溶錠

⑩**徐放錠**：錠剤からの有効成分の放出速度，放出時間，放出部位を調節している．製剤方法により，**マルチプルユニットタイプ**（錠剤が崩壊後，放出された個々の顆粒が徐放性を有する製剤）と**シングルユニットタイプ**（錠剤全体が徐放性を有する製剤）に分けられる．割るもしくは噛み砕いて服用すると，有効成分の血中濃度が短時間で上昇し，副作用が起こるおそれがある．CR（controlled release），L/LA（long acting），R（retard），SR（sustained release），TR（time release）などの略語が付されている（表2・23）．

c 錠剤の特性

（1）即放性製剤

製剤からの有効成分の放出性を調節していない製剤．

（2）放出制御製剤

目的に合わせて有効成分の放出性を調節した製剤で，腸溶性製剤や徐放性製剤などが含まれる．

❷ カプセル剤

カプセル剤は，カプセルに充てんまたはカプセル基剤で被包成形した経口投与する製剤であり，硬カプセル剤および軟カプセル剤などを含む．

a カプセル剤の特徴

（1）利 点

・粒径・溶出性の異なる顆粒，粉末，液体や油状薬物も充てんすることができる．
・不快な味やにおい，刺激性をマスキングすることができる．
・腸溶性，徐放性，遮光化が可能である．
・錠剤より有効成分の放出が早いため，速やかな吸収が期待できる．

（2）欠 点

・湿度の影響を受けやすく，錠剤に比べてかさ高いため，飲みにくい．
・カプセルを外す，もしくは，噛み砕いて服用した場合，期待された効果が得られないことがある．

表2・23 徐放性製剤の分類

ユニット別分類	型分類	模式図	医療用医薬品の例示：一般名	特　徴
徐放錠の分類				
マルチプルユニットタイプ	拡散徐放型	徐放性顆粒	テオフィリン徐放錠	徐放性皮膜でコーティングされた顆粒（徐放性顆粒）を含有する
	スパスタブ型	即放性顆粒／徐放性顆粒2／徐放性顆粒1	テオフィリン徐放錠 硝酸イソソルビド徐放錠	即放性顆粒と複数の徐放性顆粒を含有する
シングルユニットタイプ	レペタブ型	即放性／腸溶性コーティング	d-クロルフェニラミンマレイン酸塩徐放錠	腸溶錠の外側を即放性の外層でおおう
	ロンタブ型	即放性／徐放性	ニフェジピン徐放錠 トラマドール塩酸塩徐放錠	徐放性部分を即放性部分でおおう
	グラデュメット型	多孔性プラスチック格子（グラデュメット）	乾燥硫酸鉄錠	多孔性のプラスチック格子中に主薬を含有し，消化管内で物理的拡散により徐々に放出させる
	ワックスマトリックス型*1（コンチンシステム*2）	ワックスマトリックス	塩化カリウム徐放錠 バルプロ酸ナトリウム徐放錠A ジルチアゼム塩酸塩錠 ジソピラミドリン酸塩徐放錠 モルヒネ硫酸塩水和物徐放錠 オキシコドン塩酸塩水和物徐放錠	基剤（脂肪，ロウ，高分子マトリックス）中に主薬を分散させ，徐々に放出させる
	スパンタブ型	即放性／徐放性	製剤なし	即放性と徐放性の2層からなる
	レジネート型	イオン交換樹脂	製剤なし	イオン交換樹脂に主薬を結合させ，消化管中のイオンと主薬を徐々に交換・放出させる
	オロス型	薬物コーティング層／放出制御膜／薬物放出口／薬物層1／薬物層2／プッシュ層／フィルムコーティング層	パリペリドン錠	薬物コーティング層の溶解後，内部充てんされた薬物が浸透圧変化で徐々に放出し，便中に，薬の外側の殻が排泄される
徐放カプセル剤の分類				
マルチプルユニットタイプ	拡散徐放型	徐放性顆粒	硝酸イソソルビド徐放カプセル テオフィリン徐放カプセル	多孔性高分子皮膜でコーティングされた徐放性顆粒を含む
	スパンスル型	即放性顆粒／徐放性顆粒2／徐放性顆粒1	インドメタシン ファルネシルカプセル ジクロフェナクナトリウム徐放カプセル	主薬の放出時間が異なった顆粒を含む

*1 ワックスマトリックス型：薬剤の中には，主薬が吸収された後，水に不溶なコーティング剤エチルセルロースなどの一部が残渣となり糞便中に排泄されるものがある（ゴーストピル）．

*2 コンチンシステム：薬物を含有したゲル形成高分子の素錠に高級アルコールの皮膜でおおった製剤．

・水なしまたは少量の水で服用した場合，食道潰瘍を起こすことがある．

b カプセル剤の種類

①**硬カプセル剤**：有効成分に添加剤を加えて混和して均質としたもの，または粒状もしくは成形物とした薬物や徐放性顆粒などをカプセルに充てんして製する．噛み砕いて服用すると，有効成分の血中濃度が短時間で上昇し，副作用が起こるおそれがある．カプセルサイズ（号数）にはさまざまな規格があり，3 号（内容量：約0.12 g，容積：約0.27 mL，外径：約5.56 mm，全長：約15.8 mm）および4 号（内容量：約0.06 g，容積：約0.21 mL，外径：約5.06 mm，全長：約14.5 mm）が多く使用されている．

　　例）メトトレキサートカプセル

②**軟カプセル剤**：有効成分に添加剤を加えたものをグリセリンまたはD-ソルビトールなどを加えて塑性を増したカプセル基剤である．内容物には，水性もしくは油性の液体，懸濁液，マイクロエマルジョン前濃縮物，半固形状物などが含有されており，水・油状液を固形剤にすることに適している．

　　例）シクロスポリンカプセル

③**腸溶カプセル剤**：カプセル皮膜に耐酸性を付与した軟カプセルまたは硬カプセル，もしくはカプセルはそのままで腸溶性フィルムを施した顆粒を入れたものがある．

　　例）ランソプラゾール腸溶カプセル

④**徐放カプセル剤**：**マルチプルユニットタイプ**（表2・23）が存在する．

❸ 錠剤・カプセル剤の包装

主薬の変質，劣化を防止する機能をもつとともに，錠剤，カプセル剤の識別を可能にしている（図2・14）．

①**瓶詰（バラ）包装**：錠剤，カプセル剤の一定個数をバラのまま乾燥剤，緩衝剤とともにガラスや樹脂製の瓶に詰めた包装形態である．

②**PTP 包装**（press through package）：アルミニウムなどの薄い金属とプラスチックで1 錠ずつ分けて包装したものである．PTP シートごと誤飲しないように1 方向のみミシン目が入っており，手では1 錠ずつ切り離せない工夫が施されている．

③**SP 包装**（strip package）：アルミニウム箔，あるいはセロファンに低密度ポリエチレンなどの熱可塑性高分子フィルムを重ねたラミネートフィルムでつくられた，ヒートシール型の包装形態である．

④**ピロー包装**：PTP 包装や SP 包装した医薬品の防湿性をより高めるため，小包装単位（100錠を1 パックずつ）ごとにポリエチレンなどで二次包装したものである．

⑤ **CRSF 包装**（child resistant and senior friendly package）：乳幼児による誤飲事故を防止する目的のほか，高齢者でも取り出しが容易な包装形態である．

- **プッシュスルータイプ**：PTP シートの裏面に紙が貼られており，通常より強い力を加えて押し出す．例）パロキセチン塩酸塩水和物錠
- **ピールプッシュタイプ**：PTP シートの裏面にラベルが貼られており，そのラベルをはがしてから押し出す（2段階の操作が必要）．例）アンブリセンタン錠
- **プッシュアンドターンタイプ**：ボトルのキャップを押しながら回し，キャップを取る．例）メルファラン錠，モルヌピラビル錠

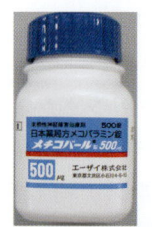
バラ包装

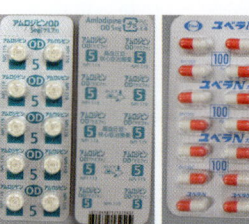
PTP 包装

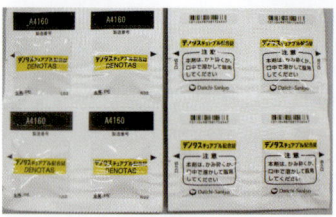
SP 包装

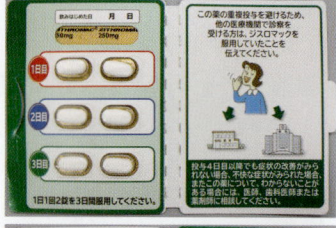

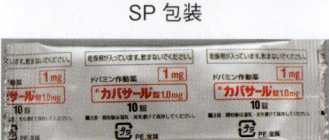
ピロー包装

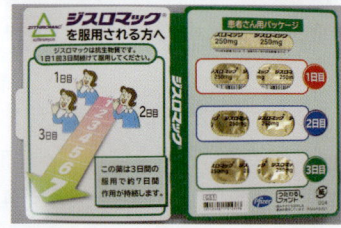
PTP 包装に用法・用量を記載した紙の包装

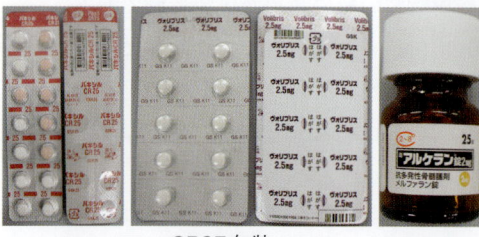
CRSF 包装

図2・14 錠剤，カプセル剤の包装の種類

❹ 錠剤・カプセル剤の調剤における基本的注意事項

（1）処方箋の記載内容を正確に確認する

処方された医薬品の商品名（商標）もしくは一般名，剤形，規格単位（含量：µg, mg, g など），分量を正確に読み，調剤薬を特定する．調剤ミスが直接命に関わるような危険性の高い薬剤（ハイリスク薬[10]）を調剤する場合は，とくに注意する．

（2）調剤ミスの中で最も危険な「別物調剤[11]」を防止する

錠剤・カプセル剤の計数調剤の特徴として「作業が単純」「調剤時間が短い」「よく似た名称や外観の製剤が多い」などがある．慣れによる「思い込み」や「早とちり」などによる調剤ミスに十分注意する．

*10　**ハイリスク薬**　抗がん薬，免疫抑制薬，抗不整脈薬，抗てんかん薬，血液凝固阻止薬，糖尿病治療薬，抗精神病薬，ジギタリス製剤，テオフィリン製剤，抗HIV薬など．

*11　**別物調剤**　処方箋に記載された医薬品と異なる製剤を取り揃えてしまうこと．

❺ 錠剤・カプセル剤の調剤手順

処方箋の受付と監査（処方箋の様式[12]と処方内容の確認）を行う．

❶調剤時，処方内容を再度確認する．

・小児，高齢者，妊婦および腎・肝機能が低下した患者の分量，薬剤特有の用法・用量に注意する．

*12　処方箋の様式　☞p.20参照

Web動画

> **気をつけよう！**　高齢者（65歳以上）は，一般的に腎・肝機能低下がみられるため副作用が起きやすい．薬剤の用法・用量に注意が必要であり，成人よりも少量から開始することが望ましい．医薬品によっては，高齢者用量が設定されているものもある．

・相互作用を含めた警告，禁忌の内容に注意する．

> **気をつけよう！**　トリアゾラム錠は，就寝直前に服用するように指導する［入眠前まであるいは中途覚醒時のできごとを記憶していないこと（一過性前向性健忘）があるため］．また，トリアゾラム錠服用後に，睡眠随伴症状（夢遊症状など）が現れることがあるので注意が必要．

❷処方箋の調剤薬を特定する（図2・15①）．

・薬剤［商品名もしくは一般名，剤形，規格単位（含量），分量］

> **気をつけよう！**　剤形や規格単位（含量）が複数ある薬剤，外観や名称が類似する薬剤に注意する．
> また，間違いやすい薬品名には，処方箋へ付箋などの貼付を行い，注意を喚起することも有効である．

❸処方された薬剤の全調剤量を計算する（図2・15②）．

・内服薬の全調剤量は「1日投与量（分量）×処方日数」．

・頓服薬の全調剤量は「1回量（分量）×回数」．

> **メモ**　処方箋の薬品名の横には，1回および1日投与量（内服薬），1回投与量（頓服薬）または全調剤量（外用薬）が記載されている．

処方

> 1) アムロジピンベシル酸塩（ノルバスク®錠 5 mg）1回1錠（1日1錠）
>   フロセミド（ラシックス®錠 40 mg）1回1錠（1日1錠）
>   1日1回　朝食後　7日分
> 2) バラシクロビル塩酸塩
>   （バルトレックス®錠 500 mg）1回2錠（1日6錠）
>   1日3回　朝昼夕食後　7日分
> 3) トリアゾラム（ハルシオン®錠 0.25 mg）1回1錠
>   不眠時　5回分

*ノルバスク®錠…高血圧症・狭心症治療薬
　ノルバデックス®錠（タモキシフェンクエン酸塩）…乳がん治療薬
名称が類似しているため，処方医による記載ミスや，薬剤師による調剤過誤により重大な副作用を伴う可能性がある．患者情報（とくに初回時）には注意を払う必要がある．

---

①処方箋の調剤薬を特定する

剤形・複数規格の薬剤
・ノルバスク®錠 5 mg は，規格の異なる薬剤がある．

名称類似の薬剤
・ノルバスク®錠 5 mg は，ノルバデックス®錠 20 mg と名称が類似している*.

外観類似の薬剤
・ラシックス®錠 40 mg は，ワーファリン®錠 1 mg との外観類似に注意する．

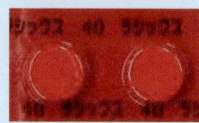 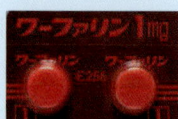

ラシックス®錠 40 mg　ワーファリン®錠 1 mg

②全調剤量を計算する
全調剤量＝分量×日数（回数）
・ノルバスク®錠 5 mg　1日1錠×7日＝7錠
・ラシックス®錠 40 mg　1日1錠×7日＝7錠
・バルトレックス®錠 500 mg　1日6錠×7日＝42錠
・ハルシオン®錠 0.25 mg　1回1錠×5回＝5錠

図2・15　処方箋記載例

患者背景：60歳男性で高血圧のコントロールを目的に通院しており，今回，帯状疱疹の発症と不眠症状にてバラシクロビル塩酸塩（バルトレックス®錠 500 mg）とトリアゾラム（ハルシオン®錠 0.25 mg）が追加処方

❹薬品棚，薬品ケースのラベルを確認する．

・処方箋の薬品名と薬品棚，薬品ケースのラベルが，一致するか確認する．

> **気をつけよう！** 剤形や規格単位（含量）が複数ある薬剤の薬品棚は，調剤ミスを起こす可能性が高いため隣接させない．薬品棚へ注意喚起の表示をすることが重要である［例：別規格単位（含量）の薬剤あり，名称類似薬あり，外観類似薬ありなど］.

❺処方された薬剤を正しく取り揃える．

・取り揃え漏れを防止するため，処方の順番に行う．

・調剤ミスや過誤を防ぐため，患者ごとにトレイを用意する．

・PTP 包装や SP 包装の錠剤やカプセル剤は，必要数のシートを取り揃え，端数をシートから切り離す．

> **気をつけよう！**
> ・PTP 包装の錠剤やカプセル剤は，10錠（カプセル），14錠（カプセル），21錠（カプセル）などの包装があるため，思い違いをして数量の過不足がないように注意する（図2・16）.
> ・薬剤の端数を薬品棚や薬品ケースに戻すとき，「戻し間違い」があることを考慮し，必ず確認する．また，薬剤の使用期限を考慮して，前に残した端数から取り揃える．

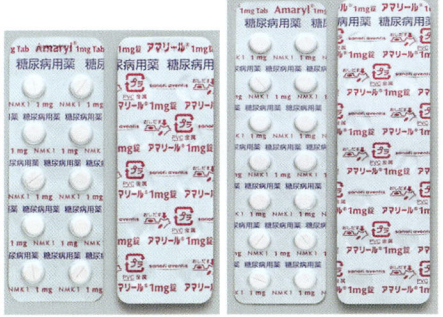

アマリール®錠1 mg(10錠) アマリール®錠1 mg(14錠)
（グリメピリド：スルホニル尿素系糖尿病治療薬）

図2・16　1シートの包装に錠剤数が異なるPTP包装の例

・包装（アルミニウム箔）の損傷の有無（図2・17），中身の変形・変色，使用期限などの確認（とくに端数の薬剤）を行う．

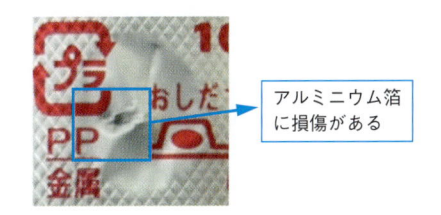

アルミニウム箔に損傷がある

図2・17　PTP包装のアルミニウム箔の損傷

・調剤薬監査者が監査しやすいように薬剤を抱き合わせてまとめる（輪ゴムでまとめる）．

> **メモ**　この操作は軽視されやすいが，「別物調剤」や「薬剤の過不足」を正確かつ効率的に発見するために大変重要な過程である（図2・18）．

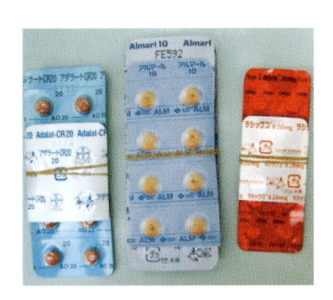

図2・18　錠剤やカプセル剤を輪ゴムでまとめる

❻必要に応じて，使用説明書などを添付する．
・製薬会社が準備した点眼剤や坐剤の保管方法や使用方法などのリーフレットを添付する．
・薬剤情報提供文書を作成して添付する．
❼調剤薬を再確認して薬袋に入れる．
・処方内容と調剤された薬剤，薬袋の記載内容が一致しているか確認

し，薬袋の中に正しく調剤薬を入れる．

> **気をつけよう！**
> ・薬袋の記載事項を確認する［患者氏名，用法・用量，調剤年月日，調剤した薬剤師氏名，調剤した薬局または病院（診療所など）の名称・所在地］．
> ・薬袋と調剤薬の入れ間違いに注意する．
> ・薬品棚に薬品ラベルとは違う薬品が入っている場合（戻し間違い）も考慮に入れて確認する．
> ・コンピュータによる調剤や薬袋作成を行った場合，充てん・記載ミスの可能性があるため調剤薬監査と薬袋の記載内容の確認は必ず行う．

*13 調剤薬監査者は，十分な経験を積んだ薬剤師が望ましい．

❽調剤した薬剤を監査する．

・別の薬剤師が再度確認を行う*13．

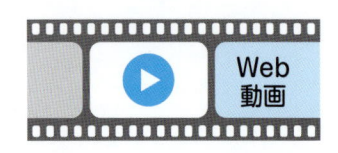

処方例

```
1）プレドニゾロン錠 5 mg    1回2錠（1日2錠）
    1日1回  朝食後  7日分
2）プレドニゾロン錠 5 mg    1回1錠（1日1錠）
    1日1回  昼食後  7日分
3）ニフェジピンL錠 20 mg    1回1錠（1日2錠）
    1日2回  朝夕食後  7日分
```

<u>調剤方法</u>

服薬時点		朝食後	昼食後	夕食後	全　量
薬袋①⇒	プレドニゾロン錠 5 mg	2 錠	0	0	2×7＝14錠
薬袋②⇒	プレドニゾロン錠 5 mg	0	1 錠	0	1×7＝ 7錠
薬袋③⇒	ニフェジピンL錠 20 mg	1 錠	0	1 錠	2×7＝14錠

（A）薬袋①および②へ入れる錠剤と薬袋記載例

・薬袋①：錠剤1種類，1日1回，1回2錠，7日分，朝食後に服用．

・取り揃え：プレドニゾロン錠*14 5 mgを14錠，輪ゴムでまとめて薬袋に入れる．

・薬袋②：錠剤1種類，1日1回，1回1錠，7日分，昼食後に服用．

*14 プレドニゾロンは，合成副腎皮質ホルモン剤であり，副腎皮質ホルモンが午前中に多く午後にかけて減少するというヒトの生理的な分泌に合わせて投与する．

・取り揃え：プレドニゾロン錠*14 5 mgを7錠，輪ゴムでまとめて薬袋に入れる．

（B）薬袋③へ入れる錠剤と薬袋記載例

・薬袋③：錠剤1種類，1日2回，朝夕食後（朝食後1錠，夕食後1錠）に服用．

・取り揃え：ニフェジピンL錠 20 mgを14錠，輪ゴムでまとめて薬袋に入れる．

> **メモ** 同一処方内でも，服用時点が異なる場合は薬袋を分けるほうがよい（内袋を用いる施設もある）．

❻ 錠剤・カプセル剤の特殊な調剤

a 錠剤の分割調剤

　医薬品含量や薬物動態の正確性を損なうため，容易に錠剤を半錠や1/4錠にするなどの調剤行為は好ましいものではない．分割は原則として「割線のある錠剤」に限り行う．割線がない錠剤を分割する場合，錠剤を半錠にする専用の器具を使用すると便利である（図2・19）．

❶手指を消毒薬入り液体石ケンで手洗いする[*15]．

❷割線に沿って割る（図2・20）．

❸半錠ごとに分割包装（一包化包装）する．

*15　衛生的手洗いという（☞ p.123参照）．

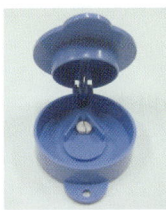
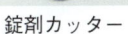
錠剤カッター

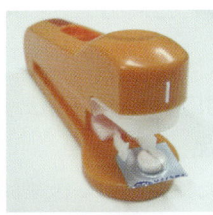
錠剤半切器

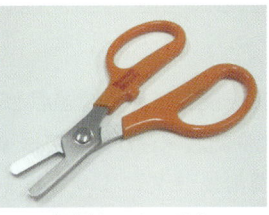
錠剤カットハサミ

図2・19　錠剤を半錠に分割する器具

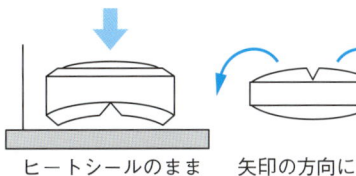

ヒートシールのまま上から押す　　矢印の方向に割る

図2・20　割線の入った錠剤の割り方

b 錠剤の粉砕，カプセル剤の開封

（1）粉砕・開封が必要な患者

　錠剤の粉砕やカプセル剤の開封は，原則として行うべきではない．しかし，実際には患者の年齢や病状などにより，錠剤の粉砕，カプセル剤の開封が必要な場合がある．散剤あるいは液剤などの市販されているほかの剤形がある場合，処方医に連絡してこれらの剤形に変更することが望ましい（表2・24）．

表2・24　錠剤の粉砕，カプセル剤の開封が必要な場合

嚥下能力に関する場合	・小児や高齢者で嚥下能力に問題を抱えている ・経管投与の処置が行われており，固形物が嚥下できない ・疾病により嚥下障害を起こしている
処方量に関する場合	・錠剤やカプセル剤の規格単位（含量）に合わない調剤量が処方された

（2）粉砕・開封が望ましくない製剤

　副作用の軽減やQOLの向上，品質の確保を目的として，特殊な技術を施した製剤がある．このような製剤は，粉砕・開封して投与することにより医薬品の安定性，味覚，体内動態が変化し，効果および副作用発現などに影響することがあるため粉砕・開封して使用するべきではない．また，細胞毒性を有する錠剤（ホルモン剤を除く抗がん薬）の粉砕やカプセル剤の開封も原則行うべきでないが，粉砕・開封する場合は，厳重な注意が必要である（表2・25）．

表2・25　錠剤の粉砕，カプセル剤の開封が不可の場合

種　類		理　由
徐放性製剤	徐放錠	錠剤の粉砕により，主薬の放出調節が破壊されるため吸収が増大し，副作用発現の可能性がある
	徐放カプセル剤	硬カプセル剤の場合，薬物動態，遮光，湿気に影響がなければ開封可能だが，顆粒を粉砕することは避ける
フィルムコーティング錠		吸湿性の防御，苦味や刺激性のマスキング，胃腸障害などの副作用の軽減を目的に錠剤表面にフィルムを施した製剤であるため
腸溶性製剤	腸溶錠	胃酸のpHの影響を受けて効力を失う製剤などに対して腸溶性皮膜を施した製剤なので，効力が失われる．ただし，留置チューブの先端が胃よりも下の場合には可能である
	腸溶性カプセル剤	
軟カプセル剤		内容物が油状や液状製剤なので，開封不可である
細胞毒性を有する薬剤		調剤者への曝露のみならず，ほかの患者薬剤への混入も重大な問題となることがあるため，原則として粉砕，開封すべきでない

（3）粉砕・開封に伴う問題点と対応（☞簡易懸濁法，p.61 参照）

1）遮光や防湿保存が必要な医薬品

・粉砕調剤後，光により着色または分解する医薬品は遮光袋に入れる．

・吸湿性のある医薬品は，粉砕調剤後に乾燥剤を使用する．

・患者へ交付する際に，遮光や防湿の必要性を説明し，お薬説明書を添付する．

2）副作用や不快感（味，におい）などの発現（☞ p.69 参照）

必要に応じてオブラートの使用や甘い食物で口直しをするなどの指導をする．

3）粉砕や開封に伴う薬剤の損失

調剤工程に伴う薬剤の損失（粉砕時の機器類への付着など）が不可避なため，治療効果も考慮に入れて調剤する．

4）調剤者に対する注意（☞ p.163 参照）

細胞毒性を有する錠剤の粉砕やカプセル剤の開封を行う場合，キャップ，ガウン，フィルターマスク，保護手袋，保護メガネを着用し，安全キャビネット内にて専用の機器・器具を使用する（調剤者への曝露とほかの患者薬剤への混入防止）．分包には，専用の分包機を使用する（ほかの患者薬剤への混入防止）．調剤終了後には，使用した作業台を清掃し，調剤者は十分な手洗いとうがいを行う．それ以外の薬剤の粉砕や開封を行うときにもマスクなどを用い，薬剤の吸入を防止することが望ましい．

ⓒ 錠剤の粉砕調剤およびカプセル剤の開封調剤の方法

（1）錠剤の粉砕調剤

1）乳鉢・乳棒を用いる方法

比較的少量の錠剤を粉砕する際，最も手軽で簡便な方法である．大きめの乳鉢を用い，ひねりつぶすように力を入れて砕く．飛散しやすい

糖衣錠やフィルムコーティング錠などの場合では，薬包紙を乳鉢にかぶせ，その上から軽くたたき破砕させてから，同様にひねりつぶすように力を入れて均一に砕く．粉砕後は篩過[*16] し，量が少ない場合には，デンプンまたは乳糖で賦形する（図2・21）．

*16 **篩過**　ふるいにかけること．

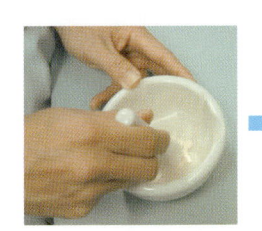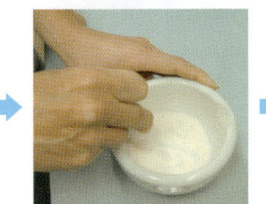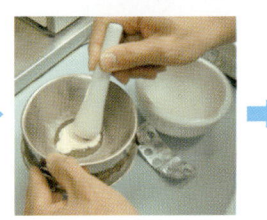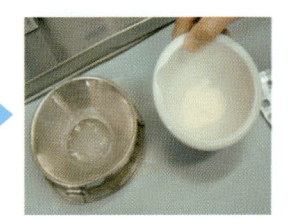

手順 1　錠剤が飛び散らないように錠剤を薬包紙でおおって軽くつぶす．

手順 2　よくすりつぶす．乳鉢，乳棒に薬剤が付着しないように注意する．

手順 3　乳棒にてよくふるい落とす．

手順 4　ふるいに残渣が残らないようにする．

図2・21　錠剤の粉砕調剤（粉砕と篩過）

□ **処方例**：小児科，4歳

> （粉砕）ワルファリンカリウム 1 mg　1回0.6錠（1日0.6錠）
>
> 　1日1回　朝食後　7日分
>
> 　1包が0.3 gになるよう乳糖で賦形する．

調剤方法

ワルファリンカリウム錠 1 mgの1錠あたりの質量を0.2 gとする．

❶ 0.6錠×7日＝4.2錠（全量）．

❷ [*17]1錠を乳鉢にとり，乳棒でひねるように粉砕して乳糖を加えて1 gとする．

❸ 1 gの中から0.2 gを秤取する．

❹ 別に4錠を粉砕した粉末に0.2 gを加え均一に混和した後，計量する．

❺ 1回分が0.3 gになるように，乳糖を賦形して均一に混和したあと7包に均等分割する．

　　7包にするために全量2.1 g必要（0.3 g/包×7）なので，1.1 gの乳糖[*18]をさらに賦形する．

> **メモ**　乳棒に付着した薬剤をスパーテルで削ぎ取る．
> 各施設の内規によって賦形量が異なる場合があるが，通常，小児の場合1回分0.2〜0.5 gである．

*17 別法：4.2錠を粉砕して，1包（0.3 g）が7包（2.1 g）必要である．5錠すべてを粉砕したときの総量 x を求めると
4.2（錠）：2.1（g）＝5（錠）：x
x ＝ 10.5（g）÷4.2（錠）＝2.5（g）
となる．つまり，5錠を粉砕して乳糖を加えて 2.5 gとした後，2.1 gを秤り取れば，4.2錠を含むことになる．

*18 1.1 g ＝ 2.1 g（全量）－0.8 g（0.2 g×4錠）－0.2 g
実際には0.2 gに4錠を粉砕し秤量し，2.1 gに不足する乳糖を加える．

❻ 薬袋への記入：1日1回，1回1包，7日分，朝食後に服用．

2）粉砕機を用いる方法

粉砕する錠剤が多いとき，または非常に硬い錠剤を粉砕する場合，粉砕機を用いると便利である（図2・22）．

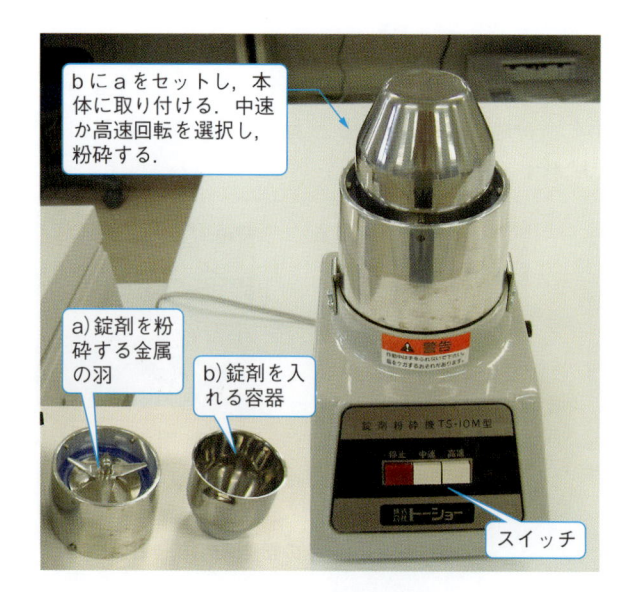

図2・22　錠剤粉砕機

（2）カプセル剤の開封調剤

🔲 **処方例**：内科（入院），67歳（嚥下能力低下）

> セファクロルカプセル 250 mg　1回1カプセル（1日3カプセル）
>
> 　1日3回　朝昼夕食後　5日分

<u>調剤方法</u>（❶または❷を行う）

❶3カプセル×5日＝15カプセル（全量）．15カプセルの全内容物を取り出し，賦形せずに15包に均等分割する．

❷1カプセル分の内容物を1包に包装する．15カプセル分を同様に包装する．

❸薬袋への記入：1日3回，1回1包，5日分，朝昼夕食後に服用．

[d] 錠剤・カプセル剤の一包化調剤（1回量包装調剤）

　一包化調剤（one dose package）とは，1回の服用時点ごとに1つの包装にまとめて分包することである．患者の氏名，服用時点，薬品名とその個数などを包装紙に記載することが望ましい（図2・23）．調剤時には，薬剤を直接手で触れることがないよう清潔なピンセット，スパーテルを使用する．

> **気をつけよう！** 散剤と錠剤・カプセル剤とを一緒に分包すると，錠剤やカプセル剤が入っていることに気付かず服用して喉頭につかえる危険性がある．また，監査が困難である．

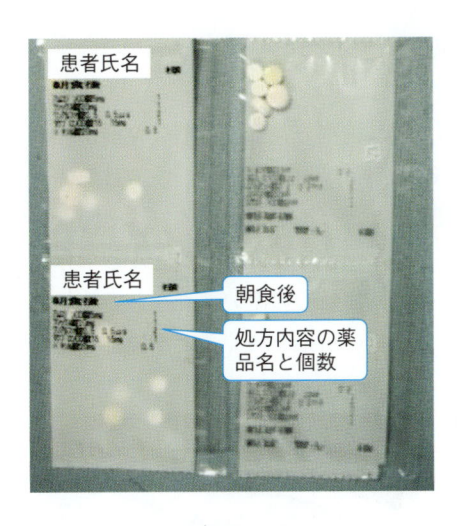

図2・23　一包化調剤
患者氏名，服用時点，薬品名と個数
が記載されている．監査は，包装紙
の透明な側（左記記載のない部分）か
ら必ず行う．

（1）一包化調剤の手順

1）自動錠剤分包機を用いた調剤（図2・24）

（A）薬剤師によるコンピュータへの手入力

　自動錠剤分包機の端末コンピュータに，薬剤師が薬品名，用法・
用量を入力することで錠剤やカプセル剤を一包化調剤する．

（B）処方オーダリングシステムによる医師入力

　処方オーダリングシステムが自動錠剤分包機と連結しており，処
方医が入力した情報を薬剤部のコンピュータを介して自動錠剤分包
機に転送する方法である．

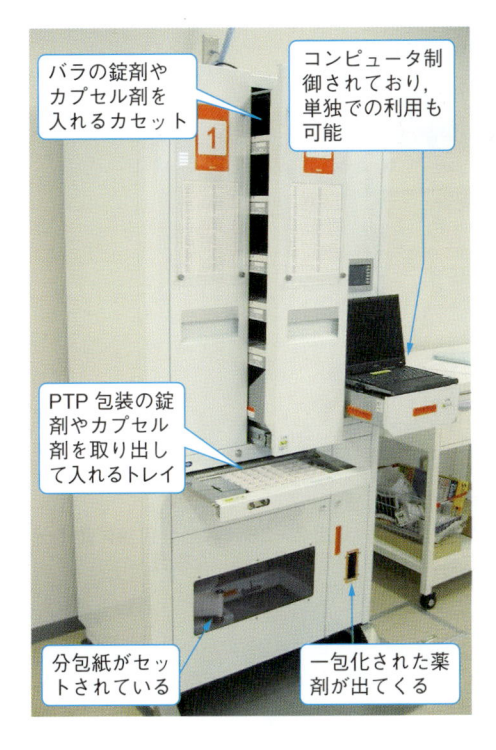

図2・24　自動錠剤分包機

2）自動錠剤分包機を用いない調剤

（A）手による分割調剤

　　パイルパッカー（図2・25）や，錠剤分包機と散剤分包機が合体した機種を使用する（図2・26）．パイルパッカーは，マス目の枠上にフィルムをしき，散剤・錠剤・カプセル剤を手分けし，その上を別のフィルムでおおった後，ヒーター盤を閉めて加熱圧着して分包する．細胞毒性を有する薬剤や麻薬，色彩の濃い薬剤などの分包に適しており，調剤者の曝露や分包機の汚染を防ぐことができる．

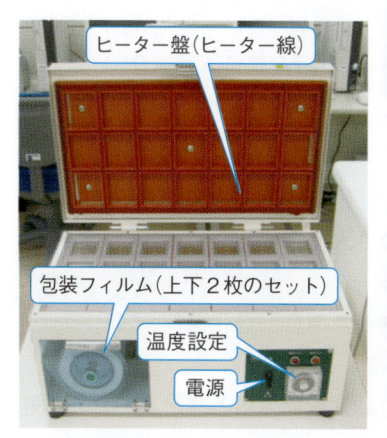

ヒーター盤(ヒーター線)

包装フィルム(上下2枚のセット)

温度設定

電源

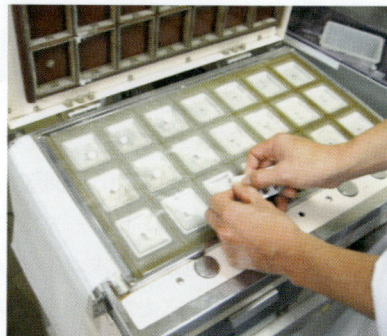

錠剤をフィルムに取り出し，その上に別のフィルムでおおった後，ヒーター盤を閉めて加熱圧着する（散剤の調剤でも使用可能）

図2・25　パイルパッカーによる調剤

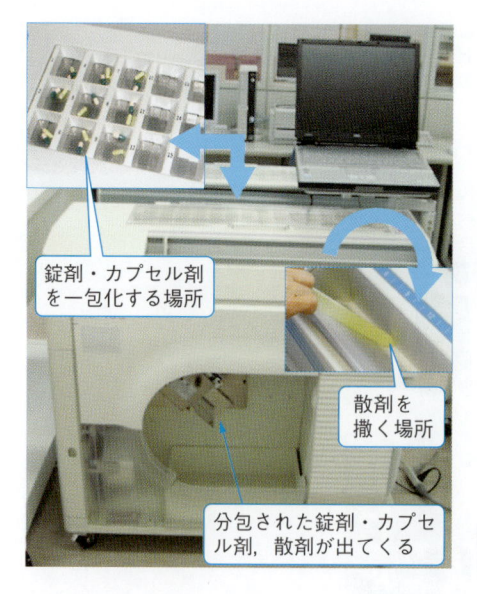

錠剤・カプセル剤を一包化する場所

散剤を撒く場所

分包された錠剤・カプセル剤，散剤が出てくる

図2・26　散剤分包機に錠剤分包機が合体した機種

(B) ヒートシールのままの調剤方法

　　1回服用量ごとにヒートシールを切り離し，内袋に入れる．安定性の悪い薬品に対して品質の確保が可能であるが，労力を必要とする．

(2) 一包化調剤の特徴

1) 利　点

・用法・用量の間違いを防止できる．

・患者や介護者による服薬管理が容易である．

・薬剤数の多い場合，とくに高齢者の服薬忘れ（アドヒアランス低下，☞ p.271参照）防止に有効である．

・高齢者を含め，手指の不自由な患者や視力低下の患者に有用である．

・PTP包装シートの誤飲事故の防止対策として有用である．

2) 欠　点

・調剤および監査時間が延長する．

・包装内への異物混入，錠剤の破損，薬品の安定性（湿度や光）に注意する必要がある．

・飲み忘れた場合，同じ用法のすべての薬が影響を受ける．

・薬の名前や効果など，患者が理解しにくい．

・自己調整が困難．

・一包化加算により，患者の費用負担が増す．

3) 一包化調剤が望ましくない薬剤

▶一包化調剤に適さない薬剤の例

・治験薬

・麻薬

・極度に光に不安定な薬剤
　例)プラミペキソール塩酸塩錠，カベルゴリン錠

・極度に湿度に不安定な薬剤
　例)L-アスパラギン酸カリウム錠

・症状に応じて自己調節する薬剤
　例)下剤：センノシドA・Bカルシウム塩錠

・特殊な用法の薬剤（休薬期間が必要な抗がん薬や免疫抑制薬，舌下錠など）

・冷暗所に保存する薬剤

（3）一包化調剤を行った場合

■ 処方例

1) アムロジピンベシル酸塩錠 5 mg	1回1錠（1日1錠）
フロセミド錠 40 mg	1回1錠（1日1錠）
1日1回　朝食後　7日分	
2) バラシクロビル塩酸塩錠 500 mg	1回2錠（1日6錠）
1日3回　朝昼夕食後　7日分	
3) トリアゾラム錠 0.25 mg	1回1錠
不眠時　5回分	

1) と 2) を一包化調剤する場合（A）としない場合（B）を表にまとめた．

(A)一包化調剤あり／(B)一包化調剤なし		薬袋①↓ 朝食後	薬袋②↓ 昼食後	薬袋③↓ 夕食後	全　量
薬袋④→	アムロジピン錠 5 mg	1錠	0	0	1×7＝7錠
	フロセミド錠 40 mg	1錠	0	0	1×7＝7錠
薬袋⑤→	バラシクロビル錠 500 mg	2錠	2錠	2錠	6×7＝42錠
全　量		4錠/包 7包	2錠/包 7包	2錠/包 7包	

<u>調剤方法</u>

（A）一包化調剤と薬袋記入例

　ⅰ）朝に服用する錠剤

　・薬袋①への記入：1日1回，1回1包（錠剤3種類，4錠），朝食後に服用．

　・取り揃え：1包中にアムロジピン錠 5 mg，フロセミド錠 40 mg を各1錠，バラシクロビル錠 500 mg を2錠，合計7包を薬袋に入れる．

　ⅱ）昼に服用する錠剤

　・薬袋②への記入：1日1回，1回1包（錠剤1種類，2錠），昼食後に服用．

　・取り揃え：1包中にバラシクロビル錠 500 mg を2錠，合計7包を薬袋に入れる．

　ⅲ）夕に服用する錠剤

　・薬袋③への記入：1日1回，1回1包（錠剤1種類，2錠），夕食後に服用．

　・取り揃え：1包中にバラシクロビル錠 500 mg を2錠，合計7包を薬袋に入れる．

（B）一般的な調剤と薬袋記入例

　ⅰ）薬袋④へ入れる錠剤と記入内容

　・薬袋④：1日1回，錠剤2種類，1回各1錠ずつ，朝食後に服用．

・取り揃え：アムロジピン錠 5 mg とフロセミド錠 40 mg を各7錠
　ずつ，輪ゴムでまとめて薬袋に入れる．

ⅱ）薬袋⑤へ入れる錠剤と記入内容

・薬袋⑤：1日3回，錠剤1種類，1回2錠，朝昼夕食後に服用．

・バラシクロビル錠 500 mg 42錠を薬袋に入れる．

（C）頓服薬（頓服薬は単独で調剤する）

・取り揃え：トリアゾラム錠 0.25 mg 5錠を薬袋に入れる（PTP 包
　装のまま）．

・薬袋への記入：不眠時 1回1錠を服用，5回分．

> メモ　薬袋④のアムロジピン錠 5 mg とフロセミド錠 40 mg の1回服用量
> が異なる場合，内袋に1種類ずつ薬剤を入れて数種類の内袋を1つの薬袋に
> 入れるよりも，薬剤ごとに薬袋を分けたほうが間違って服用する可能性が
> 少ない．

e 簡易懸濁法

　簡易懸濁法とは，嚥下障害のある患者，経管栄養チューブが施行され
ている患者に対して行う薬剤投与方法である．注入器を接続できるデバ
イスやアダプターキャップ付き水剤瓶，自立式キャップ付き注入器，ク
イックバッグ[19] などに1回服用量の錠剤やカプセル剤（錠剤粉砕やカプ
セル開封はしない）を入れ，約55℃[20] のお湯 20 mL を加えてかき混ぜ
た後，約10分間自然放置[21] して崩壊・懸濁させた液を直接もしくは注
入器に吸い取り経管栄養チューブから投与する（図2・27）．

[19]　透明で柔らかい素材でできているため，ほかのデバイス使用時と比べてバッグ中の薬剤崩壊状態を確認しやすい．崩壊残があった場合でも簡単な指先操作でバッグ中の薬剤を外からつぶすことができるため，経管栄養チューブの詰まりを回避できる．また，バッグの再使用は禁止されているため，洗浄・殺菌・乾燥などの煩わしい手間は不要であり，気密性が高いため，抗がん薬などのハザーダスドラッグ（☞ p.161 参照）の簡易懸濁法に最適な機器である．

[20]　カプセルを溶かすための温度設定で，ポットのお湯と水を2：1で入れて，簡単に調整できる．熱すぎると凝固する薬剤があるほか，安定性を損なう可能性が高まる．また，お湯を加えて振とう・懸濁後に放置すると，化学反応を促進し，力価低下を招くことがある．

[21]　放置時間が長時間になると薬剤の安定性や徐放性に影響を及ぼす場合があるため，注意する．

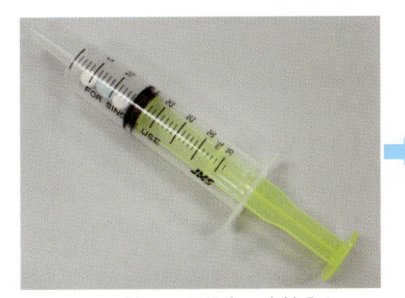

手順 1　薬剤を注入器内へ直接入れる．

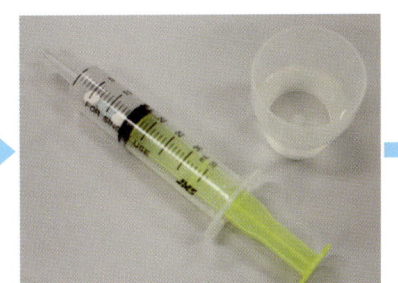

手順 2　約55℃のお湯を約 20 mL 準備する．

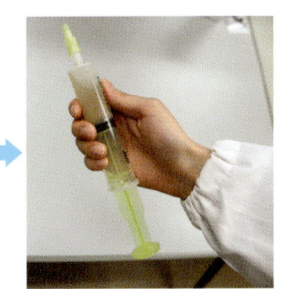

手順 3　お湯を注入器内に吸い取り，約10分程度自然放置後，キャップを付けて振とう・懸濁する．

図2・27　簡易懸濁法の手順

（1）利　点

・アダプターキャップ付きの水剤瓶，自立式キャップ付き注入器，ク
　イックバッグなどを用いて薬剤を崩壊・懸濁させるため，撹拌が容
　易，崩壊中の汚染や細胞毒性を有する薬剤の接触・吸入による曝露
　被害を防止することができる．

・錠剤の粉砕やカプセル剤の開封をしていないので，粉砕・開封に伴う問題点（☞p.54参照）を回避できる．

・経管栄養チューブの閉塞を回避できる（細いチューブの使用が可能）ため，患者のQOLが向上する．

・投与直前まで薬剤の中止・変更の対応が容易なため，誤投与のリスク回避や経済的ロスの削減につながる．

・投与直前に薬剤を崩壊・懸濁させるため，長期保存下で認められる配合変化の危険性が少ない．

・粉砕法に比べて使用できる薬剤数が多いため，治療の幅が広がる．

（2）欠　点

・バイオアベイラビリティ・吸収の変化などにより，薬効・副作用の発現および薬物動態への影響が認められる場合がある．

・混和および混合による配合変化が生じる場合がある．

・色調変化や光，温度，湿度などの影響を受ける可能性がある．

（3）適さない薬剤例[22]

・55℃で安定性に問題のある薬剤：カリジノゲナーゼ錠，カリジノゲナーゼカプセル

・崩壊・懸濁しない疎水性顆粒剤：アシクロビル顆粒，ランソプラゾールカプセル

・ディスペンサー内に残存もしくは経管栄養チューブを通過しない薬剤：グルコン酸カリウム錠，アンブロキソール塩酸塩Lカプセル

・徐放性製剤や腸溶性製剤：ニフェジピンCR錠，サラゾスルファピリジン腸溶錠

❼ 散　剤

　散剤は，経口投与する粉末状の製剤であり，粒度の違いにより顆粒剤と区別される．日本薬局方では，微粒状に造粒したもののうち18号（850μm）ふるいを全量通過し，30号（500μm）ふるいに残留するものが全量の5％以下のものを散剤と称する．また，製剤の粒度の試験法を行うとき，18号（850μm）ふるいを全量通過し，30号（500μm）ふるいに残留するものが全量の10％以下のものを細粒剤[23]と称する．

ⓐ 散剤の特徴
（1）利　点

・患者の症状・体格に応じた微量な用量調節に対応できる．

・固形物を飲み込めない乳幼児や小児，高齢者も服用できる．

・錠剤やカプセル剤に比べて消化管からの吸収速度が速いため，速やかな薬効発現が期待できる．

・複数の薬剤を混合し，一包化できる．

[22] 同一有効成分を含む後発医薬品の中には，簡易懸濁法の適否が異なることがあるため注意する．簡易懸濁法の適否に関する最新情報は，各薬剤のインタビューフォームや『内服薬 経管投与ハンドブック』（じほう）などで入手する．

[23] 例）スクラルファート細粒，ロキサチジン酢酸エステル塩酸塩徐放性細粒剤

（2）欠　点
・主薬の味やにおいに左右されるため，服用しにくい場合がある．
・服用時に水やジュースなどで練り込んだ場合，苦味を生じる場合がある．
・持ち運びが不便な場合がある．
・調剤工程で飛散性，付着性や他剤との配合変化，秤量計算ミスに注意が必要である．
・調剤薬監査の際に手間と時間がかかる．

❽ 顆粒剤
　顆粒剤は，粉末状の有効成分に賦形剤，結合剤，崩壊剤またはそのほかの添加剤を加えて混和して均質にした後，粒状に造粒した製剤であり，発泡顆粒剤を含む．必要に応じて，剤皮を施すなど適切な方法により，徐放性顆粒剤または腸溶性顆粒剤とすることができる．

a 顆粒剤の特徴
（1）利　点
・患者の症状・体格に応じた微量な用量調節に対応できる．
・固形物を飲み込めない乳幼児や小児，高齢者も服用できる．
・錠剤やカプセル剤に比べて消化管からの吸収速度が速いため，速やかな薬効発現が期待できる．
・散剤に比べて飛散性や付着性がほとんどなく，粒子径が大きいため調剤しやすい．
・特殊加工により苦味や刺激性を低減し，徐放性や腸溶性を有する製剤が存在する．
（2）欠　点
・散剤やほかの顆粒剤との混合が困難である．
・持ち運びが不便な場合がある．

b 顆粒剤の種類
　①発泡顆粒剤：水中で急速に発泡しながら溶解または分散する顆粒剤である．
　例）炭酸水素ナトリウム・酒石酸発泡顆粒
　②徐放性顆粒剤：有効成分の放出速度，放出時間などを調節した顆粒剤である．
　例）バルプロ酸ナトリウム徐放性顆粒剤
　③腸溶性顆粒剤：腸溶性フィルムを施した顆粒剤である．
　例）濃厚膵臓性消化酵素と胃溶性酵素（3種類）の配合顆粒

❾ 散剤・顆粒剤の包装
　主薬の変質，劣化を防止する機能をもつ（図2・28）．

①瓶詰包装：一定量をガラスや樹脂製の瓶に詰めた包装形態である．

②SP包装（strip package）：アルミニウム箔あるいはセロファンに低密度ポリエチレンなどの熱可塑性高分子フィルムを重ねたラミネートフィルムでつくられた，ヒートシール型の包装形態である．通常，3連包の分包シートで包装されている．

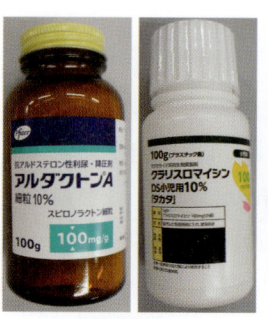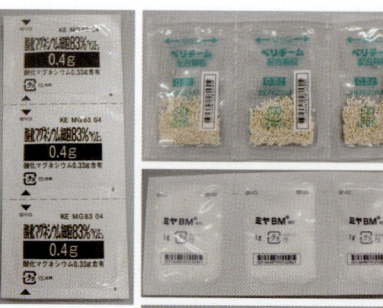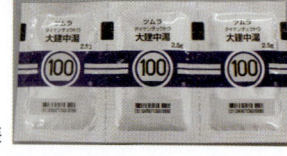

瓶詰包装

SP包装

図2・28　散剤および顆粒剤の包装

⑩ 散剤・顆粒剤の調剤における基本的注意事項

①調剤または監査する環境を衛生的かつ整然と整理する配慮が重要である．抗がん薬の調剤時には，調剤台や作業台に集塵装置を設置し，使用器具や用具は専用とする．

②調剤時には手洗い，帽子，マスク，手袋（抗がん薬の調剤時には必須）を着用し，毛髪などの異物混入と薬塵吸入，皮膚への曝露を予防する．

③散剤・顆粒剤の計量調剤は，錠剤やカプセル剤の計数調剤に比べて監査での調剤ミス（調剤薬や秤量ミス）の発見が困難な場合が多いため，作業工程[*24]（図2・29）で確認を徹底することが重要である．

*24　薬品を「取るとき」「秤量するとき」「戻すとき」に確認が必要．

④自動分包機の使用後は，結晶乳糖または重曹などで洗浄し，コンタミネーションに十分注意する．

⑤装置瓶などへの薬剤補充時には，必ず2人の薬剤師で確認しながら行う．

⑪ 散剤・顆粒剤の調剤手順

❶処方内容を確認する．

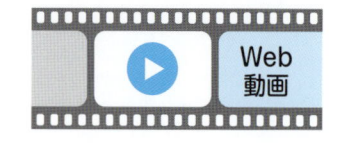

・処方された薬品名，剤形，小児や高齢者，腎・肝機能の低下患者における投与量，併用薬との薬物相互作用・配合変化（配合不可，配合不適，配合注意，☞p.67参照）の有無などを確認する．調剤ミス

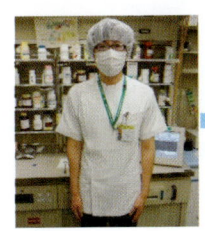

手順1 身だしなみ
手洗い後，帽子とマスクを正しく着用する．

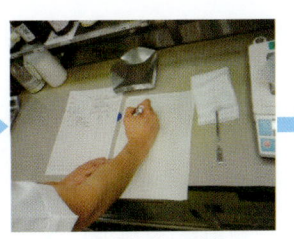

手順2 処方内容の確認と秤量計算
散剤秤量監査システムなどを用いて，計算内容を再確認する．

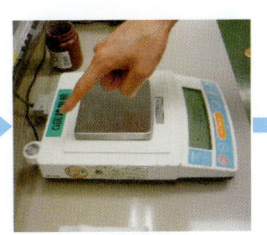

手順3 水平確認
天秤が水平に維持されているか確認する．

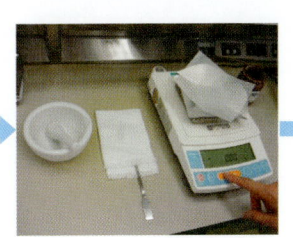

手順4 ゼロ点合わせ
秤量皿，薬包紙を天秤にのせて，ゼロ点を合わせる．

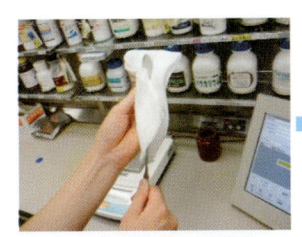

手順5 使用器具の清拭①
スパーテルをガーゼで清拭する．

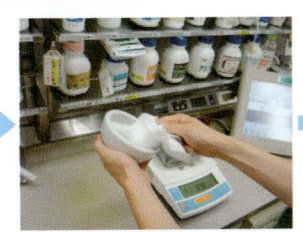

手順6 使用器具の清拭②
乳鉢，乳棒をガーゼで清拭する．

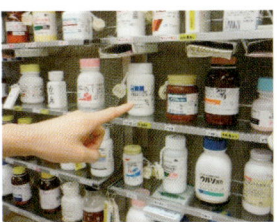

手順7 調剤薬の特定
薬品を「取るとき」「秤量するとき」「戻すとき」に薬品名を確認する．

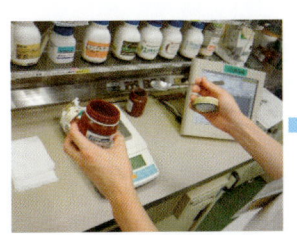

手順8 散剤の秤量
装置瓶の蓋は，スパーテルを持つ手で保持する．

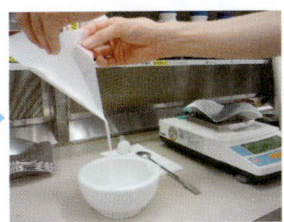

手順9 秤量薬剤の移動
秤量したすべての散剤を乳鉢へ移す．

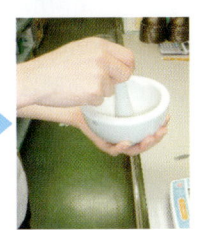

手順10 混和
散剤をこぼさないように注意しながら，十分に混和する．

図2・29　散剤の調剤手順

が直接命に関わるような危険性の高い薬剤（ハザーダスドラッグ ☞p.161参照，ハイリスク薬 ☞p.257参照）を調剤する場合には，とくに注意する．

☐ **薬物相互作用が問題（警告，併用注意）となる処方例**：55歳女性（体表面積：1.4 m²）

1) ワルファリンカリウム顆粒 0.2%	1回2 mg（1日2 mg）【原薬量】	
1日1回　朝食後　21日分		
2) カペシタビン錠 300 mg	1回6錠（1日12錠）	
1日2回　朝夕食後　14日分		

<u>警告，併用注意の理由</u>
　カペシタビンがワルファリンカリウムの肝薬物代謝酵素 CYP2C9 を阻害して，ワルファリンカリウムの代謝を遅延し，血中濃度が上昇する

ため，重篤な出血による死亡例が確認されている．

❷処方された薬剤の全調剤量および分包数を計算する．原薬量および製剤量のいずれも同じ重量単位（mg，g）を用いるため，注意が必要である．

・全調剤量 ＝1日投与量（製剤量）×処方日数
・分包数　＝1日投与回数　　　　×処方日数

■ 処方例1（成分量での記載）：25歳女性

1) バルプロ酸ナトリウム徐放顆粒 40%　1回 500 mg（1日 500 mg） 【原薬量】 　1日1回　夕食後　30日分

全調剤量および分包数

バルプロ酸ナトリウム徐放顆粒 40% は，1 g 中にバルプロ酸ナトリウムを 400 mg 含むため，1日量の 500 mg はバルプロ酸ナトリウム徐放顆粒 40% を 1.25 g 秤量すればよい．

・全調剤量 ＝ 1.25 g × 30 ＝ 37.5 g
・分包数　 ＝ 1　　 × 30 ＝ 30包

■ 処方例2（製剤量での記載＋賦形）：60歳男性

1) ベタネコール塩化物散 5%	1回 0.27 g（1日 0.8 g）
乳糖	1回 0.23 g（1日 0.7 g）
1日3回　朝昼夕食後　7日分	

全調剤量および分包数

・ベタネコール塩化物散 5% の調剤量 ＝ 0.8 g × 7 ＝ 5.6 g
・乳糖の調剤量 ＝ 0.7 g × 7 ＝ 4.9 g
・全調剤量 ＝ 5.6 g ＋ 4.9 g ＝ 10.5 g
・分包数 ＝ 3 × 7 ＝ 21包

> **気をつけよう！**
> ・薬品分量が少ない場合，正確に分割するために次のように賦形する．
> 　例）【1回分包量】5歳以上：0.5 g　5歳未満：0.3 g
> ・賦形剤は，通常は乳糖を用いるが，乳糖と配合変化を起こす薬品については，バレイショデンプンを用いる．

メモ アミノフィリン水和物，イソニアジド（含量低下）などは乳糖と配合変化を起こす．

❸スパーテル・乳鉢・乳棒に薬品等の付着・汚染がないか確認し，ガーゼで清拭する．

❹天秤の水平確認とゼロ点合わせを行い，薬品を秤量する．

・薬品を薬品棚から「取るとき」「秤量するとき」，薬品棚へ「戻すとき」の計3回，必ず薬品名を確認する．

❺正しく秤量したすべての散剤を乳鉢に移し，こぼさないように注意しながら乳棒にて十分に混和する．

> **気をつけよう！**
> ・きわめて量が少ない劇薬や毒薬の混和時には，賦形剤またはほかの配合薬を乳鉢に入れた後，劇薬や毒薬を少量ずつ加えて混和し，全量の均質化を図る．
> ・乳鉢の壁に付着した散剤は，スパーテルなどでかき落としてロスなく混和する．
> ・混和時のクロスコンタミネーションを防止するため，使用後の乳鉢・乳棒はよく水洗いするなどして，清潔に保つ．

❻必要な分包数を分割分包する．
・通常，自動分包機（図2・30）を使用し，使用後は結晶乳糖もしくは重曹などを用いて十分に清掃する．
・停電や災害時など自動分包機が使用できない非常事態に備えて，手分割分包における薬包紙の折り方を習得しておくことも大切である（☞図2・31）．

❼調剤薬を再確認して薬袋に入れる
・分包数と分包された薬剤量の均等性，異物混入の有無，分包紙に印字された内容（患者名，用法など）を確認し，薬袋の中に正しく調剤薬を入れる．

❽調剤した薬剤を監査する．
・十分な経験を積んだ薬剤師による調剤薬監査が望ましい（とくに，複数の散剤が混合された場合は注意が必要）．

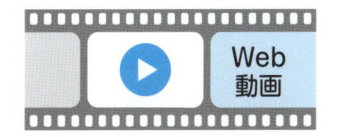

⓬ 配合変化

配合変化とは，複数の薬剤を混和した場合に起こる変色・変質・湿潤・液化などの物理化学的または化学的変化のことである．「配合不可（配合禁忌）」「配合不適」および「配合注意」に分類される．

a 配合不可（配合禁忌）

配合により効果が増強，有害物を生成，あるいは薬効を著しく減弱させるなど，薬剤学的な工夫で回避できない現象である．処方医へ疑義照会を行い，処方変更を提言して問題の回避を図る．

b 配合不適

配合により薬剤が変色・浸潤，あるいは不溶性の沈殿を生成するなど，患者の服用に支障が生じる現象である．薬剤師の判断で混和せず別包とする．

▶代表的な配合不適例

- L-アスパラギン酸カリウム散＋すべての散剤（吸湿）
- バルプロ酸ナトリウム細粒＋すべての散剤（吸湿）
- トリメタジオン散＋エトスクシミド散（凝固点降下により共融混合物を生じ湿潤液化する）
- トリメタジオン散＋エトトイン末（凝固点降下により共融混合物を生じ，湿潤化する）
- 酸性医薬品＋塩基性医薬品（変色・変質）
  例）アスピリン末＋S・M配合散

c 配合注意

　変色などの物理化学的変化を伴うが，薬効に影響はないため，原則として別包にはしない．患者への情報提供が必要．

▶代表的な配合注意例

- ダイオウ末＋酸化マグネシウム末（赤変）
- センナ末＋酸化マグネシウム末（赤変）

⑬ 分割分包

a 分包機による分割分包

＊25　**パイルパッカー**　☞p.58参照

　通常，分包機［自動分包機と手分割分包機（パイルパッカー＊25）が存在する］を使用して行う（図2・30）．自動分包機による分割機構には，「円盤型」「水平Vマス型」方式などが存在する．自動分包機の分割精度は飛躍的に向上しているが，流動性の悪い散剤（デンプン，粉末乳糖など）を用いて薬剤の損失あるいは分包重量の変動などの分割精度について確認しておく必要がある．

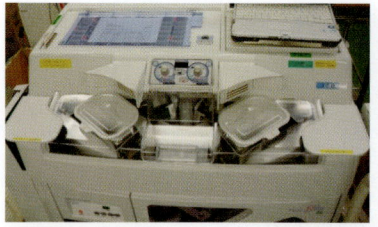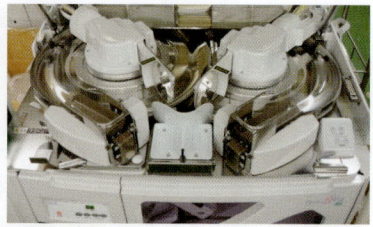

円盤型分包機と内部構造

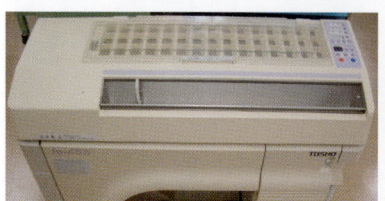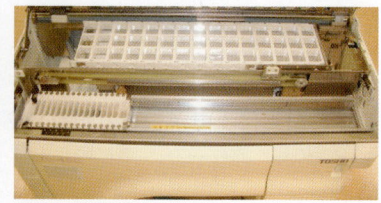

水平Vマス型分包機と内部構造

図2・30　自動分包機

❺正しく秤量したすべての散剤を乳鉢に移し，こぼさないように注意
しながら乳棒にて十分に混和する．

> **気をつけよう**
> ・きわめて量が少ない劇薬や毒薬の混和時には，賦形剤またはほかの配合薬を乳
> 鉢に入れた後，劇薬や毒薬を少量ずつ加えて混和し，全量の均質化を図る．
> ・乳鉢の壁に付着した散剤は，スパーテルなどでかき落としてロスなく混和する．
> ・混和時のクロスコンタミネーションを防止するため，使用後の乳鉢・乳棒はよ
> く水洗いするなどして，清潔に保つ．

❻必要な分包数を分割分包する．

・通常，自動分包機（図2・30）を使用し，使用後は結晶乳糖もしく
は重曹などを用いて十分に清掃する．

・停電や災害時など自動分包機が使用できない非常事態に備えて，手
分割分包における薬包紙の折り方を習得しておくことも大切である
（☞図2・31）．

❼調剤薬を再確認して薬袋に入れる

・分包数と分包された薬剤量の均等性，異物混入の有無，分包紙に印
字された内容（患者名，用法など）を確認し，薬袋の中に正しく調
剤薬を入れる．

❽調剤した薬剤を監査する．

・十分な経験を積んだ薬剤師による調剤薬監査が望ましい（とくに，
複数の散剤が混合された場合は注意が必要）．

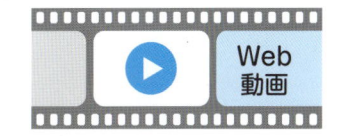

⓬ 配合変化

　配合変化とは，複数の薬剤を混和した場合に起こる変色・変質・湿潤・
液化などの物理化学的または化学的変化のことである．「配合不可（配合
禁忌）」「配合不適」および「配合注意」に分類される．

ⓐ 配合不可（配合禁忌）

　配合により効果が増強，有害物を生成，あるいは薬効を著しく減弱さ
せるなど，薬剤学的な工夫で回避できない現象である．処方医へ疑義照
会を行い，処方変更を提言して問題の回避を図る．

ⓑ 配合不適

　配合により薬剤が変色・浸潤，あるいは不溶性の沈殿を生成するなど，
患者の服用に支障が生じる現象である．薬剤師の判断で混和せず別包と
する．

▶**代表的な配合不適例**

- ・L-アスパラギン酸カリウム散＋すべての散剤(吸湿)
- ・バルプロ酸ナトリウム細粒＋すべての散剤(吸湿)
- ・トリメタジオン散＋エトスクシミド散(凝固点降下により共融混合物を生じ湿潤液化する)
- ・トリメタジオン散＋エトトイン末(凝固点降下により共融混合物を生じ，湿潤化する)
- ・酸性医薬品＋塩基性医薬品(変色・変質)
  例)アスピリン末＋S・M配合散

c 配合注意

　変色などの物理化学的変化を伴うが，薬効に影響はないため，原則として別包にはしない．患者への情報提供が必要．

▶**代表的な配合注意例**

- ・ダイオウ末＋酸化マグネシウム末(赤変)
- ・センナ末＋酸化マグネシウム末(赤変)

⓭ 分割分包

a 分包機による分割分包

＊25　**パイルパッカー**　☞p.58参照

　通常，分包機［自動分包機と手分割分包機（パイルパッカー＊25）が存在する］を使用して行う（図2・30）．自動分包機による分割機構には，「円盤型」「水平Vマス型」方式などが存在する．自動分包機の分割精度は飛躍的に向上しているが，流動性の悪い散剤（デンプン，粉末乳糖など）を用いて薬剤の損失あるいは分包重量の変動などの分割精度について確認しておく必要がある．

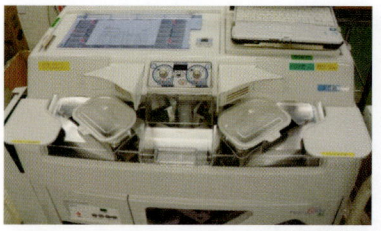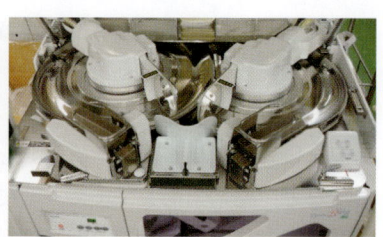

円盤型分包機と内部構造

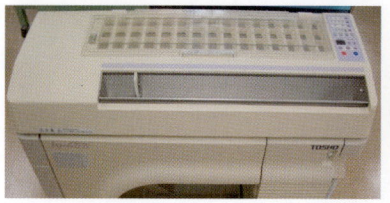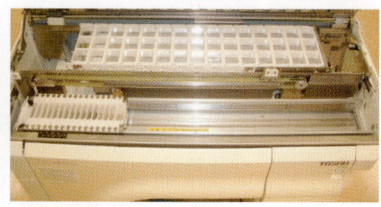

水平Vマス型分包機と内部構造

図2・30　自動分包機

b 手分割分包

　分包機が使用できない環境下では，手分割分包を行う．手分割には，目測法，秤量法，合匙法などが存在しているが，いずれの方法も分割誤差が生じやすいため，1回の分包数を少なくするなどの工夫が必要である．また，標準的な薬包紙の折り方は習得しておく必要がある（図2・31）．

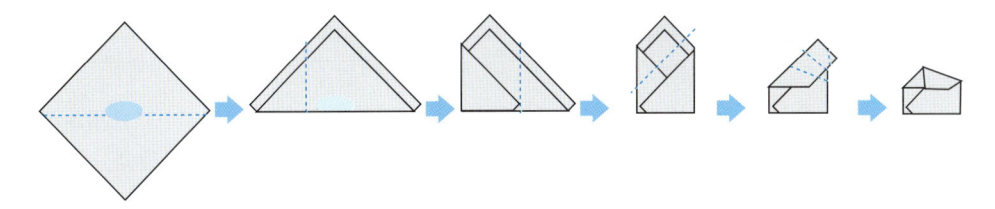

図2・31　薬包紙の折り方(一例)

c 特殊な分割分包

　着色性やにおい・味の強い薬剤，粒子径が異なる複数の散剤（散剤と顆粒剤，顆粒剤と顆粒剤など）が同一処方されている場合など均一に混和できないと判断されるときは，2回以上に分けて分割分包（別撒き）するなどの工夫が必要である．

> **メモ**
> ・着色性のある薬剤：粉砕したレボドパ/カルビドパ水和物/エンタカポン
> 　配合錠およびエンタカポン
> ・においのある薬剤：粉砕したフルスルチアミン，オルメサルタン
> ・苦みや強い刺激性のある薬剤：粉砕したシルデナフィルクエン酸塩，エプ
> 　レレノン，フルボキサミンマレイン酸塩

⑭ 希釈散

　希釈散とは，原薬に賦形剤（乳糖やデンプンなど）を加えて希釈した散剤である．0.01〜0.1 g 未満の医薬品を秤量する場合，調剤用天秤（感量 10〜100 mg）では正確に秤量することができず，分割分包において誤差が生じやすくなる．希釈散は，調剤上の誤差を減少させ，服用の利便性を高めた製剤である．

　例) レボチロキシンナトリウム，ジゴキシン，ジアゼパム，チペピジンヒベンズ酸塩，L–アスパラギン酸カリウム

a 希釈散の調製と注意点

　①毒薬もしくは劇薬の希釈散を調製する場合，混和の均等性を確認するため，少量の着色剤（毒薬：青色，劇薬：赤色）を添加することがある．青色および赤色の着色は，それぞれ食用青色1号アルミニウムレー

キ（最終濃度：0.002％）および食用赤色3号アルミニウムレーキ（最終濃度：0.001％）を用いる.

例）フェノバルビタール散10％の調製方法

■ 赤色乳糖の調製（0.1％食用赤色3号アルミニウムレーキ乳糖）

1）食用赤色3号アルミニウムレーキ	0.1 g
2）粉末乳糖	99.9 g
	全量100.0 g

調製方法

0.1％食用赤色3号アルミニウムレーキ乳糖は，100.0 g中に食用赤色アルミニウムレーキを0.1 g含む．乳鉢中に粉末乳糖を適量取り，食用赤色3号アルミニウムレーキ0.1 gを加えてよく混和し，色調が一定になった後，残りの乳糖を少しずつ加えながらよく混和して製する.

■ 青色乳糖の調製（0.2％食用青色1号アルミニウムレーキ乳糖）

1）食用青色1号アルミニウムレーキ	0.2 g
2）粉末乳糖	99.8 g
	全量100.0 g

調製方法

0.2％食用青色1号アルミニウムレーキ乳糖は，100.0 g中に食用青色1号アルミニウムレーキを0.2 g含む．乳鉢に乳糖を適量取り，食用青色1号アルミニウムレーキ0.2 gを加えてよく混和し，色調が一定になった後，残りの乳糖を少しずつ加えながらよく混和して製する.

■ フェノバルビタール散10％の調製

1）フェノバルビタール	10.0 g
2）0.1％食用赤色3号アルミニウムレーキ乳糖	1.0 g
3）EFC乳糖	89.0 g
	全量100.0 g

調製方法

フェノバルビタール散10％は，100.0 g中にフェノバルビタールを10.0 g含む．また，0.1％食用赤色3号アルミニウムレーキ乳糖1.0 g中には，食用赤色3号アルミニウムレーキを0.001 g含む．乳鉢にフェノバルビタール10 gと0.1％食用赤色3号アルミニウムレーキ乳糖1.0 gを入れてよく混和し，色調が一定になった後，残りの乳糖を少しずつ加えながらよく混和して製する.

②原末と希釈散がある医薬品は，取り違えのないように注意が必要である.

例）コデインリン酸塩原末，コデインリン酸塩散10％

メモ 食用赤色3号アルミニウムレーキおよび食用青色1号アルミニウムレーキの最終濃度は，それぞれ0.001％および0.002％となっていることを確認する.

③昇華性・揮発性のある医薬品（メントール，カンフルなど）の希釈散を調製する場合は，工夫が必要である．

■ 硫酸アトロピン0.1％の調製

1) 硫酸アトロピン	0.1 g
2) 0.2％食用青色1号アルミニウムレーキ乳糖	1.0 g
3) EFC乳糖	98.9 g
	全量100.0 g

<u>調製方法</u>

硫酸アトロピン0.1％は，100.0 g中に硫酸アトロピンを0.1 g含む．また，0.2％食用青色1号アルミニウムレーキ乳糖1.0 g中には，食用青色1号アルミニウムレーキを0.002 g含む．乳鉢に硫酸アトロピン0.1 gと0.2％食用青色1号アルミニウムレーキ乳糖1.0 gを入れてよく混和し，色調が一定になった後，残りのEFC乳糖を少しずつ加えながらよく混和して製する．

■ *l*-メントール散10％の調製

1) *l*-メントール	10.0 g
2) EFC乳糖	90.0 g
	全量100.0 g

<u>調製方法</u>

l-メントール散10％は，100.0 g中に*l*-メントールを10.0 g含む．乳鉢に入れた*l*-メントール10.0 gを少量のエタノールで潤した後，軽く叩いて粉末とし，EFC乳糖を加えて混和する．

コラム

乳糖の種類と特徴

乳糖は，以下の3種類が存在している．粒子径が大きいほど流動性を示し，小さいほど混和した主薬の分離を防止する．粉末乳糖は混合する主薬の粒子径と近いほど混合しやすいため，適切に使い分ける必要がある．

①粉末乳糖（中心粒子径：74 μm以下）：流動性が悪くかつ付着性も強いため，自動分包機への適合性が悪い．

②EFC（extra fine crystal）乳糖（中心粒子径：75 μm以下と150〜250 μmのダブルピークの粒度分布）：粒子分布が広いため，混合性や流動性に優れている．

③結晶（CF, crystal form）乳糖（中心粒子径：149〜177 μm）：流動性が良好かつ付着性も弱いため，自動分包機への適合性がよい．

⑮ 経口液剤

経口液剤は，液状または流動性のある粘稠なゲル状の製剤であり，エリキシル剤，懸濁剤，乳剤，シロップ剤，シロップ用剤（いわゆるドライシロップ剤），リモナーデ剤，経口ゼリー剤，経口フィルム剤がある．

⑯ 経口液剤の特徴

ⓐ 調剤する上での留意点

乳幼児，小児に処方される機会が多いため，薬用量に注意を払う必要がある．また，必要時には賦形*26を行い，患者が正確に必要量を服用できるように，十分な配慮と服薬指導が必要である．

（1）利 点

・乳幼児，小児*27に飲ませやすい．

・錠剤やカプセル剤，散剤よりも吸収が早いため，効果が早く現れる．

> **メモ** 乳幼児には，スプーン，乳首などで飲ませるか，スポイトを使って奥歯のあたりに流し込む．

（2）欠 点

・安定性が悪く，他剤との配合変化に注意が必要である．

・一般的に，微生物による汚染を受けやすいため長期保存ができない．

・携帯に適さない（分包され携帯可能な製剤もある）．

ⓑ 調剤する上での環境の整備（調剤過誤，調剤事故の防止）

・類似した名前の水剤や，類似した色調の水剤は離して置く．

・水剤調剤台の流しには，セラチアや緑膿菌が繁殖するので清掃・消毒（熱湯消毒など）を行う．

・調剤に用いた器具類は，十分に洗浄・乾燥させて清潔に保管する．

⑰ 経口液剤に必要な器具類

ⓐ 秤量用に用いる器具（図2・32）

・メートグラス*28：5 mL（円錐形）から5000 mL（円柱形）がある．

・メスシリンダー：メートグラスよりも正確な秤量が必要な場合に用いる．

・標準滴瓶：滴数で処方された場合に用いる．

　例）アヘンチンキは45滴で1 mL，アトロピン硫酸塩液は20滴で1 mL

> **メモ** ピコスルファートナトリウムは，専用容器に入っており，15滴で1 mL（図2・33）．

---

*26 **賦形** 1回の服用量が整数にならない場合，常水・精製水や単シロップで増量することにより整数とする．計量カップやスポイトを用いる場合（mL投与法）と，投薬瓶の目盛りを利用して服用量を指示する場合（目盛り投与法）がある．賦形は薬剤師の薬学的判断で行ってよい（疑義照会等不要）．

小児	：15歳未満
幼児	：7歳未満
乳児	：1歳未満
新生児	：出生後4週間未満
未熟児	：WHOで定めた低体重出生児（2500 g未満）

*27 小児患者に用いる剤形としては，散剤，細粒，ドライシロップ，水剤，液剤，坐剤などが考えられる．欧米ではミニタブレット（直径が2 mmから）が開発中である．

*28 **メートグラス** オランダ語のMeetglas（meetは測定の意味で測定用のガラス器具を意味する）が由来とされている．メートルグラスと間違いがちであるが，メートグラスが正しい．

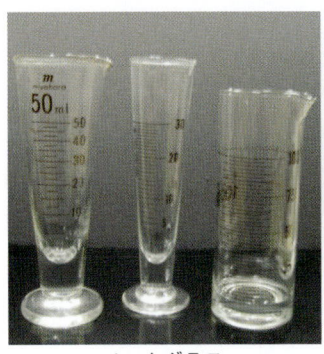
メートグラス

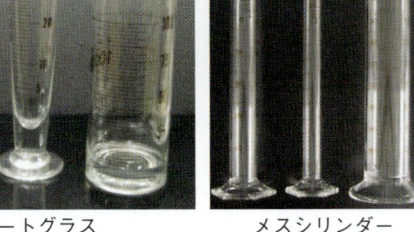
メスシリンダー

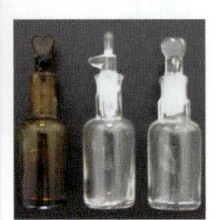
標準滴瓶

図2・32　秤量用に用いる器具

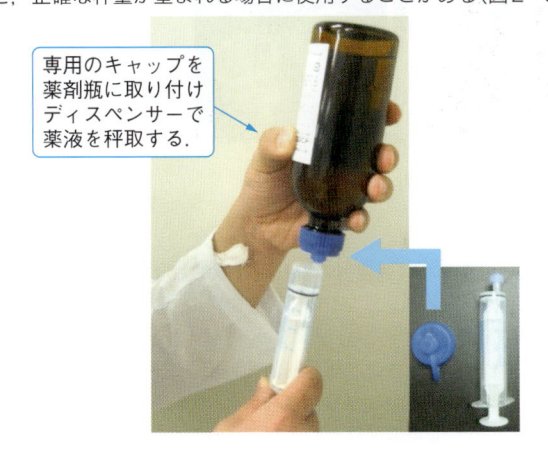

図2・33　専用容器の例
ピコスルファートナトリウム（ラキソベロン®内用液0.75％10 mL：帝人ファーマ）

> **メモ**　ディスペンサーは，TDM（☞7章参照）の対象となるバルプロ酸ナトリウムなど，正確な秤量が望まれる場合に使用することがある（図2・34）．

専用のキャップを薬剤瓶に取り付けディスペンサーで薬液を秤取する．

図2・34　ディスペンサーの使用例

b 投薬瓶（図2・35）

・計量カップ付きやスポイト付きの投薬瓶がある．
・あらかじめエチレンオキサイドガス滅菌している投薬瓶がある．
・異物が混入していることがあるため，常水か精製水ですすいでから使用するが，ヒマシ油などの油類は洗浄しない．
・透明な投薬瓶，遮光を目的とした褐色の投薬瓶がある．

c 計量カップとスポイト（図2・36）

・計量カップによる秤量では，少量だと正確でない場合があるためスポイトを使用する．

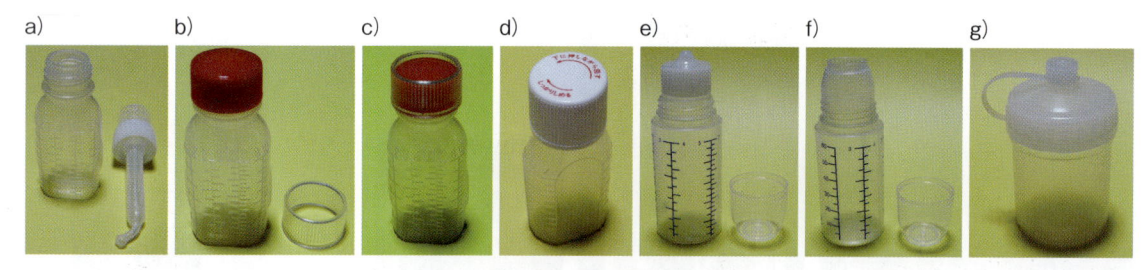

a) b) c) d) e) f) g)

図2・35 投薬瓶各種
a)スポイト付き投薬瓶，b)通常の投薬瓶とチャイルドレジスタンス用の簡易キャップ，c)bの簡易キャップを取り付けたところ，d)チャイルドレジスタンスの投薬瓶，e)滴下型投薬瓶キャップ蓋付き，f)広口投薬瓶キャップ蓋付き，g)簡易懸濁用ボトル（80 mL）：注入用の差込口が付いている

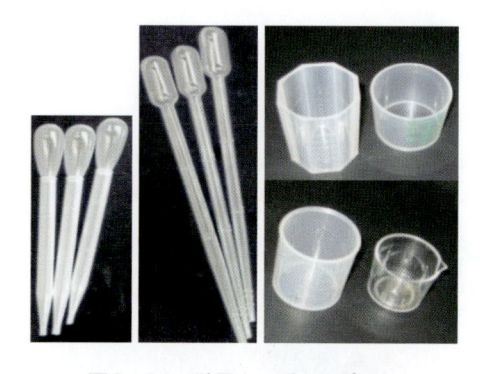

図2・36 計量カップ・スポイト

> メモ 通常のねじ式蓋付き投薬瓶以外にも以下の小児用の投薬瓶がある．
> ・セーフティキャップ（チャイルドプルーフ）付き投薬瓶（乳幼児難開封性投薬瓶）：チャイルドレジスタンス機能を備えたキャップ付投薬瓶．キャップを閉めるときは通常容器と同じ要領で閉められるが，開けるときはある程度の力で押しながら回さないと「カチ，カチ」と警告音を出しながら空回りする．簡単に開けることができないので，誤飲防止につながる．
> ・スポイト付き投薬瓶：1 mL以下の少量投与の場合に用いると便利な投薬瓶．
> ・ワンタッチ・キャップ付き投薬瓶：ねじ式でないキャップ式蓋の投薬瓶．

⓲ 経口液剤に用いる水

常水（水道水[*29]，井水[*30]）または精製水[*31]（蒸留，イオン交換，超ろ過，またはこれらの組み合わせ）を用いる．

⓳ 経口液剤の配合変化

経口液剤は，ほかの液剤と混合することによって配合変化が起こりやすいため，添付文書，インタビューフォームを調査して確認する必要がある．各医療施設によって在庫している液剤の配合変化表を作成しておくことが望ましい．経口液剤のシロップ剤には，懸濁型と溶液型がある．

[*29] 水道水には遊離塩素や鉄分が含まれているため，薬剤が着色することがある（☞p.84，10％ヨウ化カリウム液を参照）．

[*30] **井水** 水道法の水質基準に適合した井戸水のことである．

[*31] 精製水は遊離塩素を含まないため，微生物汚染に注意すること．とくにイオン交換処理を最後に行っている場合に注意が必要である．

▶経口液剤のシロップ剤の種類と特徴

懸濁型シロップ剤

・性質：白糖を含有する濃稠な溶液に，薬剤の微粒子を懸濁した液状製剤．

・調剤上の注意：水による希釈で粘稠度が低下し，難溶性薬物粒子が変化する可能性があるため，単シロップにて希釈するほうがよい．また，他剤と混合することで，分散性に変化が起こることがあるので注意が必要である．

溶液型シロップ剤

・性質：薬用量の少ない水溶性医薬品が対象であり，白糖を含有する濃稠で澄明な液状製剤．

・調剤上の注意：薬用量が少なく粘稠なので，秤量を慎重に行い秤量器(メートグラスなど)の残液に注意する．また，他剤と混合することで，化学変化や力価低下が起こることがあるので注意する．

pH の大きく異なる製剤を混合すると，配合変化する場合があるので注意が必要である．

次の経口液剤は，1 回服用量が多く，安定性や分散性などの製剤的な工夫がされているため，配合や賦形を行わないことが望ましい．

▶配合，賦形を行わないことが望ましい液剤

ラクツロース，アルギン酸ナトリウム，アムホテリシンB，D-ソルビトール，イソソルビド，アルファカルシドール，ジメチコン，リドカイン塩酸塩，メナテトレノン

そのほか，単独調剤が望まれる経口液剤を表2・26 に示す．しかし，必要に応じて賦形を行う場合には，シロップ剤やエリキシル剤は単シロップで，ハロペリドールなどの溶液は常水か精製水で行う．

表2・26　単独調剤が望まれる医薬品

剤　形	一般名	理　由
懸濁型	テオフィリン	TDMの対象医薬品であり，賦形剤(水，単シロップ)を含む他剤との配合で徐放性が失われる．
溶液型 (シロップ剤)	バルプロ酸ナトリウム	TDMの対象医薬品であり，他剤との配合によりpH 6.8以下となると油状のバルプロ酸を析出する．
	桜皮エキス	タンニンを含むため，多くのシロップ剤との混和にてタンニン酸塩の浮遊物を生じる．賦形は可能．
エリキシル剤	フェノバルビタール ジゴキシン 塩化カリウム デキサメタゾン	通例，甘味および芳香のあるエタノールを含む澄明な液状の内用液剤である．エタノール含量は，4〜40%で，主薬の溶解度によって濃度が異なる．アルコール濃度の低い水溶液との配合で，主薬が析出することがあり，原則として単独原液にて調剤する．K. C. L. エリキシル(10 w/v%)のように，服用時に多量の水とともに経口投与するという特徴的な製剤もある．

　以前は，シロップ剤を常水や精製水で賦形すると，浸透圧が下がり細菌が繁殖するとの理由から単シロップで賦形していた．現在では，保存剤が添加されているシロップ剤が増えたため，常水や精製水で賦形することが多くなったが，防腐効果が減少するため必要最少量で賦形するべきである．また，必要に応じて，保存剤を添加する．

メモ 経口液剤に使用される保存剤の種類と濃度

保存剤	有効濃度	予製原液濃度	水100 mLに添加する量
安息香酸[*1]	0.05%	5%(45vol%エタノール)	1 mL
パラオキシ安息香酸エステル類[*2](メチル，エチル，プロピル)	0.05%	5%(45vol%エタノール)	1 mL

[*1] 安息香酸は，味に刺激性があり，添加することにより液性が酸性に移行する．pH 4以下の酸性の液剤に用いられる．
[*2] パラオキシ安息香酸エステル類は，液性に関係なく使用できるので汎用されており，組み合わせて用いるのが一般的である．

解熱薬・制吐薬の頓服使用 **コラム**

　発熱や嘔吐に対して使用される剤形は，小児では坐剤を用いる場合が多い．頓用で用いる場合は速やかな吸収による効果発現が望まれるはずである．しかし，添付文書上，他剤形の薬物動態資料を見ると坐剤より速やかに吸収される剤形があることに気付く．嘔吐の場合（ドンペリドン）は上部消化管に刺激を与えないという目的があるので坐剤の使用はやむを得ない．一方，発熱の場合（アセトアミノフェン）は坐剤よりも他剤形のほうが明らかに吸収は早い．発熱時に悪心・嘔気がなく，しかも食後でなければ坐剤以外を勧めてもよい．

表2・27　剤形別の薬物動態　頓用の比較（添付文書より）

アセトアミノフェン (カロナール)	C_{max} (μg/mL)	T_{max} (hr)	ドンペリドン10 mg (ナウゼリン)	C_{max} (ng/mL)	T_{max} (hr)
原末	資料なし	資料なし	ドライシロップ	12.1 ± 3.1	0.5 ± 0.0
細粒20% 2 g	9.1 ± 3.2	0.43 ± 0.23	錠剤10 mg 1錠 水あり	12.6 ± 5.5	0.948 ± 0.500
シロップ2% 25 mL	9.0 ± 1.9	0.59 ± 0.16			
錠剤200 mg 2錠	9.1 ± 2.9	0.46 ± 0.19	OD錠10 mg 1錠 水あり	12.5 ± 5.1	0.854 ± 0.521
坐剤100 mg 1個	1.21 ± 0.06	0.9 ± 0.1	坐剤30 mg 1個	23.4	2

⑳ 経口液剤の調製手順

Web
動画

　処方箋の形式上の確認をした後，順次，処方内容の監査，調剤，交付を行う．経口液剤の投与方法には，「目盛り投与法」と「mL投与法」がある．

1）処方内容の監査（図2・37の処方の調製手順を例に示す）

> 年齢から用量確認
> 5歳男子の用量（添付文書）
> 　①チペピジンヒベンズ酸塩（アスベリン®）シロップ 0.5%：1日量（3〜8 mL）
> 　②シプロヘプタジン塩酸塩（ペリアクチン®）シロップ 0.04%：1回量（4 mL）
> ・チペピジンヒベンズ酸塩には，「アスベリン®シロップ 0.5%」と「アスベリン®シロップ調剤用 2%」があるので注意する．
> ・シプロヘプタジン塩酸塩シロップ 0.04%は1回量が4 mLであり，1日3回なので 12 mL.
> ・チペピジンヒベンズ酸塩の代謝物により，赤味がかかった着色尿がみられることがあるので患者に説明する．

処	チペピジンヒベンズ酸塩シロップ 0.5%	1回2 mL（1日6 mL）
	シプロヘプタジン塩酸塩シロップ 0.04%	1回4 mL（1日12 mL）

　1日3回　朝昼夕食後　4日分

<u>以下余白</u>

> 配合変化表を確認
> チペピジンヒベンズ酸塩シロップとシプロヘプタジン塩酸塩シロップは配合注意
> よって，チペピジンヒベンズ酸塩シロップを別に調剤する．

> 秤量
> （メモ用紙や記録紙を添付する．）
> ※秤取量（全量）は，1日量に4をかけた量
> ① アスベリン®シロップ　　24 mL
> ② ペリアクチン®シロップ　 48 mL
> 投薬瓶を2つに分ける．計量カップ，スポイトなどを使用し，薬剤の服薬量を間違えないように工夫する．

図2・37　患者背景：5歳男子で急性気管支炎に伴う咳嗽，鼻汁，喀痰の症状あり

❶処方箋に記載された医薬品を特定する［薬品名（商標），剤形，規格単位（含量）］．

❷年齢，体重から用量を確認する（6歳未満では生年月日の記載が必要である）．

❸患者インタビュー，薬歴の記載内容から処方薬に問題がないか確認する．

> **気をつけよう！**
> ・抗菌薬が処方されていた場合，過敏症の既往歴を確認する．

❹配合変化の確認を行う．

2）薬液の秤量の計算

❶薬用量に関する記録は，メモまたは記録紙に残し監査時に確認する（処方箋に記入することはできない）．

❷ mL 投与法の場合，1回の服用量が整数になるように賦形する量を計算する（記録紙に残す）．

> **メモ mL投与法での計算方法**
>
> | 商品名 | 1日量 | 全　量 | 計量カップの目盛り |
> |---|---|---|---|
> | ①アスベリン®シロップ | 6 mL | 6 mL×4日 ＝24 mL | 6÷3＝2 mL |
> | ②ペリアクチン®シロップ | 12 mL | 12 mL×4日 ＝48 mL | 1日量の12 mLを3回に分けて服用するので12÷3＝4 mL |
>
> ※目盛り投与法の場合，投薬瓶の必要な目盛りまで賦形するため計算の必要はない．

3）薬札（ラベル）の書記業務（図2・38：mL投与法の場合）

❶患者氏名，用法・用量，調剤年月日，調剤した薬剤師の氏名，調剤した薬局または病院もしくは診療所もしくは飼育動物診療施設の名称および所在地を記入する（薬剤師法第25条，薬剤師法施行規則第14条）．

❷配合不適の場合，投薬瓶を2個に分けるため薬札2枚に記入する．

・各薬札に薬品名を記入し，服用間違いを防ぐ．

・複数枚の薬札（薬袋がある場合，薬袋数も含む）がある場合は，全枚数と番号を記入する（例：1/2，2/2）．

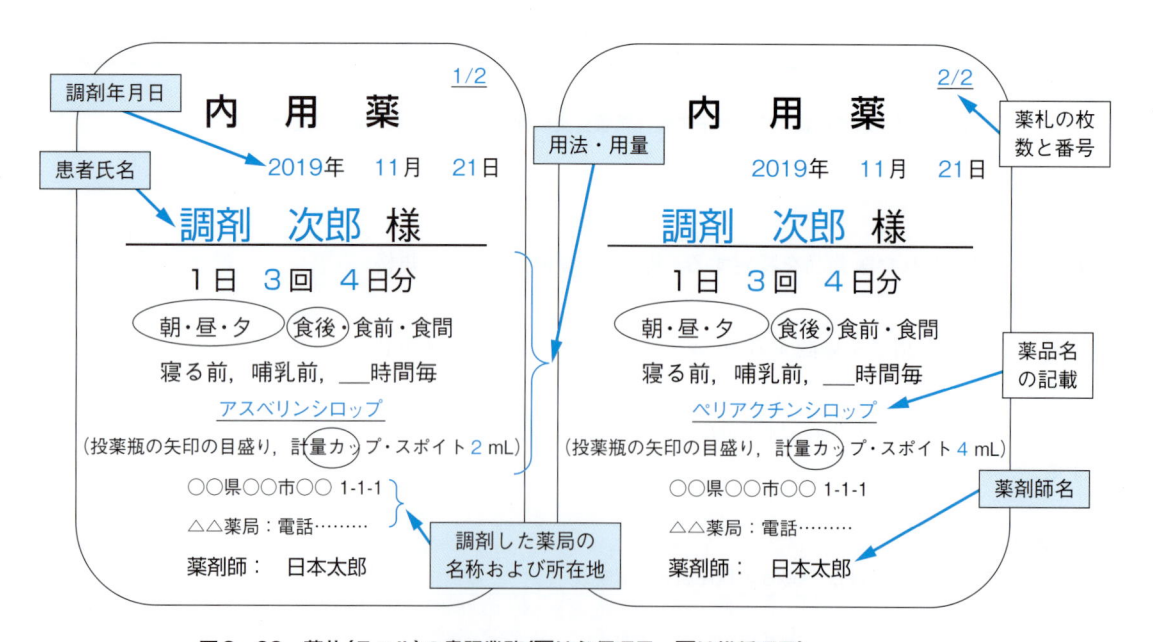

図2・38　薬札（ラベル）の書記業務（□は必須項目，□は推奨項目）

4) 投薬瓶の大きさを決定し洗浄（図2・39，手順1）

滅菌済みの容器（ポリプロピレン）の場合も洗浄する（異物が入っている場合がある）．

> **メモ** 適量の精製水を投薬瓶に入れ「しき水[*32]」にする

5) 秤量に使用するメートグラスなどの器具を洗浄（手順1aとb）

6) 処方箋の記載順序に従い，薬液を秤量

（粘稠性の高いシロップは後で秤量する．麻薬は最後に秤量する）

❶メートグラスを正しく持つ（手順2）．

❷薬剤瓶を必ず指差し確認して取る（取るとき，秤量するとき，戻すときの3回薬品名を確認する）（手順3）．

❸薬剤瓶の持ち方に注意し，懸濁液は泡立たないようによく振とうさせる（手順4）．

❹薬液を秤量する．このとき，薬剤瓶の口をメートグラスに付けない（手順4）．

> **気をつけよう！** ラベルが液だれで汚染されないように，また，薬品名が確認できるように（2回目の確認）ラベルを上にする．

❺多めに秤量した場合は，メートグラス内の薬液を薬剤瓶内に戻さないで捨てる（手順5）．

❻目をメニスカスに合わせる（手順6）．

❼薬剤瓶を戻すときにも薬品名を確認する（手順7）．

❽秤量した薬液を投薬瓶に入れる（手順8）．

❾必要時には賦形剤を加え，全量確認後に1回量を表示する（手順9）．

【mL投与法】1回の服用量が整数になるように賦形剤を加える．この場合，1回服用量が2mLなので賦形しない．

【目盛り投与法】1回の服用量が，投薬瓶本体に記された1目盛りになるよう賦形して調製する．

> **メモ** 目盛り投与法の場合，服用方法に「投薬瓶の矢印の目盛り」を○で囲み，交付時に詳しく指導する．

・必ず，全量および異物の有無を確認する．

❿経口液剤の秤量が終了した適切なときに，メートグラスの洗浄を行う（手順10）．

チペピジンヒベンズ酸塩と同様の手技で，シプロヘプタジン塩酸塩を秤量する（図2・40，☞p.78メモの「計算方法」参照）．

[*32] **しき水** 全量の20%程度入れる水のことで，固形薬剤を溶解する場合や，濃厚溶液同士の相互作用防止を目的とする．シロップ剤などの実際の調剤を行う場合，しき水をする機会はあまりない．しき水を行うか否かは，液剤の特性を考慮する．

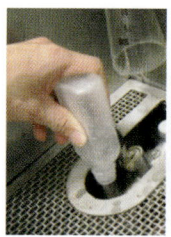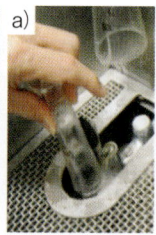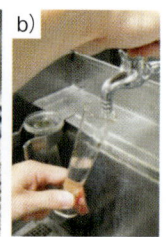

手順1　投薬瓶とメートグラスを洗浄する（a. 噴射洗浄, b. 噴射装置がない場合の洗浄；丁寧に数回洗う）.

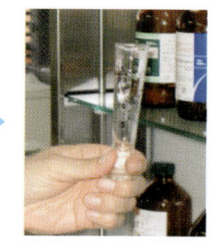

手順2　メートグラスを親指と人さし指で挟み, 中指で支える.

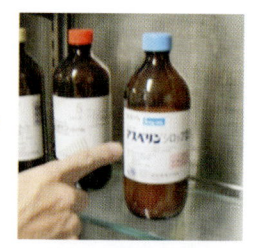

手順3　薬剤瓶を確認する（1回目）.

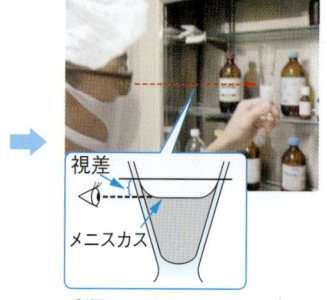

手順6　目をメニスカス（24 mL）に合わせる（視差の防止）.

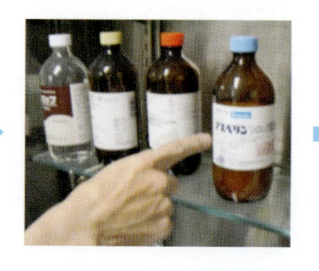

手順7　戻すとき, 薬剤瓶を必ず確認（3回目）する.

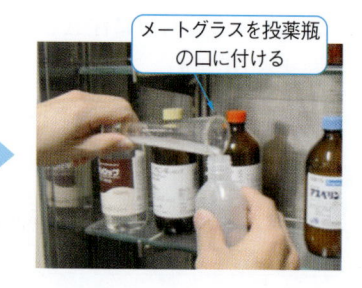

手順8　薬液を投薬瓶に移す.

図2・39　水剤調剤の手順（アスベリン®シロップの場合）

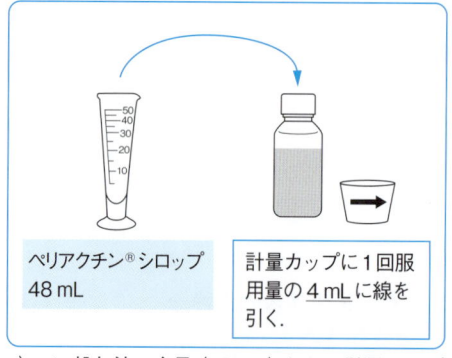

a）mL 投与法：全量（48 mL）とし, 計量カップを付けて交付する.

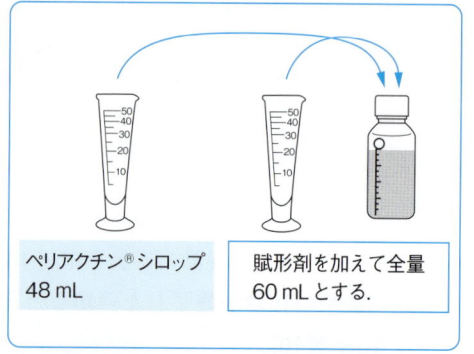

b）目盛り投与法：60 mL 投薬瓶に賦形剤を加えて全量 60 mL とし, 4 の目盛り（4 日分）に○を付け, 1 回服用量に線を引く.

図2・40　水剤調剤の手順（ペリアクチン®シロップ）
全量を確認した後, 「mL投与法」か「目盛り投与法」を行う.

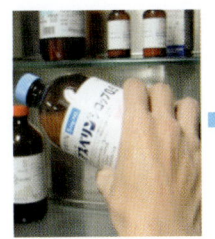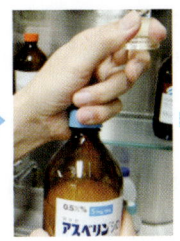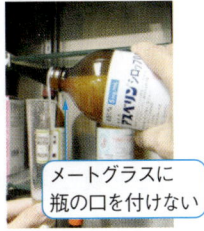

メートグラスに
瓶の口を付けない

手順4　懸濁液は，泡立たないようによく振る．薬剤瓶の蓋を薬指と小指で挟む．ラベルの薬液による汚染を防ぐためラベルを上にして，薬剤ラベルを再度確認して秤量する（2回目：秤量する前に必ず薬品名を確認する）．

手順5　メートグラスに取り過ぎたときは廃棄する．

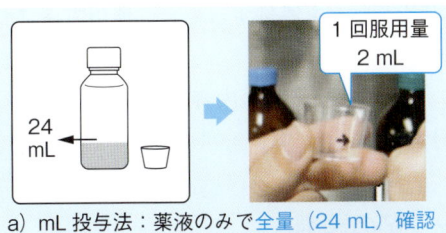

1回服用量
2 mL

a）mL 投与法：薬液のみで全量（24 mL）確認後，計量カップの 2 mL の目盛りに線を引く．

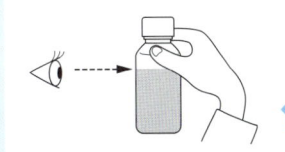

c）a，bともに，全量の確認および沈殿物や異物の有無を確認する．

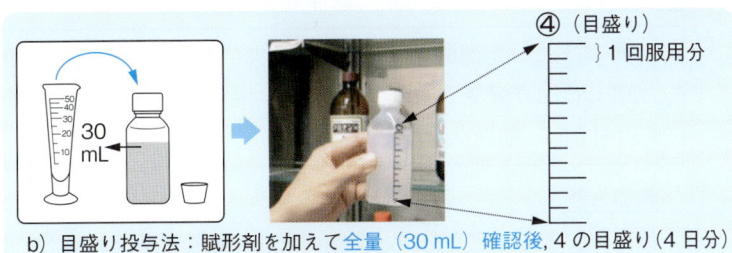

④（目盛り）
}1回服用分

b）目盛り投与法：賦形剤を加えて全量（30 mL）確認後，4 の目盛り（4日分）に○印を付け 1 回服用量に線を引く．

手順9　必要時には賦形剤を加え，全量確認後に 1 回量を表示する．

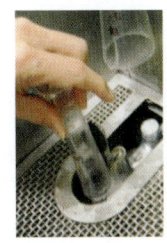

手順10　メートグラスを洗浄する．

気をつけよう！

・シロップ剤は，保存剤[*33] が配合されている場合が多く，単シロップよりも常水か精製水で賦形することが多い．その際は，1 回の服用量が整数になるように，できるだけ希釈しないように加える．

＊33　保存剤　☞ p.76参照

7）薬札（ラベル）の貼付

メモ　目盛り投与法の場合，目盛りが隠れないように注意する．薬札を投薬瓶の首にかけることもある．

8）調剤の監査

❶処方内容を再度確認した後，秤量計算が正しいか確認する．

❷全量を確認し，異物，色，におい，液量，にごり，沈殿，懸濁性を確認する．

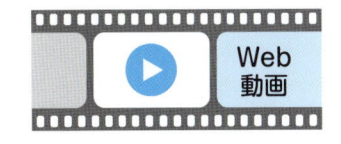

Web
動画

❸計量カップまたはスポイトを添付し，表示を確認する．

❹薬札（ラベル）の記載内容が正しいか最終確認する．

❺蓋が閉まっていることを確認した後，混和して均一にする．

9）経口液剤の交付

❶遮光を必要とする薬剤は，褐色に着色した投薬瓶を用いる．

❷細菌汚染を考慮して長期保存は避け，冷暗所に保存する．

❸泡立たないように振ってから服用するように指示する．

❹服用期間を過ぎた薬剤は，変質の可能性があるので服用しないように指示する．

❺計量カップ，スポイトなどを添付する場合，使用方法について説明する．

❻薬札（ラベル）の記載内容（薬剤の内容や取り扱いに関する注意事項）は，必ず説明する．

㉑ 一般的なシロップ剤の調剤

☐処方例：小児科，4歳男児，急性気管支炎に伴う喘鳴の改善と去痰

サルブタモール硫酸塩シロップ 0.04％	1回1.5 mg（1日4.4 mg）
カルボシステインシロップ 5％	1回150 mg（1日450 mg）
1日3回　朝昼夕食後　3日分	

調製方法

❶添付文書や体重から，各薬剤の用法・用量が適切か確認する．

（A）サルブタモール硫酸塩（添付文書の1日小児用量）

	1歳未満	1歳以上3歳未満	3歳以上5歳未満
成分量として	1.2〜2.4 mg	2.4〜3.6 mg	3.6〜6 mg
シロップ剤0.04％として	3〜6 mL	6〜9 mL	9〜15 mL

（B）カルボシステイン

　添付文書では，幼・小児用量は体重1kgあたり30 mg/日を3回に分割して投与となっている．4歳男児の平均体重[*34]は15〜16 kgであり，450 mg/日は適量と考えられる（実体重を確認すること）．また成人量は500 mg/回→1日3回なので1500 mg/日，4歳の場合，下記式より450 mg（375〜540 mg）/日は適量と考えられる．

・Youngの式

年齢/（年齢＋12）×成人薬用量＝4÷（4＋12）×1500 mg＝375 mg

・Augsbergerの式

[（年齢×4＋20）/100]×成人薬用量＝（4×4＋20）÷100×1500 mg＝540 mg

メモ　遮光が十分でない場合があるため，氏名，用法・用量などの必要事項を記載した遮光袋に入れる．アルファカルシドール，メナテトレノンなど．

メモ　計量カップを添付した投薬瓶（経口液剤）を2種類以上交付する場合，各薬剤と計量カップを取り違えないような工夫を行い服薬指導する（計量カップ付き投薬瓶を使用することも有効である）．
事故例：かぜをこじらせた女児（9ヵ月）と気管支喘息の兄（7歳）の投薬瓶のラベルの貼り間違い（結果：兄の薬剤を服用した女児は，配合されていた抗ヒスタミン薬の副作用により寝込み，昼夜が逆転するなどの症状が現れた）

＊34　**平均体重**　平均身長・平均体重は日本成長学会・日本小児内分泌学会合同標準値委員会作成の「2000年日本人小児の体格 標準値」（https://auxology.jp/ja-children-physique）などを参照．

> **メモ 小児薬用量**
> ・Von Harnack の換算表は Augsberger の式から算出された値に近似しており汎用されている
>
> | 月年齢 | 新生児 | 3ヵ月 | 6ヵ月 | 1歳 | 3歳 | 7.5歳 | 12歳 | 成人 |
> |---|---|---|---|---|---|---|---|---|
> | 薬用量比 | 1/20〜1/10 | 1/6 | 1/5 | 1/4 | 1/3 | 1/2 | 2/3 | 1 |
>
> ・Crawford の体表面積を使った式
>
> $$（小児体表面積 / 成人体表面積）×成人量$$
> $$体表面積(cm^2)＝体重(kg)^{0.423}×身長(cm)^{0.725}×71.84$$

❷パーセント濃度から 1 mL あたりの mg を計算した後，各経口液剤の1日量と全量を求める．

> **メモ パーセント濃度**
> ・w/v%（質量対容量百分率）：溶液 100 mL 中に溶けている物質のグラム(g)数
> ・w/w%（質量百分率であり，日本薬局方では単に％表示と定められている）：溶液 100 g 中に溶けている溶質のグラム(g)数，または賦形剤を合わせた散剤 100 g 中に含まれる物質のグラム(g)数

(A) サルブタモール硫酸塩について（1 mL 中のサルブタモール硫酸塩を求める）

$$0.04\% = 0.04\ g/100\ mL × 1000\,(g→mg) = 0.4\ mg/mL$$

∴ 1 mL 中に 0.4 mg のサルブタモール硫酸塩

1日量のサルブタモール硫酸塩：4.4 mg ÷ 0.4 mg/mL = 11 mL

3日分の秤量数：11 mL × 3日分 = 33 mL

(B) カルボシステイン：5％ = 50 mg/mL

1日量のカルボシステイン：450 mg ÷ 50 mg/mL = 9 mL

3日分の秤量数：9 mL × 3日分 = 27 mL

❸配合変化に問題がなければ，投薬瓶に薬液秤量後，必要があれば賦形剤を加えて全量を確認する．

【mL投与法】サルブタモール硫酸塩シロップ0.04％ 33 mL，カルボシステインシロップ 5％ 27 mL を順次100 mL投薬瓶に注ぎ込む．1日量は 20 mL となり3の倍数である 21 mL になるように，1日あたり1 mL の賦形が必要となる．3 mL（1 mL × 3日分）の常水か精製水，または単シロップを賦形し全量63 mL を確認する．計量カップの7 mL の目盛りに線を引く（☞図2・40）．

薬品名	％濃度→1 mL中の成分量	1日量	3日量
a) サルブタモール硫酸塩	0.04％＝0.4 mg/mL	11 mL	33 mL
b) カルボシステイン	5％＝50 mg/mL	9 mL	27 mL
c) 賦形剤（常水，精製水，単シロップ）		1 mL	3 mL
合 計		21 mL	63 mL

【目盛り投与法】今回の処方では，2種類のシロップ剤の総量が 60 mL であるため，60 mL 投薬瓶に注ぎ込み，賦形剤を加えずに目盛り投与法で投薬するのが現実的である．3の目盛り（3日分）に○を付け1目盛りずつ服用するように指導する（3の目盛りには，3×3で9目盛りある）．

㉒ 予製液

予製とは，調剤をする上で，使用頻度の高い溶液をあらかじめ調製[*35]しておくことである．10%ヨウ化カリウム液（チオ硫酸ナトリウム水和物 0.04%添加），10%希塩酸液，0.1%アトロピン硫酸塩液などがあげられる．

*35　水剤は安定性の問題や汚染の可能性が高いことから，予製する場合は当日使用分とする．

■ 10%ヨウ化カリウム液（100 mg/mL）

ヨウ化カリウム（KI）	100 g
チオ硫酸ナトリウム水和物（$Na_2S_2O_3$）	0.4 g
常　水	適　量
全量	1000 mL

■ 3%内服用ルゴール液

ヨウ素（I_2）	3 g
ヨウ化カリウム（KI）	6 g
精製水	適　量（必ず精製水）
全量	100 mL

効能・効果：甲状腺機能亢進症，甲状腺腫，放射性ヨウ素投与前処置（甲状腺ブロック）

㉓ リモナーデ剤

リモナーデ剤は，甘味および酸味のある澄明な液状の内用液であり，塩酸リモナーデがある．塩酸リモナーデを調剤するとき，10%希塩酸液をあらかじめ予製しておくと調剤効率がよい．

■ 塩酸リモナーデ

*36　**希塩酸**（日局17）　塩酸 23.6 mL に水を加えて 100 mL とする（10%）．

希塩酸[*36]	0.5 mL
単シロップ	8 mL
精製水	適　量
全量	100 mL
1日3回　朝昼夕食前　2日分	

効能・効果：胃酸欠乏症，熱性病の消化促進，手術後の食欲不振．

㉔ 経口ゼリー剤

　アドヒアランスの向上を目指し，高齢患者のために，既存の散剤や錠剤などの服用量の多さや味の改善などを図った，服用しやすい新剤形として開発された．

　適度な流動性があるので嚥下しやすいことが特徴である．アシクロビル，ドネペジル塩酸塩，グラニセトロン塩酸塩，シロスタゾール，アレンドロン酸ナトリウム水和物などの製剤がある．

a エアープッシュゼリー

　エアープッシュゼリーは，製剤内での安定性や滅菌時の安定性などで主薬の問題がない例において，服用しやすさを目的として包装の工夫を行った上で開発された．図2・41右上のＩ字型ノッチ部で開封した後，左側の加圧エアー部を押すことで，ゼリー状の薬剤が容易に出てくる．

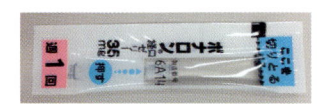

図2・41　エアープッシュゼリーの例

　エアープッシュゼリーとしての注意点として，以下の注意が添付文書に記載されている．

▶**適用上の注意**

①投与経路：内服用にのみ使用させること．
②服用時：開封後は速やかに服用し，残分は廃棄させること．
③薬剤交付時：包装のまま服用しないように指導すること．

▶**取扱い上の注意**

①誤用を避けるため，ほかの容器に移しかえて保存しないこと．
②小児の手の届かないところに保存すること．
③高温を避けて保存すること．
④上に重いものをのせないこと．
⑤携帯するときは，折り曲げないように注意すること．

b その他の経口ゼリー剤

　多層フィルムに封入した製剤にはアレンドロン酸ナトリウム経口ゼリーなど，カップに封入した製剤には，イソソルビド内服ゼリー，ポリスチレンスルホン酸カルシウム経口ゼリー，分岐鎖アミノ酸製剤経口ゼリーなどがある．これらの薬剤にはかさばるという欠点や，味に問題がある場合もある．

c 嚥下を支援する補助剤・嚥下補助食品

　高齢社会においては，高齢化に伴う運動機能の低下や薬剤管理能力の低下が問題となってくる．とくに嚥下に支障がある場合はアドヒアランスの上で問題となる．また，誤嚥性肺炎の可能性も発生する．

　高齢者が服用しやすい剤形（口腔内崩壊錠，フィルムシート剤），嚥下しやすい剤形（直径7〜8 mmの小型錠剤），経口ゼリー剤などでも対

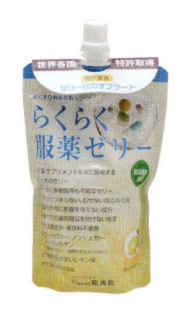

図2・42　嚥下補助食品の例

応できない場合またはそのような剤形が存在しない場合には，嚥下を補助する嚥下補助食品（製品）の利用がある．デンプン，増粘多糖類（カラギナン，ペクチン，アルギン酸など），デキストリンなどで構成され，水に溶解した後は澄明な溶解状態を示す．とろみ剤として食事の用途に用いられる．服薬を目的としたゼリー状オブラートも市販されている（図2・42）．

内服の困難さを軽減した製剤の例：カリメート®ドライシロップ　　コラム

　高カリウム血症治療薬であるポリスチレンスルホン酸カルシウム散（カリメート®散）の懸濁性や服用感，携帯性などの改善を目的に，ドライシロップ化した製剤が発売された．カリメート®ドライシロップ（図2・43）は懸濁時に沈殿しにくく，服用時のザラツキ感が軽減され，携帯に便利なスティック包装となっている．懸濁した際はゼリー状になる．

　用法：1回量を水30〜50 mLに懸濁し，経口投与する．かなり混ぜる必要がある．

　現在は，水に懸濁することなくそのまま服用可能な，ゲル状懸濁液であるカリメート®経口液も発売されている．

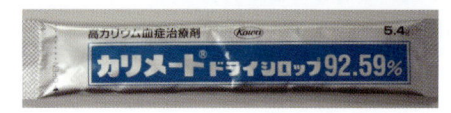

図2・43　ドライシロップ化の例

内服の困難さを軽減した補助剤の例：アミノレバン®EN 配合散のゼリーの素　　コラム

調製方法

❶アミノレバン®EN配合散専用溶解容器にお湯を入れて溶解容器を温める．

❷溶解容器内のお湯を捨て，新たに熱湯を50の目盛りまで入れ，アミノレバン®EN配合散専用「ゼリーの素」（図2・44）1袋を入れる（なるべく溶解容器の内側に付着しないように）．

❸溶解容器のキャップをして，溶解容器を寝かさずお湯を回転させるように混ぜて，「ゼリーの素」をよく溶かす．

※やけどしないように注意する．

❹水を目盛り100になるように入れる．

❺アミノレバン®EN配合散1包と好みの専用フレーバーを入れる．

❻キャップをしっかり閉め，上下によく振って溶かす．

❼適当な容器に流し込み，冷蔵庫で冷やし固まったら早めに服用する．

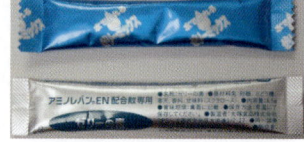

図2・44　ゼリーの素の例

㉕ 経口フィルム剤

　経口フィルム剤は，薄く，柔軟なゲル化フィルムであり，このフィルムを舌の上，あるいは下に置くと，少量の唾液で溶解する．口腔内で速やかに溶解または崩壊する口腔内崩壊フィルム剤である．

　水なしで服用が可能なため，災害時や，固形剤や水を飲むことが難しい患者，小児にも適した剤形である．アムロジピン，オロパタジン，オンダンセトロン，シルデナフィル，ゾルピデム，ドネペジル，ナルフラフィン，ボグリボース，ロラタジンなどの製剤がある．

C　口腔内に適用する製剤

　口腔内に適用する製剤としては，口腔用錠剤，口腔用液剤，口腔用スプレー剤，口腔用半固形剤の4種類がある．

❶ 口腔用錠剤

　口腔用錠剤は，口腔内に適用する一定の形状の固形の製剤であり，トローチ剤，舌下錠，バッカル錠，付着錠およびガム剤が含まれる（表2・28，表2・29）．

表2・28　口腔用錠剤の種類と特徴

種　類	特　徴
トローチ剤	薬物が唾液により徐々に溶け，口腔や咽頭などの粘膜に長時間作用する
舌下錠	舌下に挿入し，薬物を口腔粘膜から吸収させ，早期に効果を発現させる
バッカル錠	口腔内の頬側面に挿入し，徐々に薬物を吸収させる
付着錠	口腔粘膜に付着させ，患部を保護し，薬物を持続的に浸透させる
ガム剤	咀嚼により有効成分を放出させ，粘膜より吸収させる

表2・29　口腔用錠剤の患者への服薬指導内容

分　類	指導内容
トローチ剤	噛み砕いたり，飲み込んだりせずに，溶けきるまで口の中で溶かしてください
舌下錠	噛み砕いたり，飲み込んだりしないで，舌の下で溶かしてください
バッカル錠	噛み砕いたり，飲み込んだりしないで，歯茎と頬の間に入れて自然に溶かしてください
付着錠	口腔内の患部に付着させて，飲み込まないようにしてください．貼付後，薬剤が患部からはがれることがあるので，飲食をしばらく避けて，舌で触ったりしないでください．食後や寝る前に貼ってください
ガム剤	一般用医薬品(OTC薬)であるニコチンガムは，噛んで(15回程度)ピリピリ感や辛みが出たとき，頬の粘膜に密着させてください(☞p.90参照)

a トローチ剤

　医薬品を一定の形状に製したもので，口内で徐々に溶解または崩壊させて，口腔，咽頭などに適用する口腔用錠剤である．各種成分を含有す

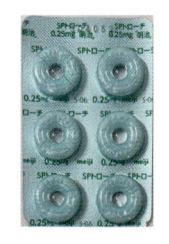

図2・45 トローチ剤の例

るトローチ剤（図2・45）があり，主に，抗菌薬を含有するものと殺菌剤を含有するものに分類できる．医療用医薬品のみならず，一般用医薬品（OTC薬）でも市販されている．

▶ **トローチ剤の成分例**

デカリウム，テトラサイクリン，ドミフェン，クロトリマゾール，セチルピリジニウム

かぜなどによるのどの荒れ・痛み・腫れといった不快感を緩和し，口腔内の殺菌・消毒，口臭の除去効果もある．口内で時間をかけて溶かすことで効能を発揮するため，噛み砕いたり飲み込んだりすると効果が薄れる．そのため甘味料や香料が添加されることが多い．穴は，誤って飲み込んで気管支に詰まり窒息死する事故が多発したため，空気の通り道として開けられた．なお，トローチ剤の形状は錠剤であるが，患部に直接作用することから，内服薬とは異なり外用薬に分類される．

ⓑ 舌下錠

舌下錠は，舌下に入れ，有効成分を速やかに溶解させ（図2・46），急速に薬物を口腔粘膜から吸収させる口腔用錠剤である（図2・47）．狭心症発作時に用いるニトログリセリン錠などがある．速やかな効果をもたらすため，崩壊時間は2分以内と通常の錠剤の30分以内に比べ短時間に設定されている．舌下粘膜からの吸収は早く，発作時には大きなメリットになる．また，初回通過効果を受けずに全身血流に薬物が到達する．飲み込むと，作用の発現が遅れたり，初回通過効果のため無効になる．

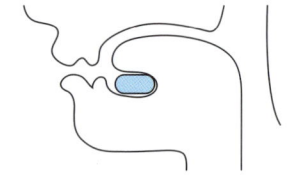

図2・46 舌下錠の使用方法
錠剤を舌下に挿入する．
口腔内が乾いていたら，口腔内を水で湿らす．

* 37 **アカラシア** 食道噴門部摂食障害という原因不明の病気である．食道の噴門部が機能しなくなるために食物が飲み込みにくくなる．

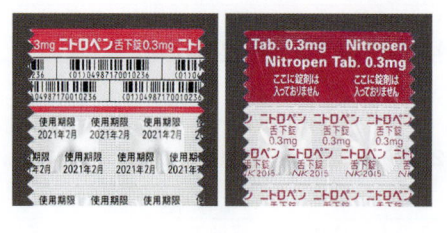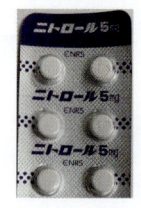

図2・47 舌下錠の例

ニトログリセリン舌下錠（ニトロペン®舌下錠） コラム

狭心症，心筋梗塞，心臓喘息，アカラシア*37の一時的な症状緩和に用いられる．ニトログリセリンとして，通常成人0.3〜0.6 mg（本剤1〜2錠）を舌下投与する．狭心症に対し，投与後の効果は通常1〜2分で現れるが，5分ほどたっても効果が出現しない場合には，さらに0.3〜0.6 mg（本剤1〜2錠）を追加投与する（1回の発作には3錠まで）．年齢，症状により適宜増減する．

ニトログリセリン舌下錠は，シルデナフィルクエン酸塩，バルデナフィル塩酸塩水和物，タダラフィルといったホスホジエステラーゼ-5阻害作用を有する薬剤やリオシグアトのようなグアニル酸シクラーゼ刺激作用を有する薬剤との併用により，本剤の降圧作用が増強されることがあるため，併用禁忌である．

c バッカル錠

　バッカル錠は，バッカル部位（頰と歯茎の間）に投与して（図2・48），唾液により徐々に薬物を溶解させ，口腔粘膜から吸収させる錠剤である（図2・49）．全身作用，即効性が期待できる．噛んだり飲み込んだりしてはいけない．口腔粘膜は小腸などの消化管に比べると吸収性は低いが，口腔粘膜から吸収された薬物は門脈を経ずに全身血流に到達するため，初回通過効果を回避できる特徴がある．

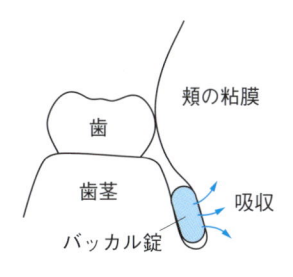

図2・48　バッカル錠の使用方法

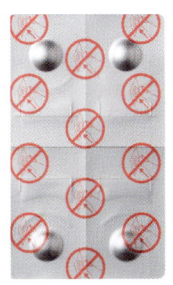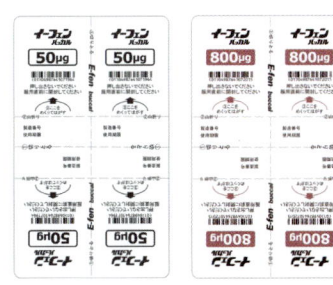

図2・49　バッカル錠の例

コラム

口腔粘膜吸収がん性疼痛治療薬：即効性オピオイド（ROO）製剤

■フェンタニルクエン酸塩バッカル錠

　選択的オピオイド μ 受容体作動性の強オピオイド鎮痛薬であるフェンタニルクエン酸塩を含有するバッカル錠（含有量：$50\mu g$・$100\mu g$・$200\mu g$・$400\mu g$・$600\mu g$・$800\mu g$）が開発された．即効性オピオイド［ROO（rapid onset opioids）］製剤として，がん性疼痛の緩和医療において，強オピオイド鎮痛薬を定時投与中の患者における突出痛の鎮痛が効能・効果として承認されている．

　上顎臼歯の歯茎と頰の間に入れて溶解させ，成分を口腔粘膜から吸収させる．1回 $50\mu g$ あるいは $100\mu g$ から開始し，1回 $800\mu g$ まで増量可能である．また，効果が不十分な場合，投与後30分後以降に同一用量を1回追加投与できる．1日あたり4回以下の突出痛に対する使用にとどめること，とされている．

　また，タイトレーション（用量調節）は，1回の突出痛に対して，1回投与で十分な鎮痛効果が得られるよう1段階ずつ用量を漸増し，患者ごとの至適用量を決める．1回の突出痛に対し $50\mu g$ または $100\mu g$ で開始し，$800\mu g$ で十分な鎮痛効果が得られない場合には，ほかの治療法への変更を検討する．

　なお，フェンタニルクエン酸塩バッカル錠は，経皮吸収型製剤と同様，フェンタニルが薬物代謝酵素 CYP3A4 で代謝されることから，この酵素に影響を与える薬剤との相互作用には十分な注意が必要である．主な副作用として，眠気・傾眠，悪心・嘔吐および浮動性めまいのほか，重大な副作用として，依存性，呼吸抑制，意識障害，ショック，アナフィラキシー，けいれんなどが認められている．

コラム

がん性疼痛の緩和療法

　がん性疼痛の緩和療法では，強オピオイド鎮痛薬の定時投与中にみられる一時的に増強する痛み（突出痛）に対しては，レスキュー・ドーズとして即効性の高い製剤が必要となる．レスキュー・ドーズには，経口モルヒネ製剤や経口オキシコドン製剤が主に使用されるが，現在，がん性疼痛治療に汎用されているフェンタニルの経皮吸収型製剤（パッチ製剤）の使用患者からは，より短時間で効果が発現するフェンタニル製剤が望まれており，フェンタニルクエン酸塩バッカル錠の出現により，がん性疼痛での緩和療法がより一層進展し，患者のQOLならびにADLの向上に寄与することが期待される．

d 付着錠（貼付錠）

付着錠は，口腔粘膜に付着させて用いる口腔用錠剤である（図2・50）．本剤には，通常，ハイドロゲルを形成する親水性高分子が用いられる．付着錠もトローチ剤同様，飲み込んでは効果が得られない薬剤である．

一般的に，口内炎の治療には，塗り薬のほか付着錠も汎用される．薬効成分が入った付着層とそれを支える唾液に溶ける支持層に分かれる構造をもつ．付着錠は，付着層側を患部にあてて用い，付着層は唾液を含むことで膨潤し，炎症部位を保護しながら薬効成分を患部に徐々に浸透させていく仕組みを有する．

指先を唾液でぬらし，錠剤の支持層に指先を付けて，そのまま錠剤で患部をできるだけ被覆するように患部粘膜に付着層を軽くあて，2〜3秒指先で押さえた後指先を離す（図2・51）．

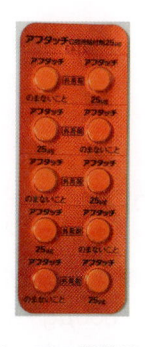

図2・50　付着錠の例

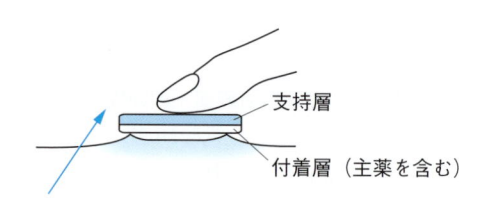

支持層

付着層（主薬を含む）

図2・51　付着錠の使用方法
支持層を湿らせた手で付け，炎症部位に付着層を付着させる．

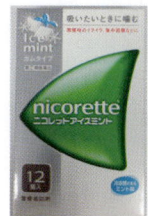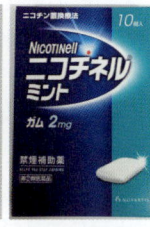

図2・52　ガム剤の例

e ガム剤

ガム剤は，咀嚼により，有効成分を放出する口腔用錠剤である．ガム基剤として，植物性樹脂や熱可塑性樹脂ならびにエラストマーなどが用いられている．

ニコチンガム製剤：ニコレット®　　　　　　　　　　コラム

ニコレット®（図2・52）は，薬局や薬店，ドラッグストアで販売される第二類医薬品であり，禁煙補助剤として市販されている．禁煙時のイライラや集中困難などの症状を緩和するとともに，ニコチン摂取量や噛む量，タイミングを自己調節できる利点がある．ガムを噛んで，ピリピリなどの刺激があるとき，頬と歯茎の間にガムを置き，味がなくなるまで約1分以上そのままにして，口腔粘膜からニコチンを吸収させる．これを30〜60分繰り返す．ニコレット®の使用量は，従来の喫煙本数やタバコの依存度の程度に応じた適量を使用し，1日の最大使用個数は24個を超えないこと．禁煙に慣れてきたら（1ヵ月前後），1週間ごとに1日の使用個数を1〜2個ずつ減らしていき，1日の使用個数が1〜2個となった段階で使用をやめる．なお，使用期間は3ヵ月をめどとする．

❷ 口腔用液剤

口腔用液剤は，口腔内に適用する液状または流動性のある粘稠なゲル状の製剤であり，含嗽剤が含まれる．

a 含嗽剤

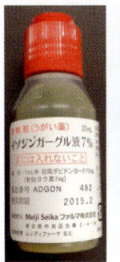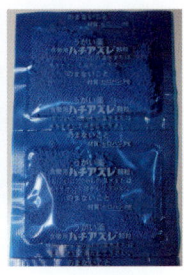

含嗽剤は，うがいのために口腔，咽頭などの局所に適用する液状の製剤であり，用時溶解する固形の製剤が含まれる（図2・53）．また，含嗽剤には消毒・抗菌作用を目的とするものと，抗炎症作用を目的とするものがあり，1日数回うがいに用いる．

図2・53　含嗽剤の例

❸ 口腔用スプレー剤

口腔用スプレー剤は，有効成分を霧状，粉末状，泡沫状またはペースト状などとして噴霧させ，口腔内に適用する製剤である．溶剤に有効成分および添加剤を溶解または懸濁させ，必要に応じて，ろ過した後，液化ガスあるいは圧縮ガスとともに容器に充てん後，スプレー用ポンプを装着した製剤である（図2・54）．

a 人工唾液製剤

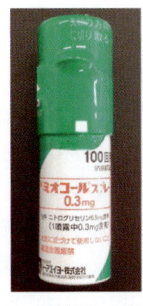

図2・54　口腔用スプレー剤の例

人工唾液製剤は，唾液の代用として，口腔粘膜上皮細胞の乾燥を防ぎ，正常な細胞機能を保持する目的で使用される．通常，シェーグレン症候群や頭頸部の放射線照射による唾液腺障害に基づく口腔乾燥症の症状改善に用いられる．成分として，塩化ナトリウム，塩化カリウム，塩化カルシウム水和物，塩化マグネシウム，リン酸二カリウムを含有する無色の噴霧式エアゾール剤であり，噴射剤として二酸化炭素が使用されている．

> **コラム**
>
> **口腔乾燥症**
>
> 口腔乾燥症を有する患者においては，唾液の分泌低下や口腔粘膜の水分蒸散などの結果，口腔内の乾燥状態が生じ，その結果，摂食や会話，睡眠など多岐にわたり日常生活に支障をきたすため，口腔外科領域では患者のQOLの観点からその改善が重要な課題となっている．また，高齢化により，生理機能の低下に伴う唾液分泌機能の低下はもとより，多くの疾患の治療のために服用している薬による口渇などの副作用が原因となり，今後も口腔内の乾燥を訴える患者数が増加することが予想される．

❹ 口腔用半固形剤

口腔用半固形剤は口腔粘膜に適用する製剤であり，クリーム剤，ゲル剤または軟膏剤がある（図2・55，図2・56）．本剤を製するには，通例，有効成分を添加剤とともに精製水およびワセリンなどの油性成分で乳化するか，または高分子ゲルもしくは油脂を基剤として有効成分および添加剤とともに混和して均質とする．

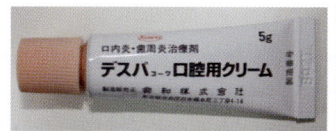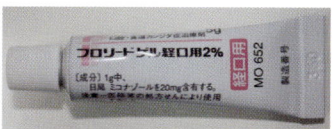

図2・55 口腔用クリーム剤・ゲル剤の例

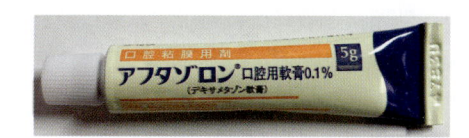

図2・56 口腔用軟膏剤の例

口腔ケアの重要性 コラム

わが国における肺炎による死亡者のほとんどは65歳以上の高齢者であり，肺炎は高齢者にとって非常にリスクの高い疾患といえる．また，人工呼吸器装着中の患者などは，意識障害や鎮静・麻痺などに伴う運動機能の低下や，脳障害に伴う嚥下・咳反射の消失があり，さらに低栄養状態や易感染状態にあることが多く，高齢者と同様に肺炎予防のための対策が非常に重要であるといえる．いずれの肺炎も，口腔や咽頭部に定着した細菌が唾液などを介して気管へたれ込む silent aspiration が主な原因であるとされており，口腔ケアは口腔衛生，歯科疾患の予防を目的とした日常のケアはもとより，誤嚥性肺炎や人工呼吸器関連肺炎の防止など，厳重な感染対策が求められている．

現在では，口腔ケアの概念が保健・医療・福祉の分野に広く浸透しており，「口腔内を清潔に保つこと」と「口腔機能を維持・向上すること」に目的が大別できる．とくに，要介護高齢者の口腔ケアでは，誤嚥性肺炎や口腔内の乾燥の予防，さらには老化や障害による口腔機能の低下を予防・改善することが主眼となっている．

口腔内の乾燥については，元来，口から食べることができない，あるいは服用薬の抗コリン作用による唾液分泌抑制に由来する口渇といった副作用があると，唾液の分泌量が減少することで口腔内の乾燥が出現する．その結果，唾液の抗菌作用や洗浄作用が低下し，口腔内が不潔となり易感染状態となることから，患者のQOLが著しく低下することが考えられる．唾液分泌を促進する目的で，舌体操や嚥下体操といった口腔機能訓練や，唾液腺，口腔粘膜のマッサージなど，さまざまなメニューを組み合わせた口腔ケアが必要となる．

■3M™オプトレオーズ™口腔用保湿ジェル

口腔化粧品であり，成分として水，グリセリン，アルギン酸ナトリウム，ヒドロキシエチルセルロース，セチルピリジニウムクロリド，安息香酸ナトリウム，クエン酸，クエン酸ナトリウムを含有する口腔用ゲル剤である．塗布しやすく回収が容易な製剤設計で，口腔内のマッサージ時にも使用できる．口腔ケアおよび口腔内の保湿に常時使用するための設計となっている．

D　気管支・肺に適用する製剤

❶ 吸入剤

　吸入剤は，有効成分をエアゾールとして吸入し，気管支または肺に適用する製剤で，**吸入粉末剤，吸入液剤**および**吸入エアゾール剤**がある[*38]．吸入投与のために適切な器具または装置を使用するか，または吸入用の器具を兼ねた容器に充てんするものである．薬物を肺に到達させ吸収させるには，粒子径として $1 \sim 5 \mu m$ が適当である．より大きいものは口腔や咽頭，気管支への沈着が増加し，より小さいものは肺まで到達しても吸収される前に呼気とともに排出される．

（1）全身作用を目的とする場合の利点

・作用発現が早い（静脈内注射と同等）．

・初回通過効果および消化管内分解を回避できる．

・経口より低用量ですみ，副作用の軽減が期待できる．

（2）局所作用を目的とする場合の利点

・均一な薄層を患部に形成でき，作用が局所に限局できる．

（3）欠　点

・吸入ステロイド剤は，吸入後に十分なうがいをしない場合，**口腔内カンジダ症**や**嗄声**が生じることがある．

コラム

　β_2刺激薬は世界ドーピング防止規程（☞p.285参照）で禁止物質とされ，監視プログラムに入っているが，サルブタモール（24時間で最大投与量 $1600 \mu g$），ホルモテロール（24時間で最大 $54 \mu g$），サルメテロール（24時間で最大 $200 \mu g$），ビランテロール（24時間で最大 $25 \mu g$）の吸入剤については例外物質とされているため，気管支喘息患者のスポーツ選手も服用が可能である（2023年禁止表国際基準）．吸入剤は企業によって1吸入あたりの薬物放出量が異なるため，注意が必要である．

---

[a] 吸入粉末剤

　吸入粉末剤は，吸入量が一定となるように調製された固体粒子のエアゾールとして吸入する製剤である．医薬品の微粒子粉末のみ（$1 \sim 5 \mu m$）では器具などに付着・残留するため，乳糖などの不活性な担体と二次粒子（$60 \sim 90 \mu m$）を形成させ，**ドライパウダー吸入器**（DPI[*39]：図2・57a）に正確に一定量を充てんし，吸入しやすくしているものが多い．容器は，通例，密閉容器とし，製剤の品質に湿気が影響を与える場合は，防湿性の容器を用いるか，防湿性の包装を施す．

（1）種　類

　主な吸入粉末剤を表2・30に示す．

　近年では，**短時間作用性 β_2 刺激薬（SABA）**[*40] と**長時間作用性 β_2 刺激薬（LABA）**[*41] が開発され，前者は強い気管支拡張作用によって気流

[*39]　**DPI**　dry powder inhaler

メモ　この剤形は気管支喘息の患者に用いられることが多く，何種類も使うときは β 刺激薬→抗コリン薬→副腎皮質ステロイドの順番で吸入する．これは，即効性である β 刺激薬を先に吸入し気道を拡張させた後に他剤を吸入することにより，より多くの薬物が末梢までいきわたるようにするためである．上手に吸入できない場合は，吸入補助器（スペーサー）を使用する．

[*40]　**SABA**　short acting β_2 agonist

[*41]　**LABA**　long acting β_2 agonist

＊42 **LAMA** long acting muscarinic antagonist
＊43 **COPD** chronic obstructive pulmonary disease

制限に伴う急性期の喘息の症状である喘鳴や呼吸困難，咳などの症状の改善に，後者は長時間作用性抗コリン薬（LAMA＊42）との配合剤として慢性閉塞性肺疾患（COPD＊43）治療薬として用いられる．

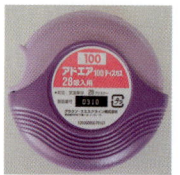
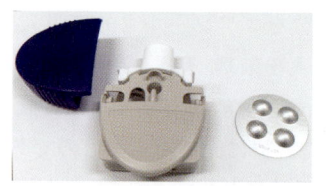

a）ディスカス   b）ディスクヘラー

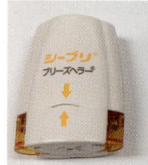
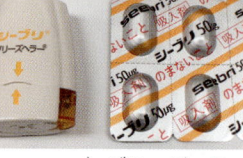
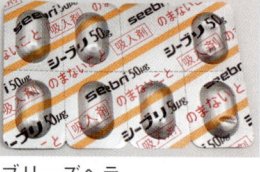
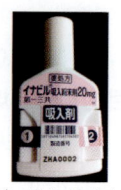

c）ブリーズヘラー   d）吸入粉末剤

図2・57　吸入粉末剤の例

表2・30　主な吸入粉末剤の専用器具と主成分

専用器具	一般名	薬効
ディスカス （図2・57a）	サルメテロールキシナホ酸塩	β_2刺激薬
	フルチカゾンプロピオン酸エステル	副腎皮質ステロイド
ディスクヘラー（図2・57b）	ザナミビル水和物	ノイラミニダーゼ阻害薬
タービュヘイラー	ブデソニド	副腎皮質ステロイド
	ホルモテロールフマル酸塩水和物	β_2刺激薬
ジェヌエア	アクリジニウム臭化物	ムスカリン受容体拮抗薬
ツイストヘラー	モメタゾンフランカルボン酸エステル	副腎皮質ステロイド
スイングヘラー	プロカテロール塩酸塩水和物	β_2刺激薬
ハンディヘラー	チオトロピウム臭化物水和物	抗コリン薬
ブリーズヘラー （図2・57c）	グリコピロニウム臭化物	抗コリン薬
	インダカテロールマレイン酸塩（酢酸塩）	β_2刺激薬
	モメタゾンフランカルボン酸エステル	副腎皮質ステロイド
イーヘラー	シクレソニド	副腎皮質ステロイド
スピンヘラー	クロモグリク酸ナトリウム	抗アレルギー薬
エリプタ	フルチカゾンフランカルボン酸エステル	副腎皮質ステロイド
	ウメクリジニウム臭化物	抗コリン薬
	ビランテロールトリフェニル酢酸塩	β_2刺激薬
（吸入容器）（図2・57d）	ラニナミビルオクタン酸エステル水和物	ノイラミニダーゼ阻害薬

注：専用器具の使用方法については，それぞれ異なるため，各医薬品の添付文書などで確認すること

（2）特　徴

DPIは適切な吸入速度が必要であるため，乳幼児には向かないとされている．しかし，吸入エアゾール剤を使用するとき，薬物の噴射と吸気の同調が難しい患者に適している．また，多種類のデバイスが存在し，吸気流速などの患者の状況に応じて薬剤を選択する（表2・31）．

表2・31　各吸入デバイスの吸入に必要な吸気流速

デバイス	吸入に必要な吸気流速（L/min）
エリプタ	30以上
スイングヘラー	20以上
タービュヘイラー	30以上
ツイストヘラー	20以上
ディスカス	30以上
ディスクヘラー	60以上
ハンディヘラー	20以上
ブリーズヘラー	50以上

各製薬企業回答による
［井戸雅子：これだけは押さえておきたい吸入指導のポイント.
月刊薬事56(3)：p.349, 2014より許諾を得て一部改変して転載］

（3）使用方法（図2・58）

DPIを地面と水平に持つ. 吸入前に息を吐き, 早く深く吸い込むように吸入する. 吸入後はDPI（マウスピース）から口を離して3〜4秒程度息を止め, その後ゆっくりと息を吐き出す. 口腔内や咽頭に薬物が残留することによる局所的な副作用を防止するため, 十分なうがいをする必要がある.

b 吸入液剤

吸入液剤は, ネブライザーなどにより適用する液状の吸入剤であり（図2・59）, 通例, 気密容器に保存する.

（1）種　類

主な吸入液剤を表2・32に示す.

ネブライザーには, ジェット式と超音波式があり, 前者はコンプレッサーによる高速の空気流を利用して微粒子滴をつくり出し, 後者は超音波振動により均一な粒子をつくり出す. また, 最近では携帯用ネブライザーとして改良されている. 液滴の径が細かすぎないメッシュ式ネブライザーもある（図2・60）.

（2）特　徴

吸入液剤は, 自発呼吸下で行え簡単に吸入できるため, 吸引力が弱く, 吸気との同調も難しい高齢者や乳幼児に適している. しかし, 大型のネブライザーは持ち運びや携帯には適さない.

ネブライザーを使用するにあたっては, 一度取り出した薬液は元の容器に戻さない, あるいは残った薬液は使用しないように指導する必要がある. また, 配合変化を起こす場合があるので, 配合する場合には注意が必要である.

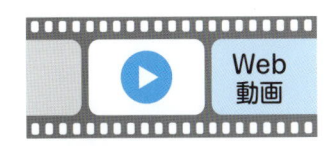

Web
動画

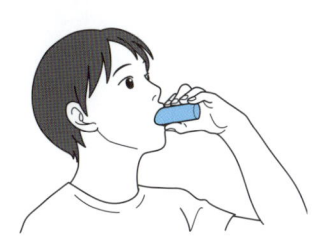

図2・58　DPIの吸入方法

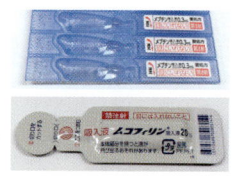
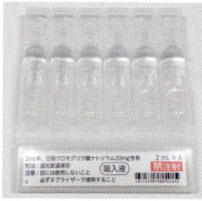

図2・59　吸入液剤の例

表2・32　主な吸入液剤の成分

一般名	薬効
アドレナリン	$\alpha \cdot \beta$刺激薬
イソプレナリン塩酸塩	β_2刺激薬
サルブタモール硫酸塩	β_2刺激薬
トリメトキノール塩酸塩水和物	β_2刺激薬
プロカテロール塩酸塩水和物	β_2刺激薬
クロモグリク酸ナトリウム	抗アレルギー薬
ブデソニド	副腎皮質ステロイド
アセチルシステイン	気道粘膜溶解薬
ブロムヘキシン塩酸塩	
炭酸水素ナトリウム	
ドルナーゼ　アルファ（遺伝子組換え）	ヒトDNA分解酵素薬
トブラマイシン	抗菌薬

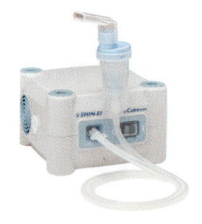
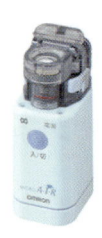
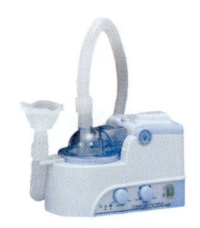

a) ジェット式　　　　　b) メッシュ式　　　　　c) 超音波式

図2・60　各種ネブライザーの例

メモ　この噴射剤として，従来トリクロロモノフルオロメタンなどの塩素を含む特定フロンが用いられてきたが，オゾン層を破壊することから禁止され，塩素を含まない1,1,1,3-テトラフルオロエタンなどの代替フロンが使われている．しかし，温室効果ガスのため使用が規制され，新しい噴射剤（LPガスなど）の開発が望まれている．

c 吸入エアゾール剤

　吸入エアゾール剤は，容器に充てんした噴射剤とともに，一定量の有効成分を噴霧する定量噴霧式吸入剤である（図2・61）．通例，有効成分に溶剤および適切な分散剤，安定化剤などを加えて溶液または懸濁液とし，液状の噴射剤とともに耐圧性の容器に充てん後，定量バルブを装着している．

（1）種　類

　主な吸入エアゾール剤を表2・33に示す．

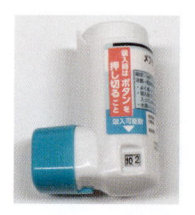

図2・61　吸入エアゾール剤の例

表2・33　主な吸入エアゾール剤の成分

一般名	薬効
サルブタモール硫酸塩	β_2刺激薬
プロカテロール塩酸塩水和物	β_2刺激薬
ホルモテロールフマル酸塩水和物	β_2刺激薬
サルメテロールキシナホ酸塩	β_2刺激薬
シクレソニド	副腎皮質ステロイド
フルチカゾンプロピオン酸エステル	副腎皮質ステロイド
ベクロメタゾンプロピオン酸エステル	副腎皮質ステロイド
プレドニゾロン	副腎皮質ステロイド
フラジオマイシン硫酸塩	抗菌薬
クロモグリク酸ナトリウム	抗アレルギー薬

（2）特　徴

　吸入器具には加圧式定量噴霧吸入器（pMDI[*44]）があり，1回押すと1回分量の薬液がエアゾールとなって瞬時に噴出するため，スペーサー（図2・62）などを用いて薬物を効率的に患部に到達させることができる．この器具は，吸入力が弱い患者に適している．

＊44　**pMDI**　pressurized metered-dose inhaler

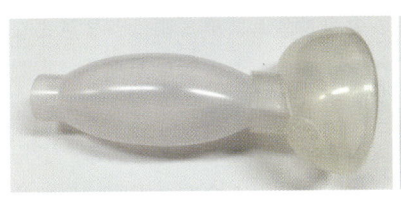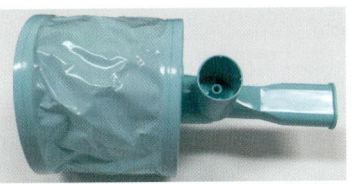

図2・62　スペーサーの例

（3）使用方法

❶懸濁化製剤は有効成分を均一化するために，よく振とうする（溶解型製剤は不要）．

❷吸入直前に息を吐き過ぎず，吸入時，噴霧されたエアゾールを5〜6秒以上かけて深くゆっくりと息を吸い込む．

❸吸入後肺内沈着率を高めるために，5〜10秒程度息を止め，その後できる限りゆっくりと息を吐く．

❹続けて吸入する場合は，30〜60秒間隔をあける．

❺吸入後は必ずうがいをするように指導する．

　患者の吸気と吸入エアゾール剤の噴射の同調が必要であり，吸入口をくわえて吸入するクローズドマウス法と吸入口を口から3〜4cm離して吸入するオープンマウス法（図2・63）がある．同調が困難な場合はスペーサーを使用するとよい（図2・62）．

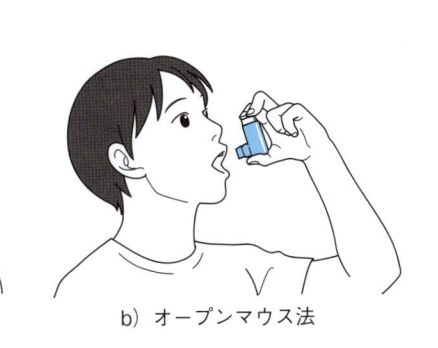

a）クローズドマウス法　　　b）オープンマウス法

図2・63　吸入エアゾール剤の吸入方法

E 目に適用する製剤

❶ 点眼剤

　点眼剤は，結膜囊などの眼組織に適用する，液状，または用時溶解もしくは用時懸濁して用いる固形の無菌製剤である．保存剤（防腐剤）として，ベンザルコニウムやパラオキシ安息香酸エステル類はさまざまな点眼液に使用されている．しかし，ベンザルコニウム濃度が高く，点眼回数・本数が多く，点眼期間が長い場合，ドライアイや角膜上皮が脆弱な場合などの条件と重なり，角膜上皮障害につながることもある．さらに角膜保護，修復が目的のヒアルロン酸ナトリウム含有の点眼では角膜障害が起きないような保存剤であるホウ酸やクロルヘキシジングルコン酸塩，亜塩素酸ナトリウムなどが含まれているものもある．また点眼剤の中には保存剤が含まれていないシングルユーズ（1回で使い切り）のものや点眼瓶に特殊なフィルターを取り付け防腐剤が不要なものもある．

a 水性点眼剤の分類

　水性点眼剤は医薬品を精製水に溶解した水性点眼剤，粘性点眼剤，水性懸濁点眼剤，可溶化点眼剤の4種類に分類される．

b 非水性点眼剤の分類

　非水性点眼剤は溶剤に注射用非水性溶剤（植物油）を用いた非水性点眼剤と非水性懸濁点眼剤の2種類に分類される．

c その他の点眼剤

　用時溶解点眼剤は主薬が溶液の状態においては不安定であるため，主薬と溶剤を分け，使用時に溶解もしくは懸濁して用いる点眼剤である．また，洗眼剤は滅菌精製水に医薬品を溶解し，炎症眼の結膜囊の洗浄や眼内灌流・洗浄に用いる．

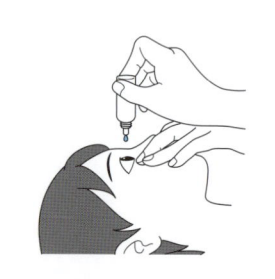

図2・64　点眼剤の使用方法

d 使用方法（図2・64）

❶点眼前には手洗いをして手を清潔にする．

❷点眼剤容器の先端部分が，眼瞼やまつ毛に触れないように注意する．

> メモ　点眼は1日の点眼回数および1回1滴の点眼方法を遵守する．

❸点眼後は眼を閉じ，涙囊部を指で軽く圧迫する（点眼液が鼻涙管へ流出し，全身性副作用を引き起こすのを阻止するため）．

> **メモ**
> ・2種類以上の点眼をする場合は，点眼間隔を5分程度あける．また，点眼
> 　順序は一般に水性点眼剤→粘性点眼剤→非水性点眼剤→眼軟膏剤の順で点
> 　眼する．
> ・懸濁性，粘性および非水性点眼剤は，使用時よく振とうする．用時溶解点
> 　眼剤は，使用時，溶解もしくは懸濁して用いる．
> ・保存方法や使用方法については，年齢に合わせた情報提供を十分に行う．
> ・点眼剤でも，全身性副作用が現れることがある．
> ・なお，持続型点眼剤である，チモプトールXE（涙液陽イオン応答ゲル），
> 　リズモンTG（熱応答ゲル），ミケランLA（アルギン酸添加）は，点眼間隔を
> 　10分あける．また，最後に点眼する．

e 調剤上の留意事項

　点眼剤の容器には滴下に力を要するハードタイプと容易に滴下できる
ソフトタイプの2種類がある．高齢者が点眼する場合，力加減が調整で
きず，ソフトタイプにおいて数滴垂らしてしまう場合がある．適切な容
器かどうか確認するためには，高齢者の患者の襟元が汚れていないかを
見ることもある．また，思い込みで，容器の形状をもとに点眼剤である
と判断する場合がある．最近は点鼻剤，点耳剤，下剤，抗真菌薬，含嗽
剤など類似した容器の形状があるため，注意を要する．点眼がうまくで
きない患者には点眼補助具などの使用を考慮する（図2・65）．

　リゾチーム含有点眼剤は卵白アレルギーの人には投与禁忌である．ま
た，防腐剤アレルギー患者のためにシングルユースの点眼剤［ヒアレイ
ンミニ点眼液（参天製薬）など］が市販されているが，弁構造で菌の混入
を防ぐ［OSD（Aptar社）ほか］，あるいはフィルターで菌の混入を防ぐ
［PFデラミ容器（日本点眼研究所）］といった防腐剤を含まない多回点眼
容器（防腐剤フリー点眼容器）も開発されている．

　点眼剤の重大な副作用として，眼類天疱瘡，虹彩色素沈着，皮膚粘
膜眼症候群（スティーブンス・ジョンソン症候群），中毒性表皮壊死症
（TEN）が現れることがあるため（表2・34），初発症状を指導する必要
がある．

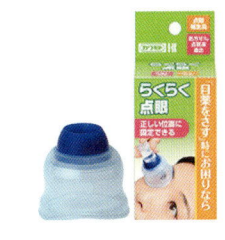

図2・65　点眼補助具の例

表2・34　点眼剤の重大な副作用

眼類天疱瘡	カルテオロール，チモロール，ピロカルピンなど
虹彩色素沈着	タフルプロスト，トラボプロスト，ビマトプロスト，ラタノプロストなど
皮膚粘膜眼症候群 中毒性表皮壊死症	ドルゾラミドなど

　散瞳剤投与中は，自動車の運転など危険を伴う機械の操作に従事しな
い，サングラスを着用するなどして太陽や強い光を直接見ないように注
意する．また，一時的に霧視がある製剤もあるため，同様の注意が必要

である.

　一方, 緑内障治療に用いる点眼剤において, ほとんどのβ遮断薬(カルテオロール, チモロール, ニプラジロール, レボブノロールなど)は, 「コントロール不十分な心不全」や「気管支喘息」の患者に「投与禁忌」であるのに対し, ベタキソロールのみは「気管支喘息」の患者に「慎重投与」であり, 特異的な点眼剤であることにも留意する.

❷ 眼軟膏剤

　眼軟膏剤は, 結膜囊などの眼組織に適用する半固形の無菌製剤である. 基剤には, 通常, ワセリンが用いられ, 必要に応じて精製ラノリンまたは流動パラフィンが用いられ, 気密容器に充てんする.

a チューブ入りの眼軟膏剤の使用方法(図2・66)

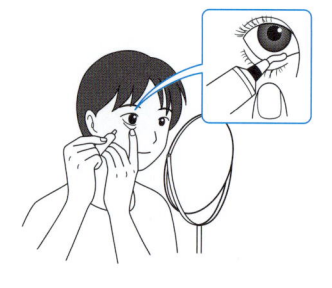

図2・66　眼軟膏剤の使用方法

❶手を石ケンでよく洗い, チューブの先を清潔なガーゼまたはティッシュペーパーでふく.

❷鏡をみながら下まぶたを下に引き, チューブの先が眼球に触れないように注意しながら下まぶたの内側にチューブを少し押して薬を出す.

❸点眼後は, 眼を閉じ, 軽く上からマッサージする.

❹チューブの先端に残っている軟膏を清潔なガーゼまたはティッシュペーパーでふき, 蓋をする.

　ただし, チューブから直接塗布する場合, チューブの先端が睫毛や皮膚に付かないように指導する必要がある. 眼軟膏の汚染防止の観点から, チューブから必要量の軟膏を清潔な綿棒に取り出し, 下まぶたの内側に付ける方法が推奨されている.

F　耳に適用する製剤

❶ 点耳剤

　点耳剤は, 外耳または中耳に投与する, 液状, 半固形または用時溶解もしくは用時懸濁して用いる固形の製剤である. 点耳剤は消炎, 殺菌, 耳垢軟化などの目的で耳腔内に使用する液剤である.

a 分　類

　点耳剤には, 溶剤の種類により水性溶剤と非水性溶剤の2種類がある.

b 使用方法(図2・67)

❶点耳剤を使用する前, 手をよく洗った後, 耳垢や耳の汚れを綿棒でできるだけきれいに取り除く.

❷手のひらで容器を2〜3分間握って, 体温程度になるように温める.

> **メモ** 点耳する場合，薬液の温度が低いと，「めまい」を起こすことがあるの
> で，使用時にはできるだけ体温に近い状態で使用するよう指導する．

❸薬を使用する耳を上にして，横向きに寝る．

❹耳たぶを軽く後ろに引っ張り，指示された回数滴下する．

> **メモ**
> ・滴下の際，容器の先端が直接耳に触れないよう指導する．
> ・点耳するときに，つばを飲み込むようにすると，耳の中に薬が広がりやす
> くなる（とくに中耳炎の場合）．

❺通常は2〜3分間，耳浴を行う場合は約10分間，そのままの状態で
患部に薬を浸透させる．

❻最後に清潔なガーゼやティッシュペーパーなどを耳にあてて起き上
がり，耳の外へ流れ出た薬をふき取る．

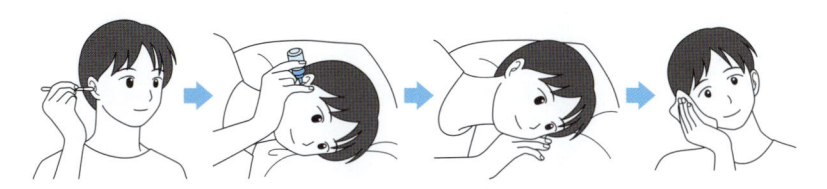

図2・67　点耳剤の使用方法

G 鼻に適用する製剤

❶ 点鼻剤

　点鼻剤は，鼻腔または鼻粘膜に投与する製剤で，**点鼻粉末剤**および**点鼻液剤**がある．必要に応じて，スプレーポンプなどの適切な噴霧用の器具を用いて噴霧吸入する．

　点鼻剤は，消炎，収れん，抗アレルギー，殺菌などの目的で鼻腔に局所適用するものが多いが，中枢性尿崩症治療薬のデスモプレシンスプレー剤や子宮内膜症，中枢性思春期早発症，子宮筋腫による種々の症状改善薬のブセレリン点鼻液剤など全身作用を目的とした製剤もある．

a 点鼻粉末剤

　点鼻粉末剤は，鼻腔に投与する微粉状の点鼻剤であり，通例，密閉容器に保存する．主な点鼻粉末剤を表2・35に示す．

表2・35　主な点鼻粉末剤

一般名	薬効
デキサメタゾンシペシル酸エステル	副腎皮質ステロイド
ベクロメタゾンプロピオン酸エステル	副腎皮質ステロイド

b 点鼻液剤

点鼻液剤は，鼻腔に投与する液状，または用時溶解もしくは用時懸濁して用いる固形の点鼻剤である（図2・68）．通例，気密容器に保存する．主な点鼻液剤を表2・36に示す．

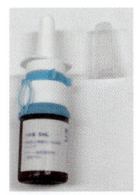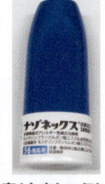

図2・68 点鼻液剤の例

表2・36 主な点鼻液剤

一般名	薬効
クロモグリク酸ナトリウム	抗アレルギー薬
ケトチフェンフマル酸塩	
テトラヒドロゾリン・プレドニゾロン配合	
レボカバスチン塩酸塩	
フルチカゾンプロピオン酸エステル	副腎皮質ステロイド
モメタゾンフランカルボン酸エステル	
ベクロメタゾンプロピオン酸エステル	
ベタメタゾンリン酸エステルナトリウム	
トラマゾリン塩酸塩	血管収縮薬
ナファゾリン硝酸塩	
スマトリプタン	片頭痛治療薬
デスモプレシン酢酸塩	中枢性尿崩症治療薬 夜尿症治療薬
ナファレリン酢酸塩	子宮内膜症治療薬
ブセレリン酢酸塩	

c 使用方法（図2・69）

❶使用前に鼻をかみ，鼻の通りをよくする．

❷頭をうつむき加減にし，ノズルの先端を鼻腔に入れ，左右の鼻腔に1回ずつ噴霧する．

❸息を鼻から吸って口から吐き，薬を奥まで行きわたらせる．

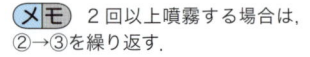 **メモ** 2回以上噴霧する場合は，②→③を繰り返す．

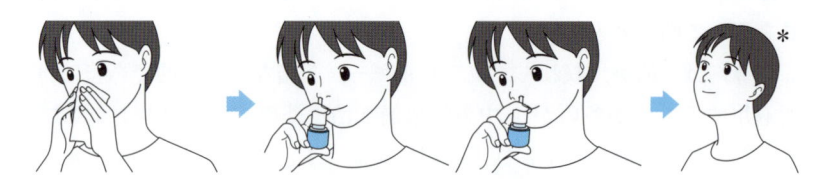

図2・69 点鼻剤の使用方法
*鼻汁（薬）が出てきたら軽くふく程度とし，鼻をかまない．

H 直腸に適用する製剤

❶ 坐 剤

坐剤は，直腸内に適用する，体温によって溶融するか，または水（腸液）に徐々に溶解もしくは分散することにより有効成分を放出する一定

の形状の半固形の製剤であり，通例，円錐形または紡錘形で，密閉容器に保存する．有効成分に分散剤，乳化剤などの添加剤を加えて混和して均質としたものを，加熱するなどして液状化させた基剤中に溶解または均一に分散させ，容器に一定量充てんし，固化・成型して製する．

[a] 特　徴

坐剤には，**局所作用型**（痔疾患や潰瘍性大腸炎など）と**全身作用型**（解熱鎮痛薬，抗けいれん薬，気管支拡張薬など）があり，経口投与が困難な小児や高齢者，悪心・嘔吐，けいれんなどの意識障害を伴う患者に適している．

（1）全身作用型の特徴

・直腸下部からの吸収により，初回通過効果の影響を受けない（図2・70）

・注射剤や経口剤による副作用（ショックや胃腸障害）を回避できる．また，坐剤の吸収は注射剤より遅く，経口剤より早いため，効果発現を急ぐ場合有用である（ただし，アセトアミノフェンは例外）．

・食事による影響を排除できる．

・苦味・臭気などの薬物特有の問題を回避できる．

・脂溶性薬物の吸収がよい．

・便意や排便などにより吸収にばらつきが出ることがある．

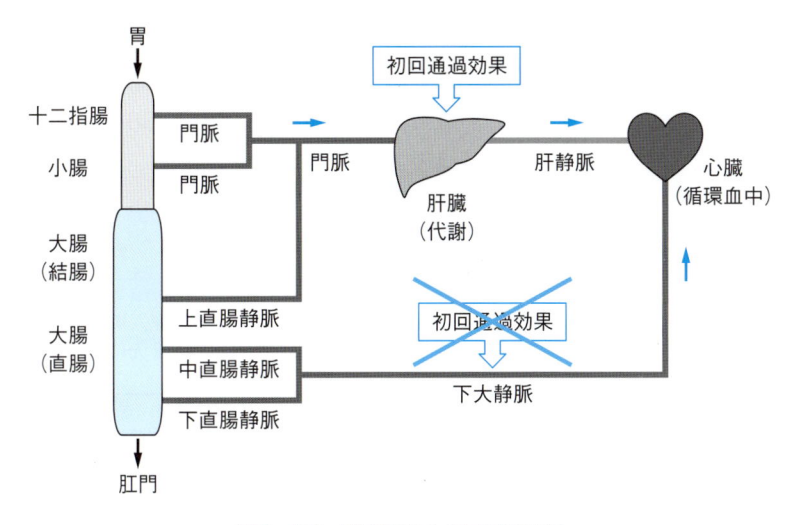

図2・70　吸収部位と初回通過効果

[b] 坐剤基剤の種類

坐剤基剤の分類と特徴を表2・37に示す．

表2・37 坐剤基剤の分類と特徴

分 類	基 剤	特 徴
油脂性基剤 (体温によって 溶解し,薬物を 放出する)	カカオ脂	結晶多形のため,一度融解すると,短時間では安定な融点(31～35℃)に戻らない
	ハードファット (ウイテプゾール)	ハードファットは組成C_{12}～C_{18}の飽和脂肪酸をエステル化したトリグリセリドからなり,これに少量の脂肪酸モノグリセリンエステルを乳化剤として加えた半合成基剤,そのほかに,組成C_{12}～C_{18}までの飽和脂肪酸のモノ・ジ・トリグリセリドの混合物で,Hタイプ,Eタイプ,Sタイプのウイテプゾールがある.水分をよく吸収し,主薬の放出が容易であるが,急冷した場合割れやすい
乳剤性基剤	油中水型基剤	カカオ脂47％＋コレステロール3％＋グリセリン50％
	水中油性基剤	カカオ脂＋レシチン1％＋水20％
水溶性基剤 (分泌液で軟化 溶解し,薬物を 放出する)	マクロゴール	エチレンオキシドと水との付加重合体であり,分子量が小さいと液体,分子量の増加に伴い半固形,固形となる.また,分子量が大きくなるに従い,比重,粘度は増し,凝固点も高くなるが,吸湿性,誘電率などは減少する
	グリセロゼラチン	グリセリン,ゼラチン,水を加熱処理することによって生じるゲル状の半固形基剤.主薬の持続的な局所作用を目的として用いられる
カプセル	レクタルカプセル	油性溶液または油性懸濁液など坐剤として調製しにくい薬物をゼラチンシートに包んで成型した軟カプセル

c 調製法

坐剤の調製法としては,手工法,圧入法,融解法などがあるが,融解法が最も一般的な調製法である.融解法はあらかじめ主薬と基剤を溶融混和し,鋳型[*45]に入れ,冷却固化して成型する.

*45 金属性鋳型やディスポーザブルプラスチックコンテナ

d 使用上の注意

水溶性基剤は便意を催しやすく,また,水分を吸収するとき局所を刺激することがあり,挿入後に灼熱感やピリピリとした刺激感があることがある.一方,油脂性基剤は便意を催すことは少ないが,下着が汚れやすいという欠点がある.複数の坐剤を併用する場合は表2・38を参考に挿入する.主な坐剤の基剤特性は表2・39に示す.

表2・38 坐剤併用時における坐薬の挿入順序

併用ケース	挿入順序
同一特性の基剤の坐剤を併用	最初の坐剤を挿入した後,5分程度を目安にして次の坐剤を挿入する
異なる特性の基剤の坐剤を併用	油脂性基剤と水溶性基剤を併用する場合,水溶性基剤の坐剤を先に挿入し,30分以上間隔をあけて,油脂性基剤の坐剤を挿入する
緊急性のある坐剤との併用	熱性けいれん予防の目的で抗けいれん薬の坐剤,喘息治療薬,制吐薬等の緊急を要する坐剤は先に,解熱薬や抗菌薬等の坐剤はその後に挿入する
緩下薬の坐剤との併用	先に挿入した坐剤の主成分の吸収を考慮して,通常1時間程度の間隔をあける.緩下薬は常に最後に挿入する

表2・39　主な坐剤の基剤特性

分　類	成分名	商品名	基剤特性
解熱鎮痛薬	アセトアミノフェン	アルピニー，アンヒバ，カロナール	油脂性
鎮痛薬	ブプレノルフィン塩酸塩	レペタン	水溶性
鎮痛・解熱・抗炎症薬	インドメタシン	インテバン	油脂性
	ジクロフェナクナトリウム	ボルタレン	油脂性
	ピロキシカム	フェルデン	油脂性
消化管運動改善薬	ドンペリドン	ナウゼリン	水溶性
鎮静催眠薬	ジアゼパム	ダイアップ	水溶性
	フェノバルビタールナトリウム	ルピアール，ワコビタール	油脂性
	抱水クロラール	エスクレ	水溶性
抗不安薬	ブロマゼパム	ブロマゼパム坐剤「サンド」	油脂性
潰瘍性大腸炎治療薬	サラゾスルファピリジン	サラゾピリン	油脂性
	メサラジン	ペンタサ	水溶性
合成副腎皮質ホルモン剤	ベタメタゾン	リンデロン	油脂性
気管支拡張薬	dl-メチルエフェドリン塩酸塩・ジプロフィリン	アニスーマ	油脂性
	アミノフィリン	アルピニー	油脂性
便秘治療薬	ビサコジル	テレミンソフト	油脂性
	炭酸水素ナトリウム・無水リン酸二水素ナトリウム	新レシカルボン	油脂性
痔疾用薬	トリベノシド・リドカイン	ボラザG	油脂性
	ヒドロコルチゾン，フラジオマイシン硫酸塩，ジブカイン塩酸塩，エスクロシド	プロクトセディル	油脂性
	リドカイン	ヘルミチンS	油脂性
	大腸菌死菌・ヒドロコルチゾン	ポステリザンF	油脂性
抗菌薬	セフチゾキシムナトリウム	エポセリン	油脂性
がん疼痛治療薬	モルヒネ塩酸塩水和物	アンペック	油脂性
PGE1誘導体製剤	ゲメプロスト	プレグランディン腟坐剤	油脂性

e 使用方法

　一般的な使用方法は以下のとおりである．

❶排便後，入浴後または寝る前に挿入することが望ましい．

❷挿入方法は坐剤をつまみ，先のとがったほうから局所に挿入する．その際，とくに高齢者には，坐剤本体を包装している容器やラップ類から取り出して使用するように注意する必要がある（そのまま挿入し，痔疾患になることもある）．乳幼児に半分で使用する場合は，坐剤を斜めに切断して用いる（図2・71）．

❸中腰の姿勢で肛門の奥に入れ，4〜5秒押さえ，立ち上がる．

メモ
- ・乳幼児に使用する場合，オムツを変える要領で両足を持ち上げた後，挿入後，4〜5秒間押さえるとよい．
- ・挿入困難な場合は，坐剤の先を多少体温で温めるか，少量の水でぬらすと挿入しやすい．

❹坐剤挿入後は，20〜30分くらいは安静な状態を保ったほうがよい．

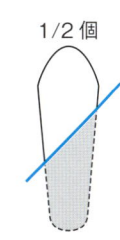

1/2個

図2・71　乳幼児などに坐剤を切断して使用する場合の切断方法 斜めに切ることで2回使用することができる．

❷ 直腸用半固形剤

直腸用半固形剤は肛門周囲または肛門内に適用する製剤であり，クリーム剤，ゲル剤または軟膏剤がある．通例，有効成分を添加剤とともに精製水およびワセリンなどの油性成分で乳化するか，または高分子ゲルもしくは油脂を基剤として有効成分および添加剤とともに混和して均質とし，気密容器に保存する．

❸ 注腸剤

注腸剤は，肛門を通して適用する液状または粘稠なゲル状の製剤で，通例，気密容器に保存する．注腸剤には，瀉下浣腸（便秘，腸内清掃），薬物浣腸［潰瘍性大腸炎（副腎皮質ホルモン），けいれん重積状態（抱水クロラール），高カリウム血症（ポリスチレンスルホン酸カルシウム）］がある．

Ⅰ 膣に適用する製剤

❶ 膣　錠

膣錠は，膣に適用する，水に徐々に溶解または分散することにより有効成分を放出する一定の形状の固形の製剤であり（図2・72a），通例，密閉容器に保存する．膣内の抗菌，炎症やびらんなどの治療薬である（表2・40）．

一般的な使用方法は以下のとおりである．

❶手指をきれいに洗い，完全に水分をふき取った後に包装から薬剤を取り出す．

❷外陰部を清潔にした後，中腰で人差し指と中指ではさむか，あるいは指の頭にのせて膣内に深く挿入する（膣用坐剤はとがったほうから挿入する．専用のアプリケータを用いて挿入する場合もある）．

❸挿入後は，20〜30分くらいは安静な状態を保ったほうがよい．

メモ 生理中は使用しない．

❷ 膣用坐剤

膣用坐剤は，膣に適用する，体温によって溶融するか，または水に徐々に溶解もしくは分散することにより有効成分を放出する一定の形状の半固形の製剤であり，通例，密閉容器に保存する（図2・72b，表2・40）．

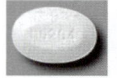 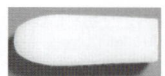

a) 膣錠　　b) 膣用坐剤

図2・72　膣錠，膣用坐剤の例

表2・40　主な膣に適用する製剤

一般名	薬　効
エストリオール	膣炎，子宮頸管炎，子宮膣部びらん
ミコナゾール硝酸塩	カンジダに起因する膣炎および外陰膣炎

J　皮膚などに適用する製剤

❶ 外用固形剤

　外用固形剤は皮膚（頭皮を含む）または爪に塗布または散布する固形の製剤であり，通例，密閉容器に保存する．外用固形剤には外用散剤が含まれる．酸化亜鉛（軽度の皮膚病変の収れん，消炎，保護，緩和な防腐），アルクロキサ（褥瘡，手術創，熱傷・外傷における皮膚のびらん・潰瘍の治療）がある．

❷ 外用液剤

　外用液剤は皮膚（頭皮を含む）または爪に塗布する液状の製剤であり，リニメント剤とローション剤がある．通例，気密容器に保存する．市販製剤を小分けして調剤する場合，調製した外用液剤の容器は内用液剤との誤用を防ぐため，ラベルやキャップの色を変える（例：内用液剤：白キャップ，外用液剤：赤キャップ）．真菌症，消炎鎮痛，消毒，防腐などに用いる．

a リニメント剤

　リニメント剤は，皮膚にすり込んで用いる液状または泥状の外用液剤である．あせもに使用するフェノール・亜鉛華リニメントが古くから使用されている．

b ローション剤

　ローション剤は，有効成分を水性の液に溶解または乳化もしくは微細に分散させた外用液剤である．リニメント剤より液体の含量が多く流動性が高いため，毛髪がある部位にも使用できる．イオウ・カンフルローションは，皮膚の角質を軟化させるローション剤であり，主にざ瘡（ニキビ）の治療に用いる．

❸ スプレー剤

　スプレー剤は，有効成分を霧状，粉末状，泡沫状，またはペースト状などとして皮膚に噴霧する製剤であり，外用エアゾール剤とポンプスプレー剤がある．

a 外用エアゾール剤

　外用エアゾール剤は，容器に充てんした液化ガスまたは圧縮ガスとともに有効成分を噴霧するスプレー剤である．通例，耐圧性の容器とする．この剤形は，可燃性が高く，火気に注意しなければならない．感染症，消炎鎮痛，手指消毒などに用いる．

b ポンプスプレー剤

ポンプスプレー剤は，噴射剤を用いずポンプにより容器内の有効成分を噴霧するスプレー剤であり，通例，気密容器とする．ヘパリン類似物質，褥瘡治療薬，抗痒疹薬，抗真菌薬，消毒薬，表面麻酔薬などがある．

❹ 軟膏剤

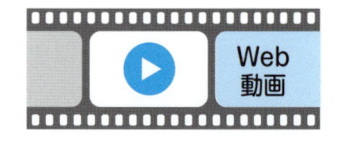

軟膏剤は，皮膚に塗布する，有効成分を基剤（表2・41）に溶解または分散させた半固形の製剤であり，通例，気密容器に保存する．油脂性軟膏剤と水溶性軟膏剤がある．油脂性軟膏剤は表皮からの分泌物の除去能力がないため，鱗屑結痂（りんせつけっか）などの乾燥皮膚面に適している．水溶性軟膏剤はびらん，潰瘍などの湿潤皮膚面に適している．しかし，熱傷などの広範囲なびらんにはピリピリした刺激感を呈し，長期連用により乾燥による亀裂や肌のかさつき（乾燥肌）が生じる．湿潤面病巣には，密封療法で著明な効果を現す．

表2・41　基剤の分類

			主な基剤	研和補助剤	特　徴
疎水性基剤	油脂性基剤（軟膏剤）	鉱物性	白色ワセリン，プラスチベース（流動パラフィンにポリエチレン樹脂を5%加えたもの）など	流動パラフィン	皮膚刺激性が少なく，皮膚保護作用，皮膚軟化作用，肉芽形成作用が強いが，使用感が悪く，不潔感を与える
		動植物性	ろう類，植物油など		
親水性基剤	乳剤性基剤（クリーム剤）	水中油型（O/W型）	親水クリーム，バニシングクリーム	プロピレングリコール，グリセリン	外観および感触がよく，皮膚浸透性，皮膚冷却性および可洗性に優れている．しかし，皮膚保護作用が弱く，皮膚に傷や潰瘍など皮膚欠損がある場合に刺激性が高まり，薬物の吸収が亢進する可能性がある．保存状態により，カビが生えたり，成分の割合や乳化状態に変化をきたすことがある．また，防腐剤も配合されているため，皮膚を刺激し，接触皮膚炎などを起こすこともある
		油中水型（W/O型）水相を欠くもの	親水ワセリン，精製ラノリン，アクアホール，オイセリンなど	流動パラフィン，エマルゲン408	
		油中水型（W/O型）水相を有するもの	吸水クリーム，加水ラノリン，コールドクリーム，親水プラスチベースなど		
	水溶性基剤（軟膏剤）		マクロゴール軟膏（マクロゴール400と4000を1：1に混合したもの），ソルベースなど	マクロゴール400	水溶性基剤は，化学的安定性，医薬品の溶解性，混合性および可洗性に優れている．また，吸湿性が高く，皮膚病巣面における分泌物を吸着・乾燥する
	懸濁性基剤（ゲル剤）	ヒドロゲル基剤	ベントナイト，ビーカム，アラビアゴム末，アルギン酸ナトリウム，カルボキシビニルポリマー，トラガント，ポリアクリル酸ナトリウム，メチルセルロースなど		密封療法的効果は期待できるが，皮膚の浸透性は弱い
		リオゲル基剤	FAPG (fatty alcohol and propylene glycol)基剤など		薬物の浸透性は高いが，皮膚に対する刺激性や感作性の増大に気を配る必要がある

❺ クリーム剤

　クリーム剤は，皮膚に塗布する，水中油型（O/W型）または油中水型（W/O型）に乳化した半固形の製剤であり，通例，気密容器に保存する．水中油型の代表的基剤である親水クリームは，転相[*46]法により製した基剤でW/Oから温度によりO/Wに転相したものである．紅斑丘疹（こうはんきゅうしん）や浸潤肥厚などの乾燥した皮膚への適用が適している．また，浮腫，びらん，水疱など湿潤皮膚面がある場合は急性増悪をきたすことがあるため，使用には適さない．

*46　転相　温度などの条件で乳化剤の配合比の変化により外相と内相が入れ替わること．

❻ ゲル剤

　ゲル剤は，皮膚に塗布するゲル状の製剤であり，通例，気密容器に保存する．ゲル剤には，水性ゲル剤と油性ゲル剤がある．紅斑丘疹や浸潤肥厚などの乾燥した皮膚への適用が適している．

[a] 水性ゲル剤（ヒドロゲル剤）

　水性ゲル剤は，主薬に高分子化合物，そのほかの添加剤および精製水を加えて溶解または懸濁させ，加温および冷却，またはゲル化剤（カルボキシビニルポリマー）を加えることにより架橋させ製する．

[b] 油性ゲル剤（リオゲル剤）

　油性ゲル剤は，主薬にグリコール類，高級アルコール（ステアリルアルコール）などの液状の油性基剤およびそのほかの添加剤を加えて混和して製する．

❼ 基剤の混合可否

　軟膏基剤，クリーム剤（乳剤性基剤），ゲル剤（懸濁性基剤）との混合可否について，表2・42に示す．油脂性基剤は，皮膚透過性が低いため，クリーム剤などの皮膚透過性の高いクリーム剤との混合は注意を要する．また，水溶性基剤は他基剤とは性状が異なるため，混合は避けたほうがよい．乳剤性基剤は，混合により乳化が破壊されると薬物の皮膚透過性に影響を与えることが予想される．乳剤性基剤の外用薬の混合は原則として行うべきではないが，行う場合はゆっくり混合するなどの注意が必要である．一方，懸濁性基剤はpHの変化，塩や界面活性剤の添加および温度変化により，相分離を起こし粘度が低下するため，混合は避ける．

表2・42　基剤の混合可否

	油脂性	水溶性	O/W型	W/O型	懸濁性
油脂性	○	×	×	△	×
水溶性	×	○	△	×	×
O/W型	×	△	△	×	×
W/O型	△	×	×	△	×
懸濁性	×	×	×	×	×

○：混合可能，△：組み合わせによっては可能，×：混合不可

❽ 軟膏剤の使用方法

＊47　**ODT**　occlusive dressing technique

　軟膏剤の使用方法として，単純塗布法，重層療法，密封療法（ODT[*47]療法）がある．

　密封療法とは，軟膏剤・クリーム剤などを患部にやや多めに塗布し，その上にポリエチレンフィルム（ラップ）でおおい，周囲をテープや絆創膏で固定する方法である．

＊48　**FTU**　finger-tip-unit

軟膏剤の1FTU

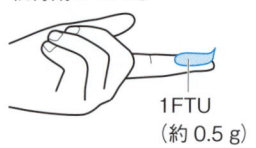

1FTU
（約0.5 g）

なお，ローション剤の場合は1円玉大に相当する．

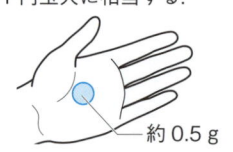

約0.5 g

　軟膏剤を塗布する目安として，FTU[*48]がある．これは，ステロイド外用剤を塗布する必要量を算定する目安として，Finlayらが提唱した単位である．1 FTUは大人の人差し指の先から第1関節までに，10 g入チューブ（口径5 mm）を絞り出して乗せた量で，約0.5 gとなり，大人の手のひら2枚分の面積に塗布する必要量に相当する．一般の5 g入チューブでは，人差し指の先から第1関節まで絞り出したときの量は0.2～0.3 g程度と半分にしかならない．

❾ 注意すべき製剤

　副腎皮質ステロイド外用剤は密封療法，広範囲塗布，長期塗布により皮膚の脆弱化，副腎機能低下，全身性副作用が起こる．また，ざ瘡，紅潮，皮膚萎縮，多毛，皮膚感染症，アレルギー性接触皮膚炎などの局所副作用が起こることがある．ステロイド外用剤の副腎機能抑制作用の強さの目安を表2・43に示す．アトピー性皮膚炎の治療にステロイド外用剤を用いる場合は，皮膚科専門医への受診を勧めることが必要である．ステロイド外用剤は抗炎症作用を増強するために分子構造上にハロゲン（F，Clなど）を含むものが多いが，これらを含む薬物の顔面への塗布は避けたほうがよい．顔面への塗布は，分子構造にハロゲンを有しないヒドロコルチゾン製剤がよい．

表2・43　ステロイド外用薬のランク

ストロンゲスト （Ⅰ群）	0.05%	クロベタゾールプロピオン酸エステル（デルモベート®）
	0.05%	ジフロラゾン酢酸エステル（ダイアコート®）
ベリーストロング （Ⅱ群）	0.1%	モメタゾンフランカルボン酸エステル（フルメタ®）
	0.05%	ベタメタゾン酪酸エステルプロピオン酸エステル（アンテベート®）
	0.05%	フルオシノニド（トプシム®）
	0.064%	ベタメタゾンジプロピオン酸エステル（リンデロン®–DP）
	0.05%	ジフルプレドナート（マイザー®）
	0.1%	アムシノニド（ビスダーム®）
	0.1%	ジフルコルトロン吉草酸エステル（テクスメテン®，ネリゾナ®）
	0.1%	酪酸プロピオン酸ヒドロコルチゾン（パンデル®）
ストロング（Ⅲ群）	0.3%	デプロドンプロピオン酸エステル（エクラー®）
	0.1%	デキサメタゾンプロピオン酸エステル（メサデルム®）
	0.12%	デキサメタゾン吉草酸エステル（ボアラ®）
	0.12%	ベタメタゾン吉草酸エステル（ベトネベート®，リンデロン®–V）
	0.025%	フルオシノロンアセトニド（フルコート®）
ミディアム（Ⅳ群）	0.3%	プレドニゾロン吉草酸エステル酢酸エステル（リドメックス®）
	0.1%	トリアムシノロンアセトニド（レダコート®）
	0.1%	アルクロメタゾンプロピオン酸エステル（アルメタ®）
	0.05%	クロベタゾン酪酸エステル（キンダベート®）
	0.1%	ヒドロコルチゾン酪酸エステル（ロコイド®）
	0.1%	デキサメタゾン（グリメサゾン®，オイラゾン®）
ウィーク（Ⅴ群）	0.5%	プレドニゾロン（プレドニゾロン®）

（2021年3月現在）米国のガイドラインではステロイドを7つのランク（Ⅰ. very high potency，Ⅱ. high potency，Ⅲ～Ⅳ. medium potency，Ⅴ. lower-medium potency，Ⅵ. low potency，Ⅶ. lowest potency）に，ヨーロッパでは4つのランク（very potent, potent, moderately, mild）に分けている．海外の臨床試験データを参考にする場合には，日本とはステロイド外用薬のランクの分類が違うことに注意する必要がある．
［日本皮膚科学会，日本アレルギー学会，アトピー性皮膚炎診療ガイドライン作成委員会：アトピー性皮膚炎診療ガイドライン2021，日皮会誌：131（13），p.2717，2021より許諾を得て転載］

❿ 貼付剤

　貼付剤は，皮膚に貼付する製剤であり，テープ剤とパップ剤がある．テープ剤は粘着性が高く，はがれにくいので肘や膝などの関節部分への使用がより適している．1日1回タイプのものが多く，長い時間効果を発揮する．ただし，粘着力が強いために皮膚への刺激が強く，かぶれることがあるため，汗をかく時期やかぶれやすい患者はかぶれる前に早めにはがすほうがよい．また，テープ剤は肌色でにおいが少ないものが多いため，服で隠れない部分に貼る場合などに好まれる．一方，パップ剤は，テープ剤に比べて粘着性が低いため皮膚への刺激が弱く，含んでいる水分も多いため保湿効果もあるので，テープ剤に比べてかぶれにくいとされている．1日2回タイプのものが多く，これもかぶれにくさにつながっている．また，パップ剤は清涼感やにおいがあるものが多い．両剤とも嚥下困難な患者の投与の選択肢の1つとして適している．主なテープ剤とパップ剤を表2・44に示す．

表2・44　主なテープ剤とパップ剤

	分　類	一般名
テープ剤 （パッチ剤）	消炎鎮痛薬	インドメタシン，エスフルルビプロフェン・ハッカ油，ケトプロフェン，ジクロフェナクナトリウム，フェルビナク，フルルビプロフェン，ロキソプロフェンナトリウム水和物
	オピオイド製剤	フェンタニル，フェンタニルクエン酸塩，ブプレノルフィン
	エストロゲン製剤	エストラジオール，エストラジオール・酢酸ノルエチステロン
	過活動膀胱治療薬	オキシブチニン塩酸塩
	気管支拡張薬	ツロブテロール
	頻脈治療薬	ビソプロロール
	狭心症治療薬	ニトログリセリン，硝酸イソソルビド
	抗アレルギー薬	エメダスチンフマル酸塩
	ステロイド剤	フルドロキシコルチド
	統合失調症治療薬	ブロナンセリン
	認知症治療薬	リバスチグミン
	パーキンソン病治療薬	ロチゴチン，ロピニロール塩酸塩
パップ剤	消炎鎮痛薬	インドメタシン，ケトプロフェン，ジクロフェナクナトリウム，サリチル酸メチル，フェルビナク，フルルビプロフェン，ロキソプロフェンナトリウム水和物
	外用局所収れん剤	亜鉛華軟膏

a テープ剤

　テープ剤は，ほとんど水を含まない基剤を用いる貼付剤であり，通例，密閉容器に保存する．テープ剤には，プラスター剤，硬膏剤および放出調節膜を用いた経皮吸収型製剤がある．

（1）プラスター剤と硬膏剤

　樹脂，プラスチック，ゴムなどの非水溶性の天然または合成高分子化合物を基剤とし，有効成分をそのまま，または有効成分に添加剤を加え，全体を均質とし，布に展延またはプラスチック製フィルムなどに展延もしくは封入して成形して製する．単鉛硬膏に代表される硬膏の原型であるプラスター剤と，布やプラスチック製フィルムに展延してある硬膏剤に分けられるが，現在は総称でプラスター剤と称している場合が多い．

（2）経皮吸収型製剤（表2・45）

　経皮吸収型製剤は，主薬と基剤またはそのほかの添加剤からなる混合物を放出調節膜，支持体およびライナー（剥離体）でできた放出体に封入し成形して製する．皮膚を通して有効成分を全身の循環血液に到達させることを目的とし，設計された製剤である．半固形マトリックス中に薬物を配合した特殊な膜で皮膚への薬物の到達量を制御した膜透過制御方式と高分子の中に薬物を分散させているマトリックス拡散制御方式がある．

1）使用上の注意

　経皮吸収型製剤は，初回通過効果を受けず，胃腸障害や全身性副作用の発現が少なく，持続性効果を有する製剤である．製剤によって，貼付部位，貼付回数および注意事項が異なるため，投薬する場合，各製剤の「使用上の注意」などを十分に患者に説明する必要がある．

　ニトロダーム®TTS®（ニトログリセリン）：支持体にアルミニウム箔が

使用されているため（図2・73a），AED（自動体外式除細動器）を使用する場合やMRI（核磁気共鳴画像法）診断・療法を行う場合，貼付部位に熱傷の危険性があるため，前もって除去する必要がある．

デュロテップ®MT（フェンタニル）パッチ：「本剤貼付部位の温度が上昇するとフェンタニルの吸収量が増加し，過量投与になり，死に至るおそれがある．本剤貼付中は，外部熱源への接触，熱い温度での入浴等を避けること．発熱時には患者の状態を十分に観察し，副作用の発現に注意すること．」という警告文書がある．フェンタニルパッチでは，効果が出るまでに約12〜18時間かかるとされている．したがって，その間は短時間作用性の効果がすぐに現れる薬物を併用していく必要がある．また，フェンタニルパッチの貼付によって過度の鎮静や呼吸抑制が起こり，薬物の投与の中止を目的にすぐにパッチをはがしたとしても12〜24時間（半減期17時間）は効果が持続することにも注意する必要がある．減量や投与中止の場合は，離脱症候（退薬症候）の発現を防ぐために徐々に減量する．

表2・45　主な経皮吸収型製剤とMRI検査時の剝離の必要性

一般名	薬　効	MRI時の剝離
ロチゴチン	パーキンソン病	必要
ニコチン	禁煙補助	必要
ブプレノルフィン	持続性疼痛緩和	必要
ニトログリセリン	狭心症	※
硝酸イソソルビド		なし
リバスチグミン	認知症	なし
ビソプロロール	本態性高血圧症	なし
ツロブテロール	気管支喘息など	なし
フェンタニル	持続性疼痛緩和	なし
エストラジオール	更年期障害など	なし
オキシブチニン塩酸塩	頻尿および切迫性尿失禁	なし

※ニトロダーム®TTS®は必要，ミリステープ®は不要．

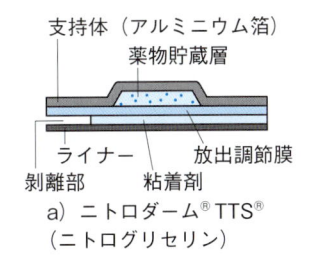
a）ニトロダーム®TTS®
（ニトログリセリン）

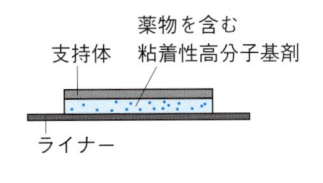
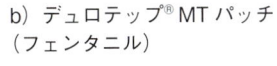
b）デュロテップ®MTパッチ
（フェンタニル）

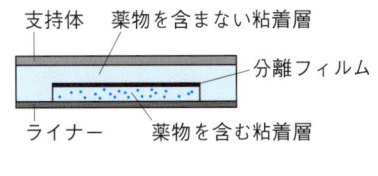
c）ノルスパン®テープ
（ブプレノルフィン）

図2・73　経皮吸収型製剤の構造の例

b パップ剤

パップ剤は，水を含む基剤を用いる貼付剤であり，通例，気密容器に保存する．有効成分を精製水，グリセリンなどの液状の物質と混和し，

全体を均質にするか，水溶性高分子，吸水性高分子などの天然または合成高分子化合物を精製水と混ぜて練り合わせ，有効成分を加え，全体を均質にし，布などに展延して成形する．かつては用時に膏体を布上に展延する泥状の製剤が主であったが，現在はすでに展延している成形パップがほとんどを占めている．この成形パップには冷感タイプ（急性的な痛み：消炎鎮痛効果）と温感タイプ（慢性的な痛み：血行促進効果）があり，病態により使い分ける．

ケトプロフェン外用剤（テープ剤・パップ剤）は光線過敏症の副作用頻度が高く，塗布皮膚部位が光の曝露を受けないように指導する必要がある．

K 生薬関連製剤（第十八改正日本薬局方の製剤総則より）

生薬関連製剤は，主として生薬を原料とする製剤であり，丸剤，酒精剤，浸剤・煎剤，茶剤，チンキ剤，芳香水剤，流エキス剤，エキス剤がある．

❶ 丸　剤
経口投与する球状の製剤である．
例）ウチダの八味丸 M（処方箋医薬品以外の医薬品）

❷ 酒精剤
通例，揮発性の有効成分をエタノールまたはエタノールと水の混液に溶解して製した液状の製剤である．
例）ヨードチンキ*49（ヨウ素を含有する酒精剤）

❸ 浸剤・煎剤
通例，生薬を常水で浸出して製した液状の製剤である．
浸剤は，生薬 50 g に常水 50 mL を加え，約 15 分間潤した後，熱した常水 900 mL を注ぎ，数回かき混ぜながら 5 分間加熱し，冷後，布ごしする．
煎剤は，1 日量の生薬に常水 400 〜 600 mL を加え，30 分以上かけて半量を目安として煎じ，温時，布ごしする．
例）コウジン末（調剤用）（オタネニンジンの根を蒸したもの）
　　サフラン（医療用）（サフランの柱頭）
　　修治*50附子・修治附子末（調剤用）（日本薬局方ブシを粉末としたもの．漢方処方の調剤に用いる）

▶**コウジン末（調剤用），サフラン（医療用）の取扱い上の注意**

・煎じる場合（煎剤，浸剤）は1日分ずつとし，その日のうちに服用させること．

・直射日光・湿気を避け，密栓して保管すること．

・天然物のため，若干色調の異なることがあるが，効果には変わりない．

❹ 茶　剤

　通例，生薬を粗末から粗切の大きさとし，1日量または1回量を，紙または布の袋に充てんした製剤である．

　お茶や民間薬のように，湯を注いで飲んだり，5〜10分ほど煎じたり[*51]して飲む．湯を注いで3〜5分で薬草を引き上げ，抽出液を飲む方法を**振り出し**[*52]という．

　現在，茶剤を標榜する医療用医薬品は存在しない．民間薬として利用されたり，病院薬局製剤として利用された例を表2・46にあげる．

*51　とくに葉は，長く濃く煎じることによりタンニンなどの成分が抽出されるなどの理由から，軽く（3〜5分）煎じたほうが好ましいとされる．

*52　センナはとくに振り出しで抽出したほうが好ましいとされる．

表2・46　茶剤の例（民間薬，病院薬局製剤）

種　類	用　途	種　類	用　途
甘茶の葉	甘味料・矯味料	ゲンノショウコ全草	整腸・便秘（5分ほど煎じて服用）
カミツレの花	発汗・浴剤	ゲンノショウコ全草	下痢（30分ほど煎じて服用）
カワラタケ	胃がん	センナの葉	便秘
クマコケモモの葉（ウワウルシ）	腎盂炎・尿道炎・尿路殺菌	センブリの全草	苦味健胃薬
ゲッケイジュの葉	スパイス・矯味	ドクダミの全草（十薬）	皮膚病・解毒利尿・緩下剤

❺ チンキ剤

　通例，生薬をエタノールまたはエタノールと精製水の混液で浸出して製した液状の製剤である．浸出法またはパーコレーション法[*53]により製する．

　例）安息香チンキ[*54]，トウガラシチンキ，苦味チンキ（処方箋医薬品以外の医薬品）

　チンキ剤はアルコールを含有することから，貯法は「気密容器，火気を避けて室温保存」とされている．

　トウガラシチンキは，皮膚刺激剤として血行促進作用があることから，しもやけ用薬等に用いられている．適用上の注意として，①原液のまま使用しないこと，②入浴直後に使用しないよう注意させること，③火気厳禁，アルコール類，水溶性，危険等級Ⅱの記載がある．

　苦味チンキは，本品100 mL中にトウヒ5 g，センブリ0.5 g，サンショウ0.5 gの可溶成分を含むチンキ剤である．矯味・矯臭の目的で調剤に用いる．また，苦味健胃剤の調剤に用いる．火気厳禁，第4類，アルコール類，水溶性，危険等級Ⅱの記載がある．

*53　**パーコレーション法**　加熱された水蒸気を植物原料の上から下へと通過させた後，冷却して留出液として集めて精油を抽出する方法．

*54　創傷の防腐作用があり，各種水剤の乳化剤として使用される．

❻ 芳香水剤

精油または揮発性物質を飽和させた，澄明な液状の製剤である．

例）ハッカ水（健栄製薬）［水剤（含嗽剤，吸入剤を含む）の芳香，矯味，
矯臭の目的］

❼ 流エキス剤

生薬の浸出液で，その1mL中に生薬1g中の可溶性成分を含むように製した液状の製剤である．ただし，成分含量に規定のあるものはその規定を優先する．通例，浸出法またはパーコレーション法により製する．

流エキス剤を含む医薬品として，スパークユンケル®DX（成分：イカリソウ，エレウテロコック，オウセイ，クコシほかの流エキス），パブロン滋養内服液アルファ（成分：ショウキョウ，ケイヒほかの流エキス）などがある．

❽ エキス剤

生薬の浸出液を濃縮して製したもので，通例，軟エキス剤（水あめ状の稠度），乾燥エキス剤（砕くことができる固塊，粒状または粉末）の2種類がある．現在は，医療用として乾燥エキス剤が**医療用漢方エキス剤**としてよく利用されている．

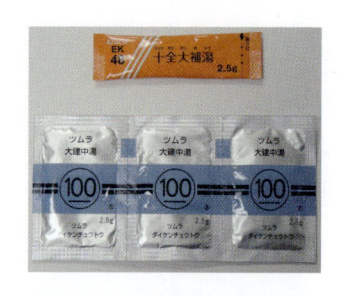

図2・74 医療用漢方エキス剤分包品の例
上段 1回分，下段 1日分（3包）

医療用漢方エキス剤（分包品，図2・74）は，製造上の過程から推察できるように，粉末にする過程で精油成分など蒸発しやすい成分が飛散する欠点がある．また，用量調節（さじ加減）が難しい．一方，煎じ薬の面倒臭さがない，服用しやすい，品質の安定性，保管しやすいなどの利点がある．製品の識別の点から方剤ごとにメーカー共通の番号が付されている．

エキス剤の服用方法として，白湯に溶かして温服するのが効果的といわれているが，においや味で飲みにくい場合は通常の服用方法でも問題ない．漢方薬は一般に食間・食前に服用するように指示されている．不快感や食欲不振などを起こす場合は，空腹時の服用より，むしろ食後に服用するほうがよい．

一般に漢方薬は作用が穏やかといわれているが，成分によって異なるため注意が必要である．有効成分がエフェドリンなどのように小分子の場合は作用発現が速やかである．一方，グリチルリチンのような配糖体成分は腸内細菌により分解を受けてから吸収されるといわれており，作用発現には時間がかかり個人差も生じる．したがって，症状が出る前からの服用が必要なことから，体質改善の薬といわれる．

それぞれの医療用漢方エキス剤は複数の生薬から構成されており，基本的に1方剤で処方すべきものである．しかし，複数の医療用漢方エキス剤を併用する場合は，含有生薬の重複に注意が必要である．とくに，副作用発現の点から，麻黄，甘草，附子，大黄などの合計量に注意すべ

きである．中でも甘草は医療用漢方製剤の約3分の2にあたる109処方に含有していることから，重複にとくに注意が必要である．

医療用漢方エキス剤の副作用については，一般市民の誤った認識（漢方薬は副作用がない）を正すべきである．いつもと違うと感じたらささいなことでも相談してもらえるような配慮が必要である．医薬品副作用情報にまとめられた情報を整理しておく（表2・47）．

表2・47　漢方薬による副作用（医薬品副作用情報による）

漢方製剤	副作用	備考
小柴胡湯，柴苓湯，防風通聖散，十味敗毒湯など	肝機能増悪	薬物アレルギーによる
柴朴湯，柴苓湯，小柴胡湯，小柴胡湯加桔梗石膏，黄連解毒湯，清肺湯，桃核承気湯	肝臓・胆管系障害肝障害	含有されている黄芩による（？）
小柴胡湯	間質性肺炎	薬物アレルギーによる
小柴胡湯とIFN-α製剤併用	間質性肺炎	併用禁忌
柴朴湯，柴苓湯，小柴胡湯および柴胡桂枝湯	膀胱炎様症状	投与中止で症状の改善

上述したように，複数の医療用漢方エキス剤が処方された場合には重複する生薬成分の総量が問題となる．また，西洋薬と併用する場合は，同効薬との相加・相乗作用に注意する必要があるとともに，薬物動態学的相互作用にも注意が必要である．

エフェドリンは気管支拡張の目的で鎮咳薬として利用されるが，エフェドリン類含有製剤，MAO阻害薬，カテコラミン製剤，テオフィリン系製剤，甲状腺刺激薬などともに併用されると，交感神経興奮症状（不眠，発汗，頻脈，精神興奮など）を現す．

グリチルリチンは偽アルドステロン症を誘発し低カリウム血症を引き起こすため，K^+排泄作用のある利尿薬との併用はとくに注意する．

薬剤学的相互作用としては，CYP3A4を阻害するフラノクマリン類[*55]によりカルシウム拮抗薬の効果が増強する可能性，炭酸カルシウムを含有する医療用漢方エキス剤とキレート形成能を有する薬物との併用による吸収阻害で効果減弱の可能性，グリチルレチン酸やリクイリチンのMDR1（P糖タンパク質）抑制作用による作用増強の可能性などが指摘されている（表2・48）．

＊55　**フラノクマリン類（ベルガモチン，ジヒドロキシベルガモチン）**　一部の柑橘類に含まれており，グレープフルーツ以外にもブンタン，ハッサク，夏ミカンなどに含まれていることが報告されている．

表2・48　漢方薬成分との相互作用

漢方薬成分	相互作用
エフェドリン（麻黄含有剤）	中枢・交感神経刺激作用があるため，エフェドリン類含有製剤，MAO阻害薬，カテコラミン製剤，テオフィリン系製剤，甲状腺刺激薬などとの併用で交感神経興奮症状出現
グリチルリチン（甘草含有剤）	アルドステロン様作用により低カリウム血症を誘発するため，K^+排泄作用のあるチアジド系・ループ系利尿薬との併用でミオパチー発症
炭酸カルシウム（牡蠣，竜骨，石膏含有剤）	テトラサイクリン系薬，ニューキノロン系薬などとカルシウムキレートを形成，吸収低下により効果減弱（エキス剤より煎剤で注意が必要）
フラノクマリン類[橙皮（ミカン科），白芷（セリ科）含有剤]	CYP3A4の阻害によりカルシウム拮抗薬などの効果増強

＊56　ドーピング　☞p.285参照

コラム

生薬成分におけるドーピング禁止物質

　生薬でも以下のようにドーピング＊56禁止物質を含むものがあり，生薬由来成分を含むサプリメントや漢方薬などをスポーツ選手が使用する場合は注意が必要である．

・エフェドリン類：麻黄，半夏(微量)．
・メチルヘキサンアミン：サプリメントとしてよく販売されており，「ゼラニウム油」「ゼラニウム根エキス」等と書かれていることもある．
・ヒゲナミン(β₂刺激薬)，ストリキニーネ(興奮薬)：胃腸薬にはこれらを含有する生薬チョウジやホミカが成分として含まれているものがある．
・蛋白同化薬(テストステロン)，ホルモンの関連物質：滋養強壮薬に含まれていることがある．

コラム

西洋薬の副作用軽減や治療補助のために併用する例を表2・49に示す．

表2・49　漢方薬と西洋薬の併用例

症　状	漢方薬の種類	備　考
イリノテカンによる遅発性下痢	半夏瀉心湯	腸内細菌β-グルクロニダーゼの阻害によるSN-38への脱抱合を抑制
ネフローゼ症候群	柴苓湯	副腎皮質ステロイドの減量
認知症における補助	抑肝散	BPSD (behavioral and psychological symptoms of dementia)の軽減
統合失調症治療における補助	抑肝散	抗精神病薬の減量
オキサリプラチンの神経毒性，糖尿病性末梢神経障害	牛車腎気丸	
消化器がん患者の抗がん薬治療における食欲不振	十全大補湯	全身倦怠感の軽減
放射線治療における自覚症状	人参養栄湯	全身倦怠感の軽減
術後化学療法の自覚症状	補中益気湯	
術後の腸閉塞	大建中湯	
タキサン系の神経毒性，神経痛	芍薬甘草湯	
抗がん薬誘発性食欲不振	六君子湯	グレリン分泌細胞のセロトニン受容体に拮抗

L 消毒薬・感染防止対策

感染の予防には，滅菌および消毒が重要な役割を果たす．滅菌は，すべての微生物を殺滅あるいは除去することで，無菌[*57]性を達成するためのプロセスと定義付けられる．一方，消毒とは，病原性のある微生物の数を感染症を引き起こさない程度にまで減らすために用いられる処置法で，必ずしも微生物をすべて殺滅，除去するものではない点が両者の違いである．

❶ 消毒薬

医療現場において用いられる消毒薬の種類は多いが，対象とする微生物および器具器械や使用する場所を考慮し，実臨床での状況に応じて適正に選ぶことが重要である．また，消毒薬の効力は濃度，温度，時間の3要素によって左右されるので十分な配慮が必要である．消毒薬の効力は3つの水準に分類される（表2・50）．主な消毒薬の対象物と有効性を表2・51に示す．これらの点を十分に理解し，実践することが標準予防策（スタンダードプリコーション☞p.122参照）の達成につながる．

表2・50　消毒薬の効力による水準分類

水 準	特 徴	主な消毒薬		備 考
高水準消毒	芽胞が多数存在する場合を除き，すべての微生物を殺滅する	アルデヒド類	グルタラール	蒸気吸入・皮膚接触に注意
			フタラール	14日間を超えて使用しない
		過酸化物類	過酢酸	
中水準消毒	芽胞以外の結核菌，栄養型細菌，多くのウイルスと真菌を殺滅する	アルデヒド類	ホルムアルデヒド	使用頻度は減少傾向
		ハロゲン類	次亜塩素酸ナトリウム	金属腐食性，塩素ガス発生
			ポビドンヨード	粘膜に使用可，ヨウ素過敏症に注意
		アルコール類	エタノール	即効性，揮発性
			イソプロパノール	
		フェノール類	クレゾール石ケン液	皮膚接触に注意
低水準消毒	ほとんどの栄養型細菌，一部のウイルスと真菌は殺滅するが，結核菌や芽胞は殺滅しない	第4アンモニウム塩類	ベンザルコニウム塩化物	逆性石ケンとも呼ばれる
			ベンゼトニウム塩化物	
		ビグアナイド類	クロルヘキシジングルコン酸塩	皮膚消毒，器械などに幅広く使用
		両性界面活性剤	アルキルジアミノエチルグリシン塩酸塩	環境，物品，器具の消毒

表2・51　主な消毒薬の濃度と有効性などの比較

区分	消毒薬名	消毒対象物						細菌							真菌		ウイルス			
		環境	器具		手指・皮膚	粘膜	排泄物	一般細菌	MRSA	セラチア	セパシアなど*1	緑膿菌	結核菌	芽胞	糸状真菌	酵母真菌	小型*2	中型*3	HBV・HCV	HIV
			金属	非金属																
高水準*4	**アルデヒド類**　グルタラール(2～3.5％)	×	○	○	×	×	×	○	○	○	○	○	○	○	○	○	○	○	○	○
	フタラール(0.55％)	×	○	○	×	×	×	○	○	○	○	○	○	○	○	○	○	○	○	○
	過酸化物類　過酢酸(0.3％)	×	○	○	×	×	×	○	○	○	○	○	○	○	○	○	○	○	○	○
中水準	**ハロゲン類**　次亜塩素酸ナトリウム (0.05～0.02％)*5 (0.5～1％)*6	○	×	○	△	△	△	○	○	○	○	○	△	△	○	○	○	○	○	○
	ポビドンヨード(10％)	×	×	×	○	○	×	○	○	○	○	○	○	×	○	○	○	○	×	○
	アルコール類　エタノール(76.9～81.4％)	×	○	○	○	禁	×	○	○	○	○	○	○	×	○	○	△	○	×	○
	イソプロパノール(70％)	×	○	○	○	禁	×	○	○	○	○	○	○	×	○	○	×	○	×	○
低水準	**第4アンモニウム塩類**　ベンザルコニウム塩化物 (0.01～0.025％)	○	△	○	○	○	△	○	△	△	△	△	×	×	△	○	△	△	×	×
	ベンザルコニウム塩化物 (0.1～0.2％)*7	○	注	○	○	注	△													
	ビグアナイド類　クロルヘキシジングルコン酸塩 (0.05％)*8, (0.1～0.5％)*9	○	○	○	○	禁	×	○	△	△	△	△	×	×	△	○	×	△	×	×
	両性界面活性剤　アルキルジアミノエチルグリシン塩酸塩(0.1～0.2％)	○	○	○	○	○	○	○	△	△	△	△	△	×	△	○	×	△	×	×

○：有効，△：十分な効果が得られないことがある，×：無効，禁：禁忌，注：注意
*1 ブドウ糖非発酵グラム陰性桿菌，*2 脂質を含まない小型サイズ：アデノウイルス，コクサッキーウイルス，ロタウイルスなど，*3 脂質を含む中型サイズ：インフルエンザウイルス，ヘルペスウイルスなど，*4 高水準に記載した濃度は，内視鏡に使用する濃度，*5 哺乳瓶，ネブライザーの蛇管，*6 汚染血液，*7 金属器具を長時間浸漬する際には，腐食を防止するために特定の注意 (0.1％溶液に亜硝酸ナトリウムを添加するなど) が必要，また希釈されていない原液や高濃度の溶液は皮膚や粘膜を刺激する原因となる可能性があるため注意，*8 創部に使う場合は濃度に注意，*9 注射部位

ⓐ 代表的な消毒法および滅菌法

(1) 消毒法

　主な消毒法には，次の4つがある．消毒薬は，微生物に対して致死的に作用するが，抗菌薬や抗ウイルス薬などとは違い，感染症の治療に用いるものではない．
　①浸漬法：対象を消毒薬に浸漬させる方法．
　②清拭法：ガーゼなどに消毒薬を染み込ませてふき取る方法．
　③散布法：対象にスプレーする方法．清拭法でふき取れない空間に有効．噴霧法（奨励されない）とは異なる．
　④灌流法：チューブ，カテーテル，内視鏡など細長い内腔構造を有している器具に対して消毒薬を灌流させる方法．

表2・52 器具分類と消毒水準

器具分類	用 途	対 象	水 準
クリティカル器具	無菌の組織や血管に挿入するもの	手術用具，血管内および尿路カテーテル，移植埋込み器具，針など	滅菌
セミクリティカル器具	粘膜または健常でない皮膚に接触するもの	呼吸器系チューブ，麻酔器具，内視鏡など	高水準消毒
ノンクリティカル器具	健常皮膚とは接触，粘膜とは接触しないもの	聴診器，リネン，食器，ベッドなど	洗浄，清拭，場合により低水準消毒

表2・53 ヒトに対する消毒薬の選択例

対 象	消毒薬	備 考
注射部位	消毒用エタノール，70％イソプロパノール 10％ポビドンヨード 0.1〜0.5％クロルヘキシジングルコン酸塩	粘膜，創傷に禁忌 上記に過敏症の場合使用
血管カテーテル刺入部位	0.5％クロルヘキシジングルコン酸塩・エタノール 10％ポビドンヨード 0.5％クロルヘキシジングルコン酸塩	エタノールとの混合で消毒力が増す（注射部位より侵襲性が高く，侵襲期間が長い）
皮膚の創傷周辺	10％ポビドンヨード 0.05％クロルヘキシジングルコン酸塩 オキシドール	色がつく
粘膜の創傷周辺	10％ポビドンヨード	クロルヘキシジングルコン酸塩は禁忌*
熱傷皮膚	10％ポビドンヨード	
手術野	10％ポビドンヨード 50％エタノール含有ポビドンヨード 0.5％クロルヘキシジングルコン酸塩・エタノール	

*クロルヘキシジングルコン酸塩は，粘膜面（膣，膀胱，口腔等）への使用は禁忌であるが，皮膚の創傷部位（0.05％水溶液），結膜嚢の洗浄・消毒（0.05％以下の水溶液），外陰・外性器（0.02％水溶液），環境や物品等（0.05％水溶液）に使用する．

(2) 消毒薬調製時の注意点

　消毒薬調製時に，ヒトや器具に対する適正濃度の確保，汚染対策，事故対策，また使用開始後の使用期限などに注意する必要がある（表2・54）．

表2・54 消毒薬の効力に変動を与える主な因子と使用期限

因 子	減弱しやすい消毒薬とおおよその使用期限	減弱しにくい消毒薬
血液，体液など有機酸（前洗浄などが必要）	次亜塩素酸ナトリウム(1〜14日間)	クレゾール石ケン液
石ケン，金属イオン	ポビドンヨード，第4級アンモニウム塩など	エタノール，グルタラール，クレゾール石ケン液
経時的分解	グルタラール(7〜30日) ポビドンヨード(原液14日間，希釈液24時間)	
微生物汚染	ベンゼトニウム塩化物，両性界面活性剤(24時間)	
揮発	エタノール(7〜14日間)	

（3）滅菌法

主な滅菌法には，高圧蒸気，乾熱，エチレンオキサイドガス，メンブランフィルターろ過などがあって，滅菌の適否は無菌試験法によって判定する．

❷ 感染防止対策

感染とは，細菌やウイルスなどの病原体が，環境または動物やヒトとの接触を介して，ヒトの体内に入って増殖することをいう．また，こうした病原体に感染して起こる病気を感染症といい，現在，すべての死因別死亡率の約4分の1を占め，さまざまな感染症に対する適切な対策が重要となっている．

感染予防の基本的な対策として，標準予防策と感染経路別予防策が重要である．

＊58　標準予防策　standard pre-caution

ⓐ 標準予防策 ＊58

標準予防策（スタンダードプリコーション）とは，感染源（ヒト）を特定することは容易ではないため，すべての患者を対象に次のものに接する可能性がある場合に行う感染防止対策である．

▶**標準予防策対象物**

①血液
②破損した皮膚
③粘膜
④汗を除くすべての体液（唾液，粘膜からの分泌物，精液，気管支分泌物，湿性組織，膣分泌物，鼻腔・副鼻腔からの分泌物，胸水・腹水，糞便，脳脊髄液，膿・嘔吐物，羊水，創傷からの滲出液，尿）

予防の具体的な方法を以下に示す．

（1）手袋の着用

血液，体液に接触可能性がある場合は，いつでも必ず手袋を着用する．また，損傷皮膚，あるいは粘膜に触れる直前に清潔な手袋を着用する．同じ患者であっても，汚染の拡散を予防するために，処置と処置の間で手袋の交換が必要な場合がある．

（2）マスクや防御具の着用

血液，体液の飛沫が生じる可能性がある場合，マスク，ゴーグルまたはフェイスシールドなど，顔や目を守る防護具を着用する．空気感染する感染症患者，あるいはその疑いのある患者のケアをするときは，N95マスクを使用する．

> **メモ** N95マスクは，0.3μmの微粒子を95％以上捕集できることが確認されており，空気感染する結核菌や帯状疱疹・水痘ウイルス，麻疹ウイルス等の患者の病室に入り，処置や介護のときに使用される．一方，サージカルマスクは，飛沫の吸い込みや口腔内細菌の放出を予防するためのマスクである．

（3）ガウンの着用

医療従事者が感染症患者のケアをする場合，ガウンを着用することが望ましい．とくに，血液あるいは体液の飛散が予測される場合，防水性などの機能を有した材質のガウンを着用する．

（4）その他

くしゃみや咳により，約2 mの範囲に分泌物が飛散する．**咳エチケット**とは，インフルエンザなどの呼吸器感染症の患者にマスクをしてもらい，感染の原因となる飛散物質の拡散を防ぐことである．医療従事者や患者，さらに面会者に咳エチケットの重要性を認識してもらう必要がある．

標準予防策には，手洗いおよび手指消毒が重要である．手指消毒の方法として，日常的手洗い，衛生的手洗い，手術時手洗いがある．

①**日常的手洗い**：配膳，トイレなどの日常行為の前後に実施する手洗い．

②**衛生的手洗い**：医療行為（注射，ガーゼ交換など）の前後に実施する手洗い（表2・55）．

表2・55　衛生的手洗い

清拭法(スワブ法)	消毒薬をガーゼなどに十分に含ませて，手指や皮膚に付着した細菌をふき取り消毒する方法．多量の汚れが付着している場合には適さない
洗浄法(スクラブ法)	洗浄剤を配合した消毒薬と流水によって消毒する方法．細菌以外の汚れも除去できるが，水のない場所では使えない
擦式法(ラビング法)	一定量の消毒薬(アルコール製剤)を手掌に取り，乾燥するまで摩擦し消毒する方法．医療現場で広く使われている

③**手術時手洗い**：手術に際して実施する手洗いで，手術中に術者の手袋が破損したとしても汚染を極力防止することを目的としている．

①手洗い前の準備
・爪は短く切っておく
・マニキュアは塗らない
・時計や指輪を外す

②汚れが残りやすいところ
・指先
・指の間
・親指の周り
・手首
・手のしわ

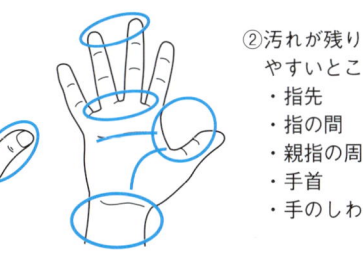

図2・75　手洗いのポイント

b 感染経路別予防策[59]

感染症に至る感染経路には，主に**接触感染**[60]，**飛沫感染**[61]，**空気感染**[62]があり，それぞれに対応した感染防止対策が必要である（表2・56）．

＊59　**感染経路別予防策**　transmission-based precaution
＊60　**接触感染**　contract infection
＊61　**飛沫感染**　droplet infection
＊62　**空気感染**　airborne infection

表2・56 感染経路と対策

感染経路	定義など	対　策	主な疾患・病原体
接触感染	病原体に直接触れたり，ドアノブやタオルなどを介して感染する	医療従事者は，手袋を着用し，患者が排菌している可能性があればガウンを着用する．患者の処置前後において，衛生的手洗いを行う．聴診器などの器具は，患者専用にすることが望ましい	MRSA[*1]，MDRP[*2]，流行性角結膜炎，新型コロナウイルス感染症など
飛沫感染	咳やくしゃみにより，病原体が比較的近く（1〜2 m程度）に拡散し，ヒトが吸い込むことで感染する	接触感染対策に加え，患者のベッド間隔を2 m以上にするか，パーティションなどで仕切る．医療従事者は，サージカルマスクを着用する	インフルエンザウイルス感染症，風疹，マイコプラズマ，新型コロナウイルス感染症など
空気感染（飛沫核感染）	空気中に漂っている病原体（5μm以下の飛沫核）をヒトが吸い込むことで感染する	患者に対しては，周りの区画よりも陰圧にされた個室に隔離することが望ましい．医療スタッフや面会者が入室する場合，N95マスクを着用する	麻疹，帯状疱疹（水痘），結核など

[*1] MRSA（methicillin-resistant *Staphylococcus aureus*）メチシリン耐性黄色ブドウ球菌
[*2] MDRP（multidrug resistant *Pseudomonas aeruginosa*）多剤耐性緑膿菌

　また，感染が確立する条件として①感染源（病原体），②感染経路（環境），③宿主（ヒト）の3つがあり，このうちのどれかを断ち切ることで，感染症を予防することができる（表2・57）．

表2・57 感染防止対策のポイント

① 感染源を断つ：殺菌消毒により，病原体を取り除く
② 感染経路を断つ：清潔，清掃，衛生管理，検疫などによって環境をよくする
③ 宿主（ヒト）：バランスのとれた食事や適度な運動，休養，睡眠，また予防接種によって体の抵抗力を高める

❸ 感染者からの体液曝露の事故発生時における初期対応

　感染者の体液への曝露事故や針刺し事故は医療現場でのリスクの1つであり，完全に回避することは不可能と考えられる．特に，ヒト免疫不全ウイルス（HIV），B型肝炎ウイルス（HBV），C型肝炎ウイルス（HCV）[*63]などの感染症をもつ患者との接触時には注意が必要である．教育，曝露した器具の廃棄方法，器具の改良および個人防護の進歩によって，針刺し事故の発生率は減少した．しかしながら，医療機関および医療従事者は，事故のリスクを最小限に抑えるために，これらの対策を継続的に観察し，改善していかなければならない．

[*63] **HIV** human immunodeficiency virus
HBV hepatitis B virus
HCV hepatitis C virus

ⓐ HIV陽性患者の体液曝露の事故発生時における対応
（1）曝露後のHIV感染の危険性

　医療従事者がHIV陽性患者の体液に触れた後のHIV感染リスクは非常に低いことが知られている．予防措置がない場合，HIV治療を受けていない患者からの針刺しによる感染率は1000人中3人程度であることが報告されている．しかしながら，感染率はウイルス量や血液の量，針の深さや種類により大きく変動することを知っておかなければならない．

（2）事故発生時の初期対応

　針刺しや小さな傷がある箇所への曝露の場合，直ちに石ケンと大量の流水で洗浄する．粘膜への曝露があった場合は，大量の水や生理食塩液で洗浄する．また，HIV陽性患者の体液に曝露したことを速やかに報告し，HIVのスクリーニングを受けることが推奨されている．

（3）曝露後の対応

　曝露したことによるHIV感染の危険性と予防治療（PEP[*64]）に伴う有害事象を考慮し，PEPを開始するかどうか決定する．曝露した体液などがHIV陽性患者由来であることがわかっている場合，またはHIVに感染している危険性が高い場合には，PEPを適応する．PEPは曝露後できるだけ早く開始する（1〜2時間以内が理想的である）．そのため，各医療機関は，万が一の曝露事故発生に備えて，曝露した医療従事者の希望に応じて速やかにPEPを開始できる体制を確立しておくことが重要である．PEPは2種類の抗HIV薬を併用し，4週間投与することが推奨されている．患者がHIV陰性であることが確認された場合はPEPを中止する．曝露したすべての医療従事者は，曝露後6週，12週，6ヵ月にHIV検査を受けることが推奨されている．

> ▶ **PEPの推奨レジメン**

> ・ラルテグラビルカリウム錠　400 mg　1回1錠　1日2回
> ・テノホビル アラフェナミドフマル酸塩/エムトリシタビン配合錠　1回1錠 1日1回

[*64]　**PEP**　post exposure prophylaxis：曝露後予防

ⓑ HBVまたはHCVの陽性患者の体液曝露の事故発生時における対応

（1）曝露後のHBVおよびHCV感染の危険性

　HBVに免疫がなく，曝露後の予防措置を受けない場合，HBV感染成立のリスクは23〜62％と報告されている．一方，HCV陽性患者からの針刺し事故による曝露後，HCVセロコンバージョン（HCVに対する抗体が検出されるようになること）の平均発生率は，1.8％と推定されている．

（2）事故発生前の予防

　すべての医療従事者は，HBVに対して予防接種を受けているべきである．一方，HCV感染に対する曝露前の予防方法は確立していない．

（3）曝露後の対応

　曝露された粘膜は，できるだけ速やかに水で洗浄し，次の対応を行う．HBVへの曝露においては，HBVに免疫がない医療従事者には，B型肝炎ワクチンおよび/またはB型肝炎免疫グロブリンによる予防措置を実施するべきである（図2・76）．HCVへの曝露においては，曝露後の予防措置はないため，感染を早期に特定することを目的として，HCV検査を行う．

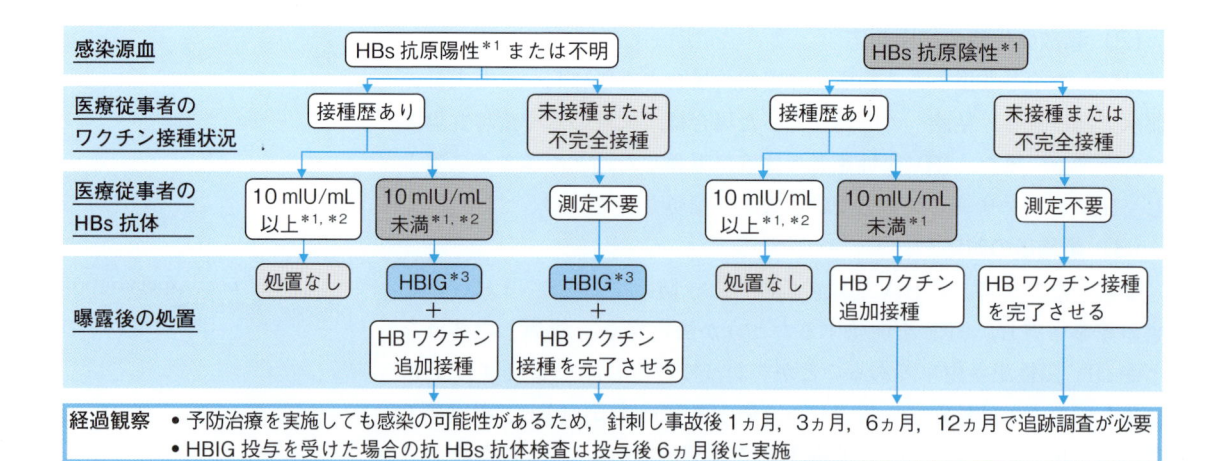

図2・76　医療従事者の針刺し事故後のHBV感染予防

*1 感染源および医療従事者のHBs抗原・抗体検査は，事故発生後なるべく早く確認し，感染予防を行う（48時間以内が望ましい）
*2 B型肝炎ウイルス既往感染者で，HBs抗体陽性（10 mIU/mL以上）が確認された場合は処置の必要なし
*3 HBs抗原陽性の場合はHBIG（抗HBs人免疫グロブリン）投与禁忌
［日本血液製剤機構ウェブサイト（https://www.jbpo.or.jp/med/di/file/hbg_51128.pdf）をもとに作成］

注射剤・透析用剤

　注射剤（輸液を含む）の調剤に際しては，使用方法や製剤の特性などの基礎的知識を十分に修得しておく必要がある．

A　注射剤の投与経路

　注射剤や輸液を投与する方法としては，皮膚組織を介する方法と血管を用いる方法がある．皮膚組織を介して投与する方法には，皮内注射（❶），皮下注射（❷）などがあり，血管を用いる方法には，筋肉内注射（❸），静脈内注射（❹），動脈内注射（❼）などがある（図3・1）．

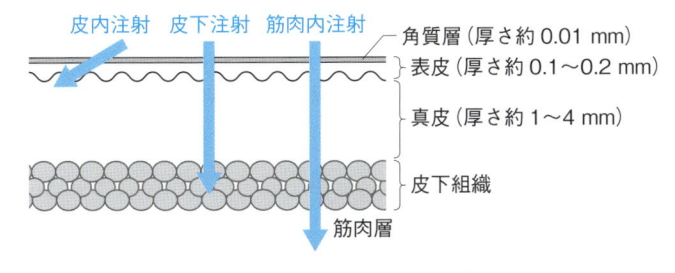

図3・1　皮内注射，皮下注射，筋肉内注射による注射部位の違い

　皮膚組織や血管を使って薬剤を投与する方法のメリットとしては，①投与する薬剤の量や投与速度をコントロールできる点，②緊急を要する場合や術後の栄養管理やいろいろな疾患時の体液バランスの是正などに適している点にある（図3・2）．それぞれの投与法での投与量については経口投与の場合を「1」として，またおのおのの吸収速度では皮下注射の場合を「1」として換算すると図3・3，図3・4のようになる．

　薬剤を皮膚から投与するには，針を使って注射する皮下注射（❷），筋肉内注射（❸），静脈内注射（❹）などの方法がある．また，パッチ剤を貼る経皮的吸収法や，体内に埋め込むインプラントといった方法がある．

　次に，各投与法の特徴などについて解説する．

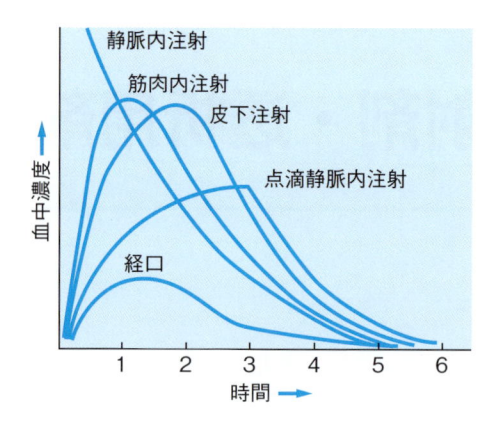

図3・2　投与経路と薬物の血中濃度・時間の関係

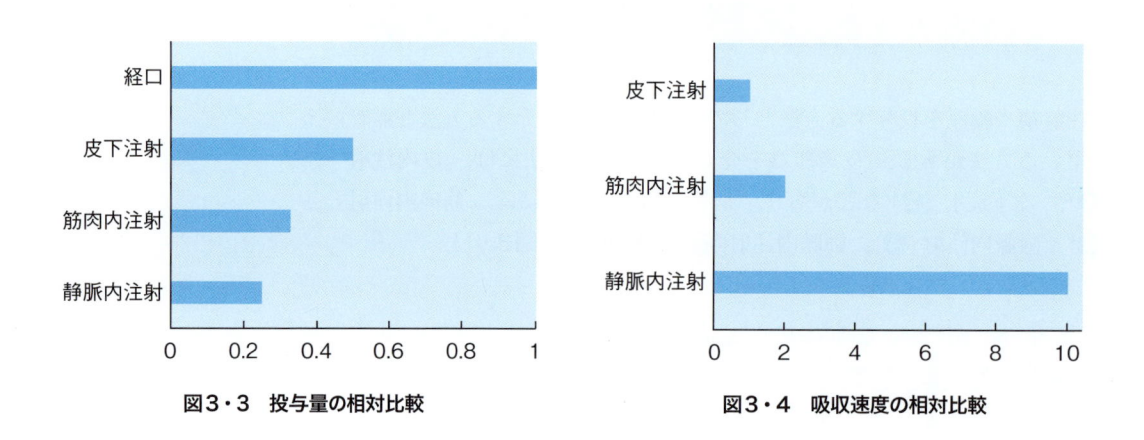

図3・3　投与量の相対比較

図3・4　吸収速度の相対比較

❶ 皮内注射（皮内注，intracutaneous injection：ic，intradermal injection：id）

　ツベルクリン反応の診断やアレルゲン検査のための皮膚反応に用いる．注射液量は通常0.1～0.2 mLと少量である．ツベルクリン反応では0.1 mL，アレルゲン検査では0.02 mLを注射する．注射部位は，通常左腕内側表皮と真皮の間である．皮内注射の薬物吸収は皮下や筋肉内注射よりも遅く，膨疹ができる．

❷ 皮下注射（皮下注，subcutaneous injection：sc）

　皮膚と筋層の間の皮下組織に薬液を注入する．皮下組織は血管に乏しく，薬剤の吸収速度は遅い．皮下投与可能な注射剤は等張，非刺激性，非粘稠性の水溶液で，投与量は通常0.1～2 mL程度である．急激な作用の発現を防ぎたい場合や作用の持続化を図る場合に適応となる．モルヒネ皮下注，インターフェロン α 皮下注などがある．

❸ 筋肉内注射（筋注，intramuscular injection：im）

　筋層内に薬液を注入する．臀部，大腿部側面，三角筋などの筋肉層は

血管が豊富で，容易に末梢血管内に移行する．適応は皮下注射の場合とほぼ同じであるが，知覚神経の分布が少ないため，ある程度の局所刺激性を有する薬剤や油性，懸濁注射液でも投与可能で 5 mL 程度まで注入可能である．トラネキサム酸注，アンピシリン注などがある．

薬物によって組織傷害を惹起することがあり，小児の大腿四頭筋拘縮症の発生が問題となっている．

❹ 静脈内注射（静注，intravenous injection：iv）

肘静脈（上腕内側の静脈内）に直接投与する場合が多く，1 回薬液注入と，多量の薬液（電解質輸液，末梢静脈栄養輸液など）を持続注入する点滴静脈内注射がある．末梢静脈から全身に薬物が行きわたる時間は 15 秒ときわめて迅速であるため，薬効の発現は早くかつ強力であるが，生命に危険のある副作用を起こす率も高く，十分な注意が必要である．

❺ 点滴静脈内注射（点滴静注，intravenous injection by drip：div）

静脈内注射のうち，多量の薬液を静脈内に持続的に注入する方法である．適応は脱水時・出血時の補液，栄養補給，治療薬剤の持続投与などで，症例により注入速度を調節する．通常 1 分間 60 滴くらい（約 20 滴＝ 1 mL）の緩徐な注入が長時間行われるが，出血，ショックに対しては急速注入が行われる．

❻ 中心静脈栄養法（完全静脈栄養法，total parenteral nutrition：TPN）

血流量の多い中心静脈内では，高濃度の糖（20 ～ 25 ％ブドウ糖），高張液（1500 ～ 1800 mOsm/kg H_2O）でも，希釈されやすいという利点を利用して，1 日の投与水分量（40 ～ 60 mL/kg／日）の制限内で，十分なカロリーとタンパク質を投与する方法であり，完全静脈栄養法（TPN）と呼ばれる[*1]．TPN は，必要なエネルギーや各種栄養素を，経静脈的に必要十分量投与できる優れた栄養法である．なお，TPN など薬剤投与や検査・治療のため中心静脈へのカテーテル留置を中心静脈カテーテル（CVC[*2]）という．

❼ その他の投与法

動脈内注射，脊髄腔内注射などがある．乳濁性注射剤（脂肪乳剤），懸濁性注射剤（インスリン亜鉛水性懸濁注射液など）は脊髄腔内注射にはできない．また懸濁性注射剤は血管内には注射できない（表3・1）．

[*1] TPN の名称は，1964 年脂肪乳剤を開発した Wretlind（スウェーデン）がはじめて用いたが，1968 年中心静脈ルートを用いた栄養価の高い高濃度輸液の投与に成功した Dudrick（米国）らは，この方法を経静脈高カロリー輸液（IVH，intravenous hyperalimentation）と呼んだ．IVH と TPN は，両方とも静脈を介した栄養投与法を指すため，同義で扱われるが，国際的には TPN という用語が主流である．

[*2] **CVC** central venous catheter

表3・1　乳濁性注射剤と懸濁性注射剤の投与

	血管内注射	脊髄腔内注射
乳濁性注射剤（粒子径 7 μm 以下）	○	×
懸濁性注射剤（粒子径 150 μm 以下）	×	×

B　安全性・品質の確保

注射剤の条件として以下にあげる項目があり，日本薬局方に定められ

た不溶性異物検査法などの試験に合格する必要がある.

▶**注射剤の条件**

・無菌であること
・不溶性異物が混入していないこと
・発熱性物質が存在しないこと
・浸透圧・pHが血清と同等か，ほぼ近いこと
・組織傷害性を認めないこと

メモ　注射剤の温度表示には以下の5種類がある.
①冷所保管(日本薬局方では1～15℃)
②10℃以下に保管
③2～8℃に保管
④2～5℃に保管
⑤凍結を避けて保管

❶ 温度管理

保管温度規制のある注射剤は，保管温度に注意する必要がある.また，凍結によりガラス容器が破損したり，失活したり(抗毒素製剤，インスリン製剤など)，粒子の粗大化(脂肪乳剤)をきたす製剤がある.

❷ 光線管理（遮光保存）

医薬品の多くは，光の影響で分解または不活性化されるので遮光などの措置が必要になる.日本薬局方では「遮光とは，通常の取扱い，運搬または保存状態において，内容医薬品に規定された性状および品質に対して影響を与える光の透過を防ぎ，内容医薬品を光の影響から保護することができること」と規定されている.医薬品に最も光化学的な影響を及ぼすのは近紫外部の波長290～450 nmの光である.

光に不安定な製剤として，**高カロリー輸液用ビタミン製剤**があり，ビタミンA，ビタミンK，総合ビタミン製剤は光の影響を受けやすく遮光カバーが必要であるので，遮光が必要であることは患者にも伝えて理解してもらえるようにする.また，ビタミンC，ビタミンB群 [B_1, B_2, B_6, (B_{12})] 製剤は保存にも注意する.

❸ 注射剤の有効期間・使用期限

医薬品が製造され使用されるまでの期間は，通常3年以内とされている.したがって，3年以内に分解または変質腐敗するおそれのある医薬品において，その品質を保障する期間を有効期間という.またいくつかの製剤は使用期限を表示しなければならない.

C 電解質輸液，輸液療法の基本

体液の電解質組成のバランスは非常にうまく保持されているが，さまざまな原因によって，恒常性が乱されると電解質異常が引き起こされ，その結果としていろいろな疾患となって現れる.

現在，多種多様な電解質輸液が市販されており，製剤の使い分けがさまざまな医療の場面で行われる必要があることから，その使用に際して

の判断には，体液の生理学と電解質輸液の成り立ちについて理解する必要がある．

❶ 体内水分

体内の**水分量は体重の約60%**で，**40%が細胞内液**，**20%が細胞外液**から構成される．細胞外液は，組織間液（15%）と血漿（5%）に分けられる．残りの40%ほどは固形物であって，17%がタンパク質，14%が脂質，1%が糖質（炭水化物）で6%程度が電解質である（図3・5）．電解質には骨，歯，爪に含まれるカルシウム化合物などがある．また，体内の水分量は，年齢，性別，脂肪量によって異なっており，健常成人男性の水分量は体重の60%を占めるが，女性は男性に比べて脂肪量が多く，体重に占める水分量は少なく55%程度である．また，肥満のヒトでは脂肪の割合が高く，水分比率は低くなっている（男性の場合50%）．逆にやせているヒトはその水分比率が高くなっている（男性の場合65%）．一方，小児では体重の70%が水分であり，これは脂肪やその他の固形成分が相対的に少ないためである．また，細胞内液と細胞外液の比率を成人と比べると，細胞外液の比率が高く，新生児，乳児，幼児へと成長するにしたがって，その分布は成人に近づいてくる．新生児や乳児では細胞外液の比率が高く，また，体重が少ないことから，下痢や嘔吐などによる少量の水分喪失で容易に脱水に陥るおそれがあるので，とくに水分管理には注意が必要である．一方，脂肪組織の多い女性や肥満のヒトでは水分比率が低い．また，高齢者では脂肪や筋肉量が少なくなり細胞数が減少するため，とくに細胞内液量が少なく，全水分量の比率は50%程度と低くなる．さらに腎機能などの生体予備能も低下しているので，水分管理はより慎重に行わなければならない．細胞内液は細胞外液の2倍で，組織間液が血漿の3倍程度あるということは，客観的にみて最も喪失しやすい循環血液量の変動に対応して，一種の「水の貯蔵庫（リザーバー）」としての役割を担っているものとも考えられる．

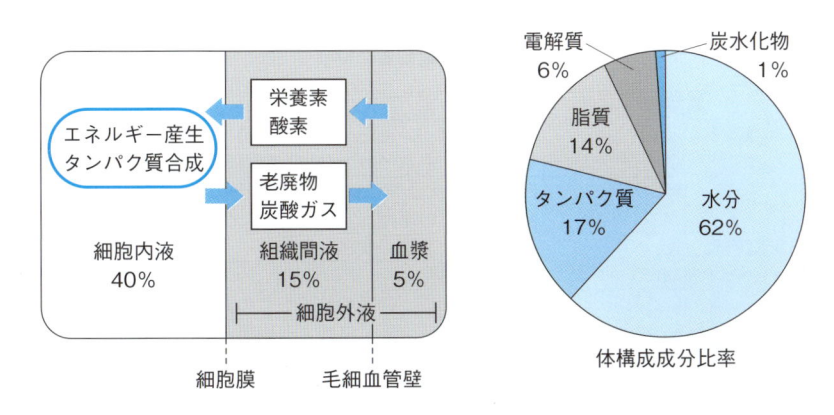

図3・5 体液区分と機能，体構成成分比率

❷ 電解質

　ヒトの細胞の電解質組成をみてみると，細胞内液にはカリウムイオン（K^+），マグネシウムイオン（Mg^{2+}），リン酸水素イオン（HPO_4^{2-}）が多く，組織間液など細胞外液にはナトリウムイオン（Na^+），塩素イオン（Cl^-）が多く含まれる（表3・2）．このように，体液の電解質組成は細胞の内と外で著しく異なっていることがわかる．また，細胞内液はエネルギー産生やタンパク質合成など代謝反応の場として関与し，細胞外液は循環血液量の維持や栄養素，酸素などを細胞へ運搬したり，老廃物や炭酸ガスを細胞外に運び出す役割を果たしている．

表3・2　細胞外液と細胞内液の電解質の違い

| | | 細胞内液 | 細胞外液 | |
			組織間液	血　漿
陽イオン	Na^+	15	144	142
	K^+	150	4	4
	Ca^{2+}	2	2.5	5
	Mg^{2+}	27	1.5	3
	計	194	152	154
陰イオン	Cl^-	1	114	103
	HCO_3^-	10	30	27
	HPO_4^{2-}	100	2	2
	SO_4^{2-}	20	1	1
	有機酸	–	5	5
	タンパク質	63	0	16
	計	194	152	154

単位：mEq/L
　　　　　　　　　↑細胞膜　　　↑毛細血管壁

　次に，それぞれの電解質の役割を表3・3にまとめた．電解質は体内でそれぞれに重要な役割を有しており，細胞外液の主なイオンである Na^+ は，細胞外液量や浸透圧を一定に維持する重要な働きをしている．一方，K^+ は，細胞内液の主要なイオンで，神経や筋肉の興奮・伝達・収縮など刺激に対する反応に関与している．その他，血液pHの正常性維持には HCO_3^-（重炭酸イオン）が働く．

表3・3　電解質の役割

電解質		主な役割
細胞外液	Na^+	浸透圧の維持，細胞外液量の維持
	Cl^-	細胞外液の主なイオン（Na^+の対）
	HCO_3^-	血液のpHを正常に維持（pH 7.4）
	タンパク質	循環血液量の維持
細胞内液	K^+	神経や筋肉細胞の興奮・収縮
	Mg^{2+}	酵素の活性化
	Ca^{2+}	骨・歯の形成，神経や筋肉細胞の興奮
	P	骨・歯の形成，高エネルギー物質（ATP）の供給

　このような細胞内外での電解質組成の大きな違いは，細胞をかたちづくっている細胞膜が細胞内外の電解質の移動を制御しているためで，細胞膜での物質の出入りでは，水は自由に細胞膜を通過できるが，電解質などほとんどの物質は制御されている．また，細胞外液の血漿と組織間液では，タンパク質の濃度に差がある．

　これは，毛細血管壁は水・電解質・アミノ酸のような低分子物質は自由に通過するが，血漿タンパク質（アルブミンなど）のような高分子物質の移動が制御されているためである．そのため，タンパク質が血管内に留まり，この血漿タンパク質により血管内に水分が保持されることになる．

カリウム（K）には気をつけよう！ コラム

　カリウムの細胞内外の移動は非常に厳密に調整されている．それは，心機能への影響が大きく，高カリウム血症から心停止を起こす危険性があるためで，体外からの投与には注意が必要である．とくに，シングルボーラスショット[*3]は絶対にしてはいけない．

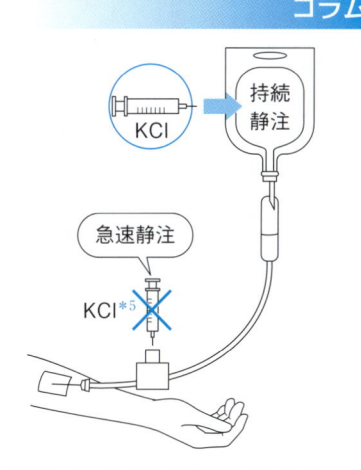

図3・6　カリウム投与のポイント

カリウムを投与する際のポイント

①カリウムの投与濃度は，末梢静脈からの投与時には40 mEq/L 以下とし，20 mEq 投与するときには1時間以上をかけて行うこと．（参考：1日投与量の上限は 100 mEq とされている．）

②投与中は心電図（ECG，electrocardiogram）や血漿カリウム濃度をチェックすること．

③尿量は1時間あたり 0.5 mL/kg（体重 60 kg のヒトでおおむね 30 mL/時）以上を確保すること．

④血漿カリウム濃度が上昇しやすい状態[たとえば副腎機能不全時，抗アルドステロン性利尿薬（スピロノラクトン，カンレノ酸カリウムなど）を投与している場合]では，とくに注意が必要である．

＊3　シングルボーラスショット　急速静注といい，短時間で薬を投与すること．1〜2時間かけて外来で投与するようなものも含む．ワンショット[*4]投与と同義的に使われる．反対語は持続静注（continuous infusion）で，時間をかけて点滴で投与する方法である．24時間や48時間持続投与など，なかには3ヵ月持続で投与するなどという事例もある．

＊4　ワンショット　一般的にワンショット静注の場合，10 mL を3〜5分で投与することを示す（☞p.149参照）．

＊5　注意するべきK（カリウム）製剤　K製剤としては，KCL注10 mEq キット「テルモ」（10 mL および 20 mL）やリン酸2カリウム注20 mEq キット「テルモ」，さらにアスパラギン酸カリウム注10 mEq キット「テルモ」（10 mL）がある．投与時の安全性を考慮して，1 mL あたり1 mEq のK製剤となっているが，配合する輸液中にもKが含まれていることがあるため，過量投与にならないように注意する（☞p.307参照）．

---

❸ 浸透圧

　各体液区分の組成は異なっているが，生体内の浸透圧は等しくなるように調節されている．これは生体のホメオスターシス，恒常性機能の働きによるものである．生命活動を維持する上で最も重要なことで，血漿浸透圧は 285±5 mOsm/L の基準値範囲に保たれている．

　浸透圧には，Na^+ などの電解質，糖質やアミノ酸のような低分子物質によって生じる晶質浸透圧と，アルブミンなどの高分子物質によって生じる膠質浸透圧とがある．細胞膜は電解質などの低分子物質の自由な移動を

制限していて，ここに晶質浸透圧の差が生じ，細胞内液と細胞外液の浸透圧を同じにしようとして，水分の移動が起こる（図3・7）．一方，血管内には血漿タンパク質が保持されているため，毛細血管を介して膠質浸透圧が生じる．この浸透圧は，血漿浸透圧の0.5%にすぎないが，これにより組織間から血管内に水分を引き込み，循環血液量を維持している．

　このように生体内の浸透圧は細胞内外で等しくなるように調節されているので，医療現場で治療に使われる輸液ではこの知識が必要になる．

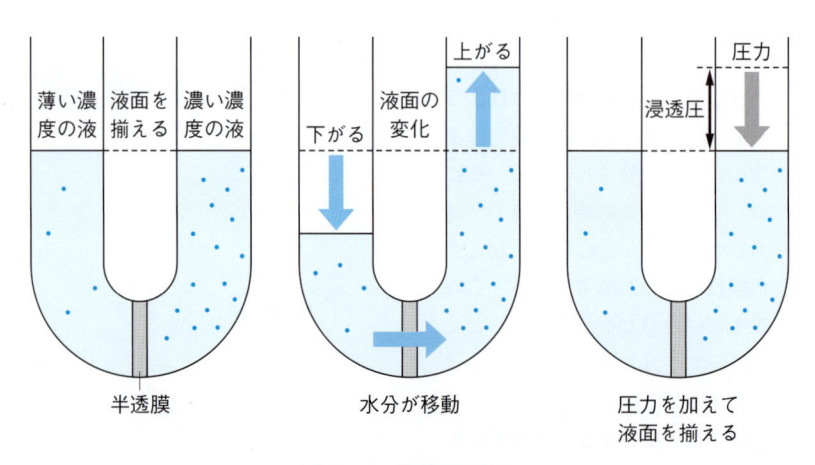

図3・7　浸透圧の原理
水分子とそのほかの溶質分子の細胞膜を通る速度に大きな差があり，水分子は溶質分子に比べ非常に速い．したがって細胞膜は半透膜の性質をもつこととなり，細胞膜を介して浸透圧が生じる．

❹ pH

　pH についてもホメオスターシスの生体内環境維持機構によって，厳格に 7.40 ± 0.05 の狭い範囲で調節・維持されている．酸・塩基平衡の異常は，生体においてアシドーシスやアルカローシスとなって，生体にとって大変危険な状態に陥ってしまう．ヒトでは pH は浸透圧と同様にわずかな変動によっても酵素活性や血球などが影響されて生命維持に大きく影響するので注意が必要である（図3・8）．

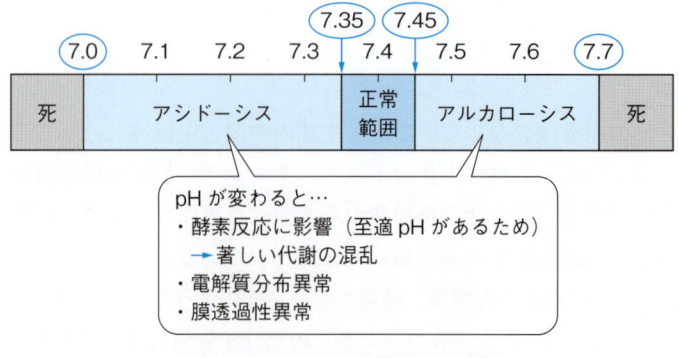

図3・8　pH の生理機能への影響

❺ 輸液の目的

　輸液の目的は，大きく①体液管理，②栄養素の補給，③薬剤投与経路のための血管の確保（ルート確保という）の3つに分けられる．このうち最も重要なものは体液管理で，各種の疾病，手術などで体液異常（主に水・電解質バランスの異常）が生じた場合，これを直ちに是正し，正常な状態に戻すことで生命の危険から回避させる．輸液は体液バランスを正常に保つために，水分や電解質を補充できる最も迅速な手段であり，患者の病態に合わせて水・電解質輸液が用いられる．

　次に，栄養素の補給については，手術などで食事が摂取できない場合や，下痢や嘔吐などで摂取量が少ない場合には，エネルギー源や体構成成分となる糖質，アミノ酸，脂質などの栄養素を含む輸液を静脈内に投与し，補給する方法で生命維持を図る必要がある．

　そのほか，病態別アミノ酸輸液を使った特殊病態の治療なども行われる．

　体液管理を理解する上で，体液の循環と分布の関係を知ることは重要である．まず，肺で酸素を取り入れた動脈血が，心臓を経て毛細血管に到達する．動脈側では，血液中の水分，電解質，栄養素，酸素などが毛細血管壁を通過して，組織間液腔へと移動・拡散し，細胞膜を通って細胞内に入り，代謝されてエネルギーなどを産生する．次いで，代謝されて生じた炭酸ガスや代謝産物（老廃物）は，細胞外に排出され，組織間液を経て静脈側から血管内に還り，静脈系を経て心臓に戻るというサイクルを繰り返している．したがって，毛細血管は血液と組織間液との物質交換の場であり，体液管理を考える上で非常に大切な機構である．

❻ 血漿と輸液の浸透圧

　血漿浸透圧は約285 ± 5 mOsm/L[6]で，赤血球は高浸透圧の溶液にはある程度耐えられるが，低浸透圧溶液中では膨張・破壊され，溶血する．輸液製剤は，血漿浸透圧とほぼ同じ浸透圧になるように調製されている．

　輸液製剤の浸透圧は，配合されている電解質，糖質，アミノ酸などの濃度によって異なり，体液と同じ浸透圧を有する場合を等張といい，それより高い浸透圧の場合を高張，低い場合を低張という（表3・4）．等張な輸液製剤は主に薬剤投与のためのルート確保に使われ，その代表的なものに生理食塩液，乳酸リンゲル液，5%ブドウ糖液（5%ブドウ糖液は等張液であるが，ブドウ糖は徐々に細胞内に取り込まれ，代謝されると水を産生するため，結果的に水が移動したことと同じになる，☞p.137参照）などがある．これらを投与した場合は，浸透圧が体液とほぼ等しいので，細胞内への水の移動は起こらない．低張な輸液製剤としては，注射用水（蒸留水）がある．これを多量投与した場合は，浸透圧がないため，細胞内へと水が流入することから，赤血球内に水が充満し，溶血（赤血球の膜が破壊されること）が起こるため注射用水の静脈内投与は禁忌である．

メモ　**浸透圧の単位**　一般的に浸透圧は浸透圧計を用いて，溶質の濃度による氷点降下の違いを利用して測定する．浸透圧を表す単位には2つあって，その1つはmOsm/Lで表される容量浸透圧濃度（osmolarity）で，1Lの溶液中にある粒子の数を表している．もう1つは，mOsm/kg H_2Oで表される重量浸透圧濃度（osmolality）であって，1kgの水中にある粒子の数を表している．生理的な濃度範囲では両者の差は少なく，一般的にはmOsm/Lが用いられている．
- mOsm/L：溶液1Lあたりの，固形物（溶質）分子またはイオンのmmol数
- mOsm/kg H_2O：水1kgあたりの，固形物（溶質）分子またはイオンのmmol数

[6]　**参考(mOsm/L)**
血漿：約285 ± 5
尿：$50 \sim 1300$
牛乳：約260
みそ汁：約700
しょうゆ：約6000
ハチミツ：約7500

　高張な輸液製剤には，10％食塩液，20％ブドウ糖液などがある．これら
を投与した場合は，浸透圧が体液より高いので，細胞内から細胞外に水
が流出する．

表3・4　低張液，等張液，高張液

	低張液	等張液	高張液
血漿の浸透圧と比べて	低い	ほぼ等しい	高い
水分の移動	細胞内に水分が入る	なし	細胞内から水分が出る
製剤例	蒸留水*	生理食塩液 乳酸リンゲル液 5％ブドウ糖液	10％食塩液 20％ブドウ糖液 10％アミノ酸液

*蒸留水を静脈内注射すると溶血が起こるため，投与してはならない．

● 電解質・輸液濃度の計算・補正—ミリ当量 (mEq) の計算

mEq/L：溶液1 Lに溶けている溶質の当量数．
　　　　または，絶対値をいう場合もある．
　mEq/L ＝ mmol/L ×電荷数　　（濃度）
　mEq ＝ mmol　　×電荷数　（絶対値）

1当量（Eq）　　　＝原子量（g）　÷原子価
1ミリ当量（mEq）＝原子量（mg）÷原子価

mEqとmgの関係
Na$^+$　　：1 mEq＝23　÷1＝23　mg
Cl$^-$　　：1 mEq＝35.5÷1＝35.5 mg
K$^+$　　：1 mEq＝39.1÷1＝39.1 mg
Ca^{2+}　：1 mEq＝40　÷2＝20　mg
Mg^{2+}　：1 mEq＝24.3÷2＝12.1 mg
HCO$_3^-$：1 mEq＝61　÷1＝61　mg

例題　生理食塩液100 mL中に含まれるNa$^+$とCl$^-$はそれぞれ何mEq（ミリ当量）か．
　　　　（塩化ナトリウムの分子量＝23＋35.5＝58.5）

解答　生理食塩液は0.9％NaCl液なので100 mL中にNaClは0.9 g＝900 mg含まれている．

計算1　900 mg中にNa$^+$は900（mg）×23÷58.5＝353.8（mg）
　　　　Cl$^-$は900（mg）×35.5÷58.5＝546.2（mg）含まれる．
　　　　したがって，Na$^+$は353.8÷23＝15.4 mEq，Cl$^-$は546.2÷35.5＝15.4 mEqとなる．

計算2　900（mg）÷　58.5 ＝ 15.4 mmol
　　　　すなわち　　　NaCl　＝　Na$^+$　＋　Cl$^-$
　　　　　　　　　15.4 mmol　15.4 mmol　15.4 mmol
　　　　mEq ＝ mmol/L×　電荷数
　　　　したがって，NaClが15.4 mmolのときNa$^+$は15.4 mEq，Cl$^-$は15.4 mEq.

　　　血漿の浸透圧は次の理論式などで近似され，その浸透圧はほぼNa$^+$量
と血糖量（ブドウ糖量）で決まる．

血漿浸透圧（mOsm/L）
　＝ Na^+（mEq/L）×1.86 ＋血糖値（mg/dL）/18 ＋ BUN（mg/dL）/2.8

　等張にするためにブドウ糖のみを用いた製剤が5％ブドウ糖液，Na^+のみを用いたものが生理食塩液（生食）である．
　浸透圧は，各イオン粒子のモル数の総和で求められることから，イオン化する物質とイオン化しない物質で計算法が異なる（図3・9）．実際例で考えると，イオン化する物質として $NaCl$ の 1 mmol/L 溶液の場合では，$NaCl → Na^+ + Cl^-$ と解離するので，各イオン粒子のモル数の総和は 2 mmol/L となり，浸透圧は 2 mOsm/L となる（図3・9a）．同様に $CaCl_2$ の 1 mmol/L 溶液の場合では，$CaCl_2 → Ca^{2+} + 2Cl^-$ と解離するので，各イオン粒子のモル数の総和は 3 mmol/L となる．したがって浸透圧は 3 mOsm/L となる（図3・9a）．また，イオン化しない物質の 1 mmol/L ブドウ糖液の場合では，浸透圧はモル数の総和（1 mmol/L）であることから 1 mOsm/L となる（図3・9b）．

a) イオン化する物質
　（塩化ナトリウム，塩化カルシウムなど）

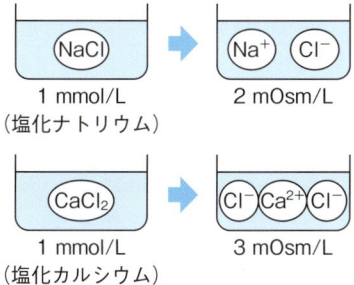

1 mmol/L　　2 mOsm/L
（塩化ナトリウム）

1 mmol/L　　3 mOsm/L
（塩化カルシウム）
　（浸透圧はモル数より大きい）

b) イオン化しない物質
　（ブドウ糖，尿素，尿酸脂質，デキストランなど）

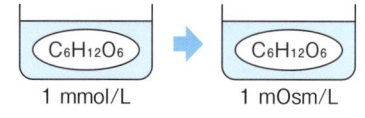

1 mmol/L　　1 mOsm/L
　（浸透圧はモル数に等しい）

図3・9　解離と浸透圧の関係

D　輸液の使い方

　生理食塩液は，血管内に投与されると細胞外液に組織間液3，血漿1の割合で分布するが，浸透圧が細胞内液と等しいので細胞内液への移動は起こらず，細胞外液に留まる．したがって輸液により投与された生理食塩液の水分はすべて細胞外液となる（図3・10b）．
　5％ブドウ糖液は，血管内でブドウ糖がすべて体内に吸収・代謝されて水が残り，細胞外液の浸透圧が下がるため，細胞外液に加えて細胞内液にも水が移動する．その結果，細胞内液2，細胞外液1（組織間液3/4，血漿 1/4）の割合で水が分布する．輸液療法の基本は，体液のいずれの区分を補充するかによって生理食塩液と5％ブドウ糖液，またはその混

合液を使い分ける（図3・10c）.

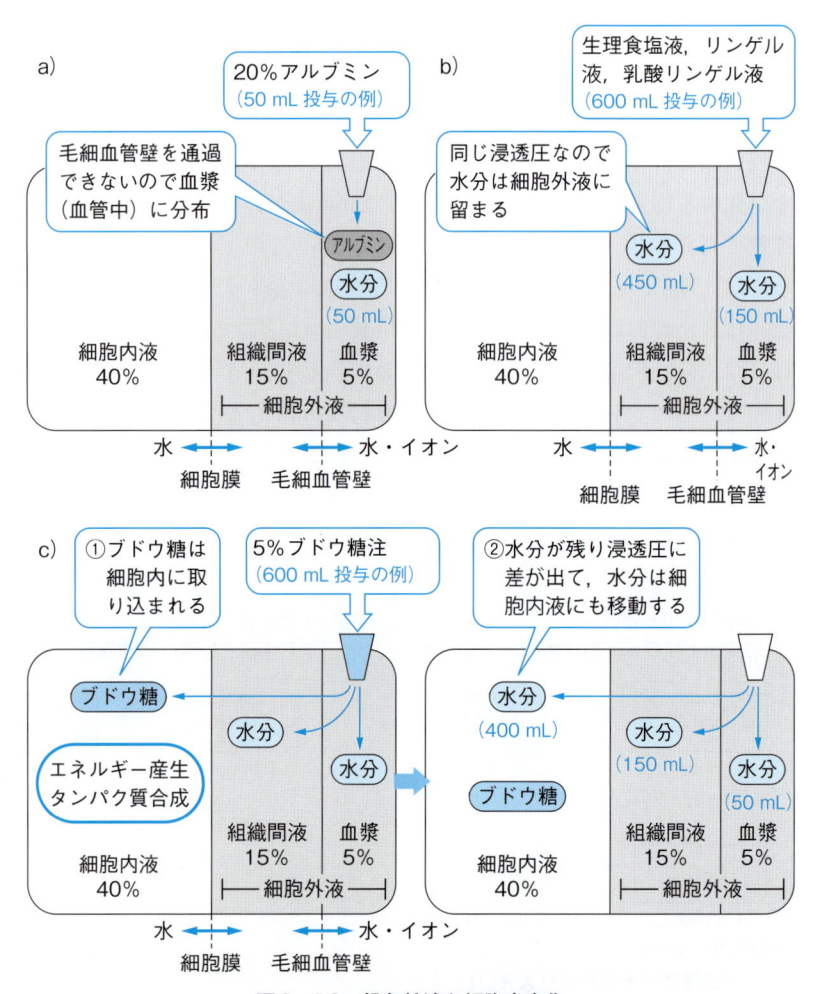

図3・10 投与輸液と細胞内変化

a) アルブミンを投与した場合，分子量が大きいため血漿のみに分布し浸透圧が上昇する.

b) 生理食塩液を600 mL投与した場合，組織間液（15%）と血漿（5%）に3:1の割合で分布するため組織間液に450 mL，血漿に150 mLとなる.

c) ブドウ糖液600 mLを投与した場合，ブドウ糖は細胞内に取り込まれるため水分のみを投与したことになる．細胞内液（40%），組織間液（15%），血漿（5%）に8:3:1の割合で分布するため，細胞内液400 mL，組織間液150 mL，血漿50 mLとなる.

> **メモ** 静脈内に投与されたアルブミンは，10〜15分で血管内に均一に拡散する．しかし，4〜7日間で血管内にプールされるアルブミンは投与量の40%になる．また，肝血管の内皮細胞は不連続内皮のため，血中のアルブミンに結合している薬物は，Disse腔（血管内皮細胞と肝細胞の間）に入り，肝実質細胞の近傍に到達する.

　一般に，輸液とは100 mL以上の注射液をいい，電解質や糖質，アミノ酸，脂質などの栄養素が配合されている．輸液は，意識不明などで

まったく食事が摂取できないとき，食欲不振で十分に食べられないとき，手術などで絶食・絶水状態にある場合に投与される．輸液の主な目的は，体液管理と栄養補給であり，輸液セットを接続し点滴という手段で，投与速度を一定にコントロールしながら，患者の静脈内に投与する．輸液バッグから静脈の刺入部までの管を点滴ルート（ライン）と呼び，ボトルに刺すビン針，点滴筒，ローラークランプ，三方活栓，タコ管，静脈針などから構成されている（図3・11）．輸液を患者に投与する場合，点滴ルート内に空気が入らないようにプライミング[*7]をする必要がある．

*7　**プライミング**　点滴ルート内を輸液で満たすことであり，クランプで調節しながら静脈針まで輸液を満たす．しかし，抗がん薬の輸液の場合，調製者に対する抗がん薬の曝露の原因になるため，プライミングをしてはならない．

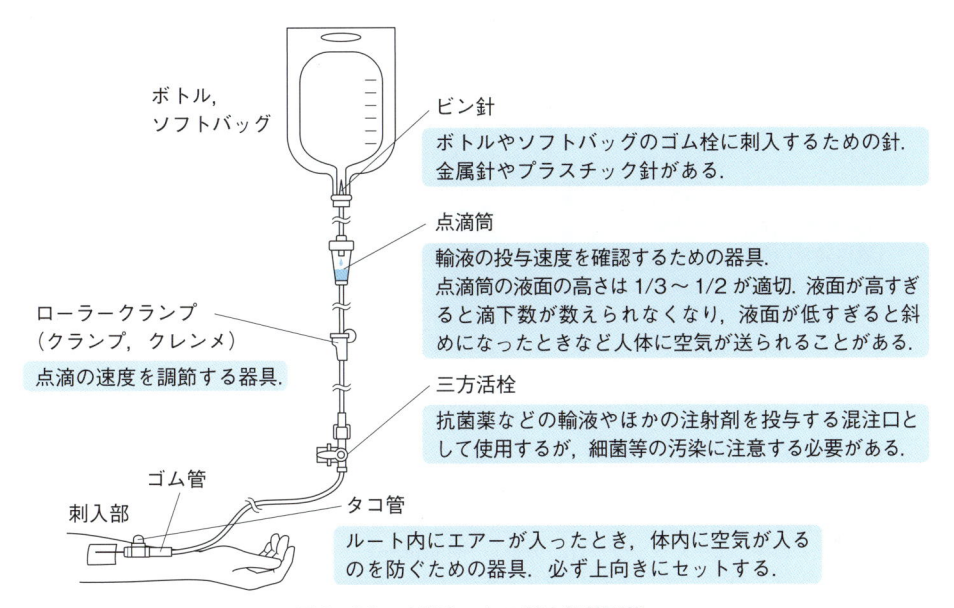

ボトル，ソフトバッグ

ビン針
ボトルやソフトバッグのゴム栓に刺入するための針．金属針やプラスチック針がある．

点滴筒
輸液の投与速度を確認するための器具．点滴筒の液面の高さは 1/3 〜 1/2 が適切．液面が高すぎると滴下数が数えられなくなり，液面が低すぎると斜めになったときなど人体に空気が送られることがある．

ローラークランプ
（クランプ，クレンメ）
点滴の速度を調節する器具．

三方活栓
抗菌薬などの輸液やほかの注射剤を投与する混注口として使用するが，細菌等の汚染に注意する必要がある．

ゴム管

刺入部

タコ管
ルート内にエアーが入ったとき，体内に空気が入るのを防ぐための器具．必ず上向きにセットする．

図3・11　点滴ルートの基本接続形態

E　輸液の種類

電解質輸液は，基本的には Na^+ を主体とした等張電解質輸液である細胞外液補充液と，K^+ を主体とした低張電解質輸液である維持液類に大別される．細胞外液補充液は，文字どおり細胞外液区分を補充する輸液剤であり，最も簡単な組成の生理食塩液に始まり，生理食塩液からリンゲル液へ，さらに乳酸リンゲル液へと改良されてきている（表3・5）．その後は，酢酸リンゲル液や重炭酸リンゲル液も発売されている．また，低張電解質輸液は維持液類ともいわれ，4種あり，開始液は1号液，脱水補給液は2号液，維持液は3号液，そして術後回復液は4号液と呼ばれ，それぞれ特徴付けられている．そのほか，血漿増量剤（代用血漿剤），補正用電解質液，アルカリ化剤などが市販されていて，日常医療現場で使われている（表3・6）．

表3・5 等張電解質輸液

	電解質組成（mEq/L）				
	Na$^+$	K$^+$	Ca^{2+}	Cl$^-$	HCO$_3^-$
血漿	142	4	5	103	27
生理食塩液	154	–	–	154	–
リンゲル液	147	4	4.5	155.5	–
乳酸（酢酸）リンゲル液	130	4	3	109	28 乳酸イオン 酢酸イオン

表3・6 電解質輸液の分類

等張電解質輸液 （細胞外液補充液）	生理食塩液	血漿と等張で，Na$^+$，Cl$^-$を含む
	リンゲル液	Ca^{2+}，K$^+$が加わる
	乳酸リンゲル液 （糖加乳酸リンゲル液）	アルカリ化剤として乳酸ナトリウムを配合
	酢酸リンゲル液 （糖加酢酸リンゲル液）	アルカリ化剤として酢酸ナトリウムを配合
	重炭酸リンゲル液	アルカリ化剤として炭酸水素ナトリウムを配合
低張電解質輸液 （維持液類）	開始液 （1号液）	K$^+$を含まない 等張液の1/2〜2/3量のNa$^+$，Cl$^-$を含む
	脱水補給液 （2号液）	Na$^+$，Cl$^-$，乳酸イオンに加え，K$^+$，Mg^{2+}を配合
	維持液 （3号液）	健常者の水分・電解質の平均的な1日必要量を目安にした組成
	術後回復液 （4号液）	電解質濃度が低く，自由水が多い 術後，高齢者，乳幼児，小児に適している
血漿増量剤（代用血漿剤）		デキストラン，HESを含む
補正用電解質液		Na$^+$，Cl$^-$，K$^+$，Ca^{2+}，Mg^{2+}，P，NH$_4$Clなど
アルカリ化剤		炭酸水素ナトリウム液，乳酸ナトリウム液，THAM

HES：ヒドロキシエチルデンプン（hydroxyethyl starch）
THAM：トリス（ヒドロキシメチル）アミノメタン（tris hydroxymethyl aminomethane）

❶ 糖質輸液（水分補給液）

糖質輸液（水分補給液）は水欠乏性脱水症の水分補給に用い，5〜10%濃度のブドウ糖液や，糖尿病患者用の果糖，マルトース，キシリトール，D-ソルビトールを用いた製剤がある．果糖は肝臓のフルクトキナーゼにより代謝され，インスリンの影響を受けずにエネルギー補給源となるので，糖尿病患者にも使用できる．マルトースもインスリンの介在なしに細胞内に移行し，αグルコシダーゼ（マルターゼ）により2分子のブドウ糖となって解糖系に入るので糖尿病患者にも使用できる．キシリトールやD-ソルビトールもインスリンの介在なしに細胞内に移行するため糖尿病患者に使用できる．

実際の臨床現場では，インスリン製剤の改良・普及により，糖尿病患者に対してもブドウ糖を主とした製剤にインスリンを加えた輸液を用いることが多い．

❷ 等張電解質輸液（細胞外液補充液）（図3・12）

　生理食塩液，およびK$^+$とCa^{2+}を含み，血漿の電解質により近い組成へ改良されたリンゲル液，乳酸リンゲル液が相当する．多量の生理食塩液を投与すると，高塩素血症や希釈性アシドーシスをきたすおそれがある．そこでCl$^-$濃度を生理的濃度まで減らし，乳酸を加えたのが乳酸リンゲル液である．乳酸は代謝されてアルカリ性のHCO$_3^-$となり，アシドーシスを予防する（Ca^{2+}と難溶性の塩を生じるHCO$_3^-$は加えられない）．ただし肝不全時などは乳酸アシドーシスを起こすことがある．酢酸リンゲル液も同様に用いられる．これらの製剤のNa$^+$濃度はほぼ同じで，投与後は細胞外液に分布する．

　生理食塩液は，H$^+$，Cl$^-$，Na$^+$，K$^+$を含む胃液を嘔吐した場合などの細胞外液補充に用いる．生理食塩液は最も汎用性が高く，薬剤の溶解や創傷面の洗浄にも用いられる．また乳酸リンゲル液は，Na$^+$，K$^+$，HCO$_3^-$を失う下痢時などに用いる．リンゲル液は，最近はあまり使用されない．

　出血の際も血漿成分に近い乳酸（酢酸）リンゲルを投与するが，出血が多い場合，デキストラン製剤（血漿増量剤）を用いる．

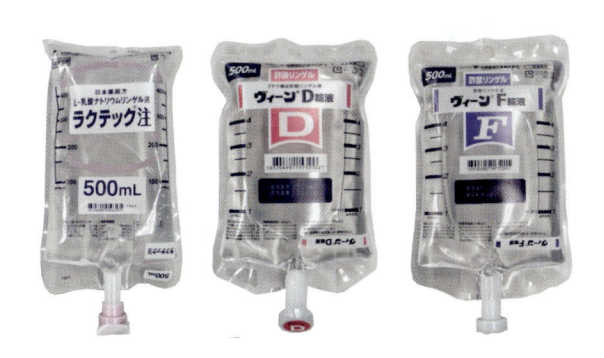

図3・12　等張電解質輸液製剤の例

❸ 低張電解質輸液（図3・13，図3・14）

　開始液（1号液）：Na$^+$量が生理食塩液の約1/2で，病態が不明なときの水分・電解質の初期補給に用いる．心不全や腎不全ならばK$^+$投与は危険であり，開始液はK$^+$を含まない．

　脱水補給液（2号液）：Na$^+$量が生理食塩液の約1/2～1/3で，Na$^+$，Cl$^-$に加え，細胞内液に多いK$^+$，Mg^{2+}を多く含む．脱水症などの水分・電解質の補給，補正に用いる．

　維持液（3号液）：Na$^+$量が生理食塩液の約1/3～1/4．3号液2000 mLで，1日の水分必要量，Na$^+$，Cl$^-$の必要量60～100 mEq，K$^+$の必要量40～60 mEqなど電解質補給が可能である．臨床で最も多く使われている．高濃度の糖を加えた製剤は，水分・電解質に加えて末梢静脈からの

エネルギー補給も可能である．2000 mL の投与で約 800 kcal を補給できる．

術後回復液（4号液）：Na$^+$量が生理食塩液の1/5．電解質濃度が低く，細胞内液への水分補給効果が大きい．腎機能低下時の術後や，乳幼児などの水分・電解質の補給に用いる．

維持液類（1号液〜4号液）は，基本的に生理食塩液と5%ブドウ糖液の配合割合を変えることによりつくられていて，生理食塩液の割合が多い1号液は電解質の補給効果が大きく，逆に，5%ブドウ糖液の割合が多くなるにつれて，水分補給効果が大きくなる（図3・13）．

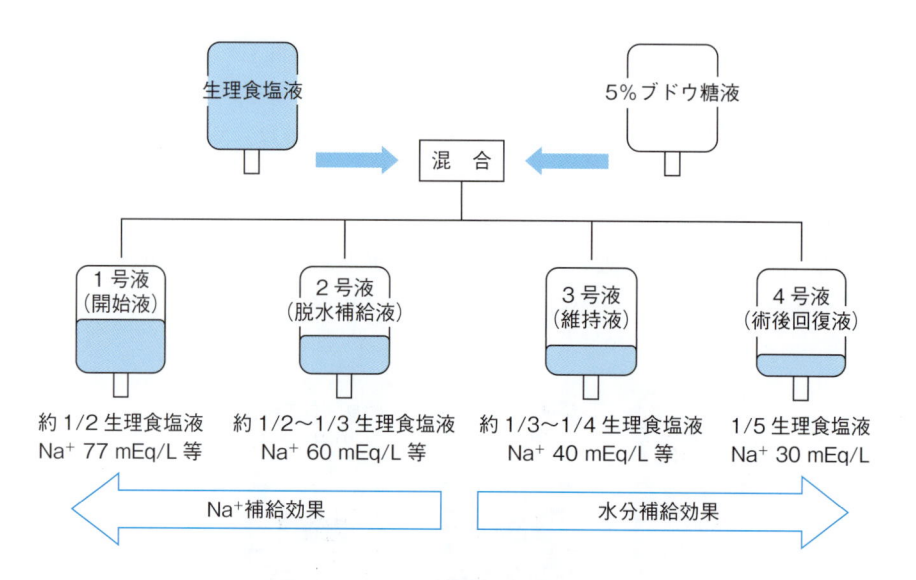

図3・13　低張電解質輸液の組成

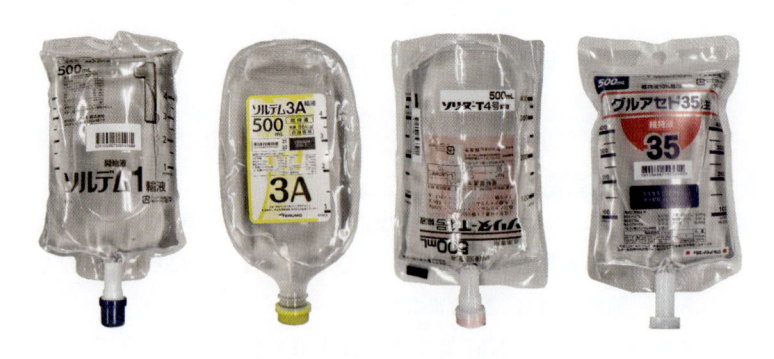

図3・14　低張電解質輸液製剤の例

❹ 補正用電解質輸液

体液の電解質異常や酸塩基平衡異常の是正，ほかの輸液の組成調整に用いる．Na$^+$，K$^+$，Ca^{2+}，Mg^{2+}，HPO$_4$$^{2-}$を含有する製剤，およびHCO$_3$$^-$を含むアルカリ化剤がある．

❺ 栄養補給製剤 (図3・15, 図3・21参照)

ⓐ 経腸栄養と静脈栄養 (図3・16)

栄養補給の方法は, 経腸栄養と静脈栄養の2つに大別される. 消化管が安全に使用できる場合は, 経腸栄養が第一選択となる. 一方, 消化管が使用できないか, または使用しないほうが望ましい場合には, 静脈栄養を選択する. 経腸栄養は, 比較的短期間 (4週間未満) の場合は, 経鼻チューブを用いた経鼻法を, 長期間の場合は瘻孔法を選択する.

静脈栄養は, 比較的短期間 (2週間未満) の場合には, 腕などの末梢静脈から投与する, 末梢静脈栄養法 (PPN[*8]) を選択する.

一方, 長期間あるいは水分制限が必要な場合には, 中心静脈栄養法 (TPN[*9]) を選択するが, TPN を長期間施行すると薬剤の調製や注入の際に混入した病原体がプラスチックのルートで繁殖し, カテーテル感染

[*8] **PPN** peripheral parenteral nutrition

[*9] **TPN** total parenteral nutrition(☞p.129参照)

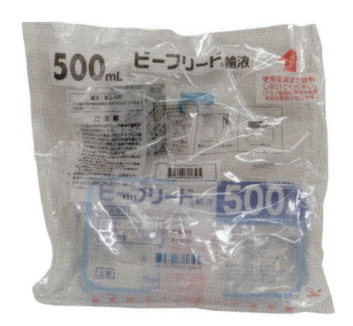 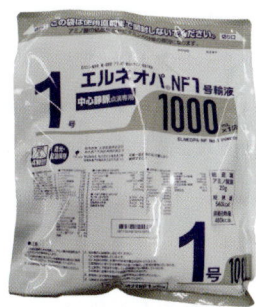 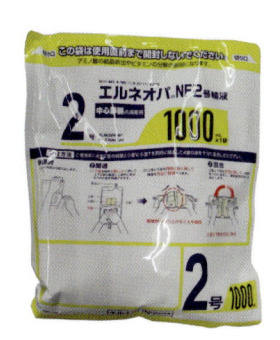

図3・15 栄養補給製剤の例

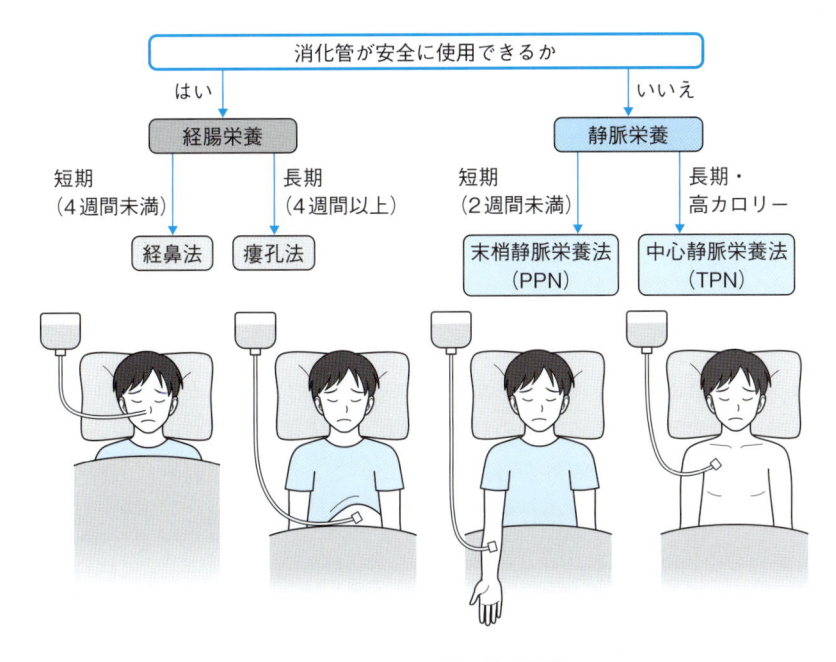

図3・16 経腸栄養と静脈栄養

を起こしやすくなる．また，カテーテル感染により，血栓性静脈炎などを起こすことがあるので注意が必要である．いずれの栄養法においても，最終的には経口栄養へ移行することが目標となる．

①糖質輸液製剤：5～10%のブドウ糖，果糖，マルトース，キシリトール，ソルビトールの糖質水溶液があり，末梢静脈などの静脈内注射として投与する．なお，50%，70%ブドウ糖はTPNの高カロリー輸液として使用する．

②脂肪乳剤：10～20%のダイズ油，卵黄リン脂質，グリセリンからなる乳化製剤である．脂肪乳剤の浸透圧比[*10]は1であり，中心静脈からではなく，末梢静脈から単独で投与する．現在，脂肪を配合した中心静脈栄養キット製剤が販売されている．脂肪乳剤は，細菌などをろ過するためのファイナルフィルターを用いることはできない[*11]．

③アミノ酸製剤：必須および非必須アミノ酸を含み，糖質輸液製剤と混合するなどして用いる．手術直後や熱傷時などのタンパク異化亢進時は，分岐鎖アミノ酸（BCAA）であるバリン，ロイシン，イソロイシンの消費が増加するのでBCAAを多く含み，かつ，E/N比[*12]の大きな製剤が使用される．また，腎不全用のアミノ酸製剤や，栄養補給の適応はないが，肝不全用アミノ酸製剤としてフィッシャー比[*13]の高い製剤がある．

④高カロリー輸液製剤：高濃度糖液と電解質液を基本とし，アミノ酸，総合ビタミン，微量元素を含んだ製剤がある．成人では1日約2000 kcal必要である（☞図3・21，p.154参照）．

b TPNの挿入経路と適応・注意事項

TPNは，高張液が直ちに希釈されないと血管内皮を刺激することになるため，血流の多い中心静脈に先端を位置させる必要があり，まず投与ルートを確保するため，中心静脈内にカテーテルを留置することから始まる．CVCの血管への挿入部は，原則として太くて血流が多く，かつ中心静脈に近い部位が選ばれる．選択される血管としては，さまざまな静脈があるが，それぞれの特徴を理解した上で挿入部位を選択することが重要である．

なかでも鎖骨下静脈は，血管が比較的太く，上大静脈に近いので，カテーテル留置による血栓形成が少ない，感染が少ない，カテーテルの固定が比較的簡単であるなどの利点があり，挿入部位として広く用いられている．一方，血管が外から確認できないことから，穿刺時に気胸や血胸，先端位置異常などの合併症がほかの経路に比して起こりやすいという欠点がある．

また，近年は，末梢挿入式中心静脈カテーテル（PICC[*14]，ピックともいう）による挿入が一般的である．PICCでは，非常に細く軟らかいカテーテルを用いて，通常上腕の静脈から挿入し，先端を中心静脈に留

---

* 10 **浸透圧比** 血漿浸透圧を1とした場合，ほかの注射剤などの浸透圧の比率．

* 11 脂肪乳剤の粒子が大きいため，ファイナルフィルターの目詰まりの原因となる．

* 12 **E/N比** 必須アミノ酸（essential amino acid）/非必須アミノ酸（non-essential amino acid）の比のこと．

* 13 **フィッシャー比（Fischer ratio）** 分枝鎖アミノ酸（branched chain amino acid：BCAA）であるバリン・ロイシン・イソロイシンと，芳香族アミノ酸（aromatic amino acid：AAA）であるチロシン・フェニルアラニンのモル比（BCAA/AAA）のこと．肝不全時では，AAAが肝臓で代謝されず増加する．一方，BCAAは筋肉内などで代謝されて減少する．その結果，AAAが脳内に移行して偽性神経伝達物質が増加して肝性脳症が発現する．

* 14 **PICC** peripherally inserted central venous catheter

する（図3・17）．ほかのCVCと比べて，腕から比較的簡単に挿入でき，挿入後の感染のリスクが少ない．感染や閉塞が起こらない限り，長期間の留置が可能なため，長期間治療が必要な場合でも，末梢静脈留置針のように定期的な入れ替えは基本的に必要なく，患者が入れ替えのたびに針で刺される苦痛がない．また，腕から挿入するため，鎖骨下静脈などの鎖骨や首の付近から挿入する場合に発生し得る，気胸などの合併症が起きないという利点がある．その一方で，カテーテルが詰まり使用できなくなることや静脈炎が起こる可能性があるため，適切な管理が必要となる．

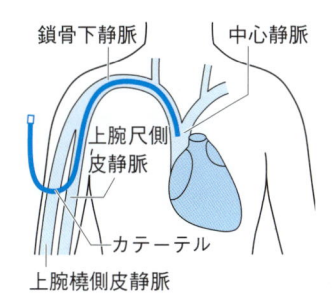

図3・17　PICCの挿入部位

TPN適用の原則は，経管栄養を含む経腸栄養法が不可能または投与熱量が不十分な場合，静脈栄養法が有利な場合である．ほとんどのTPN基本液は高張糖液に各種電解質と必須微量元素の亜鉛を同一製剤中に含有し，簡単に必要な輸液を調製できるようになっている．

注意点として，TPN施行時には，乳酸アシドーシスを防止する目的でビタミンB_1[*15]を併用する．

TPNの適用が原則不可能か禁忌の例としては，腸管機能が正常な脳障害患者や，神経・脳疾患による嚥下障害がある．また，がんの末期の場合は，栄養代謝などの乱れがあり，高血糖や水分の過負荷が起こるので，水，電解質，栄養すべて最低維持量の投与で管理される場合が多い．

*15　ビタミンB_1の不足によりピルビン酸をアセチルCoAに変換できなくなる．その結果，ピルビン酸は乳酸となり蓄積して乳酸アシドーシスを引き起こす．

▶ TPN の基本的処方

1. TPNに必要な栄養素は糖，アミノ酸，脂肪，ビタミン，電解質，微量元素などがある．
2. 1日水分量は2000〜3000 mLが標準．
3. カロリーは，開始液では800〜1000 kcal，維持液では1500〜2500 kcal．
4. アミノ酸は，開始液では30〜40 g，維持液では60〜80 g．アミノ酸はカロリーとして使われることを前提としないのでカロリー計算には含めない．
5. 維持液のカロリーの20〜30％は脂肪製剤で摂るようにする．
6. NPC/N比を一般に150〜200に設定するが，病態により異なる．

❻ 微量元素

微量元素は，主に生体内の酵素や生理活性物質の活性中心として働いており，いずれも代謝によって失われるため，常に一定量を毎日摂取する必要がある．そのバランスが破綻して恒常性が失われると，生体の機能異常をきたし，欠乏症状や過剰症状を呈し，生命の危機をもたらすことになる．特に，必須微量元素は，微量ながら生命活動に欠かせない元素のことであり，ヒトでの必須微量元素は鉄，亜鉛，銅，マンガン，ヨウ素，コバルト，クロム，セレン，モリブテンの9種類がある．

通常の経口摂取下では，微量元素欠乏は起こらないと考えられているが，TPN施行時にはさまざまな欠乏症[16]が報告されており，微量元素の重要性が認識されるようになった．

たとえば，亜鉛欠乏症は最も報告数が多く，早期からの欠乏が認められる微量元素である．亜鉛欠乏症の発現時期は，TPNの開始後14〜約100日と長期に及び，臨床症状は皮膚炎，口内炎，下痢，脱毛，成長障害および免疫能低下などがみられる．早期に欠乏することから，TPN基本液やキット製剤には亜鉛が配合されている．

このような微量元素の欠乏を改善するために，亜鉛，鉄，銅，マンガンおよびヨウ素の補給を目的としたエレメンミック®注や，セレンの補給目的でアセレンド®注などの高カロリー輸液用微量元素製剤が用いられることがある．ただし，微量元素製剤は，鉄イオンや銅イオンが，ほかの薬剤と混注することにより，複合体を生成して沈殿を生じることがあり，高カロリー輸液などに微量元素製剤を混注する際は，単独の注射器を使用し，ほかの薬剤との混注を避けるように注意することが重要である．これらの対策については，添付文書に記されていることがあるので，使用前の添付文書での確認は大切である．

> メモ エレメンミック®注の添付文書には，調製時の注意として，「本剤は単独のシリンジで採取し，高カロリー静脈栄養輸液に添加すること．（ほかの注射剤との直接混合は，沈殿等の配合変化を起こすことがある）なお，ビタミン剤（B_2 及びC剤，配合剤）をシリンジ内で直接本剤と混合した場合，沈殿によりフィルターの目づまりが生じることがあるので，別々のシリンジを用いること．」と記載されている．

臨床での TPN の具体的使用例 　コラム

炎症性腸疾患では，増悪・重症時に絶食の上TPNを行うことで，消化管の安静を維持しつつ，必要十分な栄養補給を行うことができる．

また，術前・術後のTPN管理により栄養状態が改善され，消化管などの術後の縫合不全や感染症などの合併症を予防し，がんなどの治療成績の向上に貢献する．さらに，近年のがん治療では強力な化学療法や放射線療法が行われており，これらに伴う食欲不振や下痢などの副作用がみられる場合にも，TPNで積極的な栄養管理が可能である．

一方，腸管の機能不全や腸管の大量切除を行った場合は，恒久的にTPNによる栄養補給が必要となり，在宅でTPNを行う場合がある．これは在宅中心静脈栄養法（HPN）と呼ばれ，栄養状態を維持・改善することで，入院せずに自由でよりよい生活を送るための有用な手段となる（図3・17）．HPNは，在宅での栄養療法のため，患者や家族に無菌操作法や緊急時の対処法について，十分指導しておくことが重要である．

❼ 特殊輸液製剤

- 血漿増量剤：デキストラン製剤, ヒドロキシエチルデンプン製剤, ゼラチン製剤, 血漿分画製剤.
- 浸透圧利尿製剤：マンニトール製剤, グリセリン製剤.

F 1日の水分出納と維持輸液量

　私たちが水分補給をする場合には, 水を飲んだり, 食事などから水分や電解質を摂取しているが, 毎日ほぼ同量を体外に排泄して体内のバランスをとっている. このように水分バランスを維持することも, 細胞内や細胞外の体液の量や電解質, 浸透圧などの維持と同様にホメオスターシスによるものである. これは生命が保たれていくためには不可欠なことで, 何らかの原因でこの恒常性が崩れた場合に, 輸液により体液の異常を是正することは治療の基本である.

　経口摂取時に得られる水分は, 飲料水, 食物中の水, および体内で産生される代謝水[18]由来で, 一方, 体内からは, 尿[19], 不感蒸泄[20], 糞便によって水分が出ていく(表3・7).

表3・7　1日の水分出納(mL)

納		出	
経口摂取	2100	尿	1600
〔飲料水	1300	不感蒸泄	700
〔食物	800	〔皮膚から	400
代謝水	300	〔気道から	300
		糞便	100
合計	2400	合計	2400

　これらのバランスを維持するための輸液量を x mL とすると, 水分の収支は以下の式で表される.

$$収入 \{輸液量(x\,mL) + 代謝水(300\,mL)\}$$
$$= 支出 \{尿量(y\,mL) + 不感蒸泄(700\,mL) + 糞便(100\,mL)\}$$

　したがって輸液量 $(x\,mL)$ = 尿量 $(y\,mL)$ + 500 mL となる. その日の予測尿量を約1500 mL とすると, 経口摂取ができない場合の維持輸液量は約2000 mL となる.

　電解質輸液の投与量は, 一般的に維持輸液＋補充輸液＋欠乏量輸液(欠乏量×安全係数[21])で求め, 維持輸液量は, 平常時尿量＋500 mL を目安に算出することになる. 補充輸液は, 治療中に下痢, 嘔吐, 発熱, 出血, ドレーン排液など体液の喪失がある場合に喪失量を補充するものである. 欠乏量輸液は, 水分および Na^+ の欠乏量をマリオット[22]の方法などで推定し, 通常推定欠乏量に1/2〜1/3の安全係数をかけて投与する.

　私たちは健康時には水分・電解質の摂取量と排泄量のバランスがとれているが，体液が欠乏するような原因がなくても，常に尿，不感蒸泄などから体液を失っているので，生理的必要量を補充するために用いるのが維持輸液である．また，欠乏量の推定は，輸液量を決める上で重要なことで，血液・尿などの検査成績，体重，身体所見などから概算して求められる．

G　脱　水

　生命の維持に必要な体液（水分と塩分）量が不足している状態を脱水と呼んでいる．脱水は種々の要因で起こるが，水分と塩分（電解質）のどちらが多く失われたかによって，水分欠乏型脱水（高張性脱水）とナトリウム欠乏型脱水（低張性脱水）に大別される．また，水分欠乏型脱水とナトリウム欠乏型脱水が混合した場合を混合性脱水（水分と塩分の両者が欠乏）と呼び，この型が臨床的に最もよくみられる（表3・8）．

表3・8　脱水の分類と症状

	症　状	原　因	治　療
水分欠乏型脱水	口渇，尿量の減少など	血漿浸透圧の上昇	3号液や5%ブドウ糖液の投与
ナトリウム欠乏型脱水	頭痛・めまい，吐き気，立ちくらみなどの循環器症状	循環血液量の減少	生理食塩液や乳酸リンゲル液などの投与
混合性脱水	水分欠乏型とナトリウム欠乏型脱水の混合型症状	水分と塩分の両方が欠乏すること	

❶ ナトリウム欠乏型脱水

　出血，下痢，熱傷などにより細胞外液あるいは細胞外液と同じ浸透圧の体液が失われる場合で，臨床的に最も遭遇する脱水である．細胞内外の水の移動は起こらないため，循環血液量が減少し，血圧が低下する．

▶ナトリウム欠乏型脱水の原因

①嘔吐や下痢により消化管から胃液・腸液が多量に失われること．
②多量の発汗や熱傷により，皮膚から体液が多量に失われること．
③糖尿病，アジソン病，慢性腎不全，利尿薬の乱用などにより，腎臓から体液が多量に失われること．

　輸液は，等張な生理食塩液か乳酸リンゲル液を用いて細胞外液を補うが，やや低張の開始液でもよい．排尿の有無が不明な場合はカリウムを含まない輸液を用いる．生理食塩液や乳酸リンゲル液はナトリウム含有量が多いことに注意する．

❷ 水分欠乏型脱水

　ナトリウムも失われるが，水がより多く失われる場合で，血漿浸透圧が上昇し細胞内から細胞外へ水が移動するため細胞内液・外液いずれも減少する．細胞外液は補充されるため血圧低下の程度は少ないが，細胞内液が減少するため口渇が強い．このような場合，5％ブドウ糖液や低張電解質輸液の輸液を用いる．

▶水分欠乏型脱水の原因

①尿崩症などで腎臓からの水分排泄が過剰なこと．
②昏睡や嚥下障害，乳幼児・高齢者，炎天下や砂漠など水がまわりにない環境など，水分摂取が不可能なこと．
③過呼吸など，腎臓以外から水分が多量に失われること．

H｜注射剤・輸液の混合

❶ 配合変化

　注射剤は本来単独で使用されるように製剤化され，安定性，安全性が保障された製剤であるが，医療現場では複数の注射剤を混合調製したり，混注投与して使用する場合が多いので配合変化についての知識は不可欠である．

　臨床現場でよく使われる同一の投与ルートからほかの注射剤や輸液を混注投与する方法には，主に混注法，側管法（I.V.Push），ピギーバック法，連結法（タンデム法）の4つの投与法がある（図3・18）.

Web動画

ⓐ 混注法

　輸液の中に注射器などを用いて薬剤を直接混合する方法で，均一な濃度で，かつ一定速度で投与できる利点がある．しかし，薬剤の投与速度は輸液の投与速度に依存するため，短時間に血中濃度を補正する場合は不利である．また，輸液と比較的長い時間接触するため，配合変化を起こしやすい薬剤には適用できない．

ⓑ 側管法（I.V. Push）

　輸液セットの側管Yポート（ト管）や三方活栓から，目的とする薬剤を直接投与する方法である．注射器を用いてワンショット（☞ p.133 参照）で投与するので，短時間に血中濃度を上げることができる．この方法は用時必要な薬剤を割り込み投与でき，日常的によく用いられているが，速度のコントロールが困難である．

> **メモ　マルチルーメンカテーテル（ダブルルーメンカテーテルほか）**
> 中心静脈注射などには1本のカテーテル内に複数（2〜4）の独立した内腔（lumen）からなるマルチルーメンカテーテルが用いられており，これを用いることによって配合変化のため直接またはルート内での混合不可薬剤の投与が可能である．また，たとえば通常の1本の点滴ラインより薬剤を持続点滴している場合，側管から別の薬剤を投与した際にみられる持続点滴速度の遅延を回避することができる．

■**混注法**

利点
・均一な濃度で，一定速度で
　投与できる

欠点
・短期間で血中濃度を上げられない
・配合変化を起こしやすい

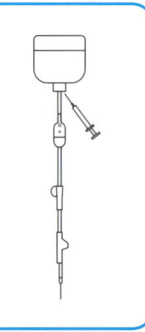

■**側管法（I.V.Push）**

利点
・短時間で血中濃度を上げられる
・用時割り込み投与が可能

欠点
・速度コントロールが難しい

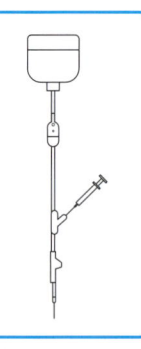

■**ピギーバック法**

利点
・投与速度のコントロールが容易
・用時割り込み投与が可能
・混注法と側管法の利点を併せ
　もつ

欠点
・輸液セットが2本必要

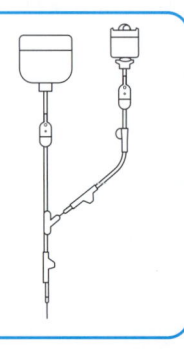

■**連結法（タンデム法）**

利点
・2液以上を同時投与できる

欠点
・均一な濃度での投与が困難
・容器の組み合わせが限定される
・汎用性が少ない

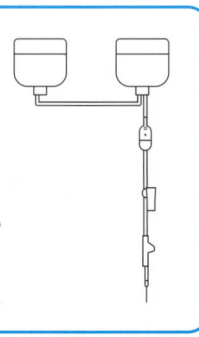

図3・18　混注投与の方法

c ピギーバック法

　主となる輸液の輸液セットの側管Yポート部より，比較的小容量（50
〜 100 mL）の輸液に薬剤を混合したものを，割り込み投与する方法で
ある．投与速度を自由にコントロールでき，用時必要な薬剤を投与する
ことが可能で，混注法と側管法の利点を併せもつ，優れた投与方法であ
る．ただし，輸液セットを2本必要とする欠点がある．

d 連結法（タンデム法）

　2種類の輸液を混合投与する方法であるが，両方の輸液の比重によっ
て，薬液の混合状態が変化し，均一な薬液濃度での投与が難しい．また，
バイアル瓶や硬質プラスチックボトルなどの組み合わせでないと，原理
的に混合投与が困難であるとされていたが，バッグ製品でも落差をつけ
るなどの工夫により混注投与は可能である．主として，高カロリー輸液
用基本液とアミノ酸液の投与に用いられる．

　このように，注射剤や輸液は混合して使われるので，おのおのの製剤
が混合されることで生じる化学的変化を肉眼的に観察し，着色や沈殿，
混濁などを検査することで製剤の安全性を確保することが大切である
（表3・9）．

表3・9a　配合変化の種類

配合変化の種類
主薬と主薬同士との配合変化
主薬と添加剤(等張化剤，緩衝剤，溶解補助剤，安定剤，保存剤，懸濁化剤，乳化剤，界面活性剤)との配合変化

表3・9b　配合変化の肉眼的変化の有無とその影響

配合変化による肉眼的変化の有無	配合変化の影響
肉眼的変化あり(着色，沈殿，混濁など)	いずれも効果の減弱や副作用の増加
肉眼的変化なし(内容成分の分解や力価の低下など)	

　配合変化には肉眼的変化を示すもの，肉眼的変化を示さないものがあり，いずれも効果の減弱や副作用の増加を呈することがあるので，注射剤・輸液の混合における物理・化学的配合変化には十分注意しなければならない．

　したがって薬剤師は

> 1) 配合の可否
> 2) 混合順序
> 3) 混合後の安定性

などの情報を整備し，注射剤の適正使用に努めるとともに，

> 4) 無菌性の保持
> 5) 輸液バッグ・セットへの吸着

の回避・対策を講じなければならない．

❷ 配合変化の要因

a　pH による配合変化

　注射剤はできるだけ血液と同じ pH に調製されることが望ましいが，主薬の溶解度や安定性を高めるため注射剤の液性が著しく酸性またはアルカリ性に傾いている製剤がある．配合により溶液の pH が変化すると溶解度の減少により混濁や沈殿が生じたり，主薬が分解する可能性がある(表3・10)．

　この pH の変動による配合変化の予測には，pH 変動試験から得られた変化点 pH と最終 pH を用いた pH 変動スケールが利用でき，これは複数の注射剤を混合する場合や同一の投与ルートより順次投与する場合の配合変化の予測に用いられる．

> メモ　pH変動試験では試料である注射剤に0.1 N塩酸または0.1 N水酸化ナトリウムを添加し，混濁や沈殿などの外観変化が現れた時点のpHを変化点pHとする．また，0.1 N塩酸または0.1 N水酸化ナトリウムを最大量とする10 mLを添加しても変化が現れない場合は，その時点のpHを最終pHとする．

表3・10　pHの変動により配合変化を起こしやすい薬剤

	一般名	商品名	pH
酸性注射剤	アドレナリン	ボスミン注	2.3〜5.0
	ドブタミン塩酸塩	ドブトレックス注	2.7〜3.3
	ノルアドレナリン	ノルアドリナリン注	2.3〜5.0
	バンコマイシン塩酸塩	塩酸バンコマイシン点滴静注用	2.5〜4.5　（5 mg/mL　生理食塩液）
	プロプラノロール塩酸塩	インデラル注	2.8〜3.5
	ブロムヘキシン塩酸塩	ビソルボン注	2.2〜3.2
	ミダゾラム	ドルミカム注	2.8〜3.8
	メトクロプラミド塩酸塩	プリンペラン注	2.5〜4.5
アルカリ性注射剤	アシクロビル	ゾビラックス点滴静注用	約10.4　（2.5 mg/mL　生理食塩液）
	アセタゾラミドナトリウム	ダイアモックス注	9.0〜10.0　（100 mg/mL　注射用水）
	アミノフィリン	ネオフィリン注	8.0〜10.0
	オメプラゾールナトリウム	オメプラール注	9.5〜11.0　（1 mg/mL　注射用水）
	含糖酸化鉄	フェジン静注	9.0〜10.0
	カンレノ酸カリウム	ソルダクトン静注用	9.0〜10.0　（10 mg/mL　注射用水・5％ブドウ糖・生理食塩液）
	ジノプロスト	プロスタルモン・F注	7.0〜9.5
	フェニトインナトリウム	アレビアチン注	約12.0
	フロセミド	ラシックス注	8.6〜9.6
	ランソプラゾール	タケプロン静注用	10.6〜11.3　（6 mg/mL　生理食塩液）

　注射剤のpHと変化点pH，および最終pHとのそれぞれの差をpH移動指数とし，この両者の和が小さいほどその注射剤の緩衝能は大きく，和が大きいほど緩衝能は小さくなる．注射剤を混合した際，混合液のpHは緩衝能の強い注射剤側に移動する．

　アルカリ性注射液であるフロセミド注と酸性注射液であるブロムヘキシン塩酸塩注を混合した場合，pH変動スケールを用いると混合後のpHは2.81から9.11の範囲で変動し，白濁あるいは沈殿が起こる可能性があり，この2剤の混合は避けるべきと予測できる（図3・19）．また，直接の混合ではなく，同一の側管ルートから注入する場合も，注入前後に生理食塩液などでルート内をフラッシュ[*23]する必要がある．

*23　**フラッシュ**　点滴の側管などの同一ルートから注射液を順次投与する場合に，配合変化を回避するために薬剤の投与前後にルート内の洗浄目的で生理食塩液などを流すことを指す．

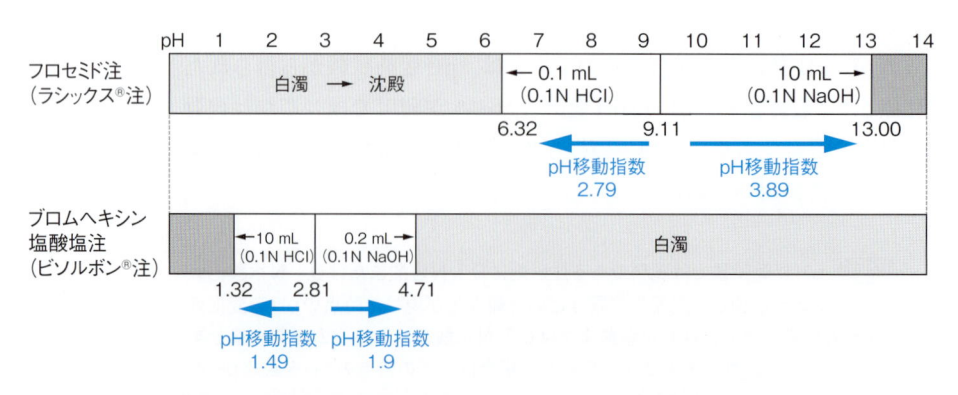

図3・19　pH変動スケールを用いたフロセミド注とブロムヘキシン塩酸塩注の混合時の配合変化予測
各薬剤のインタビューフォームをもとに著者作成

> **気をつけよう！** たとえば，高カロリー輸液製剤ではほとんどの製剤でリン酸イオンとカルシウムイオン（Ca^{2+}）が同一バッグ内に混合されている．リン酸イオンはpHに依存して価数が変化し，酸性側では$H_2PO_4^-$が多く存在し，アルカリ性に傾くとHPO_4^{2-}が多くなる（表3・11）．カルシウム存在下で，酸性側では$Ca(H_2PO_4)_2$，アルカリ性側では$CaHPO_4$で存在する．水に対する$Ca(H_2PO_4)_2$の溶解度［約1.88 g/dL（30℃）］は，$CaHPO_4$の溶解度［約0.02 g/dL（25℃）］より高く，したがって高カロリー輸液製剤は酸性側に調製されてCa^{2+}と$H_2PO_4^-$の状態で存在する．ここに$NaHCO_3$などの投与によりアルカリ性側に傾くと徐々に沈殿を生じる．高カロリー輸液製剤投与中に生じた$CaHPO_4$は肺塞栓を引き起こす可能性がある．

表3・11　リン酸イオン型のpH依存性

pH	酸性側	アルカリ性側
主に存在するイオン	$H_2PO_4^-$	HPO_4^{2-}
主に存在する塩と溶解度	$Ca(H_2PO_4)_2$ リン酸二水素カルシウム	$CaHPO_4$ リン酸水素カルシウム
	約1.88 g/dL（30℃）	約0.02 g/dL（25℃）

b 化学反応による配合変化

セフトリアキソンナトリウム静注用はナトリウムを含有するため，Ca^{2+}含有注射剤と同時投与した場合，カルシウムと置換して結晶を生じるため避けなければならない．同様に炭酸水素ナトリウム注射液とCa^{2+}含有注射剤の混合も避ける必要がある．白金製剤であるシスプラチン注射液は，Cl^-を含まない溶液中で不安定である（図3・20）．一方，オキサリプラチンは，Cl^-を含む溶液により分解するため，5％ブドウ糖液などで希釈して投与する．

カルバペネム系抗菌薬のドリペネム点滴静注用やメロペネム点滴用等はL-システインおよびL-シスチンを含有するアミノ酸製剤との混合で力価が低下するため，側管投与の際も混合しないように避ける必要がある．

酸素の透過性がよいプラスチックバッグを用いたアミノ酸製剤は酸化防止の目的で亜硫酸ナトリウム，重亜硫酸ナトリウムが添加されており，ビタミンB_1の分解を促進する．

とくにTPN製剤投与時はウェルニッケ脳症[*24]回避のため3 mgのビタミンB_1は必須であり，分解を抑えるためビタミンを使用直前に混合し，さらに遮光するなどの処置が必要である．またTPNの基本液である糖とアミノ酸を混合した際，これらのもつカルボニル基（-CO-）とアミノ基（-NH₂-）の反応により生成するメラノイジンによって褐色を呈するメイラード反応は，時間を要するが常温でも進行する．現在，使用直前に基本液，ビタミン，微量元素が混合可能であるマルチバッグ製剤が流通している（図3・21）．

> **メモ** シスプラチンは生理食塩液またはCl^-を含んだ溶液で溶解する．溶液中にCl^-がないと不安定であり，ClがH_2Oに置換され，その後，ほかのClもH_2O，OHに置換され，これらの物質が溶液中で平衡状態にて存在することになる．

図3・20

*24　**ウェルニッケ脳症**　意識障害，眼球運動障害，歩行障害を3主徴とし，病態が進行すると多量のビタミンB_1を投与しても回復が困難になる．

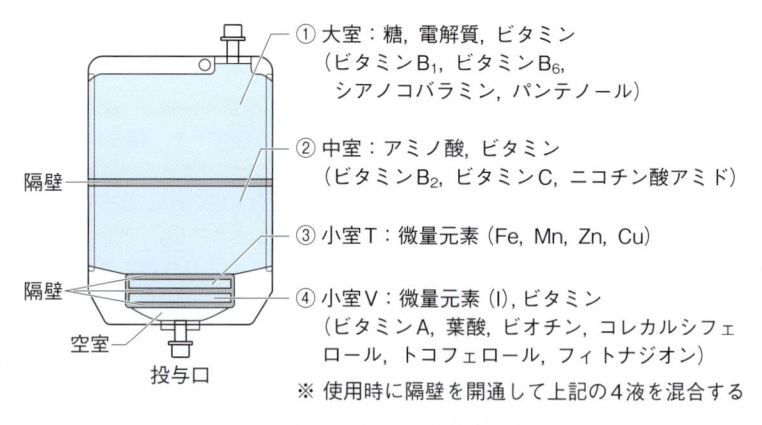

① 大室：糖, 電解質, ビタミン
（ビタミンB$_1$, ビタミンB$_6$,
シアノコバラミン, パンテノール）

② 中室：アミノ酸, ビタミン
（ビタミンB$_2$, ビタミンC, ニコチン酸アミド）

③ 小室T：微量元素（Fe, Mn, Zn, Cu）

④ 小室V：微量元素（I）, ビタミン
（ビタミンA, 葉酸, ビオチン, コレカルシフェ
ロール, トコフェロール, フィトナジオン）

隔壁

隔壁

空室

投与口

※ 使用時に隔壁を開通して上記の4液を混合する

図3・21　マルチバッグ製剤の例

c 物理的な配合変化

　溶解性を高めるため非水性溶剤（プロピレングリコールなど）を用いている注射剤は, 水溶性溶剤で希釈すると溶解度の低下により主薬が析出することがある（表3・12）. また, 注射用ドキソルビシン塩酸塩は注射用水または生理食塩液で用時溶解する凍結乾燥製剤であるが, 微量の生理食塩液をゆっくり加えて溶解を開始すると難溶性の綿状の沈殿を生ずるスタッキング現象（Π‒Π相互作用）がみられることがある. このため注射用水での溶解, あるいはドキソルビシン塩酸塩10 mgあたり1 mL以上の生理食塩液で速やかに溶解する必要がある.

表3・12　希釈による配合変化

製　剤	主薬を溶解するための特徴	希釈時の変化・水溶性溶剤との配合
ジアゼパム注	40％プロピレングリコール, 10％エタノール, 緩衝液で溶解	希釈→ジアゼパムの溶解度が下がり沈殿
男性・女性ホルモン剤, ヨード化ケシ油脂肪酸エチルエステル, バソプレシン注	油性注射剤	水溶性溶剤とは配合不可

❸ 無菌性・異物汚染防止

　注射剤の混合操作は, 空気中からの落下菌や調製器具類の滅菌の不備による微生物汚染を防ぐため, クリーンルーム, クリーンベンチ内で行い, 滅菌された器具や消毒薬を用いて無菌環境下で行うことが望ましい. とくに栄養豊富で長時間投与する高カロリー輸液製剤は微生物が増殖する可能性がある.

　注射針をバイアルのゴム栓に穿刺するとき, ゴム片が混入し（コアリング）異物の原因となることがある（図3・22）. 注射剤の混合調製における穿刺回数が多いほどコアリングは増加するので, 可能な限り穿刺回数が少ない調製法を行う. コアリングによる異物やアンプルカットの際

のガラス片の除去，および細菌感染の防止にはフィルターが有効である
（図3・23）.

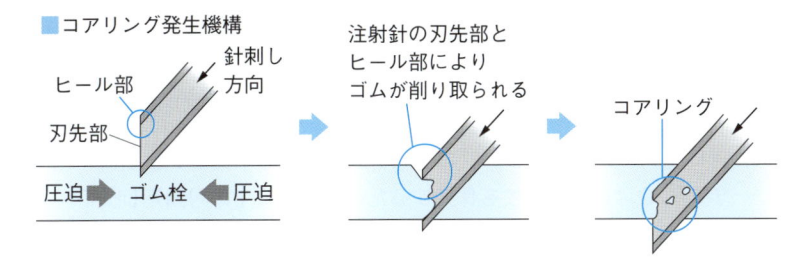

■コアリング発生機構

ヒール部　　針刺し方向

刃先部

圧迫⬇ ゴム栓 ⬅圧迫

注射針の刃先部と
ヒール部により
ゴムが削り取られる

コアリング

■コアリングを少なくする方法

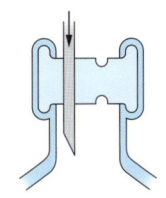

・注射針はゴム栓の指定位置（IN, ○印など），
　ない場合は中央付近に刺す
・ゴム栓面に垂直に，ゆっくりと刺す
・注射針を途中で回転させない
・数回行う場合は同じところに刺すのは避ける

図3・22　針刺しによるコアリング発生の機構

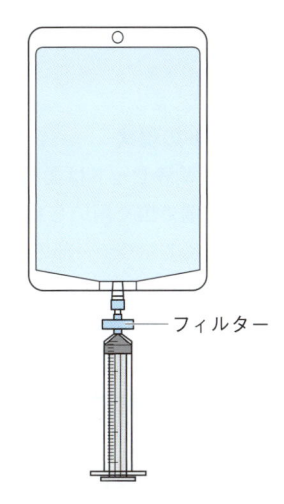

フィルター

図3・23　注射剤調製時のフィルター装着

❹ 輸液バッグ・セットへの吸着・収着，DEHPの溶出

ポリ塩化ビニル（PVC[*25]）の医療器具に吸着・収着されることが報告
されている以下の薬剤は，結果的に人体に入る薬物量に大きな差が生じ
ることになり，PVC製の輸液セットなどの使用を避ける必要がある.

▶ **PVCの医療器具に吸着・収着される主な注射剤**

G-CSF製剤，インスリン製剤，ニトログリセリン，硝酸イソソルビ
ド，シクロスポリン，タクロリムス，ミコナゾール，アミオダロン

また，ポリオキシエチレン硬化ヒマシ油，ポリソルベート80あるい
はレシチンなどで可溶化された注射剤がPVCを用いた医療用具に接触
すると，人体への毒性が懸念される可塑剤DEHP[*26]［フタル酸ジ–（2-
エチルヘキシル）］が溶出する.

▶ **DEHPを溶出させる主な注射剤**

パクリタキセル，エトポシド，エノシタビン，シクロスポリン，タ
クロリムス，ミコナゾール，プロポフォール，アミオダロン，メナ
テトレノン，アルプロスタジル，脂肪乳剤

この対応としてDEHPを含有しない輸液セットが広く用いられてい
る（コラム参照）.

［*25］**PVC**　polyvinyl chloride

メモ　輸液セットへの吸着と収着
注射剤には，輸液セットに吸着する
ものと収着するものがあり，これに
よって輸液セット中で薬剤の含量低
下を起こすことになる．吸着は輸液
セットの表面に薬剤が付着すること
であり，収着はさらにその材質の内
部に取り込まれる（吸収・拡散）こと
を指す.
したがって吸着では付着が完了すれ
ば薬剤の含量低下も終了するが，収
着する場合は点滴速度が遅いほど，
また点滴ルートが長いほど含量低下
が進む．収着にはPVC製などの輸
液セットの材質や薬剤に添加され
ている溶解補助剤（ポリオキシエチ
レン硬化ヒマシ油，ポリソルベー
ト80・D–マンニトール・D–ソルビ
トール）が関係する.

［*26］**DEHP**　di–（2-ethylhexyl）
phthalate

> メモ ニトログリセリン(ミリスロール®注)と硝酸イソソルビド(ニトロール®注)の吸着
> PVC製輸液セットに対する吸着率は点滴速度に影響され,ミリスロール®注はPVC管の長さ120 cmでは点滴速度150 mL/時(2.5 mL/分)以上,同じくニトロール®注は100 cm では点滴速度60 mL/時(1 mL/分)以上であれば,両者とも投与量の80％以上が静脈内に注入される.

輸液セットの現状 コラム

　PVC製輸液セットは柔軟性・耐久性等に優れており,チューブの潰れや破断などの不具合を生じにくく医療現場で広く用いられてきた.一方でPVCはその柔軟性を保持するために,材質中に可塑剤DEHPが添加されており,一部の注射薬の使用中にそれが溶出し,患者への曝露を米国FDA等が報告している.これまでDEHPに起因するとされる健康被害の報告はなく,米国・欧州等においても使用禁止とはなっていない.しかし,ヒトでは報告されていないが齧歯類での精巣毒性および生殖発生毒性が確認されていることなどから,わが国においては2002年に厚生労働省より医療機関宛に通知(医薬安発第1017002号)が出され,可能な限りDEHPによる曝露を避けるよう臨床使用において配慮することが適当であると注意喚起された.同様に医療機器製造企業には製品の添付文書にPVC製である旨および使用している可塑剤名,可塑剤の溶出に関する可能性の有無などの明記のほか,DEHPを溶出しない代替製品の開発を進めることが通知されている.これらを受け,現在ではほとんどのPVC製輸液セットには,より安全性が高い可塑剤としてTOTM(トリメリット酸トリス−2−エチルヘキシル)を使用した製品やPVC自体を使用しないものが流通している.

---

❺ 輸液製剤の予備容量について

　輸液には表3・6に示したように等張電解質輸液,低張電解質輸液や高カロリー輸液など多様な種類があるが,投与される場合,これら基本液に治療に必要ないくつかの注射剤が混合されることが多いので容量的にある程度のゆとり(予備容量)が設定されている(表3・13).その予備容量は末梢静脈からの投与に用いられる輸液は少なめに,中心静脈など太い血管から投与されるときに使われる高カロリー輸液用製剤では多めに設定されている.

表3・13　輸液製剤予備容量一覧(例示)

商品名	内容量(mL)	予備容量(mL)
ハイカリックRF	500	800
ピーエヌツイン1号	1000	900
ピーエヌツイン2号	1100	800
ピーエヌツイン3号	1200	700
エルネオパNF1号・2号	1000	1300
	1500	1950
	2000	2700
ネオパレン1号・2号	1000	1350
	1500	1950
	2000	2850
ワンパル1号・2号	800	約2000
	1200	約2000

その他の製剤:処方薬剤＋100 mLの合計が予備容量を超える場合は,新たにワンバッグで調製する.

Ⅰ　注射剤・輸液の調剤

❶ 注射剤調剤

長らく調剤の対象は内服・外用薬であり，それには注射剤は含まれず，また剤形による区別はないものの「処方箋」といえば内服・外用薬の処方箋を指していた．しかし，薬剤師業務の必然的な変遷や薬剤管理指導料算定の施設基準に「投薬・注射の管理は，原則として，注射薬についてもその都度処方箋により行うものとするが，緊急やむを得ない場合においてはこの限りではない．」があることなどを背景に，注射剤も内服・外用薬と同様に処方箋に基づいた調剤，交付が広く行われている．

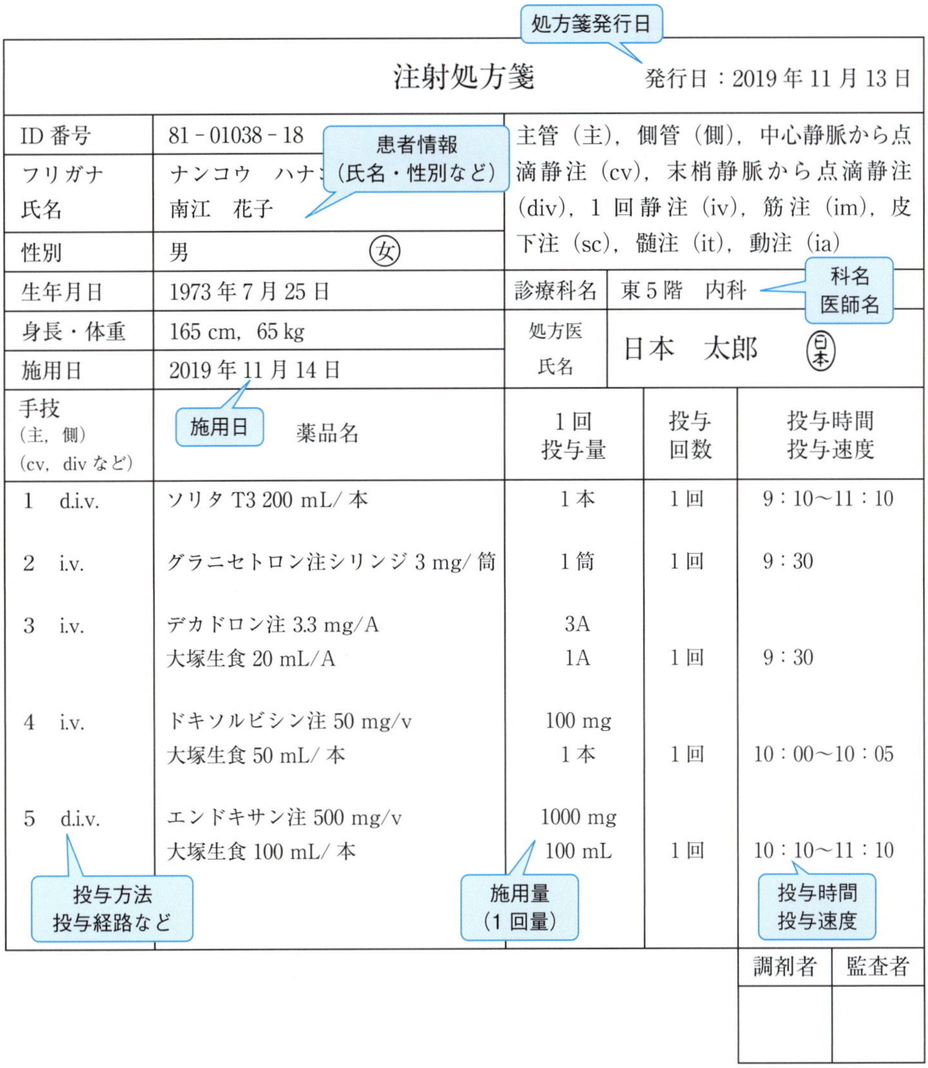
処方箋発行日
患者情報
（氏名・性別など）
科名
医師名
施用日
投与方法
投与経路など
施用量
（1回量）
投与時間
投与速度

注射処方箋　発行日：2019年11月13日

ID番号	81－01038－18	主管（主），側管（側），中心静脈から点滴静注（cv），末梢静脈から点滴静注（div），1回静注（iv），筋注（im），皮下注（sc），髄注（it），動注（ia）	
フリガナ 氏名	ナンコウ　ハナ 南江　花子		
性別	男　㊛		
生年月日	1973年7月25日	診療科名	東5階　内科
身長・体重	165 cm，65 kg	処方医 氏名	日本　太郎　（日本）
施用日	2019年11月14日		

手技 （主，側） （cv，div など）	薬品名	1回 投与量	投与 回数	投与時間 投与速度
1　d.i.v.	ソリタT3 200 mL/本	1本	1回	9：10～11：10
2　i.v.	グラニセトロン注シリンジ3 mg/筒	1筒	1回	9：30
3　i.v.	デカドロン注3.3 mg/A 大塚生食20 mL/A	3A 1A	1回	9：30
4　i.v.	ドキソルビシン注50 mg/v 大塚生食50 mL/本	100 mg 1本	1回	10：00～10：05
5　d.i.v.	エンドキサン注500 mg/v 大塚生食100 mL/本	1000 mg 100 mL	1回	10：10～11：10

調剤者	監査者

図3・24　注射処方箋の例

❷ 注射処方箋

　処方箋の記載事項を表2・2（☞ p.21 参照）に示した．内服・外用薬の処方箋記載事項に加えて注射手技（投与経路・方法），投与時間（投与速度）などが必要であり，また，投与量の記載は通常1回投与量で，さらに1日の投与回数を記載する．これらは確実に安全に注射剤が投与されるために必要な事項である．

❸ 注射剤調剤の流れ

　調剤の流れを図2・5（☞ p.24 参照）に示した．処方箋を受け付けてから薬剤交付までに処方監査と注射ラベル・薬札の作成・発行，調剤とその後の監査を経るが，施設によっては調剤のみならず，TPN や抗がん薬などの混合調製に取り組んでいる．

a 処方監査

　注射剤の有効性および安全性を確保するため，患者の医療情報に基づいて投与量，投与手技，投与速度，投与期間，配合変化など処方内容が適切かどうか確認し，疑義があるときは照会した後に調剤を行う．とくに TPN ではカロリーや電解質など，また抗がん薬では休薬期間や累積投与量，投与順など監査項目も多く，後者ではレジメン表が活用されている．下記に主な処方監査事項を記す．

▶**主な処方監査事項**

> ①発行日付
> ②患者氏名，年齢，性別，診療科名，病棟名，処方医氏名
> ③患者情報による投与禁忌・注意事項
> ④薬名，規格単位
> ⑤分量，用法・用量
> ⑥安定性
> ⑦配合変化
> ⑧相互作用

> メモ　抗がん薬の投与量は体表面積で算出されるものが多く，このほかは体重が用いられる．
> カルボプラチンの投与量には Calvert（カルバート）の式が用いられる場合が多い．
>
> Calvert の式
> 　投与量（mg/body）= AUC[*27] 目標値 ×（GFR[*28] + 25）

＊27　**AUC**　area under the concentration–time curve：血中濃度–時間曲線下面積（☞ p.222 参照）．

＊28　**GFR**　glomerular filtration rate：糸球体ろ過値．GFR は一般にクレアチニンクリアランスで代用されることが多い（☞ p.230 参照）．

（1）分量と用量

　①分量は薬剤の単位投与量を意味し，通常注射剤では1回分の投与量が記載される．ただし，化学療法時の24時間持続投与などでは抗がん薬の1日量が記載されることがある．患者の病態と各薬剤の用法・用量

（抗がん薬の使用時は，身長や体重，体表面積）を十分理解しておく必要がある．

②用量は，薬剤の総投与量を意味し，調剤すべき総量が記載される．

③g，mg，mL，ample（A），vial（V）などの単位の記載間違い，記載漏れがあるので注意する．

④漸減療法など複雑な投与量については，医師の処方意図を的確に理解する．

⑤持続投与する薬剤は，○mL/ 分，○mL/ 時と単位時間あたりの投与量が記載される．

⑥複数日数の記載が可能な処方箋は，投与日の指定，投与量の変更に注意する．とくに抗がん薬は投与日が複雑な場合がある．

（2）用　法

①用法には，投与方法，投与経路，投与部位，投与回数，投与日時などが記載される．

②投与方法が限定される注射剤に注意する．

③皮下注（sc），筋注（im），静注（iv），点滴静注（div）などの投与法および略号に注意する．

④複数経路からの投与に注意する．

⑤午前（am），午後（pm）などの投与時刻に注意する．

⑥投与中止年月日に注意する．

b 注射ラベル・薬札の作成・発行

手書き作成以外に処方オーダリングシステムと連動した自動発行機も活用される．輸液とは別に注射一手技ごとの薬剤をポリ袋などに入れ，それにラベルを貼付するなど工夫され，ラベルの記載内容は患者情報のほかに，投与日・時間，薬剤名，分量，用法（投与経路），投与速度などである．

c 注射剤調剤

処方箋の1使用単位ごとに必要とする注射剤を取り揃えてラベルを貼付する．注射剤はアンプル，バイアル，シリンジ，バッグなどさまざまな薬剤容器に充てんされ，また室温保存のものばかりではなく，複数の規格が存在する製剤も多い．よってこれらの取り扱いに注意しながら調剤する必要がある．また，施設によっては注射薬自動払出（調剤）システムを導入し，薬剤師の業務軽減や調剤過誤の軽減を図っている．

メモ　注射剤には用時溶解が必要な凍結乾燥製剤や粉末充てん品があるため，溶解液の処方が必要な場合がある．

メモ　p.127〜129の注射剤投与経路のほか，脊髄腔内注射，硬膜外注射，関節腔内注射などがある．

アンプルピッカー（図3・25）

注射薬の払い出し[*29]には，アンプルピッカー（注射薬自動払出システム）を使用する場合がある．アンプルピッカーは，注射薬（アンプル・バイアル）などとともに薬袋，処方箋，病棟にて使用するラベルがトレーに搬出される．アンプルピッカーによって払い出された注射薬（アンプル・バイアル）は薬剤師によって投与量・投与経路・投与速度・混合の可否などが監査され払い出される．アンプルピッカーは，導入・維持コストが必要であるが，導入することで患者個人に1回施用単位で注射薬を調剤することが可能となり，作業時間の短縮や取り揃え業務の軽減，および薬品の取り間違いの防止ができるメリットがある．

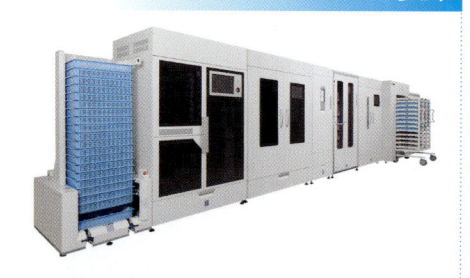

図3・25　アンプルピッカー（注射薬自動払出システム）の例
［製品写真は株式会社湯山製作所に許諾を得て転載］

[*29] **払い出し**　患者のための注射薬を準備し，病棟へ届けること．

d 調剤薬監査

調剤後の監査には以下のような事項がある．

①処方箋の不備や疑義の有無について再度確認する．

②処方箋と薬袋やラベルに記載されている患者氏名が一致しているか確認する．

③混合した注射剤の種類と量が処方と一致しているか確認する．

④薬袋やラベルの記載事項（患者氏名，投与速度，投与経路，投与時間，投与量，投与間隔など）について患者情報および添付文書に基づいて確認する．

⑤異物の有無を確認する．

⑥処方箋の調剤済を確認する．

⑦監査済などの押印をする．

e 交　付

①患者氏名および病棟名を確認する．

②薬剤の交付間違いに注意する．

③遮光や冷所保存など，適正使用のための情報を提供する．

④必要ならば，配合変化，浸透圧，pH，電解質，カロリーなど，有効性および安全性を確保するための情報を提供する．

また，注射剤の治療現場への搬送とその保管に，複数患者の使用単位ごとの注射剤が収納可能な注射剤カートが利用されている．

❹ 注射剤混合調製

TPNをはじめとする注射剤の混合調製は無菌操作が基本であり，その環境には無菌室やクリーンベンチ（図3・26）の設置，また調製者の手指洗浄・消毒と調製用無塵衣などの着用，さらに操作手技が求められる．一方，抗がん薬などの細胞毒性のある注射剤の調製には安全キャビ

ネット設置のほか，調製者への曝露対策が必要となる．

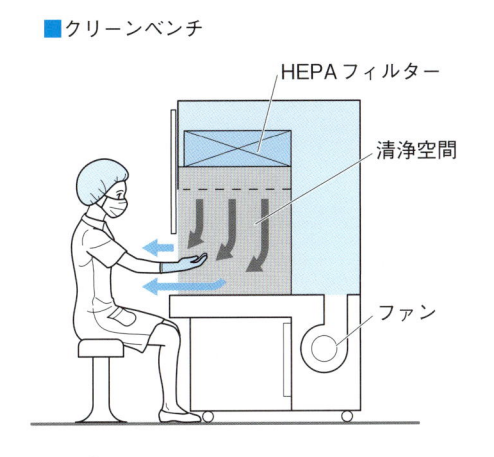

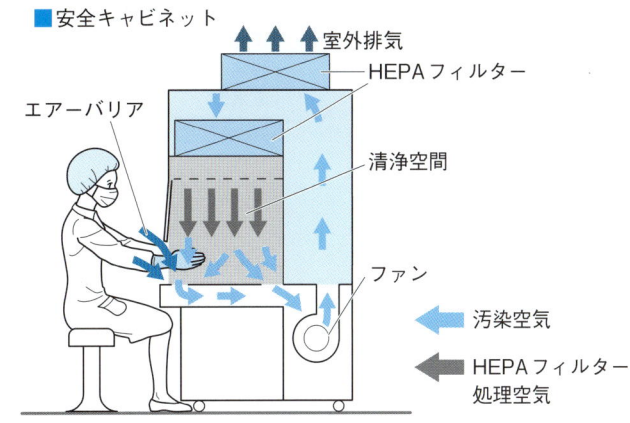

図3・26　クリーンベンチと安全キャビネット

❺ 抗がん薬注射剤調製と曝露対策
ⓐ レジメン表

　一般にがん薬物療法における治療レジメン（regimen）とは，特定のがん種に対する治療法の抗がん薬，支持療法薬および輸液などの投与に関して時系列で示した治療計画を指す．つまり治療当日の薬剤の投与量，投与順，投与法，投与時間などから休薬期間を含む1コース（サイクル）あたりの投与間隔（投与期間），予定コース数など，安全に効果的に治療を完遂するために必要な要素が明確に含まれるものである（図3・27，図3・28）．よって治療当日は，患者個々に準備されたレジメン表をもとに，処方箋内容，検査結果および休薬期間などと照らし合わせて治療実施の可否と治療内容の確認後に調製，投与が実施される．

ⓑ ハザーダスドラッグ（HD[*30]）

　ほとんどの殺細胞性抗がん薬は，それを取り扱う医療従事者に直接または吸入・吸引などによる曝露によって，皮膚や粘膜などの刺激や組織の障害のみならず，重大な健康被害をもたらす可能性があるHDに含まれる．

> ▶ **HDの特徴**
>
> ① 発がん性
> ② 催奇形性または発生毒性
> ③ 生殖毒性
> ④ 低用量での臓器毒性
> ⑤ 遺伝毒性
> ⑥ ①～⑤で有害であると認定された既存の薬剤に類似した化学構造および毒性を示す

メモ　がん薬物療法は多剤併用療法が多く，治療レジメンによって薬剤，投与法，投与間隔などが異なり，また内服薬と注射薬の組み合わせレジメンの存在，さらにさまざまな支持療法が必須であるなど大変複雑である．よって治療をエラーがなく安全に施行するためにレジメン表を作成し，監査，調剤，調製をはじめ患者への情報提供などにも活用されている．

メモ　がん化学療法や免疫抑制薬投与によるB型肝炎再活性化の対策として，B型肝炎治療ガイドライン（日本肝臓学会）が出されており，この治療開始前後のスクリーニングやモニタリング項目をレジメン表に包含して活用することもある．

*30　HD　hazardous drugs

		AC 療法
ID 氏名 年齢 科名 主治医		**3 週毎 コース予定** **疾患名 乳がん**

スケジュール

		Day1
ドキソルビシン注	60 mg/m²	↓
エンドキサン注	600 mg/m²	↓

【注意】＊ ドキソルビシンの総投与量は 500 mg/m² を超えないこと

☆通常量より減量する際の理由☆

（レジメン）
Day 1 抗がん薬投与 1 時間半前にアプレピタントカプセル 125 mg　1C 内服
① ソリタ-T3　200 mL で血管確保
② グラニセトロン注シリンジ 3 mg 1 筒　　　ゆっくり静注
③ デカドロン注 9.9 mg（3 mL）＋ 生食 20 mL　ゆっくり静注
④ ドキソルビシン注　＿＿＿＿＿＿＿mg ＋ 生食 50 mL　　　ゆっくり静注
⑤ エンドキサン注　＿＿＿＿＿＿＿mg ＋ 生食 100 mL　　点滴静注 60 分
　　　　　　　◎ ソリタ-T3 をエンドキサン注と同時滴下（90 分）

Day 2, 3 アプレピタントカプセル 80 mg　1 回 1C　1 日 1 回朝　内服

Day 2 ～ 4 デカドロン錠　4 mg　　　　1 回 2T　1 日 1 回朝　内服

	コース	コース	コース	コース
	Day1	Day1	Day1	Day1
月日	／	／	／	／
開始時刻				
終了時刻				
確認				

がん化学療法レジメン審査委員会承認（　　年　　月　　日）

図3・27　AC療法レジメン表

【乳がん　AC療法】　　投与間隔：21 日

薬剤名	投与量	Day1	2	3	4	5	6	7	8	9	10	11	12	13	14	15	16	17	18	19	20	21
DXR 注	60 mg/m²	●																				
CPA 注	600 mg/m²	●																				

＊DXR：ドキソルビシン，CPA：シクロホスファミド

図3・28　AC療法スケジュール

乳がんに対するAC療法はドキソルビシンとシクロホスファミドの併用療法であり，それぞれ体表面積あたりの投与量をDay1（治療初日）に投与し，21 日間隔で予定されたコース（サイクル）数繰り返す治療法である．これはスケジュールであり，これをもとにレジメン表を作成する．

　　　　HD は上記①～⑥のうち 1 つ以上に該当するものであり，多くの抗がん薬以外に抗ウイルス薬，免疫抑制薬，ホルモン薬なども含まれる．

c 職業性曝露対策

「がん薬物療法における曝露対策合同ガイドライン2019年度版[*31]」ではHDの準備や投与時，排泄物の取り扱いの際，職業上HDにさらされることを職業性曝露と定義しており，薬剤師は業務上，抗がん薬の調剤・調製時に曝露の機会が多く，この対策を講じる必要がある．抗がん薬調製者の曝露対策には以下の項目がある．

> ▶抗がん薬調製者の曝露対策
>
> ①作業環境の整備
> ②個人防護具・器具の活用
> ③調製手技の習得
> ④適切な廃棄　など

（1）作業環境の整備

すべてのHDの調製はほかの業務を行う部屋と隔離された専用の調製室で，さらにクラスⅡタイプB2の生物学的安全キャビネット（BSC[*32]）や無菌調製用密封アイソレーターを備えた作業環境で行うことが推奨される．

BSCは一般にバイオハザードの防止に用いられる設備であり，作業空間の空気は調製者側に排出されない仕組みとなっており，調製者の職業性曝露を防ぎ，調製環境の汚染を防止するための装置である．このクラスⅡタイプB2はキャビネット内の空気がHEPAフィルター[*33]を通して100%屋外に放出されキャビネット内部の高い清浄機能を維持でき，シクロホスファミドに代表される揮発性薬物の調製に最も推奨される．

一方で，クリーンベンチはベンチ内の空気は調製者側に向かって排出されるためHD調製には適さず，高カロリー輸液の無菌調製等に用いられる（☞図3・26）．

（2）個人防護具・器具の活用

調製時の曝露はバイアルやシリンジからこぼれた薬液，エアロゾル，気化した薬物などの接触，吸入のほか針刺しによって起こる．BSCの使用のみではHDの曝露を完全に防止することはできず，このほか調製者は個人防護具（PPE[*34]）および閉鎖式薬物移送システム（CSTD[*35]）の理解とそれらを正しく用いた調製手技の習得が自身と環境への曝露防止のために必須となる．

とくに抗がん薬の調製では注射針の脱落，薬液の漏出を防ぐルアーロックタイプのディスポーザブルシリンジ[*36]とそれに対応する注射針（18G〜21G）を使用する（図3・29，図3・30）．また調製後，シリンジ内に充てんされた薬液を搬送時などに漏出させないためのルアーキャップが利用される（図3・30）．

＊31　日本がん看護学会，日本臨床腫瘍学会，日本臨床腫瘍薬学会編集，金原出版，2019

> **メモ** がん薬物療法に関わる医師・看護師・薬剤師などすべての医療関係者の職業性曝露を予防し，安全に働く環境を提供するために日本がん看護学会，日本臨床腫瘍学会，日本臨床腫瘍薬学会が合同で「がん薬物療法における曝露対策合同ガイドライン2015年版」を作成した．以来，改訂が重ねられている．

＊32　**BSC** biological safety cabinet

＊33　**HEPAフィルター** high efficiency particulate air filter

＊34　**PPE** personal protective equipment

＊35　**CSTD** closed system drug transfer devices

＊36　**ルアーロックシリンジ** 注射針が外れないようにシリンジ（注射筒）の注射針接続部が固定できる構造（ねじ込み式など）になっている．

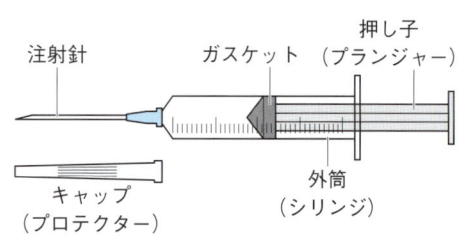

図3・29 注射器と各部の名称

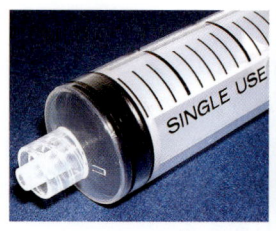

ルアーロックタイプシリンジ

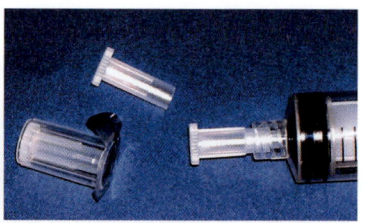

ルアーキャップ

図3・30 ルアーロックタイプシリンジとルアーキャップ

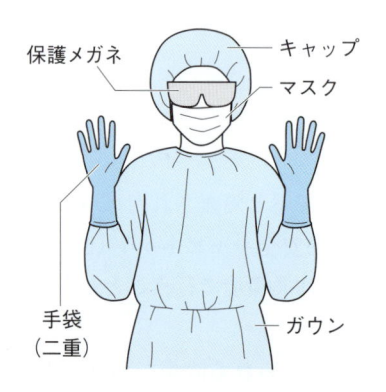

図3・31 抗がん薬調製時のPPE

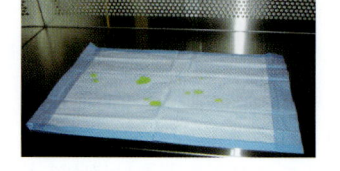

図3・32 サイトセーフシート

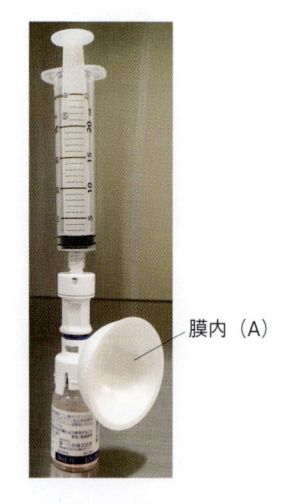

膜内（A）

図3・33 ファシールプロテクタ
バイアル内の抗がん薬が霧状に
噴出しても，ファシールの膜内
（A）に取り込まれ，調製者の被
曝を防ぐことができる.

PPEとして，手袋（二重），マスク，ガウン，保護メガネ（フェイスシールド，ゴーグル），キャップがある（図3・31）．また，薬液の飛沫やこぼれた薬液を捕捉するサイトセーフシート（作業用吸水シート）（図3・32）を用いるほか，HDがこぼれるなどした際の処理に必要な物品（スピルキット）を準備しておき，曝露防止を心がける必要がある.

さらにバイアル内外の差圧を調節してエアロゾルを器具内に封じ込め，飛散を防ぐファシールなどのCSTD（図3・33）の使用が推奨されており，その使用により診療報酬上の無菌製剤処理料算定が認められている．また，CSTDは調製時のみならず，治療現場での輸液の差し替え時などにも対応したデバイスがある.

（3）調製手技の習得

バイアル内の凍結乾燥製剤を溶解する際，バイアル内に溶解液（ともにエアーも）を注入すると陽圧になり（図3・34a），針を抜くときに薬液のエアロゾルが噴出して曝露の危険がある（図3・34b）．よって，溶解液を注入する前に，溶解液と等量のバイアル内のエアーを吸引してあらかじめバイアル内を陰圧にしておく（バイアル内が陰圧化されている製剤は不要）ことでエアロゾル噴出を防止できる（図3・34c）．またその際，バイアル内が陰圧になっているためプランジャーを押さずともシリンジ内に引き込まれて溶解液はバイアル内に注入される（図3・

34d）．このような手技の習得やCSTDの活用により曝露対策を講じる
必要がある．また，溶解の際に泡立ちやすいもの，凝集塊を生じやすい
もの（☞p.154参照）などのほか，粘稠性が高いものなど薬剤の物性を知
ることも重要である．

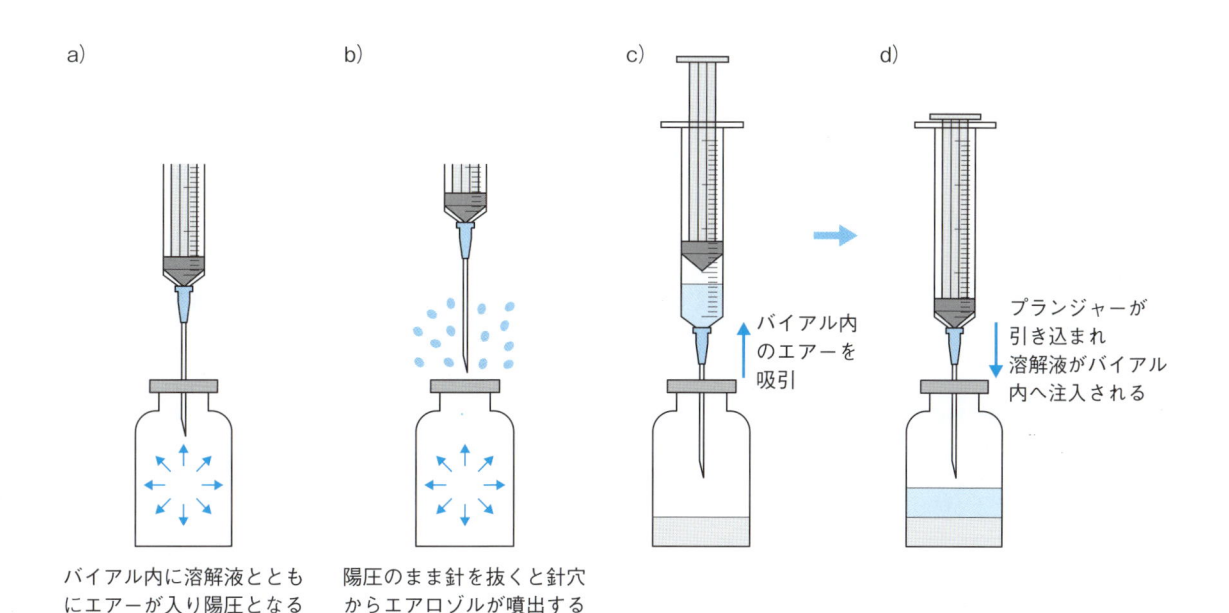

a) バイアル内に溶解液ととも
にエアーが入り陽圧となる

b) 陽圧のまま針を抜くと針穴
からエアロゾルが噴出する

c) バイアル内
のエアーを
吸引

d) プランジャーが
引き込まれ
溶解液がバイアル
内へ注入される

図3・34　溶解手技の例

（4）適切な廃棄

　調製後の廃棄物は，ジッパー付きプラスチックバッグに入れた後，専
用の廃棄容器に入れて廃棄し，作業環境やBSCの清掃を行うことで職
業上曝露の機会を低減させる．また，調製時のみならず，抗がん薬投与
の際や投与後の廃棄，リネンの取り扱いなど，HDを取り扱うさまざま
な場面において，職業上曝露対策を医療施設全体で行っていくことが重
要である．

J　注射剤による特殊な治療法

❶ 自己注射

　自己注射とは，患者自身もしくは家族により行われる注射のことであ
る．医師がその使用に関して妥当性を判断し教育訓練を実施した後に適
用される．現在，インスリン製剤，ヒト成長ホルモン剤，各種インター
フェロン製剤やアドレナリン製剤など多くの自己注射製剤が保険適用を
認められている．自己注射製剤の投与例として，食物アレルギーや，蜂

毒などに起因するアナフィラキシー反応を予防するためのエピペン®注射の使用例を図3・35に, Ⅰ型糖尿病などの慢性疾患のためのインスリン注射を図3・36に示す.

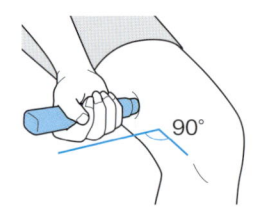

安全キャップを外した後, エピペン®を大腿部の前外側に垂直にあて, カチッと音がするまで強く押し付ける. 数秒間そのまま保持した後に抜き取る.
● 緊急時は衣服の上からでも注射可
● 本人の意識がないときは学校の先生による注射も可
● 注射後は直ちに医療機関を受診

90°

図3・35 エピペン®注射
●は日本学校保健会：学校のアレルギー疾患に対する取り組みガイドライン, 2020年に基づく. 2014年に文部科学省より「今後の学校給食における食物アレルギー対応について(通知)」(25文科ス第713号)として本ガイドラインの周知徹底を求める通知が出された.

インスリン注射時の患者指導

・患者ごとの病態の違い, 生活リズム, インスリンの効果の個人差を考慮して指導すること
・注射部位による吸収率の違い (吸収効率から)

> 腹壁＞上腕外側部＞臀部＞大腿部
> (注射部位の運動, 風呂上がり⇒吸収促進のため注意する)

■インスリン製剤の注射時間は, 食前30分以内が原則である. しかし, **超速効型インスリンアナログ, 二相性インスリンアナログ**は, **食直前に注射する.**
■注射部位は腹壁, 大腿部, 臀部, 上腕だが, 皮下組織の萎縮, 硬結などを防止するため, 約2cmずつ移動させ, 毎回変えて注射する.
■吸収に影響を与える因子
・皮膚温度が高い：入浴など
・血流の増加：運動など (大腿部への注射を避ける)
・注射部位 (前述)

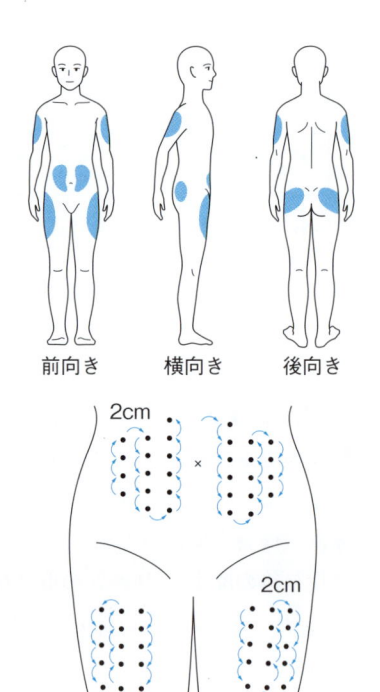

前向き 横向き 後向き

2cm

2cm

図3・36 インスリン注射時の患者指導

❷ 透析療法

糖尿病などにより腎不全が進行すると, 血液を浄化するために透析療法などの腎臓の機能を代行する治療が必要である. 透析療法には, わが国で最も普及している血液透析と腹膜透析の2種類の方法がある. 透析患者への治療法としては血液透析のほかに, 血液ろ過 (HF[37]), 血液透析ろ過 (HDF[38]) の3種類の方法がある (☞コラム参照).

* 37 **HF** hemofiltration

* 38 **HDF** hemodiafiltration

・血液ろ過(HF)とは，血液側に点滴をしてろ過器(ヘモフィルター)に圧力を加えることにより血液をろ過する方法である．ろ液の中には水分と老廃物，電解質や低中分子タンパク質であるβ_2-ミクログロブリンなどが含まれるが，除去したろ液の代わりに補液を血液内に注入する必要がある．一方，透析液が流れていないので，小分子量物質の除去効率が低下するという欠点がある．

・血液透析ろ過(HDF)とは，血液透析と血液ろ過を同時に行う方法である．HDFには，オフラインHDF(補液パックなどに入った10 L程度の薬剤を補液として使用する)と，オンラインHDF(無菌化した50 L程度の透析液を補液として使用するため，除去効率が十分に期待できる)とがある．オンラインHDFは，透析アミロイド症や不均衡症候群が発生しにくいという利点があり，2010年から保険診療が認められたため急速に広まっている．

a 血液透析 (HD[*39])

* 39　**HD**　hemodialysis

血液透析は，血管に針を刺して血液を透析装置と透析器(ダイアライザー)へ送り出すため，一般に利き腕ではない前腕の動脈と静脈を皮下でつなぎ合わせてシャントと呼ばれる血液の取り出し口をつくる(図3・37)．取り出された血液は，ポンプにより透析器に送られ血液と透析液の間にある半透膜の孔を介して，血液中の余分な水や毒素(尿素窒素，クレアチニン，尿酸など)，カリウムイオンやリンが除去される．反対に，重炭酸イオン(HCO_3^-)などは血液中に補充される．しかしながら，血液ろ過では除去できるβ_2-ミクログロブリンなどが除去できない．このようにして浄化された血液は，再び体内に戻される．赤血球，白血球，タンパク質など体に必要なものはダイアライザーの穴を通らない仕組みとなっている．1回の透析には3〜5時間が必要で，週2〜3回通院しなければならない．血液透析の長所と短所を表3・14に示す．

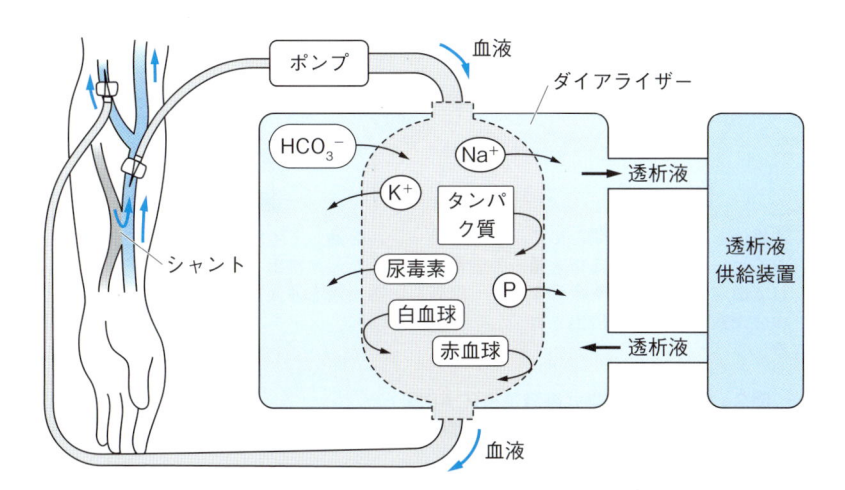

図3・37　血液透析

表3・14　血液透析の長所と短所

長　所	・十分な透析効果が期待できる
	・自分で機械の操作をしなくてよい
	・透析を受けている間以外は自由に行動できる
	・透析中は休息できる
短　所	・拘束感を感じる(決められた時間に透析施設に行く. 1回3〜5時間, 週に3回以上の通院)
	・血液を体外に出すため, 抗凝固薬(ヘパリンなど)を使用するので出血しやすい
	・透析時の穿刺痛がある
	・血圧低下や嘔気などの不均衡症候群が現れることがある
	・透析期間が10年程度になると, 透析アミロイド症*が発症することがある
	・食事療法が重要(水分, 塩分, カリウム, リンなどの制限)

*透析アミロイド症とは, 透析で除去できないβ_2-ミクログロブリンがアミロイドを形成して関節や神経に沈着し, 関節炎や麻痺を起こす症状のことである.

* 40　**PD**　peritoneal dialysis

* 41　**CAPD**　continuous ambulatory peritoneal dialysis

* 42　**自動腹膜透析 (APD)**　automated peritoneal dialysis：1日1回, 夜寝ている間に機械(自動腹膜透析装置)を使って自動的に腹膜透析を行う治療法である.

b 腹膜透析 （PD[*40]）

　腹膜透析は, 自宅や職場で患者自身が行う治療方法であり, 持続携帯式腹膜透析（CAPD[*41]）（図3・38）と夜に機械（自動腹膜透析装置）を使って自動的に腹膜透析を行う自動腹膜透析（APD）[*42] に分けられる. 腹膜透析は, カテーテルを腹部に留置し, 腹膜透析液を腹腔内に注入し4〜8時間滞液させることにより水や老廃物を血液中から透析液に除去する方法であり, 月に1〜2回病院を受診しなければならない. 腹膜透析を継続すると腹膜がダメージを受け, 被囊性腹膜硬化症となる頻度が高くなるため, 5〜7年程度で腎臓移植や血液透析に移行させることが一般的である. 腹膜透析療法の長所と短所を表3・15に示す.

①透析液を注入する

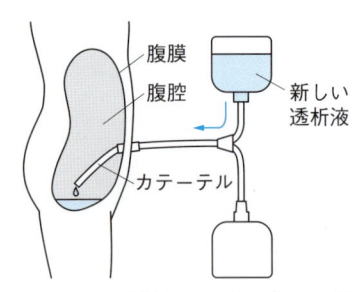

カテーテルを通して, バッグに入った約2Lの透析液を約10 分程度かけて腹腔内に注入する

②腹膜で血液をろ過する

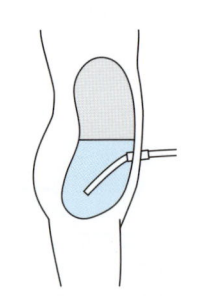

透析液を約 4〜6 時間ためておくと, 腹膜の毛細血管を通して血液中の老廃物や余分な水分が透析液の中に排出される

③老廃物などがたまった透析液を体外に出す

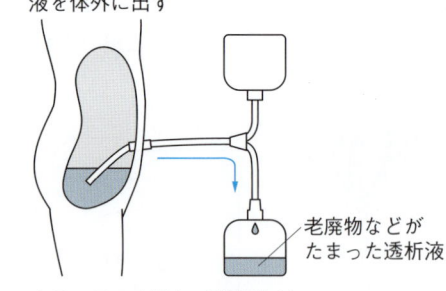

カテーテルを通して老廃物がたまった透析液を排出し, 再度新しい透析液を注入する

図3・38　持続携帯式腹膜透析(CAPD)
CAPDの透析液バッグ交換は, 6〜8時間ごとに1日4回程度(朝, 昼, 夕方, 寝る前など)行う.

表3・15 腹膜透析の長所と短所

長　所	・体に負担がかかりにくい
	・穿刺による疼痛がない
	・通院回数が少なく社会復帰が容易である
	・腎臓の働きを守る作用がある
	・食事制限が緩い(とくにカリウム制限が緩和される)
	・不均衡症候群が起こりにくい
	・訓練が容易で，どこでもできる
	・人工腎臓などの装置や水処理が不要である
短　所	・腹膜の機能低下や腹膜炎を起こすことがある
	・自分で透析液の交換やカテーテルのケアを行う
	・腹部膨満感や腰痛が起こりやすい
	・入浴にやや不便である
	・透析液が腹膜から漏れる可能性がある

（1）腹膜透析液

腹膜透析液には，さまざまな組成のものがあり，個別の患者の症状，生化学的検査値，年齢，体液の過剰状態などにより適宜使用されるため，注意しなければならない（表3・16）.

表3・16　主な腹膜透析液の組成

薬品名		ブドウ糖 (w/v %)	イコデキストリン (w/v %)	電解質（mEq/L）					浸透圧比
				Na$^+$	Ca^{2+}	Mg^{2+}	Cl$^-$	Lactate$^-$	
低カルシウム腹膜透析製剤	ミッドペリックL135	1.35	−	135.0	2.5	0.5	98.0	40.0	約1.2
	ミッドペリックL250	2.50	−	135.0	2.5	0.5	98.0	40.0	約1.4
	ミッドペリックL400	4.00	−	135.0	2.5	0.5	98.0	40.0	約1.8
	ダイアニール-N PD-4　1.5	1.36	−	132.0	2.5	0.5	95.0	40.0	1.1～1.2
	ダイアニール-N PD-4　2.5	2.27	−	132.0	2.5	0.5	95.0	40.0	1.3～1.4
	ダイアニール PD-4　4.25	3.86	−	132.0	2.5	0.5	95.0	40.0	約1.6
高カルシウム腹膜透析製剤	ミッドペリック135	1.35	−	135.0	4.0	1.5	105.5	35.0	約1.2
	ミッドペリック250	2.50	−	135.0	4.0	1.5	105.5	35.0	約1.4
	ミッドペリック400	4.00	−	135.0	4.0	1.5	105.5	35.0	約1.8
	ダイアニール-N PD-2　1.5	1.36	−	132.0	3.5	0.5	96.0	40.0	1.1～1.2
	ダイアニール-N PD-2　2.5	2.27	−	132.0	3.5	0.5	96.0	40.0	1.3～1.4
	ダイアニール PD-2　4.25	3.86	−	132.0	3.5	0.5	96.0	40.0	約1.6
	エクストラニール	−	7.5	132.0	3.5	0.5	96.0	40.0	0.9～1.1

1）糖　類

腹膜透析液の多くは，ブドウ糖[*43]を浸透圧剤として配合し高浸透圧とすることで血液中から除水を行っている．患者の体液の過剰状態によって浸透圧比の異なる腹膜透析液を選択することになるが，体液の過剰が1 kg／日以下の場合はブドウ糖含有率1.5%程度を用い，同じく1 kg／日以上では2.5%程度と1.5%程度を組み合わせて用いる．また，

＊43　**腹膜透析液におけるブドウ糖**　多くの腹膜透析液は，ブドウ糖を含む上室を酸性としてブドウ糖の分解を抑制しているが，低いpHが腹膜にダメージを与えるために下室をアルカリ性とした2室構造としており，使用時に開通させる.

急速な除水や多量の除水が必要な場合には，ブドウ糖含有率3%以上の透析液とブドウ糖含有率の低い透析液を組み合わせて使用するが，糖尿病や脂質異常症の患者ではブドウ糖が吸収されることによる代謝の影響を考慮する必要がある．一方，ブドウ糖に代わる浸透圧物質としてイコデキストリンを組成成分とした製剤も市販されている．

2）カルシウム

腹膜透析液は，ヒトのカルシウム濃度を基準として高いカルシウム濃度の製剤と低いカルシウム濃度の製剤とに大別される．高いカルシウム濃度の腹膜透析液は，ヒトへカルシウムを供給するが，低いカルシウム濃度の腹膜透析液はヒトからカルシウムを除去する．ヒトのカルシウム濃度によっても，腹膜透析液を使い分ける必要がある．

3）ナトリウム，カリウムなどの電解質

透析を必要とする腎不全患者では，ナトリウム，マグネシウム，カリウムが貯留傾向となるため，腹膜透析液の組成は，体液のナトリウム量より少なく，カリウムにおいては配合されていない．このため，腹膜透析により低ナトリウム血症や低カリウム血症に注意しなければならない．

4）腹膜透析液を使用する際の患者への注意事項

- あらかじめ体温程度に温めてから注入する（冷えた腹膜透析液では，腹痛，悪寒，下痢などが発現する）．
- ブドウ糖が配合されているため，高血糖となることがある．
- 慢性腎不全では，便秘となる場合が多いため，日常生活（運動や食事）に注意し，必要に応じ緩下薬を服用する．
- 在宅での過剰在庫（有効期限や温度管理など）に注意する．
- 腹膜透析液の廃液は，混濁の有無を確認して余分な薬液とともにトイレに流す．
- 使用したバッグは，各自治体により指定された方法で分別ごみとして廃棄する．
- ダブルバッグ製剤の使用時には，必ず開通させて使用する．開通させずに使用した場合は直ちに排液し，開通させた新たな腹膜透析液を注入した後，医師に連絡する．
- カリウムが高値の患者では，カリウムが多く含まれる食品（バナナなどの果物や野菜）を控えるように指導する．
- 腹膜透析液は容量が大きくかさ張り，さらに重いため，患者（家族）が自宅に持ち帰ることができない．このため患者に，腹膜透析液配送システム[*44]を利用するように指導する．

＊44　**腹膜透析液配送システム**　患者がサービスパックグループに宅配依頼することで，病院，保険薬局，医薬品卸売業者，宅配業者が連携して腹膜透析製剤を配送するシステム．

相互作用

　医薬品が単独で投与されることはまれであり，1つの疾患に対して，治療効果を向上させたり，副作用を軽減させる目的で併用が行われ，合併症を有する患者ではさらに多くの薬が用いられる．このような多剤併用において，処方意図とは別に，併用により治療効果が減弱したり，有害作用が発現したりする場合がある．一般に，このような併用により起こる単剤とは異なる作用を薬物相互作用という．

　広義の薬物相互作用には，物理学的相互作用としての配合変化も含まれ，本章で取り上げる薬物動態学的相互作用（ファーマコキネティックな相互作用）および薬力学的相互作用（ファーマコダイナミックな相互作用）と区別される．

　薬物動態学的相互作用は，薬物の吸収，分布，代謝，排泄過程での相互作用であり，薬物の血中濃度や組織中濃度の変動を伴う（図4・1）．一方，薬力学的相互作用は，血中濃度の変動を伴わず，薬効や副作用に関係した薬物受容体の感受性変動に伴うものである．図4・1ではこれを有効域や中毒域の変動として表現した．

　処方監査においては，1つの処方箋の中での薬の組み合わせのみならず，市販薬を含めて，ほかの医療機関から患者が入手した薬に対しても，相互作用をチェックする必要がある．相互作用の取り扱いとして，「併用禁忌」は「併用しないこと」を示し，「併用注意」は「併用に注意するこ

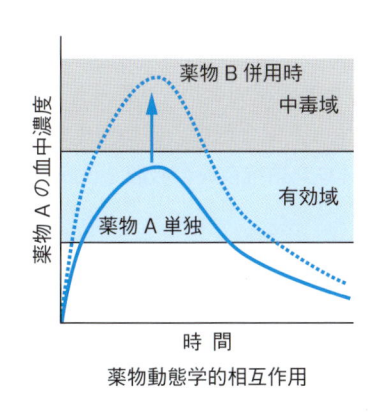

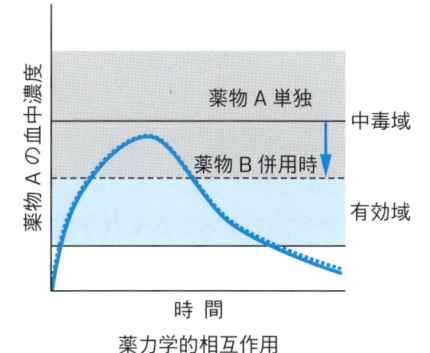

図4・1　薬物相互作用分類の概念図
薬物動態学的相互作用（たとえば薬物代謝の阻害）では，薬物B併用により，薬物Aの血中濃度が上昇する．薬力学的相互作用では，薬物B併用により，薬物Aの血中濃度は変わらないが，感受性の上昇が，有効域や中毒域の低下となって現れる．

＊1 **警告** 最も重要な注意事項で，「本剤の使用にあたっては，本剤の必要性を慎重に検討すること」といった基本的な記載もあるが，多くは重篤な副作用を発現する可能性があるため，具体的に注意を喚起する必要がある場合の記載である．添付文書の本文冒頭に赤枠，赤字で記載される．また，「警告」のある添付文書には，右上縁に赤色の帯を印刷して，「警告」があることが目立つように表示がなされる．

と」を示す．「併用禁忌」は，添付文書の本文冒頭（警告[*1]のある医薬品ではその下）に赤枠，黒字で記載される「禁忌」の中に「次の薬剤を投与中の患者」として薬剤名が記載され，さらに「相互作用」の冒頭に，赤枠，黒字で再度，記載される．

記載される内容は，相手方薬剤との併用により懸念される臨床症状やそれに対する措置方法，相互作用の機序，危険因子などである．「併用注意」は，「併用禁忌」の下に黒枠，黒字で記載される．

薬物相互作用は，相互の作用というより一方向の作用である場合が多く，たとえば「薬物Ａの代謝が，併用した薬物Ｂにより阻害され，薬物Ａの血中濃度が上昇する」現象は相互作用の典型である．ここで，薬物Ａの血中濃度上昇によって有害作用の発現が予想され，併用が望ましくない場合には「併用禁忌」とされる．本章では，上述の一般的分類に従って，相互作用についてまとめた．

A 薬物動態学的相互作用

❶ 消化管吸収過程における相互作用

経口剤の主な吸収部位は小腸であり，小腸で薬物同士が複合体をつくるなどにより吸収性が低下することが，吸収過程での代表的な相互作用である．また，薬剤によって胃内pHが変化し，併用薬の溶解性が低下し消化管吸収量が減少したり，薬剤によって胃の運動性が変化することによって小腸に達する時間が変化し，吸収速度に影響したり，ときには吸収の絶対量に影響する．

a キレート形成および吸着

（1）ニューキノロン系抗菌薬の金属カチオンによる吸収阻害

＊2 **キレート** 複数の配位原子が中心原子である金属イオンへ配位してつくる錯体を，キレート，キレート錯体あるいはキレート化合物という．形成したキレートは安定であり，また難溶性であったり，あるいは水溶性でも膜透過性が低かったりするため，キレートを形成するとその薬物の消化管吸収は低下する．

ニューキノロン系抗菌薬を金属カチオン含有製剤と同時に服用すると，ニューキノロン系抗菌薬が金属カチオンと難溶性のキレート[*2]を形成して，抗菌薬の吸収が低下し，抗菌効果の減弱を招く（表4・1）．主薬以外でも，アスピリン・ダイアルミネート配合剤中の緩衝剤（アルミニウム，マグネシウム）は，ニューキノロン系抗菌薬の吸収を低下させる（図4・2）．

▶ **金属カチオンとそれを含む薬剤**

- ニューキノロン系抗菌薬との相互作用の原因となる金属カチオン：アルミニウム，マグネシウム，カルシウム，鉄
- 金属カチオンを含有する薬剤：制酸剤をはじめとする消化性潰瘍治療薬，貧血治療薬，高リン血症治療薬，緩下薬

表4・1　金属カチオン薬剤とのキレート形成による消化管吸収の低下

金属カチオン含有製剤	吸収が阻害される薬剤	症状と対応（代表例）
制酸薬・消化性潰瘍治療薬： 　乾燥水酸化アルミニウムゲル(Al^{3+}) 　合成ケイ酸アルミニウム(Al^{3+}) 　スクラルファート，アルジオキサ(Al^{3+}) 　酸化マグネシウム(Mg^{2+})	ニューキノロン系抗菌薬（NQ） 　ノルフロキサシン 　シプロフロキサシン 　シタフロキサシン	NQの吸収が低下し，作用が減弱するため，NQ服用後2時間以上あける
貧血治療薬：鉄剤(Fe^{2+}，Fe^{3+}) 高リン血症治療薬： 　沈降炭酸カルシウム(Ca^{2+}) 　炭酸ランタン(La^{3+})	テトラサイクリン系抗菌薬（TC） 　テトラサイクリン 　ミノサイクリン 　ドキシサイクリン	TCの吸収が低下し，効果が減弱するため，服用間隔を2〜4時間とする
解熱鎮痛薬： 　アスピリン・ダイアルミネート(Al^{3+}，Mg^{2+}) カルシウム含有食品：牛乳，乳製品	ビスホスホネート薬（BP） 　エチドロン酸 　リセドロン酸 　アレンドロン酸	BPの吸収が低下し，効果が減弱するため，服用間隔を2時間とする．またはBP服用後30分以上あける
鉄剤	経口セフェム系抗菌薬 　セフジニル	セフジニルの吸収が1/10になるのでセフジニル服用後3時間以上あける

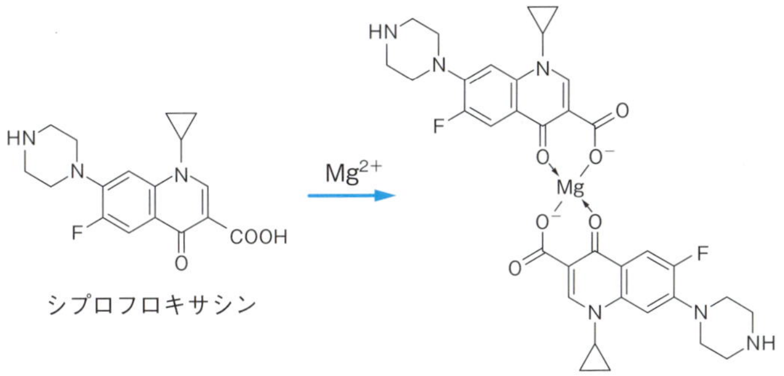

図4・2　ニューキノロン系抗菌薬と金属カチオンによる難溶性キレート形成の例：シプロフロキサシンとマグネシウムイオン

　金属カチオンの影響は，ニューキノロン系抗菌薬の中でも薬物間で差が大きく，たとえば，水酸化アルミニウムの影響をみた場合，併用によりノルフロキサシンはほとんど吸収されなくなる．次いで，シプロフロキサシンへの影響が大きい．このため，相互作用軽減の代替案として，制酸薬や抗菌薬の種類を変更したり，ニューキノロン系抗菌薬の中でも影響の少ないものに変更することがあげられる．添付文書上では，相互作用を軽減するための服用時期の調節，すなわち「ニューキノロン系抗菌薬を服用後，2時間以上間隔をあけて金属カチオンを服用する」との措置方法が一般的である．

（2）その他の薬剤の金属カチオンによる吸収阻害

　ニューキノロン系抗菌薬以外でも，テトラサイクリン系抗菌薬や骨粗鬆症に用いられるビスホスホネート薬が，金属カチオンによる吸収阻害を受ける．これらでは牛乳や乳製品のような高カルシウム食による吸収阻害にも注意を要する[*3]．

　また，セフェム系抗菌薬の1つセフジニルは，貧血の治療に用いられる鉄剤の併用により吸収が顕著に低下する．セフジニルのキレート形成

*3　ビスホスホネート薬の用法
ビスホスホネート薬は食物によって吸収が阻害されるため，エチドロン酸二ナトリウムは食間服用（服薬前後2時間は食物の摂取を避けること），アレンドロン酸ナトリウムとリセドロン酸ナトリウムでは，朝起床時に水約180 mLで服用すること，水以外の飲み物や食物と一緒に服用しないこととされている．

は鉄イオンと特異的であり，セフジニルの投与後3時間以上間隔をあけて鉄剤を投与することが求められる．これは臨床データが，添付文書における使用上の注意に具体的に反映されている例である（図4・3）．

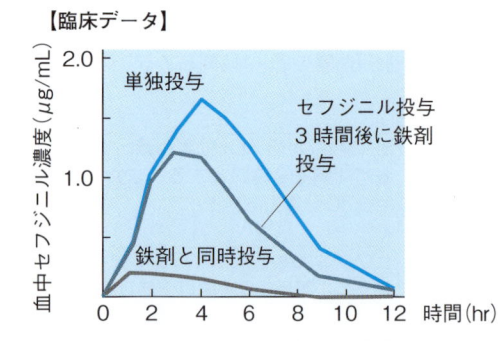

【添付文書記載内容】
併用注意

薬剤名等	臨床症状・措置方法	機序・危険因子
セフジニル	セフジニルの吸収を約10分の1に阻害することがあるので，3時間以上間隔を空けて本剤を投与すること	相手薬剤と高分子鉄キレートを形成し，相手薬剤の吸収を阻害する

図4・3 セフジニルの吸収に及ぼす鉄剤の影響
[グラフ：Ueno K et al.：Clin Pharmacol Ther 54：473-475，1993，表：フェロミア錠50 mg/フェロミア顆粒8.3％（クエン酸第一鉄ナトリウム製剤，エーザイ株式会社）添付文書に基づき著者作成]

（3）吸収亢進

逆に，吸収亢進の例として，高脂肪食摂取により胆汁酸分泌が亢進して，骨粗鬆症の治療に用いるビタミンK製剤メナテトレノンやイコサペント酸エチル［エイコサペンタエン酸（EPA）とも呼ばれる］では，それらの溶解性が高まり吸収量が増大する．これらは空腹時に服用するとほとんど吸収されないため，食後服用が必要である．

（4）吸 着

陰イオン交換樹脂であるコレスチラミンは，胆汁酸を吸着し，これを糞便中に排泄させることによりコレステロールの吸収を抑える脂質異常症治療薬であるが，併用した酸性薬物も吸着する[*4]．典型的な例としてワルファリンやジゴキシンの吸収が阻害され作用が減弱されるので，それらの薬剤を投与するときは，コレスチラミン投与前4時間または投与後4～6時間以上，あるいは可能な限り間隔をあけて慎重に投与する．高リン血症の改善に用いられるビキサロマーはリン酸結合性ポリマーで，食物中のリンを吸着し，排泄させるが，併用薬の吸収も減少または遅延させるおそれがある．臨床データは少ないが，実際，バルサルタンやアトルバスタチンの吸収量を低下させることが報告されている．

▶**併用薬を吸着するおそれのある薬剤**

・高コレステロール血症治療薬：コレスチラミン
・高リン血症治療薬：ビキサロマー，セベラマー

[*4] コレスチラミンの吸着作用は，抗リウマチ薬レフルノミドの解毒剤として，コレスチラミンの効能の1つとなっている．

b 胃内pHの変化

胃潰瘍治療の目的で用いるオメプラゾールなどのプロトンポンプ阻害

薬, ファモチジンなどの H_2 受容体拮抗薬あるいは制酸薬により, 胃内の pH が上昇すると, 胃内酸性条件下で溶解が適していた薬剤の溶解性が低下する. これらはできる限り間隔をあけて投与することが求められる. しかし, プロトンポンプ阻害薬は作用が長時間持続するため, それでは影響を避けることができない. このため, 一部の以下に示す抗HIV薬は, 併用禁忌となっている. また, ダサチニブのように併用注意であっても, 「H_2 受容体拮抗剤又はプロトンポンプ阻害剤との併用は推奨されず, 本剤投与中は, これらの薬剤に替えて制酸剤の投与を考慮すること」との措置方法が明示されている薬剤もある.

▶ 胃内 pH を上昇させる薬剤

・プロトンポンプ阻害薬：オメプラゾール, ランソプラゾール, ラベプラゾール, エソメプラゾール, ボノプラザン
・H_2 受容体拮抗薬：ファモチジン, シメチジン
・制酸薬：酸化マグネシウム, 乾燥水酸化アルミニウムゲル

▶ 胃内 pH の上昇により吸収の低下がみられる薬剤

・抗真菌薬：イトラコナゾール(固形製剤)
・抗HIV薬：アタザナビル, リルピビリン
・抗がん薬(チロシンキナーゼ阻害薬)：ゲフィチニブ, エルロチニブ, ダサチニブ

c 消化管運動性の変化

抗コリン作用[*5]をもつ薬物は, 消化管運動を抑制し, 胃内容排出速度 (GER[*6]) を低下させ, 胃内容排出時間 (GET[*7]) を延長させる. 食物も GET を延長させる要因である.

▶ 抗コリン作用をもち, GET を延長させる薬剤

・抗コリン薬：プロパンテリン, アトロピン
・抗うつ薬：イミプラミン, マプロチリン
・麻薬性鎮痛薬：モルヒネ
・抗ヒスタミン薬：プロメタジンなど

アセトアミノフェンのような受動拡散によって速やかに吸収される薬物では, GET の延長により吸収が遅くなり, 最高血中濃度の低下と最高血中濃度到達時間の遅延が生じる.
逆にGETを短縮し吸収を速める薬物には, 下記のようなものがある.

▶ GET を短縮し吸収を速める薬剤

・ドパミン受容体拮抗薬：メトクロプラミド, ドンペリドン(消化管運動改善や制吐薬として用いられる)
・セロトニン受容体作動薬：モサプリドなど

*5　抗コリン作用　☞p.206参照
*6　GER　gastric emptying rate
*7　GET　gastric emptying time

　吸収速度の低下や上昇は，一般に，吸収の良好な薬物に対しては，絶対的な吸収量には大きな変化は及ぼさない．一方，難溶解性のジゴキシンの場合，プロパンテリンなどによる GET の延長は，吸収部位での滞留時間が長くなることで溶解性が向上し，吸収量が増大するため，それに伴う作用増強には注意を要する．

　また，これと類似の例として，リボフラビン（ビタミン B_2）は小腸上部において能動輸送により吸収されるが，プロパンテリンなどにより GET が延長すると，リボフラビンが少しずつ吸収部位へ到達することにより輸送担体の飽和を避けることになり，吸収量が増大する．

❷ 分布過程における相互作用

　薬物は，血液中で血漿タンパク質であるアルブミンや a_1-酸性糖タンパク質と可逆的に結合しており，結合していない薬物（遊離型薬物）のみが標的組織へ移行し薬効を発揮する．血漿タンパク質への結合率が高い薬物では，わずかな結合率の低下が遊離型分率の大きな上昇を招く．たとえば，99％の結合率が1％低下し，98％になると，遊離型分率は2倍に上昇する．

　血漿タンパク質との親和性は薬物によって大きく異なるので，ある薬物 A 投与時に，より親和性の高い薬物 B が併用されると，薬物 A が結合部位から追い出される，すなわち，血漿タンパク結合の置換現象が起こり，上述のような薬物 A の遊離型分率の上昇が起こる（図4・4）．

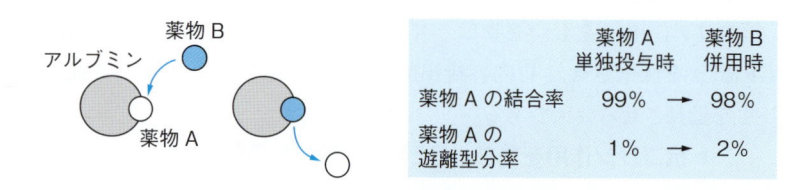

		薬物 A 単独投与時	薬物 B 併用時
薬物 A の結合率		99% →	98%
薬物 A の 遊離型分率		1% →	2%

図4・4　血漿タンパク結合の置換現象

　血漿タンパク結合の置換現象による相互作用が問題となる薬物には，影響を受ける側の薬物（薬物 A）として，ワルファリンやスルホニル尿素（SU）薬があり，サルファ剤や非ステロイド性抗炎症薬（NSAIDs）の併用による薬効の増強，すなわち，ワルファリンにおいては出血傾向，SU 薬では低血糖が，添付文書上周知されている．しかし，遊離型薬物はさまざまな組織へ再分配したり，代謝により消失するため，時間が経過すると相互作用の影響は少なくなり，血漿タンパク結合の置換現象が臨床上問題となるのは併用直後に限られる．そのため，ワルファリンや SU 薬の薬効増強は，次節以降で述べる薬物代謝の阻害や薬力学的機序による影響がより重要である．

❸ 薬物代謝過程における相互作用

薬物相互作用のうち最も多いのが，薬物代謝を介した相互作用であり，また，その大部分がシトクロム P450（cytochrome P450，CYP と略す）の阻害である．その理由として，肝臓の主要な薬物代謝酵素である CYP は，個々の分子種についても基質特異性が低いことがあげられ，しばしば競合阻害が起こる．また，特定の構造をもつ薬物や特定の代謝物になる薬物はそれらによる CYP 阻害作用を発揮する場合もある．ここでは，CYP のうち最も多くの薬剤の代謝に関わる CYP3A4 の阻害を中心に，ほかに相互作用の対象となる CYP1A2，CYP2C9，CYP2C19，CYP2D6 の阻害を介した相互作用の概要についてまとめ，次いで，競合阻害を含む CYP 阻害の機序を解説する．また，CYP の誘導，CYP 以外の薬物代謝酵素を介した相互作用についても解説する．

ⓐ CYP の阻害と併用禁忌

表 4・2 には，阻害機序の如何にかかわらず，あるいは阻害機序が解明されていないものを含めて，臨床上問題となる代表的な CYP3A4 の阻害薬と被阻害薬（基質薬）を取り上げ，各組み合わせの相互作用の取り扱い（併用禁忌，併用注意）を×△の記号で示した．さらには CYP3A4 阻害に伴って，被阻害薬の血中濃度上昇に伴う臨床症状を右の欄に示した．併用禁忌の設定基準が統一的なものでないため，記号の並びは不完全だが，併用禁忌の組み合わせが多い阻害薬として，抗真菌薬や抗 HIV 薬は CYP3A4 阻害作用が強いことがわかる．また，被阻害薬ではベンゾジアゼピンなど同じ薬効群でも，阻害の受けやすさ，有害作用の程度が薬剤によって異なることがわかる．

表 4・3 には，CYP1A2，CYP2C9，CYP2C19，CYP2D6 の阻害を介した相互作用について，代表的な阻害薬と被阻害薬，ならびに相互作用による臨床症状について列記した．このうち，CYP1A2 の阻害を介した相互作用については，フルボキサミンとチザニジンおよびラメルテオン，シプロフロキサシンとチザニジンが併用禁忌である．また，CYP2C9 により代謝されるワルファリンに対しては，ミコナゾールが併用禁忌である[*8]．さらに，CYP2D6 においては，ミラベグロンはプロパフェノンおよびフレカイニドと併用禁忌である．

ⓑ 競合阻害

同じ CYP 分子種で代謝される薬物 A と薬物 B が併用された場合に，両薬物ともある程度の影響を受けるが，通常，一方に対して目立った影響が現れる．薬物 A に比べて，薬物 B が高濃度であったり，酵素への親和性が高ければ，併用時には薬物 A に際立った血中濃度の上昇を招く．このとき，薬物 A の血中濃度上昇によって有害作用の発現が予想されれば，このような併用は避けなければならない（併用禁忌）．抗 HIV 薬

[*8]　ワルファリンと併用禁忌となっているのはミコナゾール製剤のうち，ゲル剤，注射剤，錠剤である．また，併用禁忌にはなっていないが，ワルファリンとカペシタビンとの相互作用については，警告，併用注意が出ている（☞ p.65 の処方例参照）．

表4・2　CYP3A4の阻害を介した薬物相互作用の例

被阻害薬(基質薬)		抗真菌薬				抗菌薬		抗エイズ薬	カルシウム拮抗薬		免疫抑制薬		抗がん薬	グレープフルーツジュース	相互作用による臨床症状
		イトラコナゾール	ボリコナゾール	フルコナゾール	ミコナゾール	クラリスロマイシン	エリスロマイシン	リトナビル	ジルチアゼム	ベラパミル	シクロスポリン	タクロリムス	イマチニブ		
ベンゾジアゼピン系薬	トリアゾラム	×	×	×	×	△	△	×	△				△	△	過度の鎮静や呼吸抑制
	ミダゾラム	△	△	△	△	△	△	△	△					△	
	アルプラゾラム	△				△									
高脂血症治療薬	シンバスタチン	×		△	△	△	△						△	△	横紋筋融解症
	アトルバスタチン	△		△	△	△	△							△	
抗不整脈薬	キニジン	×	×	×	×		△	△		△					QT延長
	ベプリジル	×					×								
カルシウム拮抗薬	アゼルニジピン	×	×	×	×		△	△			△		△	△	過度の降圧
	ニフェジピン	△					△	△	△					△	
抗アルドステロン薬	エプレレノン	×													血清カリウム値の上昇
ホスホジエステラーゼ5阻害薬	タダラフィル	×												△	作用増強
片頭痛治療薬	エレトリプタン	△												△	血圧上昇,血管れん縮
	エルゴタミン	×	×	×	×	△	×	×							
抗精神病薬	ブロナンセリン	×	×	×	×	△	×	×						△	作用増強
免疫抑制薬	シクロスポリン	△	△	△	△	△	△	△				×	△		腎障害などの副作用
	タクロリムス	△	△	△	△	△	△	△			△		△		

添付文書の相互作用に薬剤名が明示されているものについて,×は併用禁忌を,△は併用注意を示す(添付文書情報は2023年9月時点).

通常,両薬剤の添付文書の記載は同じだが,同じでない場合,少なくとも一方の薬剤に,相手薬剤名の記載があるものを示した.また,剤形によって記載が異なる場合,少なくとも1つの剤形で併用注意等の記載があるものを示した.

CYP3A4の阻害以外のみによる相互作用は除外したが,CYP3A4の阻害に加えてほかの機序を含むものもある.

表4・3　CYPの阻害を介した薬物相互作用(CYP3A4以外)

CYP	CYP阻害薬	被阻害薬	症状
CYP1A2	抗菌薬:シプロフロキサシン　ノルフロキサシン	気管支喘息治療薬:テオフィリン	テオフィリン中毒
		筋緊張緩和薬:チザニジン	著しい血圧低下や傾眠
	SSRI:フルボキサミン	メラトニン受容体アゴニスト:ラメルテオン	作用増強
CYP2C9	抗がん薬:カペシタビン	抗凝固薬:ワルファリン	出血傾向
	抗真菌薬:フルコナゾール　ミコナゾール		
	サルファ剤:スルファメトキサゾール		
CYP2C19	抗真菌薬:ボリコナゾール	ベンゾジアゼピン系薬:ジアゼパム	中枢抑制の増強
	プロトンポンプ阻害薬:オメプラゾール		
CYP2D6	抗不整脈薬:キニジン	抗不整脈薬:プロパフェノン　フレカイニド	QT延長,心室性不整脈
	SSRI:パロキセチン		
	頻尿過活動膀胱治療薬:ミラベグロン		

であるリトナビルは，ベンゾジアゼピン系薬のトリアゾラムやミダゾラムと併用禁忌となっている．これは，リトナビル[*9]のCYP，とくにCYP3A4に対する競合的阻害作用により，これら催眠鎮静薬および抗不安薬の血中濃度が大幅に上昇し，過度の鎮静や呼吸抑制などが起こるおそれがあるためである．

　同じCYP3A4の基質であっても，阻害薬として注意すべきか被阻害薬として注意すべきかは，相対的な阻害強度の違いや有害作用の違いによるものであり，シクロスポリンのように阻害薬としても被阻害薬としても，注意すべき薬物もある．また，以下に解説する特定の作用機序がわかっているもの以外は，競合阻害に分類できる．このなかには，表4・3にあるキニジンやミラベグロンのように，主にCYP3A4で代謝されるが，CYP2D6を強く阻害するものもある．

*9　リトナビルによるCYP3A4の阻害には，代謝物による阻害もある（☞p.180参照）．また，リトナビルには酵素誘導（☞p.181参照）の作用もあり，誘導と阻害の効果がどちらが強く出るかは，相手薬によって異なるので，添付文書での確認が必要である．

c CYP ヘム鉄への配位

　薬物がCYPの基質でなくても，CYPのヘム鉄に高い親和性をもつため，そこに配位し，触媒機能を失わせる共通の構造として，**アゾール構造**がある[*10]．

*10　アゾール系抗真菌薬の抗真菌作用の機序が，真菌の細胞膜の主要構成脂質エルゴステロールの生合成酵素であるCYPの阻害である．肝臓のCYPに比べて低濃度で阻害作用を示す．

▶**強い阻害作用をもつアゾール基**（図4・5）

・イミダゾール基
　例）シメチジン（H_2受容体拮抗薬），ミコナゾール（抗真菌薬）
・トリアゾール基
　例）イトラコナゾール，フルコナゾール，ボリコナゾール（抗真菌薬）

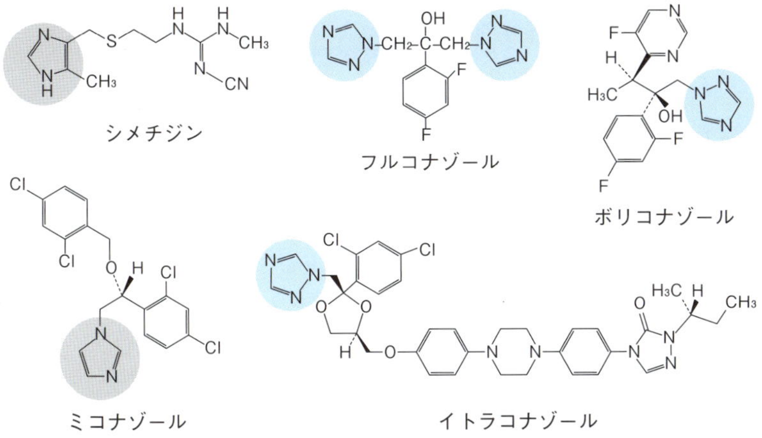

シメチジン　　フルコナゾール　　ボリコナゾール

ミコナゾール　　イトラコナゾール

図4・5　アゾール基をもちCYPのヘム鉄に配位する薬物
●イミダゾール基，●トリアゾール基

とくにアゾール系抗真菌薬は阻害作用が強く，併用禁忌の組み合わせも多い．これらの薬物は広くCYP分子種を阻害するが，CYP3A4や，次いで，CYP2D6に対して阻害効果が強い．CYP3A4阻害の代表的な被阻害薬は表4・2と同じであるが，より強い阻害作用を示すため，併用禁忌薬が多くなる．

一方，H_2受容体拮抗薬でもアゾール基をもたない**ファモチジン**や，抗真菌薬でもアゾール基をもたない**ミカファンギン**は，このような阻害は起こさない．これらは相互作用におけるアゾール構造の重要度を示すとともに，相互作用回避のための代替薬となり得る．

d 代謝物による阻害

三級アミンをもつ薬物のうちマクロライド系抗菌薬などでは，CYPによる酸化代謝で生じた反応中間体が，CYP自身と複合体を形成するものがある．脱メチル化を経てヘム鉄と複合体を形成する（図4・6a）．マクロライド系抗菌薬の中でもエリスロマイシンやクラリスロマイシンが，このような代謝物をつくりやすく阻害を起こしやすい．

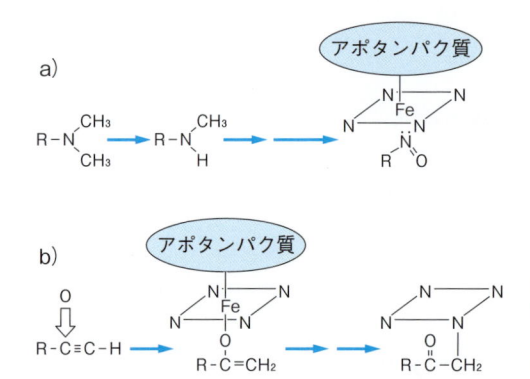

図4・6 代謝物によるCYPの阻害（mechanism-based inhibition）
a）マクロライド系抗菌薬によるヘム鉄との複合体形成
b）女性ホルモン剤などによるヘムのアルキル化

一方，経口避妊薬などに含まれるエチニルエストラジオールは，末端のアセチレンの酸化で生じる反応中間体がCYPヘムのポルフィリン環をアルキル化する（図4・6b）．以上のような代謝物による阻害を酵素作用に基づく阻害 mechanism-based inhibition[*11] と総称し，持続的な阻害のおそれがある．グレープフルーツジュースによるフェロジピン代謝の阻害は，小腸のCYP3A4に対する阻害の例であり，これにもグレープフルーツジュース成分の代謝物が関与する．

▶**代謝物がCYP阻害に関与する薬剤（mechanism-based inhibitor）**

- ヘム鉄と複合体を形成する：エリスロマイシン，クラリスロマイシン
- ヘムをアルキル化する：エチニルエストラジオール

*11 mechanism-based inhibition 訳すと「機序に基づく阻害」だが，自殺酵素反応，自殺基質と同義語であり，CYPの阻害においてはこの用語が汎用される．反応性の高い代謝物がそれを生成したCYP自身に不可逆的に結合し，酵素機能を失わせる反応あるいは薬物を指す．原因代謝物とCYP酵素との実際の作用形式の代表2例が図4・6に示したa）ヘム鉄との複合体形成（metabolic intermediate complex）とb）ヘムポルフィリン環のアルキル化である．

e グレープフルーツジュースとの相互作用

　グレープフルーツジュース中の微量成分が CYP3A4 を阻害するため，表４・２の被阻害薬にリストした薬剤をグレープフルーツジュースで服用すると，血中濃度の上昇とそれに伴う症状が現れるおそれがある．このため，当該薬剤服用時にはグレープフルーツジュースの服用を避けるべきである．また，図４・７に示したように，グレープフルーツジュースは，点滴静注したシクロスポリンの血中濃度には影響せず，経口投与したシクロスポリンの血中濃度を上昇させる．このような臨床データから，グレープフルーツジュースは，肝臓ではなく，薬物の吸収部位にあたる小腸に存在する CYP3A4 を阻害するとされている．また，その阻害には，先に示した「代謝物による阻害」も関与するという点も特徴である．

a) シクロスポリン(7.5 mg/kg)を経口投与

b) シクロスポリン(2.5 mg/kg)を静脈内投与

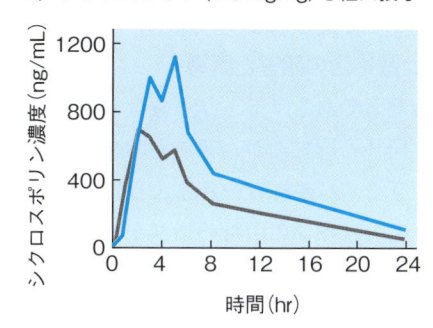 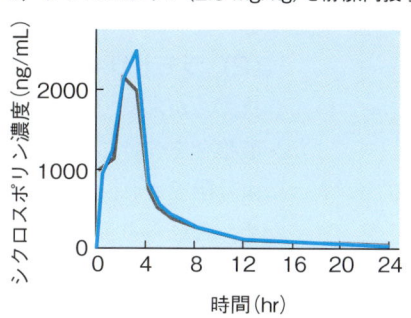

——— グレープフルーツジュースを飲用した患者　——— 水を飲用した患者

図４・７　シクロスポリンの血中濃度推移におよぼすグレープフルーツジュースの影響
[Ducharme MP et al. : Clin Pharmacol Ther 57：485-491，1995 に基づき著者作成]

f 酵素誘導

　酵素誘導とは，薬物などによって薬物代謝酵素の発現量が増加することである．抗結核薬リファンピシンは CYP を誘導する代表的な医薬品である（表４・４）．とくに CYP3A4 誘導が顕著であり，抗 HIV 薬やベンゾジアゼピン系薬など先に示したさまざまな薬物の血中濃度を低下させ，効果を減弱させるため臨床上問題となる．ほかに CYP 誘導剤には，抗てんかん薬があり，フェノバルビタール，フェニトイン，カルバマゼピンはいずれも，CYP3A4 や CYP2C9 を誘導する．

　医薬品以外でも，喫煙による CYP1A2 の誘導は，喫煙者でのテオフィリンの血中濃度の低下を招く．セント・ジョーンズ・ワート（セイヨウオトギリソウ）含有健康食品も CYP3A4 や CYP1A2 を誘導するため，シクロスポリンなどの効果を減弱させる．

表4・4　CYP誘導剤

誘導剤	誘導されるCYP
抗結核薬 　リファンピシン	CYP3A4ほかも広く誘導する
抗てんかん薬 　フェニトイン 　フェノバルビタール 　カルバマゼピン	CYP2C9, CYP3A4
喫煙，焼肉	CYP1A2
セント・ジョーンズ・ワート	CYP3A4，CYP1A2

g CYP 以外の薬物代謝酵素における相互作用 （表4・5）

（1）バルプロ酸とカルバペネム系抗菌薬

　抗てんかん薬の1つバルプロ酸は，メロペネムなどのカルバペネム系抗菌薬と併用すると血中濃度が低下し，てんかんの発作が再発するため併用禁忌である．バルプロ酸はグルクロン酸抱合を受けるが，この抱合反応がカルバペネム系抗菌薬によって促進される．

（2）ラモトリギンのグルクロン酸抱合の阻害と誘導

　抗てんかん薬で，双極性障害治療薬であるラモトリギンは，グルクロン酸抱合を受ける．この反応は，同じく抗てんかん薬であるバルプロ酸により阻害され，フェニトインやフェノバルビタールにより促進されるため，これらを併用する際の，ラモトリギンの用量の増減が推奨されている．とくに過量になった場合には皮膚障害のリスクが高まるので注意を要する[*12]．

（3）メルカプトプリン，アザチオプリンとアロプリノール

　抗がん薬メルカプトプリンや免疫抑制薬アザチオプリンを痛風・高尿酸血症治療薬アロプリノール[*13]と併用すると，キサンチンオキシダーゼによる代謝がアロプリノールによって阻害され骨髄抑制などの副作用を増強するおそれがあるため，併用時にはメルカプトプリンやアザチオプリンを通常投与量の3分の1から4分の1に減量することが求められる．キサンチン構造をもつ抗ウイルス薬やテオフィリンに対しても，アロプリノール併用によって血中濃度の上昇を招く．

（4）ソリブジンと5-フルオロウラシル系抗がん薬

　ソリブジン薬害[*14]として知られている抗ウイルス薬ソリブジンと5-フルオロウラシル系抗がん薬の相互作用は，ソリブジンの代謝物の5-フルオロウラシル代謝酵素（ジヒドロピリミジンデヒドロゲナーゼ，DPD）の阻害作用による抗がん薬の顕著な血中濃度上昇が招いた致死的な副作用発現である．テガフール・ギメラシル・オテラシルカリウム配合剤は，ギメラシルのDPD阻害作用による5-フルオロウラシルの濃度の維持を狙った配合剤であるが，ほかのフッ化ピリミジン系抗がん薬との併用は，副作用に結びつく血中濃度上昇のおそれがあるため併用禁忌である．

[*12]　2015年に重篤な皮膚障害のため，ブルーレターが出されている（☞p.194参照）

[*13]　フェブキソスタットとトピロキソスタットもアロプリノールと同様の作用を有し，これらはメルカプトプリンやアザチオプリンと併用禁忌とされている．

[*14]　**ソリブジン薬害**　1993年9月にソリブジンが発売された後，1ヵ月足らずでフルオロウラシル系抗がん薬との併用で重篤な副作用が発生した．厚生省（当時）よりイエローレター配布が指示された．メーカーによる製品の自主回収，出荷停止の措置が取られたが，死亡14例を含む重大な薬害となった．また，ソリブジン自身の副作用ではなく，フルオロウラシル系抗がん薬との相互作用であり，併用禁忌の徹底により回避できたことが重要である．

表4・5　CYP以外の代謝における相互作用

影響を受ける薬物ほか	影響を与える薬物	機　序	症　状	添付文書
バルプロ酸	カルバペネム系抗菌薬 　メロペネム 　パニペネム 　イミペネム　など	グルクロン酸抱合の促進	血中濃度低下によるてん かん発作の再発	禁忌
ラモトリギン	バルプロ酸	グルクロン酸抱合の阻害	血中濃度の上昇	注意
	フェニトイン フェノバルビタール	グルクロン酸抱合の促進	血中濃度の低下	
メルカプトプリン アザチオプリン	アロプリノール	キサンチンオキシダーゼの阻害	骨髄抑制など副作用の 増強	注意
	フェブキソスタット トピロキソスタット			禁忌
フッ化ピリミジン系抗が ん薬	テガフール・ギメラシル・ オテラシルカリウム配合剤	ギメラシルによるDPDの阻害	血液障害など副作用の 増強	禁忌
レボドパ	ピリドキシン	補酵素として脱炭酸促進	中枢移行低下	注意
チラミン含有食品など 　チーズ, ワイン, 　ヨーグルト	イソニアジド MAO阻害薬 　セレギリン	MAO阻害	チラミン作用増強, 高血 圧症状	注意
アルコール	セフェム系抗菌薬 　セフメタゾール 　セフォペラゾン 　ラタモキセフ	アルデヒドデヒドロゲナーゼの 阻害	ジスルフィラム様症状 （顔面紅潮, 二日酔い）	注意

DPD：dihydropyrimidine dehydrogenase, MAO：monoamine oxidase（モノアミン酸化酵素）

（5）レボドパとピリドキシン

パーキンソン病治療薬であるレボドパは, 脱炭酸を受けるが, ピリドキシン（ビタミン B_6）を併用すると, 脱炭酸酵素の補酵素であるピリドキシンが末梢での脱炭酸化を促進するため, レボドパの作用を減弱させる.

（6）チーズ効果

チーズやワインに含まれるチラミンが蓄積すると, 血圧上昇, 動悸などが現れることがある（チーズ効果）. チラミンはモノアミン酸化酵素MAO-Aにより分解されるので, これを阻害するイソニアジドを併用すると, 血圧上昇, 動悸などの症状が現れることがある. セレギリンは, MAO-Bの選択的阻害薬であるが, CYPによる代謝が抑えられるなどしてセレギリン血中濃度が上昇した場合, MAO-B選択性が失われ, チラミン含有食品摂取時にチーズ効果を招くおそれがある.

（7）ジスルフィラム様作用

ジスルフィラムは肝臓中のアルデヒドデヒドロゲナーゼを阻害することにより, 飲酒時の血中アセトアルデヒド濃度を上昇させる嫌酒薬である. アルコールを含む食品（奈良漬など）の摂取や, アルコールを含む化粧品（アフターシェーブローションなど）の使用はジスルフィラム-アルコール反応を誘発する.

一方, ジスルフィラム以外でも *N*-メチルチオテトラゾール基[*15]をもつセフェム系抗菌薬（セフォペラゾン, セフメタゾール, ラタモキセフ）

[*15]　*N*-メチルチオテトラゾール基

＊16 **ジスルフィラム様作用** 商品名をもとにアンタビュース効果ともいう.

も同様にアルデヒドデヒドロゲナーゼを阻害し，ジスルフィラム様作用[16] を示すので，これらの薬剤投与期間中および投与後少なくとも1週間は，アルコールの摂取は避けなければならない.

❹ 尿中排泄過程における相互作用

薬物の腎排泄は，糸球体ろ過，尿細管分泌，尿細管再吸収からなる.腎血流量の変動や上述した併用薬による血漿タンパク結合の置換現象は，糸球体ろ過に影響する要因となる. このうち主なものは，尿細管における再吸収や分泌での相互作用である（図4・8）. 受動輸送による尿細管再吸収においても，他剤による尿のpHの変化によって変動するため，相互作用の1つと位置づけられる. 一方，尿細管分泌により排泄される薬物では，さまざまな輸送担体（トランスポーター）を介して競合阻害が起こるが，これについては次節のトランスポーターの関与する相互作用で解説する.

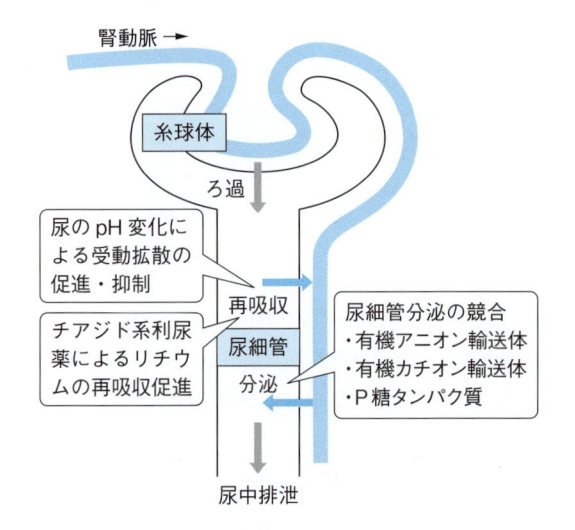

図4・8 尿中排泄過程での相互作用

ⓐ 尿細管再吸収の促進

尿中排泄における相互作用の例として，糸球体ろ過され，尿細管で再吸収される躁病治療薬の炭酸リチウムがある. トリクロルメチアジドなどのチアジド系利尿薬を併用すると，これらは遠位尿細管でナトリウムイオンの再吸収を抑制して利尿効果を発揮するが，代償的に近位尿細管でのリチウムイオンの再吸収を促進する. リチウムの血中濃度の上昇により，リチウム中毒を起こすおそれがある.

▶リチウムの再吸収を促進するおそれのある薬剤

・チアジド系利尿薬：トリクロルメチアジド
・ループ利尿薬：フロセミド

b 尿の pH 変化による尿細管再吸収の変動

　尿細管では pH 分配仮説に従って，薬物の非解離型分子が，受動輸送によって再吸収される．サリチル酸のような弱酸性薬物では，併用薬により尿がアルカリ性に傾くと解離型分子が多くなり，再吸収は抑えられ尿中排泄が促進する[*17]．薬物により酸性尿になると，これとは逆の過程で尿中排泄が抑制される．キニジンなどの弱塩基性薬物では，弱酸性薬物とは逆に，アルカリ性尿における尿中排泄の抑制や酸性尿における尿中排泄の促進が起こる．

＊17　このことを利用して，炭酸水素ナトリウムの点滴静注は，フェノバルビタール中毒の際に使用する解毒手段の1つとなっている．

> ・尿を酸性にする薬剤
> 　例）アスピリン，アスコルビン酸，塩化アンモニウム
> ・尿をアルカリ性にする薬剤
> 　例）炭酸水素ナトリウム，アセタゾラミド

❺ トランスポーターの関与する相互作用（図4・9）

　小腸，肝臓および腎臓の細胞膜には薬物トランスポーターが存在しており，細胞内への薬物の取り込みや，細胞外への排出に関わっている．これらは薬物の吸収や排泄の過程の一部を担ったり，それに逆らった輸送を行ったりする．薬物トランスポーターも，薬物代謝酵素 CYP と同様に基質特異性が低いため，1つのトランスポーターがさまざまな基質を輸送する．また，CYP に比べると臨床的な事例は少ないが，阻害や誘導といった薬物相互作用の要因にもなり得る．ここで取り上げるトランスポーターは，同じトランスポーターが複数の臓器に発現する事例が多いものの，臓器特異的というより臓器によって役割が異なるため，小腸，肝臓および腎臓と臓器ごとに，トランスポーターが関わるとされる相互作用をまとめた．

a 消化管におけるトランスポーターの関与する相互作用

　腸管上皮細胞の管腔側には P 糖タンパク質（P-gp）など[*18]の薬物トランスポーターが発現しており，消化管吸収される過程で腸管上皮細胞に入った薬物を腸管腔に汲み出し，薬物の吸収を妨げている．そのため，これらのトランスポーターが阻害されると薬物の吸収量が増大する．抗凝固薬ダビガトランエテキシラート[*19]の P-gp による腸管腔への汲み出しをイトラコナゾールが阻害するため，併用によりプロドラッグ体の吸収が亢進する．その結果としてダビガトランの血中濃度が増大し，出血傾向が強まるため，両剤は併用禁忌となっている．P-gp の基質や阻害剤は，CYP3A4 と重複しているものが多く，たとえば，両方の阻害剤であるイトラコナゾールは，両方の基質である抗凝固薬リバーロキサバンの作用を増強し，併用禁忌であるが，P-gp と CYP3A4 の阻害どちらもが相互作用に関わっている．

＊18　P-gp，P-glycoprotein のほかに乳がん耐性タンパク質 breast cancer resistance protein（BCRP）がある．

＊19　ダビガトランエテキシラートはダビガトランのプロドラッグである．

▶消化管における相互作用に関わる薬剤

- P-gpを阻害する薬剤
  イトラコナゾール，シクロスポリン，ベラパミル，キニジン，クラリスロマイシン
- P-gpで排泄される薬剤
  抗凝固薬：ダビガトランエテキシラート，リバーロキサバン
  直接的レニン阻害薬(降圧薬)：アリスキレン

b　肝臓におけるトランスポーターの関与する相互作用

　薬物は肝臓で代謝されるか，代謝されることなくそのまま胆汁中に排泄される．消化管と同様に，薬物の胆汁中への排泄には胆管側膜に存在するP-gpなどが関与する一方，その前段階として，血液から肝細胞に取り込まれる際に，トランスポーターが関与する．**OATP1B1**[20]および**OATP1B3**は，アニオン性化合物の肝取り込みトランスポーターであり，脂質異常症治療薬のスタチン系薬などの肝細胞への取り込みに関与する．シクロスポリンは，このOATP1B1およびOATP1B3を阻害し，スタチン系薬の肝取り込みを経由した胆汁排泄を阻害するため，併用するとスタチン系薬の血中濃度の上昇とそれに伴う副作用のリスクが高まる．とくにシクロスポリンとピタバスタチン，あるいはロスバスタチンとの組み合わせは併用禁忌となっている．

*20　**OATP1B1**　organic anion transporting polypeptide 1B1

▶肝臓における相互作用に関わる薬剤

- OATP1B1およびOATP1B3を阻害する薬剤
  シクロスポリン，エリスロマイシン，クラリスロマイシン，リファンピシン
- OATP1B1およびOATP1B3により肝臓に取り込まれる薬剤
  ピタバスタチン，ロスバスタチンなどのスタチン系薬，ペマフィブラート

c　腎臓におけるトランスポーターの関与する相互作用

　腎尿細管上皮細胞には，尿細管分泌を担う多数のトランスポーターがある．主なものとして，**OAT1**[21]およびOAT3を介する血管側からの有機アニオンの取り込み，**OCT2**[22]を介する有機カチオンの取り込みと**MATE1**[23]およびMATE2-Kによる尿細管上皮細胞から尿細管管腔への排出，さらには小腸や肝臓と同じくP-gpによる排出などがある．これらを介した相互作用の代表的なものを以下に示す．

*21　**OAT1**　organic anion transporter 1

*22　**OCT2**　organic cation transporter 2

*23　**MATE1**　multidrug and toxin extrusion protein 1

▶ OAT1 および OAT3 の阻害を介した相互作用

- OAT1およびOAT3を阻害する薬剤
  プロベネシド
- OAT1およびOAT3の阻害により尿細管分泌が低下する薬剤
  メトトレキサート，NSAIDs，ペニシリン系抗菌薬[24]

*24　プロベネシドによるペニシリンの分泌阻害は，プロベネシドの効能の1つとして，ペニシリンの血中濃度維持のために利用される．

▶ OCT2 あるいは MATE1 の阻害を介した相互作用

- ・OCT2 および MATE1 を阻害する薬剤
  シメチジン
- ・OCT2 および MATE1 の阻害により尿細管分泌が低下する薬剤
  メトホルミン，プロカインアミド

▶ P-gp の阻害を介した相互作用

- ・P-gp を阻害する薬剤
  ベラパミル，キニジン，クラリスロマイシン
- ・P-gp の阻害により尿細管分泌が低下する薬剤
  ジゴキシン

　P-gp による排出は上述のように，消化管吸収や胆汁排泄にも関わることに留意すべきである．また，キニジンによるジゴキシンの作用増強は，尿細管分泌だけでなく，後述する薬力学的相互作用による刺激伝導抑制も相互作用の要因になっている．

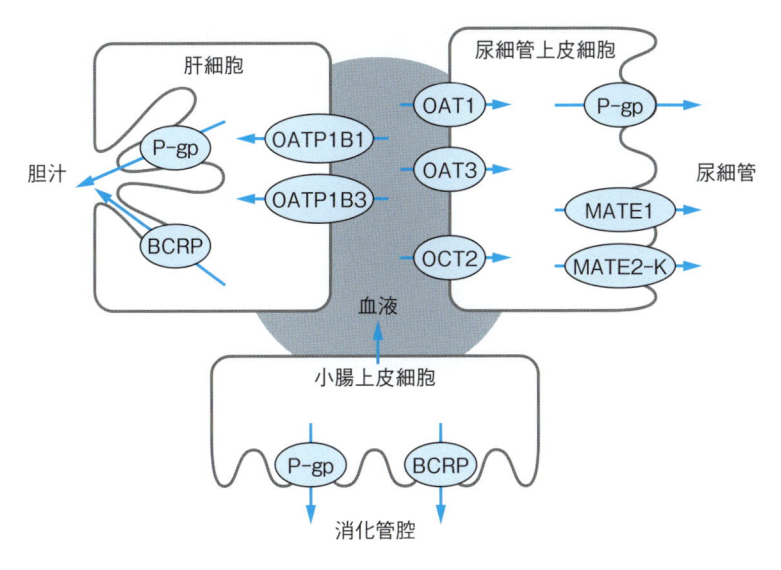

図4・9　小腸，肝臓および腎臓に発現し，薬物相互作用の要因となる主な薬物トランスポーターとそれらによる薬物輸送の方向

B　薬力学的相互作用

　薬力学的相互作用（ファーマコダイナミックな相互作用）は血中濃度の変化を伴わず，薬物が作用点に到達してから，受容体への結合性が併用薬によって変化する．併用により作用が増強する場合を協力作用，減弱する場合を拮抗作用という．協力作用には，併用時に単独の薬理効果

の和となる相加作用と，それ以上の効果が現れる相乗作用がある．また，作用点が同じ場合と異なる作用点を介する場合がある．異なる作用点を介する薬力学的相互作用を利用して，たとえば作用機序の異なる高血圧治療薬を併用することにより降圧効果の増強を狙ったり，併用により副作用の防止や薬物中毒時の解毒が図られる場合もある．本節ではこのような薬物療法上の相互作用ではなく，薬力学的相互作用による薬理効果の減弱や増強，新たな有害作用の発現などをまとめた（表4・6）．

表4・6　薬力学的相互作用

主に影響を受ける薬物	併用薬・飲食物・嗜好品	機序と症状
ニューキノロン系抗菌薬 　ロメフロキサシン 　ノルフロキサシン 　プルリフロキサシン 　シプロフロキサシン	フェニル酢酸系抗炎症薬 　フルルビプロフェン 　フルルビプロフェンアキセチル プロピオン酸系抗炎症薬 　ケトプロフェン	GABA$_A$受容体結合阻害の増強によるけいれん誘発
ジゴキシン	チアジド系利尿薬 ループ利尿薬 抗真菌薬 　アムホテリシンB	低カリウム血症による強心作用増強，ジギタリス中毒
	ビタミンD製剤 　カルシトリオール	血清カルシウム上昇による，作用増強，不整脈出現
ワルファリン	ビタミンK含有製剤 　メナテトレノン ビタミンK含有食品など 　納豆，クロレラ，青汁	ビタミンKによる抗凝血作用減弱
	抗菌薬 　セフェム系など	ビタミンK欠乏による抗凝血作用増強
抗結核薬 　エタンブトール	抗結核薬 　リファンピシン 　イソニアジド	視力障害 肝障害
フィブラート系薬 　クロフィブラート 　ベザフィブラート	HMG-CoA還元酵素阻害薬 　プラバスタチン 　シンバスタチン	両者の作用増強による横紋筋融解症
ループ利尿薬	アミノ配糖体系抗菌薬	両者の作用増強による聴覚障害
インターフェロンα/β	小柴胡湯	両者の作用増強による間質性肺炎
トリアゾラム	アルコール	作用増強，中枢抑制作用
チアジド系利尿薬		起立性低血圧

ⓐ ニューキノロン系抗菌薬とNSAIDsの併用によるけいれん誘発

　ニューキノロン系抗菌薬には，脳内へ移行しγ-アミノ酪酸（GABA）のGABA$_A$受容体への結合を阻害し，けいれんを誘発する作用を有するものがある．ニューキノロン系抗菌薬単独によるけいれん誘発はまれであるが，一部のNSAIDsを併用するとGABA阻害作用が増強され，けいれん誘発の危険性が高まる．すなわち同じ作用点を介する協力作用である．

▶併用禁忌の組み合わせ：ニューキノロン系抗菌薬と NSAIDs

ニューキノロン系抗菌薬		NSAIDs
ロメフロキサシン ノルフロキサシン プルリフロキサシン	×	フルルビプロフェン(経口剤)[*25] フルルビプロフェンアキセチル (注射剤)
シプロフロキサシン	×	ケトプロフェン(坐剤，筋注)

多くのニューキノロン系抗菌薬とプロピオン酸系 NSAIDs との併用が，併用禁忌，併用注意となっている．

[*25]　経口剤以外のフルルビプロフェン製剤においても，経皮吸収型鎮痛消炎薬のエスフルルビプロフェン・ハッカ油製剤が，ニューキノロン系抗菌薬と併用禁忌とされている．

b ジギタリスと他剤の相互作用

トリクロルメチアジドなどのチアジド系利尿薬やフロセミドなどのループ利尿薬のカリウム排泄型利尿薬は，血中カリウム値を低下させる．ジゴキシンをこれらと併用すると，低カリウム血症により，多量のジギタリスが心筋 Na^+-K^+ ATPase に結合し，ジゴキシンの心臓に対する作用を増強する．これにより心収縮力増強や不整脈といったジギタリス中毒を誘発する．作用点の異なる協力作用である．アムホテリシンB などの抗真菌薬も血中カリウム値を低下させるため同じような作用増強を引き起こす．

また，血中カルシウム濃度が上昇すると心筋細胞の感受性が高まり収縮力が増強するため，カルシウム注射剤や血中カルシウム値を上昇させるカルシトリオールなどのビタミンD製剤は，ジギタリス中毒を誘発するおそれがある．

▶薬力学的機序によりジギタリスの作用を増強する薬剤

・血清カリウム値の低下：チアジド系利尿薬(トリクロルメチアジド)，ループ利尿薬(フロセミド)，抗真菌薬(アムホテリシンB)
・血中カルシウムの上昇：カルシウム注射剤，ビタミンD製剤(カルシトリオール)
・不整脈の誘発：β遮断薬(プロプラノロール)，交感神経刺激薬(アドレナリン)

このような副作用の回避のために，カリウムやカルシウムなど血清電解質をモニタリングする．また，プロプラノロールなどのβ遮断薬やアドレナリンなどの交感神経刺激薬との薬力学的相互作用による不整脈の誘発に注意を要する．

c ワルファリンと他剤の相互作用

ワルファリンは，ビタミンK依存の血液凝固因子の生合成阻害により抗凝血効果を示すため，ビタミンK製剤はワルファリンの作用に拮抗する．骨粗鬆症の治療に用いられるビタミンK製剤，メナテトレノンはワ

ルファリンの作用を減弱させる．ビタミンK含有製剤はワルファリンによる出血の副作用に対して止血目的の処置薬として使用される以外には併用禁忌である．また，プロトロンビン時間など血液凝固パラメータのモニタリングが必要となる．

▶薬力学的機序によりワルファリンの効果を減弱・増強させる薬剤・飲食物

- ・効果減弱
  ビタミンK含有製剤，納豆（少量の摂取でも納豆菌がビタミンKを産生する），ビタミンK含有緑色野菜（ブロッコリー，ホウレンソウ，青汁），クロレラ
- ・効果増強（出血傾向を招く）
  セフェム系をはじめとする抗菌薬
  　→ビタミンKを産生する腸内細菌を抑制し，ビタミンK欠乏を招く

d その他の重大な副作用につながる薬力学的相互作用

抗結核薬は治療上併用されるが，併用に伴う副作用増強に注意を要する．リファンピシンによるイソニアジド代謝の誘導以外は，薬力学的相互作用と考えられている．

▶抗結核薬の併用に伴う副作用増強

- ・リファンピシン/エタンブトール→視覚障害の増強
- ・イソニアジド/リファンピシン/エタンブトール（いずれかの組み合わせ）→肝障害

スタチン系薬やフィブラート系薬は，単独投与により横紋筋融解症を誘発するおそれがあるが，併用により腎機能悪化を伴う横紋筋融解症が現れやすくなる．とくに腎機能が低下した患者では，さらに危険性が高まるため併用注意である．

ループ利尿薬とアミノ配糖体系抗菌薬の併用により，両者の第8脳神経障害を相乗し，聴覚障害を増強する．小柴胡湯はインターフェロン製剤（インターフェロンαあるいはβ）と小柴胡湯との併用で間質性肺炎の発現の危険性が高まるため併用禁忌である．これら機序が明確でないものも薬力学的相互作用と考えられている．

e アルコールと医薬品との薬力学的相互作用

アルコールと医薬品と相互作用を引き起こす具体例として，アルコールによるトリアゾラムの中枢神経抑制作用の増強がある．抗不安薬，アルコールどちらもGABA受容体に対するGABAの親和性を増大させるため作用が増強される．アルコールは，チアジド系利尿薬の降圧作用も増強し，起立性低血圧を誘発する．

薬物有害反応（副作用）

薬物有害反応（ADR）[1]とは，単に薬理作用における主要な作用（主作用）に対しての副作用[2]を指すのではなく，有害で意図しないすべての作用を意味する．世界保健機関（WHO）は，医薬品の有害反応を「疾病の予防，診断，治療，または生理機能を正常にする目的で医薬品を投与したとき，人体に通常使用される量によって発現する，有害かつ予期せざる反応」と定義している．添付文書等では副作用の呼称が用いられているが，現在では有害反応のほうが一般的になってきていることから，以後は基本的に薬物有害反応（有害反応）を用いることとする．本章では，はじめに医薬品の有害反応の分類について概説し，次いで医薬品の有害反応のうち，重篤なため事前にリスクを患者に情報提供すべきものを抽出し[3]，有害反応の名称，代表的な原因薬剤，初期症状と情報提供すべき内容，ならびに薬物療法を中心とした有害反応に対する対応をまとめた．

[1]　adverse drug reaction
[2]　side effect

[3]　医薬品医療機器総合機構（PMDA）重篤副作用疾患別対応マニュアルより抽出

A　薬物有害反応の分類

医薬品の有害反応は，薬理学的な作用に関係して発現するものと，薬物過敏症に関係して発症するものがある（表5・1）．薬理作用に基づく有害反応には，低血糖を例にあげると，たとえばグリメピリドなど経口糖尿病治療薬によって過剰な主作用として起こり，ジソピラミドなどクラス Ia の抗不整脈薬では，主作用以外の薬理作用として低血糖が起こる[4]．どちらも投与量に相関し，薬剤の投与中止や減量により避けることができる．一方，薬物過敏症に関係して発症するものは，抗てんかん薬による重症薬疹など，アレルギーや特異体質により発症し，頻度は低く投与量とは無関係に発現するため，予測が困難である．

薬物有害反応はその重篤度によっても分類され，厚生労働省は，薬物有害反応の重篤度をおおむね表5・2のとおり1～3の3つのグレードに分類している．

[4]　膵 β 細胞の ATP 感受性 K^+ チャネルを抑制し，インスリン分泌を促進するためと考えられている．

表5・1　薬物有害反応の定義による分類

薬理作用に基づく有害反応	薬理作用によって発現する有害反応で，用量依存であるため，回避可能である
薬物過敏症に基づく有害反応	アレルギーまたは特異体質によって発現する有害反応で，投与量に依存しないため，予測が困難である

表5・2　薬物有害反応の重症度による分類

グレード1	軽微な有害反応と考えられるもの
グレード2	重篤な有害反応ではないが，軽微な有害反応でもないもの
グレード3	重篤な有害反応と考えられるもの，患者の体質や発現時の状態等によっては，死亡または日常生活に支障をきたす程度の永続的な機能不全に陥るおそれのあるもの

　医療用医薬品添付文書は，2019年4月より新記載要領の運用が開始され，2024年3月末までにすべての添付文書が新記載要領に基づき作成・改訂された．これに伴い，警告以降のすべての項目に通し番号が付与された．

　「1.　警告」は，致死的またはきわめて重篤かつ非可逆的な副作用が発現する場合，または副作用が発現する結果きわめて重大な事故につながる可能性があって，特に注意を喚起する必要がある場合に記載される．警告がある場合，添付文書の本文の冒頭に赤枠，赤字でその内容を記載し，右肩に赤帯を付ける．経口直接第Xa因子阻害薬であるエドキサバントシル酸塩水和物錠（リクシアナ®錠）の添付文書には，下記のとおり記載されている．

---

1. 警告
1.1 本剤の投与により出血が発現し，重篤な出血の場合には，死亡に至るおそれがある．本剤の使用にあたっては，出血の危険性を考慮し，本剤投与の適否を慎重に判断すること．本剤による出血リスクを正確に評価できる指標は確立されていないため，本剤投与中は，血液凝固に関する検査値のみならず，出血や貧血等の徴候を十分に観察すること．これらの徴候が認められた場合には，直ちに適切な処置を行うこと．
1.2 脊椎・硬膜外麻酔あるいは腰椎穿刺等との併用により，穿刺部位に血腫が生じ，神経の圧迫による麻痺があらわれるおそれがある．併用する場合には神経障害の徴候及び症状について十分注意し，異常が認められた場合には直ちに適切な処置を行うこと．
　　　　　　　　　　［リクシアナ®錠添付文書　第5版（2023年11月改訂）より引用］

　「11.　副作用」の項目には固定番号11が付与され，「11.1 重大な副作用」「11.2 その他の副作用」に分けて記載される．「11.1 重大な副作用」の記載にあたっては，次の点に注意することとされている．

①副作用の転帰や重篤性を考慮し，とくに注意を要するものを記載する．

②副作用の事象名を項目名とし，初期症状（臨床検査値の異常を含む），発現機序，発生までの期間，リスク要因，防止策，特別な処置方法等が判明している場合には，必要に応じて記載する．

③海外のみで知られている重大な副作用についても必要に応じて記載する．

④類薬で知られている重大な副作用については，同様の注意が必要と考えられる場合に限り記載する．

また，「11.2　その他の副作用」の記載にあたっては次の点に注意することとされている．

①発現部位別，投与方法別，薬理学的作用機序，発現機序別等に分類し，発現頻度の区分とともに記載する．

②海外のみで知られているその他の副作用についても必要に応じて記載する．

添付文書を確認する際は，1ページ目左上に記載される改訂年月日と版数を必ず確認し，常に最新の添付文書情報を入手することが重要である．

なお，医療機関が「医薬品の副作用その他の事由によると疑われる疾病，障害若しくは死亡の発生」を知り，「保健衛生上の危害の発生又は拡大を防止する必要があると認めるとき」は，「医薬品・医療機器等安全性情報報告制度」に従い，その情報を厚生労働省に報告しなければならない[*5]．これらは必要に応じて添付文書の「使用上の注意」に盛り込まれ，「使用上の注意」改訂のお知らせにより，製薬企業から医療機関に周知される．このうち，緊急に安全対策上の措置を取る必要がある場合には，イエローレターあるいはブルーレターが発出される[*6]．表5・3には，近年，発出されたイエローレター，ブルーレターの薬品名と有害事象を示した．本表はいわば医薬品の重大な有害反応リストである．

＊5　医薬品医療機器等法第68条の10第2項に定められている．

＊6　☞表8・5，p.238参照

表5・3A　緊急安全性情報(イエローレター)【1997年7月以降】

*2011年10月よりイエローレター/ドクターレターから名称統一

発行年月	薬品名(薬効分類)	有害事象
2007年3月	オセルタミビルリン酸塩(インフルエンザ治療薬)	異常行動
2003年9月	経口腸管洗浄剤	腸管穿孔および腸閉塞
2003年3月	ガチフロキサシン水和物(合成抗菌薬)▲	重篤な低血糖,高血糖
2002年11月	クエチアピンフマル酸塩(統合失調症治療薬)	血糖値の上昇・糖尿病性ケトアシドース,糖尿病性昏睡
2002年10月	エダラボン(脳保護剤)	急性腎不全
2002年10月	ゲフィチニブ(抗がん薬)	急性肺障害,間質性肺炎
2002年7月	チクロピジン塩酸塩(抗血小板薬)	血栓性血小板減少性紫斑病,無顆粒球症,重篤な肝障害
2002年4月	オランザピン(統合失調症治療薬)	血糖値の上昇・糖尿病性ケトアシドーシス,糖尿病性昏睡
2000年11月	ジクロフェナクナトリウム(非ステロイド系抗炎症薬)	インフルエンザ脳症・脳炎の重症化
2000年10月	ピオグリタゾン塩酸塩(糖尿病治療薬)	急激な水分貯留による心不全
2000年2月	ベンズブロマロン(尿酸排泄薬)	劇症肝炎
1999年6月	チクロピジン塩酸塩(抗血小板薬)	血栓性血小板減少性紫斑病
1998年12月	セフォセリス硫酸塩(抗菌薬)▲	けいれん・意識障害
1998年8月	フルタミド(前立腺がん治療薬)	重篤な肝障害
1997年12月	トログリタゾン(糖尿病治療薬)▲	重篤な肝障害
1997年7月	イリノテカン塩酸塩水和物(抗がん薬)	骨髄機能抑制

▲販売中止品

表5・3B　安全性速報(ブルーレター)【1997年7月以降】

*2011年10月より安全性情報(ブルーレター)から名称変更

発行年月	薬品名(薬効分類)	有害事象
2021年6月	ジクロフェナクエタルヒアルロン酸ナトリウム関節注(関節機能改善剤)	ショック,アナフィラキシー
2019年5月	アベマシクリブ(抗がん薬)	間質性肺疾患
2015年2月	ラモトリギン(抗てんかん薬)	重篤な皮膚障害
2014年10月	シメプレビルナトリウム(抗ウイルス薬)	高ビリルビン血症
2014年4月	パリペリドンパルミチン酸エステル(統合失調症治療薬)	使用中の死亡症例
2014年1月	ドロスピレノン・エチニルエストラジオール ベータデクス錠(月経困難症治療薬)	血栓症
2013年5月	イグラチモド(抗リウマチ薬)	ワルファリンカリウムとの相互作用が疑われる重篤な出血
2012年9月	デノスマブ(骨病変治療薬)	重篤な低カルシウム血症
2011年8月	ダビガトランエテキシラートメタンスルホン酸塩(血液凝固阻止薬)	重篤な出血
2010年10月	リラグルチド(糖尿病治療薬)	インスリン治療からの切替後の糖尿病ケトアシドーシス,高血糖
2009年11月	ソラフェニブトシル酸塩(抗がん薬)	肝不全,肝性脳症
2008年12月	ソラフェニブトシル酸塩(抗がん薬)	急性肺障害,間質性肺炎
2006年12月	リツキシマブ(抗がん薬)	B型肝炎の増悪など

B 代表的な重篤有害反応と原因となる薬剤

❶ 横紋筋融解症

骨格筋細胞が融解，壊死することにより，筋肉の痛みや脱力などを生じる病態を指す．筋障害が強いと，血液中に流出したミオグロビンにより腎障害が生じたり，呼吸筋が障害され呼吸困難になる場合がある．さらに，腎障害が進展した場合には，血液透析が必要になるだけでなく，播種性血管内凝固症候群（DIC[*7]）や多臓器不全の合併から生命に関わる．主たる原因薬である HMG-CoA 還元酵素阻害薬（スタチン系薬）では，数週あるいは数ヵ月以降に発症することが多い一方，一部の抗菌薬などでは投与初期から発症する．筋肉は代謝が活発で，多くの医薬品の影響を受けやすい．薬剤によって横紋筋融解症の発症機序の詳細は異なるが，医薬品による筋細胞の直接的な傷害とカルシウムなどの電解質異常が関与している．

* 7 **DIC** disseminated intravascular coagulation

▶横紋筋融解症の原因となる薬剤

- ・HMG-CoA 還元酵素阻害薬（最も多い，すべてのスタチン系薬で生じる）
- ・フィブラート系脂質異常症治療薬
- ・抗菌薬：ニューキノロン系など
- ・抗精神病薬［悪性症候群（後述）に伴うもの］

メモ 原因となる薬剤の併用により発症リスクが増大する．

【初期症状】発症時の自覚症状としては，筋痛・しびれ・腫脹が生じ，筋壊死の結果として脱力・赤褐色尿（ミオグロビン尿）が生じる．

【症状に関する情報提供】「手足・肩・腰・その他の筋肉が痛む」「手足がしびれる」「手足に力がはいらない」「こわばる」「全身がだるい」「尿の色が赤褐色になる」

【薬物療法】原因薬を中止するほか，腎機能が障害されていなければ輸液を積極的に行う．急性腎不全が進行した場合には，血液透析を行う．ミオグロビン除去のために尿をアルカリ化したり，利尿薬を用いる場合がある．

❷ 精神神経系の有害反応

a 悪性症候群

悪性症候群（neuroleptic malignant syndrome）は，主に抗精神病薬によって引き起こされる，発熱，意識障害，錐体外路症状，自律神経症状を中心とした，死に至る可能性のある重篤な有害反応である．ほとんどは，原因医薬品の投与後，あるいは発症を抑制している薬剤を減薬または中止後の1週間以内に発症する．悪性症候群を惹起する可能性のある医薬品の多くはドパミン受容体遮断作用を有し，ドパミン作動薬の中断

により悪性症候群を惹起することもあるため，強力なドパミン受容体遮断などのドパミン神経系に対する作用が発症機序と考えられている．

▶ **悪性症候群の原因となる薬剤**

・抗精神病薬：ハロペリドール，リスペリドンなど
・その他：抗うつ薬，気分安定薬，パーキンソン病治療薬，抗認知症薬など

【初期症状】精神神経用薬を投与後に，発熱・発汗，神経症状の発現，血圧の急激な変化など自律神経系の急激な変動などが複数認められる．

【症状に関する情報提供】「ほかの原因がなく，37.5℃以上の高熱が出る」「汗をかく」「ぼやっとする」「手足が震える」「身体のこわばり」「話しづらい」「よだれが出る」「飲み込みにくい」「脈が速くなる」「呼吸数が増える」「血圧が上昇する」

【薬物療法】筋弛緩薬であるダントロレンが用いられる．

b セロトニン症候群

SSRIをはじめとする抗うつ薬などのセロトニン系薬物を服用中に出現する有害反応で，脳内のセロトニンが過剰になるために起こる．精神症状，錐体外路症状，神経症状が，服薬開始数時間以内に症状が現れ，服薬の中止により24時間以内に症状は消失することが多いが，重症化し，悪性症候群と類似した症状がみられることもある．

▶ **セロトニン症候群の原因となる薬剤**[*8]

・SSRI：フルボキサミン，パロキセチン，セルトラリン，エスシタロプラムなど
・三環系抗うつ薬：イミプラミンなど

【初期症状】抗うつ薬服用中に急に精神的に落ち着かなくなったり，振戦，発汗，頻脈などが認められる．不安，焦燥などの精神症状はうつ病の悪化と区別しにくいが，振戦・発汗など身体症状を伴う場合は本症候群が考えられる．

【症状に関する情報提供】「不安」「混乱する」「いらいらする」に加えて，「興奮する」「動き回る」「手足が勝手に動く」「眼が勝手に動く」「震える」「体が固くなる」「汗をかく」「発熱」「下痢」「脈が速くなる」など

【薬物療法】重症例に対して非特異的セロトニン受容体拮抗薬であるシプロヘプタジンが用いられる．

❸ 重症薬疹とその他の皮膚障害

重症薬疹として扱われている疾患には，スティーブンス・ジョンソン症候群（SJS），中毒性表皮壊死症（TEN），薬剤性過敏症症候群（DIHS）ならびに急性汎発性発疹性膿疱症（AGEP）がある[*9]．SJSとTENは重症

＊8　MAO阻害薬であるセレギリンは，脳内セロトニンをさらに増加させるため，これらの薬剤と併用禁忌である．また，セント・ジョーンズ・ワートはセロトニン活性を亢進するため，抗うつ薬によるセロトニン症候群のリスクを高める．

＊9　**SJS** Stevens-Johnson syndrome
TEN toxic epidermal necrolysis
DIHS drug-induced hypersensitivity syndrome
AGEP acute generalized exanthematous pustulosis

多形滲出性紅斑とも呼ばれ，表皮の剥離した面積が体表面積の 10% 未満の場合には SJS，それ以上の場合には TEN と称して2つを分類している[*10]．ここでは，重症薬疹として SJS と TEN について解説するとともに，抗がん薬による手足症候群ならびにその他の薬剤性皮膚障害についても取り上げる．なお，後述するように，SJS から進展し TEN に至ることが多く，原因薬等も共通することから，SJS と TEN で重複する内容については，後者では省略した．

a スティーブンス・ジョンソン症候群（SJS）

皮膚粘膜眼症候群とも呼ばれ，発熱とともに口唇，口腔，眼結膜，外陰部に高度の発赤，びらん，出血などの粘膜病変が生じ，さらに全身の皮膚に紅斑，水疱，びらんが認められる重篤な全身性疾患である（図5・1）．原因医薬品を服用後2週間以内で発症することが多いが，数日以内あるいは1ヵ月以上の場合もある．発症機序は，免疫・アレルギー機序によるものと考えられているが確定していない．遺伝的素因（HLA の型や CYP2C9 の変異）が SJS の発症や重症化に関与することが，一部の原因薬で示唆されている．

> **▶ SJS の原因となる薬剤**
>
> ・痛風治療薬：アロプリノール
> ・抗てんかん薬：ラモトリギン[*11]，カルバマゼピンなど
> ・その他：サルファ剤などの抗菌薬，解熱消炎鎮痛薬，消化性潰瘍治療薬，催眠鎮静薬・抗不安薬，精神神経用薬，緑内障治療薬，筋弛緩薬，降圧薬など

【初期症状】38℃以上の発熱，眼の充血，眼脂（眼分泌物），眼瞼の腫れ，目が開けづらい，口唇や陰部のびらん，咽頭痛，紅斑などが認められる．

【症状に関する情報提供】「高熱（38℃以上）」「目の充血」「めやに」「まぶたの腫れ」「目が開けづらい」「くちびるや陰部のただれ」「排尿・排便時の痛み」「のどの痛み」「皮膚の広い範囲が赤くなる」その症状が持続，または急激に悪化．

【薬物療法】原因薬を中止し，また，重篤な感染症を合併している場合には，副腎皮質ステロイド投与とともに抗菌薬や免疫グロブリン製剤などを併用する．

b 中毒性表皮壊死症（TEN）

中毒性表皮壊死融解症，ライエル症候群（Lyell's syndrome）あるいはライエル症候群型薬疹ともいう．広範囲な紅斑と全身の 10% 以上の水疱・びらん・表皮剥離など顕著な表皮の壊死性障害を認め，高熱と粘膜疹を伴う．上述したとおり，SJS とは表皮剥離の面積で分類されているが，実際の病態も，SJS から TEN に進展するものが多いとされる．

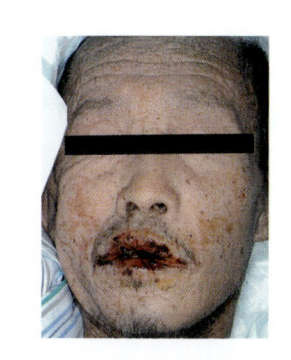

図5・1　スティーブンス・ジョンソン症候群の粘膜症状
口唇の発赤，びらんが高度で，血痂（かさぶた）を伴っている．
[濱田久之，佐々木均，北原隆志 編：薬剤師がはじめるフィジカルアセスメント 改訂第2版，南江堂，p.76，2021 より許諾を得て転載]

[*10]　国際基準に準じて，表皮剥離が体表面積の 30% を超えれば TEN，10 〜 30% の表皮剥離は，SJS/TEN オーバーラップと診断してもよいとされている．

[*11]　ブルーレターが発出されている．☞表5・3B

原因薬と薬物療法はSJS参照.

【初期症状】発熱(38℃以上),粘膜症状(結膜充血,口唇びらん,咽頭痛),多発する紅斑(進行すると水疱・びらんを形成)を伴う皮疹の3つが主要徴候である.

【症状に関する情報提供】「高熱(38℃以上)」「目の充血」「くちびるのただれ」「のどの痛み」「皮膚の広い範囲が赤くなる」その症状が持続,または急激に悪化

c 手足症候群 Hand-foot syndrome

抗がん薬のうち,フッ化ピリミジン系薬およびキナーゼ阻害薬によって,手や足の皮膚の細胞が障害される有害反応である(図5・2).症状は重症度により3〜4段階に区分され,最も重いものでは,強い痛みがあり日常生活ができない.手足症候群は,休薬などの処置により速やかに軽快するため,重篤化を防ぐための対応が重要である.フッ化ピリミジン系薬とキナーゼ阻害薬による手足症候群では,皮膚症状が異なるため,注意が必要である.薬剤の皮膚基底細胞などへの直接的作用が考えられているが,発症機序は不明である.

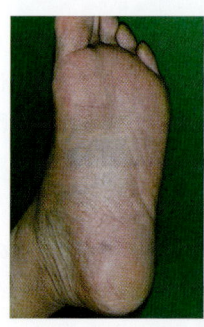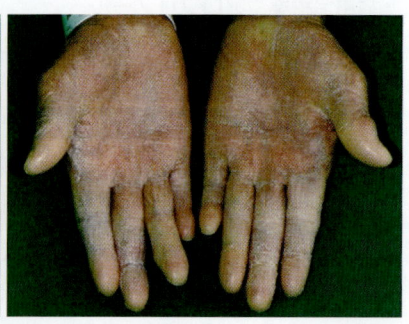

図5・2　手足症候群
手足に紅斑,浮腫,角質増殖,水疱形成がみられる.
[濱田久之,佐々木均,北原隆志編:薬剤師がはじめるフィジカルアセスメント 改訂第2版,南江堂,p.76,2021より許諾を得て転載]

▶手足症候群の原因となる薬剤

・フッ化ピリミジン系薬:カペシタビン(頻度,重症度とも高い)
・キナーゼ阻害薬:ソラフェニブ,スニチニブ,レンバチニブ,ゲフィチニブ,エルロチニブなど
・その他:ドキソルビシンリポソーム注射剤,ドセタキセルなど

【初期症状】フッ化ピリミジン系薬の場合,発症早期にはしびれ,チクチクまたはピリピリといった感覚の異常が認められる.皮膚の最初の変化は比較的びまん性の発赤(紅斑)であり,少し進行すると皮膚表面に光沢が生じ,指紋が消失するようになると疼痛も強くなる.キナーゼ

阻害薬の場合，限局性の紅斑で始まることが多い．

【症状に関する情報提供】手や足の「しびれ」「痛み」などの「感覚の異常」，手や足の皮膚の「赤み（発赤，紅斑）」「むくみ」「色素沈着」「角化（皮膚表面が硬く，厚くなってガサガサする状態）」「ひびわれ」「水ぶくれ（水疱）」，爪の「変形」「色素沈着」

【薬物療法】保湿を目的とした尿素軟膏，ヘパリン類似物質含有軟膏，ビタミンA含有軟膏，白色ワセリンなどの外用薬が，局所療法として用いられる．

d その他の薬剤性皮膚障害

薬疹・光線過敏症は日常的に遭遇することが多い薬物有害反応として知られている（図5・3）．DPP-4阻害薬，SGLT2阻害薬，タキサン系抗がん薬，上皮成長因子受容体（EGFR）阻害薬，免疫チェックポイント阻害薬，チアジド系利尿薬，NSAIDsなど，薬疹が問題となる薬剤は多岐にわたる．シプロフロキサシン，ロメフロキサシン，スパルフロキサシン等のニューキノロン系抗菌薬やピロキシカムによる光線過敏症，ケトプロフェン貼付剤による光アレルギー性接触皮膚炎にも注意が必要である．最近では特発性肺線維症治療薬ピルフェニドンによる光線過敏症も知られている．

ヒドロクロロチアジドは，わが国では1960年代から使用されはじめ，光線過敏症が多く発生した．最近はヒドロクロロチアジドとアンジオテンシンII受容体拮抗薬の配合剤が開発され臨床で広く使用されており，注意が必要である．同様に，DPP-4阻害薬やSGLT2阻害薬も単剤のみならず両剤の配合剤も開発され，糖尿病治療薬として広く使用されている．

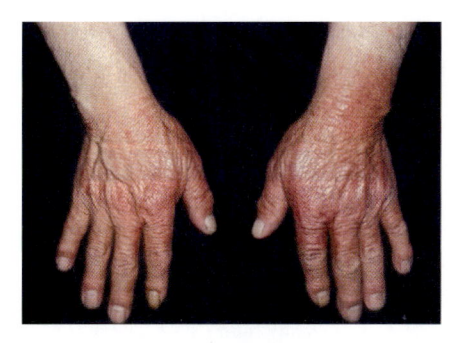

図5・3　光線過敏型薬疹
手背は慢性の経過により苔癬化をきたしている．
[濱田久之，佐々木均，北原隆志編：薬剤師がはじめるフィジカルアセスメント 改訂第2版，南江堂，p.75，2021より許諾を得て転載]

❹ 薬剤性血液疾患

　医薬品の有害反応としての血液疾患は，<u>血球と凝固の異常</u>に大別され，主に貧血，感染症，出血，血栓症として現れる．医薬品が血球・凝固異常を起こす機序は多岐に渡り，1つの医薬品が1つの血球，凝固異常を起こすとは限らない．また，医薬品の薬理作用そのものに骨髄抑制作用があり，その結果として血液疾患が発症する場合と，元々の薬理作用とは別の有害作用として血液疾患が発症する場合がある．ここでは後者のみを取り上げ，抗がん薬による骨髄抑制を介した血液疾患は除外する．

ⓐ 再生不良性貧血（汎血球減少症）

　再生不良性貧血は，末梢血での汎血球減少と骨髄の低形成が特徴である．骨髄幹細胞が障害されることによって，<u>赤血球，白血球，血小板</u>すべての血球が減少し（これを<u>汎血球減少症</u>という），それぞれの血球減少の程度に応じて，貧血，出血症状，感染症が出現する．再生不良性貧血自体の発症頻度は低く，医薬品に起因するものはさらに低いが，重症化すると死亡にいたるケースもある．

> **▶再生不良性貧血の原因となる薬剤**

> ・クロラムフェニコール
> ・抗てんかん薬：フェニトインなど
> ・関節リウマチ治療薬：メトトレキサート（低用量）

　【初期症状】体幹や四肢の出血斑，歯肉出血，鼻出血，発熱，咽頭痛，顔面蒼白などの貧血症状，疲労感，動悸，息切れ，めまい，血尿があるが，貧血症状は遅れることが多い．

　【症状に関する情報提供】「青あざができやすい」「歯ぐきや鼻の粘膜からの出血」「発熱」「のどの痛み」「皮膚や粘膜が青白く見える」「疲労感」「動悸」「息切れ」「気分が悪くなりくらっとする」「血尿」

　【薬物療法】原因薬の投与中止とともに，血球減少の種類と程度に応じた輸血を行う．

ⓑ 無顆粒球症（顆粒球減少症，好中球減少症）

　無顆粒球症とは，原因医薬品によって白血球のうち<u>好中球</u>（<u>顆粒球</u>）のみが著しく減少し，細菌に対する抵抗力が弱くなるものをいう．このことによる感染に伴って，突然の高熱やのどの痛みなど，かぜのような症状がみられる．発生機序は，薬物がハプテン[*12]として働き抗好中球抗体を産生する免疫学的機序と，顆粒球系前駆細胞を直接的に傷害する中毒性機序の大きく2つに分けられ，抗甲状腺薬などでは前者である．

＊12　抗体と結合するがそのものには免疫原性がなく，タンパク質と結合することではじめて免疫原性をもつ物質．

▶**無顆粒球症の原因となる薬剤**

・抗甲状腺薬：チアマゾール，プロピルチオウラシルなど（発症頻度が高い）
・チクロピジン[*13]，サラゾスルファピリジン（発症頻度が高い）
・その他：クロザピン

＊13　イエローレターが発出されている．☞表5・3A

【初期症状】血液検査で判明するまで多くの場合，無症状である．典型的な症状は発熱および咽頭痛であり，さらに，感染症の種類，部位によってそれぞれの感染症状をきたす．

【症状に関する情報提供】「突然の高熱」「さむけ」「のどの痛み」

【薬物療法】原因薬の投与中止とともに，発熱している場合には細菌学的検査を行い，広域スペクトラムの抗菌薬を用いた感染症の治療を行う．

c 血栓性血小板減少性紫斑病（TTP）

薬剤によるTTP[*14]は，薬剤が血管内で過剰に血小板を凝集させることにより，血小板数を減少させ出血傾向を招くとともに，凝集塊が血栓として血管を閉鎖することによって，虚血やさらには臓器障害を起こすものである．ADAMTS13という血栓の産生を抑える酵素に対する影響と考えられている．

＊14　**TTP** thrombotic thrombocytopenic purpura

▶**TTPの原因となる薬剤**

・チエノピリジン系薬：チクロピジン，クロピドグレル[*15]
・その他：シクロスポリン，タクロリムス，プレドニゾロン，ゲムシタビン，オキサリプラチン，フルオロウラシル，インターフェロンなど

＊15　チクロピジンではイエローレターが出ており，全症例が投与開始から2ヵ月以内に発症しているため，使用開始から2ヵ月間は，臨床症状に注意するとともに，臨床検査を定期的に行うことが求められている（警告）．一方，クロピドグレルでは，警告による注意喚起はないが，服用開始後2週間以内の発症が多く，早期発症型であるとされる．

【初期症状】倦怠感，脱力感，悪心，食欲不振などの症状に加え，発熱，動揺する精神神経症状，乏尿，無尿などの腎機能障害，軽度黄疸を伴う貧血による顔色不良，動悸，息切れ，血小板減少に伴う皮膚，粘膜の出血（紫斑，歯肉出血，血尿，消化管出血など）の臨床症状の最低1つがみられる．

【症状に関する情報提供】「発熱」「倦怠感」「脱力感」「悪心」「食欲不振」「青あざができる」「鼻や歯ぐきからの出血」「尿量の減少」「皮膚や白目が黄色くなる」「軽度の頭痛，めまい，けいれん，突然自分のいる場所や名前がわからなくなる，うとうとするなどの症状が短時間に起こる」

【薬物療法】血漿交換療法が基本とされている．血小板輸血は，臨床症状を悪化させるため禁忌である．

❺ 間質性肺炎（肺臓炎，胞隔炎，肺線維症）

間質性肺炎は，肺胞の壁や周辺に炎症が起こる病態であり，血液に酸素が取り込めなくなるため低酸素血症となり，呼吸が苦しくなる．症状

が一時的な場合もあるが，進行して線維化を起こす（肺線維症）場合もある．薬剤性間質性肺炎は，一般に，抗がん薬など細胞傷害性薬剤では数週間から数年の慢性の経過で，免疫反応の関与が考えられる．その他の製剤では1～2週間で急速に発症するとされる．

▶**間質性肺炎の原因となる薬剤**

- 抗がん薬：ブレオマイシン，マイトマイシンC，メトトレキサート（発症頻度が高い）
- 抗不整脈薬：アミオダロン（発症頻度が高い）
- 分子標的薬：ゲフィチニブ[16]，ソラフェニブ，アベマシクリブ[17]，エベロリムス，ニボルマブなど
- その他：抗菌薬，解熱消炎鎮痛薬，小柴胡湯などの漢方薬，インターフェロン，免疫抑制薬など

[16] ゲフィチニブにはイエローレター（☞表5・3A）が発出されている．

[17] ソラフェニブとアベマシクリブにはブルーレター（☞表5・3B）が発出されている．

【初期症状】咳（とくに乾性咳，空咳），息切れ，発熱などがみられる．

【症状に関する情報提供】「階段を登ったり，少し無理をしたりすると息切れがする・息苦しくなる」「空咳が出る」「発熱する」などがみられ，これらの症状が急に出現したり，持続したりする．

【薬物療法】原因薬の中止に加えて，重症例ではパルス療法を含めた副腎皮質ステロイド投与が行われる．

❻ 腎臓・泌尿器系の有害反応

ⓐ ネフローゼ症候群

尿中に大量のタンパク質が排泄され，アルブミンを筆頭に血液中のタンパク質が減り，その結果むくみなどが生じる病態である．ネフローゼ症候群のうち，明らかな原因疾患がないものを一次性ネフローゼ症候群，薬剤性を含めて原因疾患があるものを二次性ネフローゼ症候群という．原因薬は多岐にわたり，発症機序は薬剤によって異なる．

▶**ネフローゼ症候群の原因となる薬剤**

- 抗リウマチ薬（DMARDs），NSAIDs，ビスホスホネート系骨吸収抑制薬，抗がん薬（抗VEGF抗体，チロシンキナーゼ阻害薬），抗リウマチ薬（抗TNF抗体），インターフェロン製剤など

【初期症状】大量の尿タンパク，低タンパク血症・低アルブミン血症に起因する尿の泡立ちの増加，浮腫，体重増加などがみられる．高度の場合には，胸水や腹水，尿量減少，腎機能低下などがみられる．

【症状に関する情報提供】「尿が泡立つ」「足がむくむ」「息苦しい」「尿量が少なくなる」「体重が増える」「体がだるい」

【薬物療法】原因薬の中止のみでよいとされるが，回復が遅い場合，副腎皮質ステロイドが用いられる．

ⓑ 腎性尿崩症

1日の尿量が3L以上に増加し，多尿に伴いのどが渇き，飲水の増加が出現する病態で，腎臓がバソプレシンに反応しなくなるために，多尿になる．炭酸リチウムでは，リチウムが細胞内 cAMP 産生を低下させることが作用機序とされている．

▶**腎性尿崩症の原因となる薬剤**

- ・躁状態治療薬：炭酸リチウム
- ・抗ウイルス薬：テノホビル ジソプロキシル，ホスカルネット
- ・抗菌薬：イミペネム・シラスタチン，アムホテリシンB

【初期症状】多尿・口渇・飲水が主な症状である．

【症状に関する情報提供】「尿量の著しい増加」「激しい口渇」「多飲」

【薬物療法】原因薬の中止のみでよいとされるが，回復が遅い場合，チアジド系利尿薬が用いられる．

ⓒ 出血性膀胱炎

膀胱の粘膜に炎症が生じるために起こる出血を伴う膀胱炎である．薬剤性出血性膀胱炎の原因薬および原因代謝物は，腎臓から尿中に排泄されるため，尿中に濃縮されたこれらの物質と膀胱上皮は直接に長時間接するため毒性を受けやすい．実際，代謝物が直接的に尿路上皮細胞を障害するとされている．

▶**出血性膀胱炎の原因となる薬剤**

- ・抗がん薬：シクロホスファミド，イホスファミド，ブスルファン
- ・分子標的薬：ニボルマブ，ペムブロリズマブなど
- ・抗アレルギー薬：トラニラスト
- ・漢方薬：柴苓湯，小柴胡湯，柴朴湯など

【初期症状】血尿のほか頻尿，排尿困難，尿意促迫，排尿痛などがある．無症候性肉眼的血尿で発症することもある．

【症状に関する情報提供】「尿が赤味を帯びる（血液が混ざる）」「尿の回数が増える」「排尿時に痛みがある」「尿が残っている感じがする」

【薬物療法】上記の抗がん薬による治療においては，予防的に利尿薬やメスナが投与される場合がある．発症後では，膀胱の生理食塩水持続灌流や硝酸銀，ミョウバンが用いられる．

❼ 消化器系の有害反応

ⓐ 消化性潰瘍（胃潰瘍，十二指腸潰瘍，急性胃粘膜病変，NSAIDs潰瘍）

NSAIDs は主に胃潰瘍を惹起し，十二指腸潰瘍の発症頻度は低い．NSAIDs による胃粘膜傷害の機序としてはプロスタグランジン（PG）合成酵素であるシクロオキシゲナーゼ（COX）の抑制による PG 産生低下，

酸依存性の傷害，好中球の関与があげられる．NSAIDsでは，服用初期（とくに最初の1週間）に多く発生する．

▶消化性潰瘍の原因となる薬剤

・酸性NSAIDs：ロキソプロフェン，アスピリンなど[18]
・その他：副腎皮質ステロイド，カリウム製剤

*18 選択的COX-2阻害薬であるセレコキシブは発症頻度が低いとされる．

【初期症状】胃のもたれ，不快感および上腹部痛などが主要症状である．解熱消炎鎮痛薬服用中の消化性潰瘍は必ずしも痛みを伴うわけではなく，突然吐血や下血することもある．出血が起こった場合は吐血や便が黒くなるなどの症状が現れ，貧血症状として，労作時息切れ，めまい，立ちくらみなどがある．強い腹痛が起こった場合は穿孔の可能性がある．

【症状に関する情報提供】「胃のもたれ」「食欲低下」「胸やけ」「吐き気」「胃が痛い」「空腹時にみぞおちが痛い」「便が黒くなる」「吐血」などの持続

【薬物療法】NSAIDs投与が中止可能であれば中止し，通常の消化性潰瘍の治療を行う．NSAIDsが中止できないときは，プロトンポンプ阻害薬やプロスタグランジン製剤を中心とした治療および予防を行う．

ⓑ 偽膜性大腸炎

クロストリディオイデス・ディフィシル（*Clostridioides difficile*）への感染による大腸炎で，院内感染のうち最も頻度が高い疾患とされている．抗菌薬投与により正常腸内細菌叢が破壊され，菌交代現象が起こり，多くの抗菌薬に耐性を有する*C.difficile*が増殖し，産生する毒素が腸管粘膜を傷害する．内視鏡検査で大腸内に白色の盛り上がった小円形の膜（偽膜）が観察される．

▶偽膜性大腸炎の原因となる薬剤

・リンコマイシン，クリンダマイシン
・ほとんどすべての抗菌薬[19]

*19 高リスク：広域抗菌薬（広域ペニシリン，第二，第三世代セファロスポリンなど），複数の抗菌薬の使用
中リスク：テトラサイクリン系，マクロライド系，ニューキノロン系など
低リスク：アミノ配糖体系，メトロニダゾール，バンコマイシンなど

【初期症状】抗菌薬服用1～2週後に下痢や軟便が起こる．

【症状に関する情報提供】「頻繁に下痢が起きる」「粘性のある便」「お腹が張る」「腹痛」「発熱」「吐き気」など

【薬物療法】原因となった抗菌薬を中止する．毒素の排出を遅延させ，腸管粘膜傷害の促進と病態の悪化を招く止瀉薬や，コデイン，モルヒネといった腸管運動抑制薬は使用しない．*C. difficile*の除菌治療としてバンコマイシンを経口で用いる[20]．

*20 バンコマイシンを静注しても腸管内へは移行しないため，注射剤は用いない．

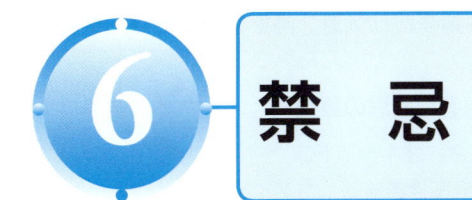

6　禁　忌

「禁忌」とは，「患者の症状，原疾患，合併症，既往歴，家族歴，体質，併用薬剤等からみて投与すべきでないこと」を示す．禁忌がある場合，添付文書の本文冒頭（警告のある医薬品ではその下）に「2．禁忌（次の患者には投与しないこと）」として赤枠，黒字で記載される．禁忌に関連する注意事項は，「9．特定の背景を有する患者に関する注意」と「10.1 併用禁忌（併用しないこと）」に記載される．「特定の背景を有する患者」とは，合併症・既往歴等のある患者，腎機能障害患者，肝機能障害患者，生殖能を有する者，妊婦，授乳婦，小児等，高齢者である．「禁忌」の記載がある薬剤については，内容の理解とそれに基づく処方監査が重要になる．本章では対象となる患者群ごとに代表的な「禁忌」薬剤についてまとめた．

A　特定の疾病に対して禁忌の薬剤

❶ 気管支喘息

気管支喘息に対する代表的な禁忌薬に，高血圧，狭心症などの治療に用いられる β 遮断薬・$\alpha\beta$ 遮断薬がある．プロプラノロールやカルベジロールのような β_1 非選択的な薬剤は，β_2 受容体遮断作用により気管支平滑筋を収縮させ，気管支喘息症状を誘発または悪化させるため，気管支喘息，気管支けいれんのおそれのある患者に禁忌である．一方，ビソプロロールやアテノロールといった β_1 選択性の薬剤は，これらに禁忌ではないが慎重投与が求められる．

緑内障の治療に用いられるチモロールやカルテオロールといった β 遮断薬の点眼剤も，微量が吸収され全身作用を示すため，気管支喘息，気管支けいれんに加えて，重篤な慢性閉塞性肺疾患（COPD）の患者に禁忌である．また，β_1 選択性が高く，これらに禁忌でない点眼薬にベタキソロールがある．

▶気管支喘息のある患者に禁忌の薬剤
- β 遮断薬・$\alpha\beta$ 遮断薬：プロプラノロール，カルベジロール，アロチノロール
- β 遮断薬点眼剤：チモロール，カルテオロール

中枢性麻薬性鎮咳薬や麻薬性鎮痛薬は気道分泌を妨げるため，気管支喘息発作中の患者に禁忌である．

▶**気管支喘息発作中の患者に禁忌の薬剤**

・麻薬性鎮痛薬：モルヒネ，オキシコドン
・麻薬性鎮痛薬／中枢性麻薬性鎮咳薬：コデイン

非ステロイド性抗炎症薬（NSAIDs）などにより誘発される気管支喘息発作（アスピリン喘息）は，プロスタグランジン合成阻害時のロイコトリエンの過剰産生による気管支収縮が原因である．外用薬も含めたNSAIDsなどの解熱鎮痛薬は，重症喘息発作を誘発することがあるため，アスピリン喘息またはその既往歴のある患者に対して禁忌である．

▶**アスピリン喘息のある患者に禁忌の薬剤**

・NSAIDs：ロキソプロフェン，ジクロフェナク，イブプロフェン
・消炎鎮痛薬貼付剤：ケトプロフェン，ロキソプロフェン

メモ 緑内障には開放隅角緑内障と閉塞隅角緑内障がある

❷ 緑内障ならびに下部尿路閉塞性疾患

緑内障が，眼圧が上昇することにより視神経が圧迫され，視野欠損などが起きる疾患である．抗コリン薬には散瞳作用があり，閉塞隅角緑内障の患者では，眼房水排出を阻害・蓄積させ，眼圧の上昇をきたすおそれがあるため，緑内障に禁忌である．

散瞳薬以外でも抗コリン薬は，抗コリン性鎮痙薬，抗パーキンソン病薬，気管支拡張薬などとして用いられる．また，抗コリン薬以外にも抗コリン作用を有する薬剤は下記のように抗うつ薬や抗ヒスタミン薬など多岐にわたる[*1]．これらの薬剤は，閉塞隅角緑内障の患者に禁忌である[*2]．

*1 抗コリン作用は薬物の吸収にも影響する．☞p.175，消化管運動性の変化参照．
*2 抗コリン作用を有する薬剤は「開放隅角緑内障患者」には安全であるとの日本眼科学会の指摘を受けて，2019年6月，眼局所製剤を除いて，抗コリン薬の添付文書の記載を「禁忌：緑内障」から「禁忌：閉塞隅角緑内障」に改定するよう指示が出された．

▶**緑内障および狭隅角や前房が浅いなどの眼圧上昇の素因のある患者に禁忌の点眼剤**

・散瞳薬：アトロピン，トロピカミド

▶**閉塞隅角緑内障の患者に禁忌の薬剤**

・抗コリン性鎮痙薬：アトロピン，プロパンテリン，ブチルスコポラミン
・抗パーキンソン病薬：トリヘキシフェニジル，ビペリデン，レボドパなど
・気管支拡張薬：イプラトロピウム吸入薬，チオトロピウム吸入薬など
・精神神経用薬：アミトリプチリン，イミプラミン，エチゾラム，クロチアゼパム，デュロキセチン，メチルフェニデートなど
・抗ヒスタミン薬：クロルフェニラミン，プロメタジン，メキタジンなど

> ・抗不整脈薬：ジソピラミド，シベンゾリンなど
> ・硝酸薬：ニトログリセリン，硝酸イソソルビド，一硝酸イソソルビド
> ・泌尿生殖器官用薬：イミダフェナシン，オキシブチニン，ソリフェナシンなど

　抗コリン作用を有する薬剤は，排尿障害に対して過活動膀胱の症状改善のために用いられる薬剤もあるが，前立腺肥大など下部尿路に閉塞性疾患のある患者では，排尿筋が弛緩し，排尿困難，尿閉などが現れ症状が増悪することがあるため禁忌である．

▶前立腺肥大など下部尿路閉塞性疾患のある患者に禁忌の薬剤

> ・泌尿生殖器官用薬：イミダフェナシン，オキシブチニン，ソリフェナシンなど
> ・抗コリン性鎮痙薬：アトロピン，プロパンテリン，ブチルスコポラミン
> ・気管支拡張薬：イプラトロピウム吸入薬，チオトロピウム吸入薬など
> ・抗うつ薬：アミトリプチリン，クロミプラミン，ミルナシプランなど
> ・抗ヒスタミン薬：クロルフェニラミン，プロメタジン，メキタジンなど
> ・抗不整脈薬：ジソピラミド，シベンゾリン（尿貯留傾向のある患者に禁忌）

❸ 高/低カリウム血症

　電解質失調の中でも血清中カリウム濃度の上昇ならびに低下は，有害作用を招くため，それらを悪化させる薬剤は禁忌である．刺激伝導抑制が現れ心疾患を悪化させるキニジンや，スピロノラクトンなどの抗アルドステロン薬を含むカリウム保持性利尿薬，カリウム補給剤は，高カリウム血症の患者に禁忌である．また，アルドステロンの分泌を抑制するアンジオテンシン変換酵素（ACE）阻害薬やアンジオテンシンⅡ受容体拮抗薬では，慎重投与が求められる．

▶高カリウム血症の患者に禁忌の薬剤

> ・抗アルドステロン薬：スピロノラクトン，カンレノ酸カリウム，エプレレノンなど
> ・カリウム保持性利尿薬：トリアムテレン
> ・カリウム補給剤：塩化カリウム
> ・抗不整脈薬：キニジン

　逆に，低カリウム血症の患者には，カリウム排泄型のチアジド系利尿薬やループ利尿薬は禁忌である．アルドステロン症の患者では，血清中カリウム濃度の低下により筋肉の破壊（ミオパチー）が起こることがあるため，低カリウム血症を招く甘草やその抽出物であるグリチルリチンは禁忌である．

　▶低カリウム血症の患者に禁忌の薬剤

　・チアジド系利尿薬：トリクロルメチアジド
　・ループ利尿薬：フロセミド，トラセミド，アゾセミド

　▶アルドステロン症の患者，ミオパチーのある患者，低カリウム血症の患者に禁忌の薬剤

　・肝機能改善薬：グリチルリチン
　・漢方薬：甘草含有剤

❹ 消化性潰瘍と出血

　NSAIDsは，プロスタグランジン（PG）の生合成を抑制する．胃粘膜防御能の低下などにより胃出血の発現や潰瘍の悪化を引き起こすおそれがあるため，消化性潰瘍のある患者に禁忌である[*3]．ただし，NSAIDsの長期投与が必要な患者では，プロスタグランジン製剤（ミソプロストール）を併用の上で，NSAIDsを慎重に投与することとされている．

　▶消化性潰瘍のある患者に禁忌の薬剤

　・NSAIDs：ロキソプロフェン，イブプロフェン，アスピリン

　消化性潰瘍を含めて，出血している患者では，止血が困難となるおそれがあるため，抗凝固薬や抗血小板薬は禁忌である．

　▶出血する可能性のある患者に禁忌の薬剤（消化性潰瘍を含む）

　・抗凝固薬：アピキサバン，エドキサバン，ダビガトラン，リバーロキサバン，ワルファリン，ヘパリンなど
　・抗血小板薬（出血している患者に禁忌）：イコサペント酸エチル，クロピドグレル，シロスタゾール

❺ 血栓・塞栓症

　前述の出血傾向とは逆に，血液凝固能を高める薬剤に女性ホルモン剤がある．卵胞ホルモン（エストロゲン），卵胞ホルモン・黄体ホルモン配合剤，ならびに経口避妊薬（低用量ピル）は，血液凝固能を亢進する性質があるため，血栓性静脈炎をはじめとして血栓・塞栓症がある患者には，これらの症状が増悪することがあるため禁忌である[*4]．

[*3]　低用量アスピリンに対する消化性潰瘍に対しては，プロトンポンプ阻害薬（ランソプラゾールなど）を用いる．

[*4]　ドロスピレノン・エチニルエストラジオール錠との因果関係が否定できない血栓症による死亡例のため，ブルーレターが出された（2014年1月）．

▶**血栓性静脈炎，肺血栓塞栓症，脳血管障害，冠動脈疾患の患者に禁忌の薬剤**

・エストロゲン：エストラジオール，エストリオール
・経口避妊薬：レボノルゲストレル・エチニルエストラジオール配合
・骨粗鬆症治療薬（選択的エストロゲン受容体モジュレーター，SERM）：ラロキシフェン，バゼドキシフェン

❻ 血管浮腫

　ACE阻害薬の有害反応として，呼吸困難を伴う顔面，舌，声門，喉頭の腫脹を症状とする血管浮腫が現れることがある．このような血管浮腫，遺伝性血管浮腫，後天性血管浮腫，特発性血管浮腫など血管浮腫の既往歴のある患者に対してACE阻害薬は禁忌である．

▶**血管浮腫の既往歴のある患者に禁忌の薬剤**

・ACE阻害薬：エナラプリル，テモカプリル，イミダプリルなど

❼ 糖尿病

　非定型抗精神病薬のうちオランザピン，クエチアピンは，著しく血糖値を上昇させることがあるため，糖尿病性ケトアシドーシス，糖尿病性昏睡などの重大な有害反応発現の警告が出されており[*5]，糖尿病やその既往歴のある人には禁忌である．

▶**糖尿病に禁忌の薬剤**

・抗精神病薬（MARTA）：オランザピン，クエチアピン

　糖尿病性アシドーシスのある患者では，β遮断薬はアシドーシスによる心筋収縮力の抑制を増強するため禁忌である．
　特発性低血糖症，コントロール不十分な糖尿病，長期間絶食状態の患者では，β遮断薬が低血糖の前駆症状である頻脈などの交感神経系反応をマスクしやすいので，血糖値に注意し，慎重に投与することとされている．

▶**糖尿病性ケトアシドーシス・代謝性アシドーシスのある患者に禁忌の薬剤**

・β遮断薬・αβ遮断薬：プロプラノロール，アテノロール，ビソプロロール，カルベジロール

　重症ケトーシス，糖尿病性昏睡または前昏睡の患者に対しては，輸液およびインスリンによる速やかな高血糖の是正が必須となり，インスリン以外の薬剤，すなわちスルホニル尿素（SU）薬，αグルコシダーゼ阻害薬，速効型インスリン分泌促進薬，インスリン抵抗性改善薬，ビグアナイド薬，DPP-4[*6]阻害薬，GLP-1[*7]アナログならびにSGLT2[*8]阻害

＊5　血糖値の上昇・糖尿病性ケトアシドーシス，糖尿病性昏睡によりイエローレターが出されている（2002年）．

＊6　**DPP-4**　dipeptidyl peptidase-4
＊7　**GLP-1**　glucagon-like peptide（グルカゴン様ペプチド）-1
＊8　**SGLT2**　sodium glucose co-transporter（ナトリウム・グルコース共輸送体）-2

薬は禁忌である．なお，重症感染症，手術前後の患者も感染により代謝調節が急激に悪化するので，インスリンの適応であり，これらの糖尿病治療薬は禁忌である．

▶**重症ケトーシスあるいは糖尿病性ケトアシドーシス，糖尿病性昏睡，重症感染症を合併した糖尿病の患者に禁忌の薬剤**

・インスリン以外の糖尿病治療薬

また，1型糖尿病では，不足するインスリンを補う必要があるため，インスリン使用下での効果が期待できるαグルコシダーゼ阻害薬，SGLT2阻害薬を除く糖尿病治療薬は禁忌とされている．

▶**1型糖尿病に禁忌の薬剤**

・SU系薬：グリベンクラミド，グリメピリド（インスリン依存型糖尿病にも禁忌）
・インスリン抵抗性改善薬：ピオグリタゾン
・DPP-4 阻害薬：シタグリプチン
・GLP-1 アナログ：リラグルチド
・ビグアナイド薬：メトホルミン
・速効型インスリン分泌促進薬：ミチグリニド

❽ 心疾患

抗不整脈薬は作用機序分類に従った適応が必須であり，異なる不整脈に対して悪化させるものもある．たとえば房室ブロックなどの徐脈性不整脈に対しては，クラスⅠa型のナトリウムチャネル遮断薬，β遮断薬，カルシウム拮抗薬などは刺激伝導を抑制し，症状を悪化させるため禁忌である．

▶**徐脈性不整脈に禁忌の薬剤（抗不整脈薬）**

・クラスⅠa型(ナトリウムチャネル遮断薬)：プロカインアミド，キニジン，シベンゾリン，ジソピラミド
・クラスⅠc型(ナトリウムチャネル遮断薬)：ピルシカイニド
・クラスⅡ型(β遮断薬[*9])：プロプラノロール，ビソプロロール，カルベジロール
・クラスⅣ型(カルシウム拮抗薬)：ベラパミル，ジルチアゼム

*9　気管支喘息(☞p.205参照)と同様に，チモロールなどのβ遮断薬点眼剤も禁忌である．

これらの抗不整脈薬は，うっ血性心不全の患者に対しても心収縮を低下させ症状を悪化させるため禁忌である．また，乳酸アシドーシスを起こすおそれのあるメトホルミン，浮腫を起こすおそれのあるピオグリタゾンも心不全の患者には禁忌である．NSAIDs は腎臓のプロスタグランジン生合成抑制に基づくナトリウム・水分貯留傾向があり，心機能を悪化させるおそれがあるため，重篤な心機能不全のある患者に禁忌である．

▶心不全に禁忌の薬剤

- 前述の抗不整脈薬[10]（うっ血性心不全に禁忌）
- 糖尿病治療薬：メトホルミン，ピオグリタゾン[11]
- NSAIDs（重篤な心機能不全に禁忌）：ジクロフェナク，ロキソプロフェン，セレコキシブ

*10　ただし，ビソプロロール，カルベジロールは慢性心不全に用いられる．

*11　急激な水分貯留による心不全によりイエローレターが出されている（2000年）．

　心・末梢血管障害，閉塞性血管障害，狭心症，冠動脈硬化症など虚血性心疾患の患者に対して，エルゴタミンなどの片頭痛治療薬は血管収縮作用により悪化させるおそれがあるので禁忌である．逆に血管拡張性の薬剤も反射性交感神経亢進により，心臓の仕事量が増加し，症状を悪化させるおそれがあるため虚血性心疾患のある患者に禁忌である．また抗コリン作用をもつ薬剤も心拍数を増加させるので，心筋梗塞の回復期あるいは重篤な心疾患に対して禁忌である．

▶虚血性心疾患に禁忌の薬剤

- 片頭痛治療薬：エルゴタミン，ゾルミトリプタン
- 血管拡張薬：ヒドララジン
- 抗うつ薬：アミトリプチリン，マプロチリン（心筋梗塞回復初期の患者に禁忌）

❾ 肺疾患

　下記の抗がん薬は，肺機能障害あるいは肺線維症の肺疾患の症状が増悪し，致命的となることがあるため禁忌である．

▶肺疾患に禁忌の薬剤（抗がん薬）

- イリノテカン（間質性肺炎または肺線維症に禁忌）
- ブレオマイシン（重篤な肺機能障害，線維化病変を呈する患者に禁忌）

B　肝障害患者・腎障害患者に禁忌の薬剤

　肝臓と腎臓は薬剤の主たる消失経路であり，治療域が狭く肝代謝型薬物[12]であれば，肝障害患者において肝代謝能低下による血中濃度の上昇と投与薬剤による有害反応発現のおそれがあり，また腎障害患者では腎排泄型薬物の有害反応が現れやすい．これらは薬効分類上の区分とは異なるため，ほかの疾患と分けて，とくに代表的な禁忌薬剤をまとめた．

*12　**肝代謝型薬物と腎排泄型薬物**　主に肝臓における代謝によって消失する薬物を肝代謝型薬物，尿中排泄によって消失する薬物を腎排泄型薬物という．未変化体（投与された薬物そのもの）の尿中排泄率が高いものが腎排泄型薬物である．

❶ 肝障害患者に禁忌の薬剤

　肝代謝型薬物のアトルバスタチンは，血中濃度が上昇し有害反応発現のおそれがあるため肝代謝能が低下している患者に禁忌である．また，類似薬のロスバスタチンは，あまり代謝されないが，肝臓から胆汁排泄

により消失するため，肝機能が低下した患者には同様に血中濃度が上昇するおそれがあり禁忌である．重篤な肝障害患者に対しては多数の薬物が禁忌である．

▶**肝代謝能または肝機能が低下している患者に禁忌の薬剤**

・脂質異常症治療薬：アトルバスタチン，ロスバスタチン

▶**重篤な肝障害のある患者に禁忌の薬剤**

・非ベンゾジアゼピン系睡眠薬：ゾルピデム
・アンジオテンシンⅡ受容体拮抗薬：ロサルタンなど
・麻薬性/非麻薬性鎮痛薬：モルヒネ，コデイン，ブプレノルフィン
・脂質異常症治療薬：フルバスタチン，シンバスタチン，ピタバスタチン

薬剤自体に肝毒性の危険性がある場合，肝障害患者には，症状を悪化させるため禁忌である．

▶**薬剤自体が肝毒性を有し，肝障害を悪化させる薬剤**

・痛風治療薬：ベンズブロマロン(警告)[13]
・抗血小板薬：チクロピジン(警告)[14]
・抗てんかん薬：バルプロ酸
・抗結核薬：イソニアジド，リファンピシン

*13 劇症肝炎によりイエローレターが出されている(2000年)．
*14 血栓性血小板減少性紫斑病，無顆粒球症，重篤な肝障害によりイエローレターが出されている(2002年)．

❷ 腎障害患者に禁忌の薬剤

腎排泄型薬物は，腎排泄が低下した患者では血中濃度が高まり作用が増強するため，腎機能の低下に従った減量が必要であるが，高度な腎障害であれば禁忌である．

▶**腎障害のある患者または腎不全などの重篤な腎疾患のある患者に禁忌の薬剤**

・脂質異常症治療薬：ベザフィブラート
・躁病治療薬：炭酸リチウム
・ビスホスホネート薬：エチドロン酸，リセドロン酸
・抗不整脈薬：ソタロール

▶**透析中の患者あるいは透析を必要とするような重篤な腎障害のある患者に禁忌の薬剤**

・アルミニウム製剤：スクラルファート
・抗不整脈薬：シベンゾリン
・抗ウイルス薬：アマンタジン
・糖尿病治療薬：ナテグリニド

*15 **DOAC** direct oral anti-coagulant

直接経口抗凝固薬（DOAC）は，禁忌となる腎障害の具体的基準が示されている．

▶**腎障害の程度と DOAC の禁忌（2023 年 9 月時点）**

・アピキサバン：
〈非弁膜症性心房細動患者における虚血性脳卒中及び全身性塞栓症の発症抑制〉腎不全（Ccr 15 mL/min 未満）の患者
〈静脈血栓塞栓症（深部静脈血栓症及び肺血栓塞栓症）の治療及び再発抑制〉重度の腎障害（Ccr 30 mL/min 未満）の患者
・エドキサバン：
〈非弁膜症性心房細動患者における虚血性脳卒中及び全身性塞栓症の発症抑制，静脈血栓塞栓症（深部静脈血栓症及び肺血栓塞栓症）の治療及び再発抑制〉腎不全（Ccr 15 mL/min 未満）の患者
〈下肢整形外科手術施行患者における静脈血栓塞栓症の発症抑制〉高度の腎機能障害（Ccr 30 mL/min 未満）の患者
・リバーロキサバン：腎不全（eGFR 15 mL/min/1.73 m^2 未満）の患者
・ダビガトラン：透析患者を含む高度の腎障害（Ccr 30 mL/min 未満）の患者

　薬剤自体に腎毒性の危険がある場合，腎障害患者には症状を悪化させるため禁忌である．

▶**薬剤自体が腎毒性を有し，腎障害を悪化させる薬剤**

・抗がん薬：シスプラチン
・痛風治療薬：プロベネシド

❸ 肝障害，腎障害どちらの患者にも禁忌の薬剤

　肝障害，腎障害どちらでも血中濃度が高まる，あるいは薬力学的機序により作用が増強する薬剤は両疾患で禁忌である．下記の経口糖尿病治療薬は低血糖のおそれがあり，重篤な肝障害または腎障害のある患者に禁忌である．ワルファリンは代謝・排泄の遅延で出血することがあり，また，肝臓で産生されるビタミン K 依存性凝固因子が抑制され，出血するおそれがあるため，肝障害，腎障害いずれの患者にも禁忌である．また，メトトレキサートのように，自身に肝毒性があり，かつ腎障害で血中濃度が高まる薬剤も，両疾患で禁忌である．

▶**重篤な肝障害または腎障害のある患者に禁忌の薬剤**

・糖尿病治療薬：ピオグリタゾン，メトホルミン，グリメピリド
・抗凝固薬：ワルファリン
・抗がん薬：メトトレキサート
・抗ウイルス薬：リバビリン
・NSAIDs：ジクロフェナク，ロキソプロフェン，セレコキシブ
・解熱鎮痛薬：アセトアミノフェン

C 年齢により禁忌の薬剤

❶ 小　児

　小児では，体重のみならず肝機能や腎機能が成人とは異なるため，成人とは異なる薬用量が用いられる．さらにその違いが大きく，成人ではみられない有害反応が出現するような薬剤では「年齢別禁忌」となる．また，臨床試験は通常成人で行われるため，小児で安全性が確認されていない薬剤についても禁忌である．

　サルファ剤のスルファメトキサゾールが配合された薬剤は，高ビリルビン血症[*16]を起こすことがあるため，低出生体重児，新生児に禁忌である．クロラムフェニコールはグレイ症候群[*17]が発症し，その予後が重篤であるため，低出生体重児，新生児に禁忌である．また，シプロヘプタジンなどの抗ヒスタミン薬や止瀉薬であるロペラミドは，呼吸抑制などの有害反応のリスクが高く，低出生体重児，新生児に禁忌である．

> ▶低出生体重児，新生児に禁忌の薬剤
> ・サルファ剤：スルファメトキサゾール
> ・抗菌薬：クロラムフェニコール
> ・抗ヒスタミン薬：シプロヘプタジン，クロルフェニラミン，プロメタジン（2歳未満の乳幼児に禁忌）
> ・止瀉薬：ロペラミド

　ニューキノロン系抗菌薬のうち，レボフロキサシンなどは，安全性が確立していないため，小児等（低出生体重児，新生児，乳児，幼児または小児）に禁忌である．一方，ノルフロキサシンやトスフロキサシンには，小児用製剤がある．このうちノルフロキサシンは乳児等には禁忌となっており，トスフロキサシンは低出生体重児，新生児および乳児に対する安全性は確立していないとしている．

　全身麻酔薬プロポフォールは，小児に対して「全身麻酔の導入および維持」に使用されるが，「集中治療における人工呼吸中の鎮静」の目的には禁忌である[*18]．また，重篤な呼吸抑制のおそれがあるとして，OTC薬を含めたコデイン類含有製剤が12歳未満の小児に禁忌となった[*19]．

> ▶小児等に禁忌の薬剤
> ・ニューキノロン系抗菌薬：レボフロキサシン，シタフロキサシン，ガレノキサシン
> ・全身麻酔薬：プロポフォール（集中治療における人工呼吸中の鎮静における禁忌）
> ・麻薬性鎮痛薬／中枢性麻薬性鎮咳薬：コデイン（12歳未満の小児に禁忌）

*16　**高ビリルビン血症**　血液中のビリルビンが正常値より高くなり，黄疸を示すことがある．

*17　**グレイ症候群（Gray syndrome）**　腹部膨満感に始まり，嘔吐，下痢，皮膚蒼白，虚脱，呼吸停止などが現れる末梢循環不全．皮膚が灰白色になる．

*18　2014年プロポフォール使用による小児の死亡例が報告され問題となった．

*19　2018年末までの経過措置期間の後，2019年7月より禁忌となっている．

　禁忌ではないものの小児における薬物療法の注意点として，ジクロフェナクやサリチル酸系薬とライ症候群（Reye's syndrome）[*20]との関連性を示す疫学調査報告があるので，ジクロフェナクを小児のウイルス性疾患（水痘，インフルエンザ等）の患者に投与しないことを原則とするとされている．

　10歳以上の未成年の患者において，因果関係は不明であるものの，抗インフルエンザウイルス薬であるオセルタミビル服用後に，異常行動を発現し，転落等の事故に至った例が報告され，イエローレターの発出[*21]と警告による注意喚起がなされた．近年，インフルエンザウイルス薬の服用の有無または種類にかかわらず異常行動が発現することが確認されたため[*22]，各製剤共通で異常行動に関する注意喚起を継続して実施することとなった．小児，未成年者では，異常行動の発現のおそれがあること，自宅療養を行う場合，少なくとも発熱から2日間，保護者等は転落などの事故に対する防止対策を講じることが注意喚起された．

> ▶**小児インフルエンザあるいは未成年の患者に注意を要する薬剤**
>
> ・NSAIDs：ジクロフェナク，サリチル酸系薬
> ・抗インフルエンザウイルス薬：オセルタミビル，ザナミビル，ラニナミビル

❷ 高齢者

　高齢者では加齢とともに生理機能の低下が起こり，とくに腎機能と肝機能の低下が顕著である．禁忌の薬剤は少ないが，患者各自の腎機能などに基づいた減量が求められる．ビグアナイド系経口糖尿病治療薬は，腎機能低下による排泄減少，肝機能低下による乳酸代謝能の低下により乳酸アシドーシスが現れやすくなるため，高齢者に禁忌である．

> ▶**高齢者に禁忌の薬剤**
>
> ・ビグアナイド系経口糖尿病治療薬：ブホルミン[*23]

D｜妊婦・授乳婦・生殖能を有する者に禁忌の薬剤

❶ 妊婦に禁忌の薬剤

　妊娠中には不必要な服薬は避けるべきであるが，慢性疾患に対する治療の継続や妊娠時特有の疾患に対する治療のために，薬物療法が必要な場合がある．薬剤の胎児に対する影響は，以下のように妊娠の時期[*24]によって大きく異なる．

　①受精前〜妊娠3週末：薬剤の影響は流産というかたちで表れるか，完全に修復されるため，胎児に対する影響はほとんどない．

　②妊娠4週〜15週末：胎児の催奇形性が問題となる時期で，とくに7

＊20　**ライ症候群**　インフルエンザなどのウイルス性疾患の先行後，激しい嘔吐，けいれん（急性脳浮腫）と肝臓ほか諸臓器の障害，高アンモニア血症，低プロトロンビン血症，低血糖などの症状が短期間に発現する高死亡率の病態．

＊21　オセルタミビル服用と因果関係が否定できない異常行動により，イエローレターが出されている（2007年）．

＊22　2018年8月，警告の削除等，添付文書が改訂された．

＊23　メトホルミンも重篤な乳酸アシドーシスによる警告が出されており，高齢者に禁忌ではないが，慎重投与とされている．

＊24　☞図7・3，p.234参照

週末までは器官形成期にあたるため絶対過敏期と呼ばれ，薬剤の投与に関して最も注意を要する．

③妊娠16週以降：器官形成は終了し催奇形性の問題はないが，胎児の発育や機能に薬剤が影響する胎児毒性が問題となる．

胎児に対する悪影響を及ぼす可能性のある薬剤は，「妊婦または妊娠している可能性のある婦人への投与は禁忌」あるいは「妊婦または妊娠している可能性のある婦人には，治療上の有益性が危険性を上まわると判断される場合にのみ投与すること」とされているが，禁忌の明確な基準はない．

薬剤の安全性を妊婦で調べることは倫理的に困難なため，動物実験により催奇形性が疑われた場合，妊婦に禁忌とされるが，市販後の臨床研究などからヒトにおける催奇形性が否定されることも少なくない[*25]．ここでは，妊婦に禁忌とされる薬剤のうち，ヒトでの催奇形性が示されている医薬品を示す．

*25 近年の事例として，妊婦または妊娠している可能性のある婦人に禁忌とされていた免疫抑制薬3剤（シクロスポリン，タクロリムス，アザチオプリン）について，妊娠中の継続治療が課題となっていたことから，添付文書における注意喚起の見直しが検討され，海外事例などの調査，評価に基づいて，2018年，禁忌が解除されることとなった．

▶**ヒトにおいて催奇形性が報告されている薬剤**

- ・躁病治療薬：炭酸リチウム
- ・レチノイド（ビタミンA類似薬）：エトレチナート
- ・抗がん薬（多発性骨髄腫）：サリドマイド，レナリドミド
- ・抗てんかん薬：トリメタジオン
- ・抗リウマチ薬：メトトレキサート，ペニシラミン
- ・抗凝固薬：ワルファリン
- ・子宮内膜症治療薬：ダナゾール

ACE阻害薬，アンジオテンシンⅡ受容体拮抗薬，ならびにNSAIDsは，ヒトにおいて妊娠中期および後期に投与することにより胎児毒性や新生児に対して有害作用を示すため禁忌である．

▶**ヒトにおいて胎児毒性あるいは新生児に対する有害作用が報告されている薬剤**

- ・ACE阻害薬：エナラプリル，イミダプリルなど
- ・アンジオテンシンⅡ受容体拮抗薬：カンデサルタン シレキセチル，オルメサルタン メドキソミル，テルミサルタン
- ・NSAIDs：アスピリン（出産予定日12週以内（妊娠28週以降）の妊婦に禁忌），ジクロフェナク

潰瘍の治療に用いられるプロスタグランジン製剤は，子宮収縮作用があり，妊婦で流産および子宮出血がみられたとの報告があり禁忌である．

> ▶**子宮収縮作用のある薬剤**
>
> ・潰瘍治療薬(プロスタグランジン製剤)：ミソプロストール
> ・子宮収縮止血薬：メチルエルゴメトリン

　SU薬は，胎盤を通過することが報告されており，新生児の低血糖を起こすおそれがある．メトホルミンは，動物実験における催奇形性に加えて，妊婦は乳酸アシドーシスを起こしやすいことから妊婦に禁忌である．

> ▶**経口糖尿病治療薬**
>
> ・SU薬：グリメピリド，グリベンクラミド
> ・ビグアナイド薬：メトホルミン

❷ 授乳婦に禁忌の薬剤

　薬剤は母乳を介して母親から乳児に移行し，有害作用を及ぼすおそれがあるため，「授乳婦に禁忌の薬剤」「授乳の一時中止が望ましい薬剤」があげられている．脂溶性が高いなど，母乳中に移行しやすい性質と乳児に対する毒性が授乳婦に適さない理由になるのは明らかであるが，妊婦に禁忌と同様に禁忌の明確な基準はない．

> ▶**授乳中の使用には適さないと考えられる薬剤**[*26]
>
> ・抗不整脈薬：アミオダロン
> ・麻薬：コカイン
> ・放射性ヨウ素：ヨウ化ナトリウム

[*26] 国立成育医療研究センター・妊娠と薬情報センターによりあげられた薬剤.

❸ 生殖能を有する者に対する薬剤の使用

　催奇形性より，妊娠，妊娠している可能性のある婦人のみならず，「生殖可能な年齢の患者」への投与についても，近年，注意が求められている[*27]．また，精巣，精子の形態変化等が報告されている薬剤では，妊娠可能なパートナーをもつ男性患者においても注意が求められている．この場合，添付文書の「警告」欄に，避妊に関する記載がなされている．

> ▶**警告欄に，生殖能を有する患者への投与に関する記載がある薬剤の例**
>
> ・過活動膀胱治療薬：ミラベグロン
> ・抗ウイルス薬：リバビリン

[*27] 2019年4月1日からの添付文書に記載要領の改訂に伴い，「妊婦，産婦，授乳婦等への投与」は廃止された一方，新設された「特定の患者集団への投与」の中に，「妊婦」「授乳婦」とともに「生殖能を有する者」が加えられた.

TDMと処方設計

A 薬物療法の実践

医薬品は，有効性とともに一定のリスク（副作用）を併せもつ．このリスクを予測し，可能な限り未然に回避していくことが重要である．そのためには，**患者の特性**（病態，**肝機能**，**腎機能**，**年齢**など）と**医薬品の特性**（**薬理作用**，**体内動態**など）の両面からアプローチしていく必要がある．

医薬品の安全性を確保するために，新薬開発段階からのさまざまな情報が収集・蓄積され，承認審査を経てリスク低減に必要な注意事項が添付文書に記載されている．しかしながら，高齢者や腎・肝機能障害患者など臨床試験の対象から除外されている患者集団に関する安全性情報は不足していることも少なくない．そして，実際の医療現場では，情報が不足している患者集団に対して高い頻度で使用されていることがあるのも事実である．

まったく未知の副作用を未然に予測することは不可能であるが，既知の事実を積み上げることで，副作用発現の可能性を薬学的に推論していくことは可能である．本章では，薬剤師が実際に臨床業務で活用している治療薬物モニタリング（TDM[*1]）に関する基本的な概念と技法，そして処方設計への応用について述べる．

[*1] **TDM** therapeutic drug monitoring

❶ 治療薬物モニタリング（TDM）

TDMとは，広義的には治療効果や副作用に関するさまざまな因子をモニタリングしながらそれぞれの患者に最適な薬物投与設計を支援する技法であるが，狭義的には薬物の血中濃度の値に基づいて個々の患者に最適な薬物投与設計を行うことである．TDMの対象となる薬物の特徴には，薬物血中濃度と薬理作用とに関連性がある，治療域が狭い，簡便に薬物血中濃度が測定でき特定薬剤治療管理料1算定対象[*2]となっているなどがあげられる．

[*2] 特定薬剤治療管理料1は，特定の薬剤の血中濃度を測定し，その結果に基づき当該薬剤の投与量を精密に管理するなど計画的な治療管理を行った場合に算定する．

ⓐ 特定薬剤治療管理料1算定対象薬物

1980年に躁うつ病治療薬である炭酸リチウム，次いで翌年に抗てん

かん薬とジギタリス製剤について TDM が保険点数化された．以降，TDM の治療面での有用性が確認されるとともに，対象薬剤も漸次拡大され，点数も引き上げられてきた（表7・1）．

表7・1　特定薬剤治療管理料1算定対象薬物一覧

対象疾患・患者	対象薬物
心疾患	ジギタリス製剤
てんかん	抗てんかん薬
気管支喘息，喘息性（様）気管支炎，慢性気管支炎，肺気腫，未熟児無呼吸発作	テオフィリン製剤
不整脈	以下の抗不整脈薬を継続的に投与している場合 プロカインアミド，N–アセチルプロカインアミド，ジソピラミド，キニジン，アプリンジン，リドカイン，ピルシカイニド，プロパフェノン，メキシレチン，フレカイニド，シベンゾリン，ピルメノール，アミオダロン，ソタロール，ベプリジル
統合失調症	ハロペリドール製剤，ブロムペリドール製剤
躁うつ病	リチウム製剤
躁うつ病または躁病	バルプロ酸，カルバマゼピン
臓器移植術を受けた患者	拒否反応の抑制を目的として投与される免疫抑制薬（シクロスポリン，タクロリムス，エベロリムス，ミコフェノール酸モフェチル）
ベーチェット病の患者であって活動性・難治性眼症状を有するものまたはその他の非感染性ぶどう膜炎（既存治療で効果不十分で，視力低下のおそれのある活動性の中間部または後部の非感染性ぶどう膜炎），再生不良性貧血，赤芽球癆，尋常性乾癬，膿疱性乾癬，乾癬性紅皮症，関節症性乾癬，全身型重症筋無力症，アトピー性皮膚炎（既存治療で十分な効果が得られない患者），ネフローゼ症候群	シクロスポリン
若年性関節リウマチ，リウマチ熱，慢性関節リウマチ	サリチル酸系製剤（継続的に投与）
悪性腫瘍	メトトレキサート
全身型重症筋無力症，関節リウマチ，ループス腎炎，潰瘍性大腸炎，間質性肺炎（多発性筋炎または皮膚筋炎に合併するもの）	タクロリムス
重症または難治性真菌感染症または造血幹細胞移植	トリアゾール系抗真菌薬（造血幹細胞移植の場合は深在性真菌症の予防目的に限る）
片頭痛	バルプロ酸
イマチニブを投与している患者	
結節性硬化症に伴う上衣下巨細胞性星細胞腫	エベロリムス（抗がん薬として）
リンパ脈管筋腫症	シロリムス製剤
腎細胞がん	スニチニブ（抗がん薬として）
右記薬剤を数日間以上投与している入院中の患者	アミノ配糖体系抗菌薬，グリコペプチド系抗菌薬（バンコマイシン，テイコプラニン），トリアゾール系抗真菌薬（ボリコナゾール）など

*3　PK　pharmacokinetics

b 薬物動態（ファーマコキネティクス：PK*3）

薬物動態とは，薬物の血液（血漿，血清）中濃度推移を意味し，薬物の吸収，分布，代謝，排泄を包括した表現である．

ADMEとは，薬物の「吸収（Absorption）」「分布（Distribution）」「代謝（Metabolism）」「排泄（Excretion）」の略で，薬物が生体に投与されてから消失するまでの運命を各過程に分類しまとめたものである（表7・2）．

表7・2　ADME

吸収過程	経口投与された薬物のほとんどは小腸で吸収され，静脈(門脈)内に入り，肝臓を経て循環血に移行する
分布過程	循環血に移行した薬物は血流にのって全身に運搬され，血管壁を透過して臓器や組織に到達する
代謝過程	肝臓に到達した薬物は肝臓内の代謝酵素により代謝される
排泄過程	尿中や糞便中に排泄され体内から消失する

c PK 関連の専門用語解説

①クリアランス (CL)：クリアランスとは，薬物の代謝・排泄能の指標であり，薬物を含んだ体液を，単位時間あたりに除去する量として表した値である．

②分布容積 (Vd)：分布容積とは，薬物の体内における広がりの大きさを表す指標である．薬物が血中濃度と同じ濃度で均一に組織に分布すると仮定した場合に，1回投与量が血中濃度上昇幅を与えるのに必要な体液の容積を表す．

③半減期 ($T_{1/2}$)：半減期は，薬物血中濃度が半減するのに要する時間である．

④吸収速度定数 (k_e)：薬物が投与部位から全身循環血に入るときの速度定数を吸収速度定数とする．主な単位は，時間$^{-1}$．

⑤定常状態：薬物を繰り返し投与することにより，血中濃度が一定の範囲で上下するようになった状態あるいは持続注入において血中濃度が一定の値になった状態である．定常状態に到達するためには，半減期の4〜6倍の投与時間が必要とされる．

⑥薬物血中濃度：薬物血中濃度を解析する場合，ほとんどの薬物は血清あるいは血漿中濃度を用いるが，シクロスポリンやタクロリムスは赤血球への薬物分布が多いため全血を用いる．

⑦有効血中濃度，有効域，治療域：適切な治療効果を得るための一般的な目標血中濃度範囲を有効血中濃度，有効域，治療域とする．

⑧最高血中濃度 (C_{max})：投与後の最大血中濃度の値を最高血中濃度とする．

⑨血中ピーク濃度 (C_{peak})：採血による血中濃度のばらつきを小さくし，より臨床効果を反映する濃度を得るために，投与後，吸収過程の大部分が終了し，血漿中濃度が最も高くなった時点の濃度が血中ピーク濃度である．組織への分布が完了し血液−組織間濃度が平衡状態となった時点，つまりα相が終了した時点の濃度であることから，この血中ピーク濃度での評価が推奨されている．アミノ配糖体系抗菌薬を20〜30分で注入する場合，注入開始から1時間の濃度を血中ピーク濃度とする．また，バンコマイシンを1時間で注入する場合，注入終了後1〜2時間の濃度を血中ピーク濃度とし，最高血中濃度とは明確に分けて考えている(図7・1)．

たとえば，バンコマイシン塩酸塩点滴静注用の添付文書には，「点滴終了1〜2時間後の血中濃度が60〜80 μg/mL 以上，最低血中濃度が30 μg/mL 以上が継続すると，聴覚障害，腎障害などの副作用が発現する可能性があると報告されている.」と記載されている.

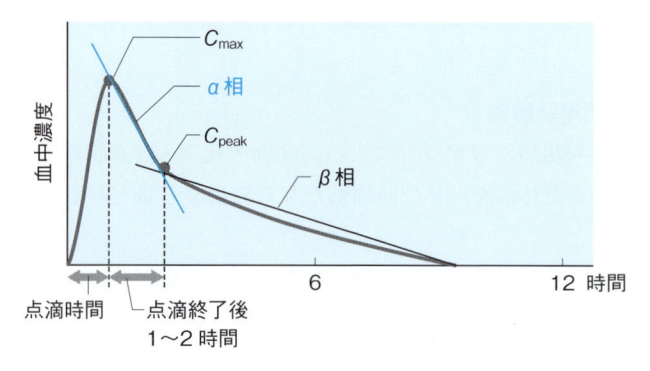

図7・1 最高血中濃度と血中ピーク濃度

⑩**血中トラフ濃度**（**最低血中濃度**）（C_{min}）：反復投与時の投与直前の血漿（血清）中濃度を血中トラフ濃度（最低血中濃度）とする.

＊4 **AUC** area under the concentration–time curve

⑪**血中濃度 − 時間曲線下面積**（**AUC**[＊4]）：単回投与後の無限時間までの AUC（$AUC_{0-\infty}$，AUC_{inf}）や反復投与時の1投与間隔（τ）の AUC（AUC_{τ}）あるいは24時間の AUC（AUC_{24}）などが多く用いられる.

⑫**コンパートメントモデル**：生体をいくつかの部屋（コンパートメント）に分けて体内における薬物の動きを考えるモデル.コンパートメントが1つであれば，1- コンパートメントモデル，2つであれば，2- コンパートメントモデルと呼ぶ.

d TDM のための採血時の注意点

（1）採血時間

TDM の対象薬物の多くは，効果と副作用の確認のために定常状態における血中トラフ濃度を測定することが原則である.ただし，この原則論から外れる採血の考え方をする薬物がいくつかある.たとえば，テオフィリンは一過性でも血中濃度が高くなると副作用が生じることがあるため，最高血中濃度を測定することがある.アミノ配糖体系抗菌薬は濃度依存的な効果を示すため，血中ピーク濃度の採血を行い，腎機能障害などの副作用発現回避のために血中トラフ濃度を採血する.また，メトトレキサートは副作用発現回避のために定期的な採血を行う（投与開始24時間，48時間，72時間）ケースがある.

（2）採血部位

静脈内投与を行っている場合，薬物の混入を避けるために，反対の腕の末梢静脈からの採血とする.

(3) 採血容器

タクロリムスやシクロスポリンは赤血球にそのほとんどが存在し，血漿中濃度はかなり低くなるため血中濃度は全血で測定されている．その他の薬物測定には血清あるいは血漿を用いる．抗てんかん薬（フェニトイン，フェノバルビタールなど）には，血清分離剤入り採血管を用いると分離剤に薬物が吸着され薬物濃度が低値となるものがあるので，分離剤のない採血管を使用する．

e 目標血中濃度の注意点

添付文書に血中濃度モニタリングについて記載されている薬物がある（表7・3）．

添付文書に記載されている内容は，その薬物の開発時期に得られたエビデンスに基づいており，時間の経過に伴いエビデンスが変化したとしても反映されにくい．一方，ガイドラインは良質な最新のエビデンスを反映し，改訂を重ねることが一般的である．その結果，両者の間に乖離が生じてしまうことがある．臨床現場においては添付文書の記載内容を理解した上で，最新のガイドラインなどを参照し，主治医と十分に協議し，目の前の患者にとってベストな目標血中濃度を設定する必要がある．

表7・3 添付文書・医薬品インタビューフォームに記載されている目標血中濃度の例

薬物	目標血中濃度
タクロリムス	血中トラフ濃度が20 ng/mLを超える期間が長い場合，副作用が発現しやすくなる **潰瘍性大腸炎の目標血中トラフ濃度**： 　2週間，10〜15 ng/mL　　2週以降，5〜10 ng/mL
バルプロ酸	有効血中濃度：40〜120 μg/mL
フェニトイン	**成人の強直間代発作に対する有効血中濃度**：10〜20 μg/mL
フェノバルビタール	有効血中濃度(抗けいれん作用)：10〜25 μg/mL
リチウム	**中毒血中濃度域**：2.0 mEq/L以上
ジゴキシン	**治療上有効な血中濃度域**(医薬品インタビューフォームより)： 心拍数コントロールを使用目的とした場合：0.5〜1.5 ng/mL 収縮不全の慢性心不全患者に対して使用する場合：0.9 ng/mL以下
テオフィリン	**治療上有効な血中濃度**(医薬品インタビューフォームより)：5〜20 μg/mL
バンコマイシン	**副作用発現血中濃度域**： 点滴終了1〜2時間後の血中濃度が60〜80 μg/mL以上，最低血中濃度が30 μg/mL以上が継続すると，聴覚障害，腎障害などの副作用が発現する可能性があるとの報告がある
アルベカシン	**最低血中濃度**：2 μg/mL以上が繰り返されると第8脳神経障害や腎障害発生の危険性が大きくなる可能性がある 最高血中濃度：薬効と関係しており，9〜20 μg/mLが目安

f 抗てんかん薬 TDM

（1）フェニトイン

1）目標血中濃度（国内ガイドライン）

	トラフ値(μg/mL)
新生児	8〜15
小児・成人	10〜20
遊離形濃度	1〜 2

［日本TDM学会（編）：抗てんかん薬TDM標準化ガイドライン2018, p.9, 金原出版, 2018より引用］

2）採血のタイミング

　トラフ値を測定する．測定の時期は，投与開始後もしくは投与量変更1週間以降とする．非線形性の薬物動態特性を示すことから注意が必要である．血中濃度依存的な副作用発現時に随時測定を行う．

3）副作用モニタリングのポイント（中毒症状）

　主な初期症状は，眼振，構音障害，運動失調，眼筋麻痺などである．重症の場合は，呼吸障害，血管系の抑制などにより死亡することがある．

4）個別最適化のポイント

・**肝機能障害患者**：肝硬変など慢性肝疾患の場合は，薬物代謝能が低下している可能性がある．

・**腎機能障害患者**：腎機能の低下による総濃度への影響は無視できる．しかし，腎疾患時にはタンパク結合率が低下しており，遊離形濃度の割合が高まる可能性がある．

・**透析患者**：透析の影響はほとんど受けない．

・**薬物間相互作用**：CYP2C9阻害薬，CYP2C19阻害薬との併用により血中濃度は上昇する．CYP2C9誘導薬，CYP2C19誘導薬との併用により血中濃度は低下する．

・**遺伝子多型による影響**：主にCYP2C9で代謝され，一部はCYP2C19で代謝される．変異アレル *CYP2C9*2* と *CYP2C9*3* は酵素活性が低下しており，変異アレルを有する者は，野生型に比べて血中濃度が高いことが報告されている．しかし，日本人での存在割合は約4.5％と低い．

（2）バルプロ酸

1）目標血中濃度（国内ガイドライン）

	トラフ値(μg/mL)
総濃度	50〜100
遊離形濃度	5〜 15

［日本TDM学会（編）：抗てんかん薬TDM標準化ガイドライン2018, p.15, 金原出版, 2018より引用］

2）採血のタイミング

　トラフ値を測定する．測定の時期は，投与開始後，投与量変更後3〜5日以降とする．

3）副作用モニタリングのポイント（中毒症状）

意識障害，けいれん，呼吸抑制，高アンモニア血症などを起こすことがある．

4）個別最適化のポイント

・**肝機能障害患者**：肝硬変など低アルブミン血症患者の場合は，遊離形分率が上昇することがある．

・**腎機能障害患者**：腎機能の低下による総濃度への影響は無視できる．しかし，低アルブミン血症患者の場合は，遊離形分率が上昇することがある．

・**透析患者**：透析の影響はほとんど受けない．

・**薬物間相互作用**：フェノバルビタール，プリミドン，フェニトイン，カルバマゼピンは肝臓でのバルプロ酸の代謝に影響する酵素を誘導するため，バルプロ酸の血中濃度は低下する．カルバペネム系抗菌薬との併用は，バルプロ酸の血中濃度低下より，禁忌である．

・**遺伝子多型による影響**：UGT1A3，UGT2B7，CYP2C9，CYP2C19の遺伝子多型がバルプロ酸の体内動態に影響することが報告されている．

g　抗MRSA薬TDM

（1）バンコマイシン（VCM）

1）目標血中濃度など（国内ガイドライン）

	トラフ値（μg/mL）	AUC/最小発育阻止濃度（MIC）
添付文書	10未満	‐
ガイドライン2022	‐	400～600

[バンコマイシン添付文書および日本化学療法学会抗菌薬TDMガイドライン作成委員会，日本TDM学会TDMガイドライン策定委員会抗菌薬小委員会：抗菌薬TDM臨床実践ガイドライン2022，日本化学療法学会雑誌70：1-72，2022を基に著者作成]

2）採血のタイミング

トラフ値を測定する．ベイズ推定では，1ポイント採血でもAUCを求めることは可能であるが，①重症/複雑性MRSA感染症，②腎機能低下例，③利尿薬の使用などの腎機能低下リスクがある症例では2ポイントの採血（トラフ値とピーク値）によりAUC評価を行うことが推奨されている．腎機能が正常な軽中等症の場合，定常状態に達していると考えられる3日目に測定を行う．

3）副作用モニタリングのポイント（中毒症状）

トラフ値20 μg/mL以上では有意に腎障害発現率が増加する．また，点滴終了1～2時間後の血中濃度が60～80 μg/mL以上，最低血中濃度が30 μg/mL以上が継続すると，聴覚障害などの副作用が発現する可能性がある．

4) 個別最適化のポイント

- 肝機能障害患者：肝機能障害患者の血中濃度が大きく変化するとは考えにくい．
- 腎機能障害患者：腎機能の低下に伴って，半減期の延長，AUC の増大が認められる．
- 透析患者：透析により除去されことが報告されている．
- 薬物間相互作用：腎毒性を有する薬剤（アミノグリコシド系抗菌薬，白金含有抗がん薬，アムホテリシン B，シクロスポリンなど）と併用した場合，腎障害が発現，悪化するおそれがあり本剤の排泄遅延につながる．
- 遺伝子多型による影響：遺伝子多型による影響はない．
- その他の要因：重症感染症，腎障害（透析含む），造血器腫瘍，発熱性好中球減少症，心不全，浮腫，脱水状態，熱傷，肥満，痩せの症例，血行動態や腎機能が不安定な症例，さらに急性腎障害（AKI）発現リスク因子［治療開始前から腎機能低下（eGFR $<$ 30 mL/min/1.73 m^2），利尿薬使用，ICU 入院，トラフ値 $>$ 20 μg/mL］を有する症例では血中濃度の予測が困難である．

(2) テイコプラニン（TEIC）

1) 目標血中濃度（国内ガイドライン）

トラフ値（μg/mL）		対象となる感染症
添付文書	5〜10	敗血症などの重症感染症以外
	10以上	敗血症などの重症感染症
ガイドライン2022	15〜30 （推奨する）	非複雑性の MRSA 感染症に対する 4 日目のトラフ値
	20〜40 （考慮する）	複雑性の MRSA 感染症（心内膜炎，骨関節感染症など）や重症の MRSA 感染症に対する 4 日目のトラフ値

［テイコプラニン添付文書および日本化学療法学会抗菌薬 TDM ガイドライン作成委員会，日本 TDM 学会 TDM ガイドライン策定委員会抗菌薬小委員会（編）：抗菌薬TDM 臨床実践ガイドライン 2022，日本化学療法学会雑誌 70：1-72，2022 を基に著者作成］

2) 採血のタイミング

トラフ値を測定する．採血のタイミングは，通常，血中濃度は定常状態で評価すべきであるが，TEIC は半減期が非常に長く，定常状態到達に長時間を要するため，4 日目のトラフ値をもって評価する．

3) 副作用モニタリングのポイント（中毒症状）

トラフ値が 60 μg/mL 以上になった場合には，腎障害・聴覚障害などの副作用の発現に注意する．トラフ値が 20 μg/mL 以上で，一過性に肝機能検査値が軽度上昇したとの報告がある．

4) 個別最適化のポイント

- 肝機能障害患者：肝障害を悪化させることがある．
- 腎機能障害患者：腎機能の低下に伴って，半減期の延長が認められる．

- **透析患者**：透析膜の種類によっては除去される場合もあるが，一般に TEIC は血液透析によって除去されない場合が多い．
- **薬物間相互作用**：腎毒性を有する薬剤と併用した場合，腎障害が発現，悪化するおそれがあり本剤の排泄遅延につながる．
- **遺伝子多型による影響**：遺伝子多型による影響はない．
- **その他の要因**：重症感染症，腎機能障害（透析も含む），肥満または低体重，小児，分布容積が変化する特殊病態（熱傷など），低アルブミン血症では血中濃度の予測が困難である．

h カルシニューリン阻害薬 TDM（腎移植）

（1）タクロリムス

1）目標血中濃度（国内ガイドライン）

タクロリムス＋代謝拮抗薬（ミコフェノール酸モフェチルまたはミゾリビン）＋ステロイド＋バシリキシマブの4剤併用の場合

術後経過時間（ヵ月）	トラフ値（ng/mL）
0～1	6～12
1～3	5～ 8
3以降	5前後

[日本TDM学会，日本移植学会（編）：免疫抑制薬 TDM標準化ガイドライン2018［臓器移植編］第2版，p.9，金原出版，2018より引用]

2）採血のタイミング

トラフ値を測定する．測定の頻度は，生体腎移植では移植前から投与されているので，移植当日の術前値から測定を開始し，術後1週間程度は頻繁に測定する．その後は退院（3～4週）まで週に2～3回，退院後3ヵ月目までは月に2回程度，3ヵ月以降月に1～2回の頻度で行う．

3）副作用モニタリングのポイント（中毒症状）

BUN上昇，クレアチニン上昇，悪心，手振戦，肝酵素上昇などが報告されている．

4）個別最適化のポイント

- **肝機能障害患者**：薬物代謝能が低下し，血中濃度が上昇する可能性がある．
- **腎機能障害患者**：腎機能の低下による血中濃度への影響は無視できる．しかし，腎障害が悪化する可能性があるため，定期的に血中濃度を測定し，投与量を調節する．
- **透析患者**：透析の影響はほとんど受けない．
- **薬物間相互作用**：CYP3A4阻害薬との併用により，血中濃度が上昇する．CYP3A4誘導薬との併用により，血中濃度が低下する．
- **遺伝子多型による影響**：CYP3A4 と CYP3A5 によって代謝されるが，CYP3A5の寄与が約1.5倍CYP3A4よりも高い．日本人でのCYP3A4の遺伝子多型を有する者の報告はなく，一方，CYP3A5の遺伝子多型を有する者の存在割合は約60％前後と高い．*CYP3A5*3/*3*所有者で

はCYP3A5酵素タンパク欠損型となるためその影響は大きい.

(2) シクロスポリン（マイクロエマルジョン製剤）

1) 目標血中濃度（国内ガイドライン）

シクロスポリン＋代謝拮抗薬（ミコフェノール酸モフェチルまたはミゾリビン）＋ステロイド＋バシリキシマブの4剤併用の場合

術後経過時間 （ヵ月）	トラフ値 (ng/mL)	C_2値 (ng/mL)	AUC_{0-4} (ng・hr/mL)
0〜1	150〜250	1000〜1200	3000〜3500
1〜3	100〜150	800〜1000	2000〜3000
3以降	＜100	600〜 800	1500〜2000

[日本TDM学会, 日本移植学会（編）：免疫抑制薬 TDM標準化ガイドライン2018［臓器移植編］第2版, p.9, 金原出版, 2018より引用]

2) 採血のタイミング

移植初期においては，内服2時間後の血中濃度（C_2）がトラフ値よりもAUC$_{0-4}$と相関しており，トラフ値単独と比べてAUC$_{0-4}$での評価のほうが臨床効果と関連していることから，トラフ値とC_2で評価する．測定の頻度は，移植当日の術前値から，術後1週間は，頻回に測定する．その後は退院（3〜4週）まで週に2〜3回，退院後3ヵ月目までは月に2回程度，3ヵ月以降月に1〜2回の頻度で行う.

3) 副作用モニタリングのポイント（中毒症状）

悪心・嘔吐，傾眠，頭痛，頻脈，血圧上昇，腎機能低下などが報告されている.

4) 個別最適化のポイント

・**肝機能障害患者**：薬物代謝能が低下し，血中濃度が上昇する可能性がある.

・**腎機能障害患者**：腎機能が悪化する可能性がある.

・**透析患者**：透析の影響はほとんど受けない.

・**薬物間相互作用**：CYP3A4阻害薬，P糖タンパク質阻害薬との併用により，血中濃度が上昇する．CYP3A4誘導薬との併用により，血中濃度が低下する.

・**遺伝子多型による影響**：CYP3A4とCYP3A5によって代謝されるが，CYP3A4の寄与が約2.3倍CYP3A5よりも高い．そのためCYP3A5の遺伝子多型による影響は小さい.

ⓘ 循環器薬TDM

(1) ジゴキシン

1) 目標血中濃度（国内のガイドライン）

収縮不全の慢性心不全患者に対して使用する場合：トラフ値　0.9（ng/mL）以下

（日本循環器学会・日本TDM学会：2015年版 循環器薬の薬物血中濃度モニタリングに関するガイドライン, 2016より引用）

2）採血のタイミング

トラフ値を測定する．トラフでの採血が困難な場合は，消失相にあたる服用後6時間以降での採血を行う．採血時期は，血中濃度が定常状態に達した時点（消失半減期の4倍を超えた時点）である．なお，血中濃度依存的な副作用発現時に随時測定を行う．

3）副作用モニタリングのポイント（中毒症状）

初期症状として食欲不振・嘔吐などの消化器症状，黄視などの眼症状および徐脈などの不整脈が出現することがある．さらに血中濃度値が上昇すると，心室性頻拍症あるいは心室細動などに移行することがある．

4）個別最適化のポイント

・**肝機能障害患者**：肝機能障害患者の血中濃度が大きく変化するとは考えにくい．

・**腎機能障害患者**：腎機能の低下に伴って，半減期の延長が認められる．

・**透析患者**：透析により，血清カリウム値が低下する可能性があるため，中毒を起こすおそれがある．

・**薬物間相互作用**：腎毒性を有する薬剤と併用した場合，腎障害が発現，悪化するおそれがあり本剤の排泄遅延につながる．

・**遺伝子多型による影響**：遺伝子多型による影響はない．

・**その他の要因**：電解質異常（低カリウム血症，高カルシウム血症，低マグネシウム血症など）のある患者では，少量で中毒を起こすおそれがある．甲状腺機能低下症では，血中濃度が高くなり，甲状腺機能亢進症では，血中濃度が低くなることがある．

[j] 喘息治療薬 TDM

（1）テオフィリン

1）目標血中濃度（国内ガイドライン）

	トラフ値(μg/mL)	
	急性発作	長期管理
12歳以上	8〜15	5〜15
成　人	8〜20（通常10を目標）	軽症・中等症持続型：5〜15 重症持続型：8〜15（最大20）

［日本アレルギー学会喘息ガイドライン専門部会（監）：喘息予防・管理ガイドライン2021，協和企画，2021および日本小児アレルギー学会：小児気管支喘息治療・管理ガイドライン2023，協和企画，2023をもとに作成］

2）採血のタイミング

トラフ値を測定する．採血時期は，血中濃度が定常状態に達した時点（消失半減期の4倍を超えた時点）である．なお，血中濃度依存的な副作用発現時に随時測定を行う．

3）副作用モニタリングのポイント（中毒症状）

血中濃度の上昇に伴い，嘔気・嘔吐などの消化器症状，頭痛・興奮などの精神神経症状，頻脈などの心・血管症状，低カリウム血症などの電解質異常，呼吸促進，横紋筋融解症などの中毒症状が発現しやすくなる．

なお，軽微な症状から順次発現することなしに重篤な症状が発現することがある．

4）個別最適化のポイント

・**肝機能障害患者**：薬物代謝能が低下し，血中濃度が上昇する可能性がある．

・**腎機能障害患者**：腎機能の低下による血中濃度へ影響は無視できる．

・**透析患者**：透析は血中のテオフィリンを効率的に除去するとの報告がある．なお，テオフィリン血中濃度が低下しても，組織に分布したテオフィリンにより血中濃度が再度上昇することがある．

・**薬物間相互作用**：CYP1A2阻害薬との併用により血中濃度が上昇する．CYP1A2誘導薬との併用により血中濃度が低下する．喫煙によりCYP1A2が誘導され，テオフィリン血中濃度が低下し，禁煙により上昇する．

・**遺伝子多型による影響**：CYP1A2の遺伝子多型による影響は不明である．

B　処方設計と提案

❶ 患者特性を考慮した処方設計

医薬品の多くは，肝代謝もしくは，腎排泄により体内から消失する．このため，患者の肝機能や腎機能に応じた投与量の調節が必要である．腎排泄型薬物の場合，GFR[*5]（糸球体ろ過量）が腎クリアランスの良好な臨床指標となる．一方，医薬品の肝クリアランスについては，腎臓におけるGFRのような明確な臨床指標がないため，肝機能に応じた投与量の設計は困難となっている．

＊5　**GFR**　glomerular filtration rate

a　患者腎機能の予測

血清クレアチニン値（SCr：mg/dL）から，患者腎機能（Ccr：クレアチニンクリアランス：mL/分）を予測するCockcroft-Gault式を（7・1）式，（7・2）式に示す．

【Cockcroft-Gault式】

$$男性の予測Ccr（mL/分）= \frac{(140-年齢) \times 体重（kg）}{72 \times SCr（mg/dL）} \qquad (7 \cdot 1)$$

$$女性の予測Ccr（mL/分）= 男性の予測Ccr \times 0.85 \qquad (7 \cdot 2)$$

この予測式から，患者の性別・年齢・体重を反映したCcr値が得られる．Cockcroft-Gault式を用いる場合の注意点を下記に示す．著しい低体重もしくは肥満のある患者では，そのままの体重を用いると腎機能を誤って予測することがある．

▶ **Cockcroft-Gault 式を用いる場合の注意点**

・18歳以上の成人が対象（小児には用いない）
・肥満や低体重の患者では予測精度が低下する
・SCr 0.6 mg/dL 以下では予測精度が低下する

　日本腎臓病学会が提唱する日本人の GFR 推算式（eGFR）を（7・3）式，（7・4）式に示す．予測精度は，実測 GFR の±30％の範囲に75％の症例が含まれる程度であり，やせている患者では予測精度が悪くなることがある．腎機能の指標としては，一般的には SCr を用いる．

男性の eGFR（mL/分/1.73 m^2）=194×SCr$^{-1.094}$×年齢$^{-0.287}$　　　　（7・3）
女性の eGFR（mL/分/1.73 m^2）=194×SCr$^{-1.094}$×年齢$^{-0.287}$×0.739 （7・4）

　医薬品の投与設計は，患者個々の GFR（mL/分）を用いる．GFR 推算式では体表面積（BSA）が1.73 m^{2}の標準的な体型（170 cm，63 kg）に補正した場合の GFR が算出されるため，（7・5）式を用いて，体表面積を補正しない eGFR（mL/分）に変換する必要がある．

$$体表面積を補正しない eGFR（mL/分）$$

$$= eGFR（mL/分/1.73 m^2）× \frac{BSA}{1.73}　　　（7・5）$$

メモ
BSA（m^2）=（体重 kg）$^{0.425}$×（身長 cm）$^{0.725}$×0.007184

例題　50歳の男性（身長 160 cm，体重 56 kg），精査により慢性糸球体腎炎と診断され，5年ほど前から高血圧も指摘されるようになった．
　　臨床検査値：尿素窒素（BUN）30 mg/dL，SCr 1.4 mg/dL から Cockcroft-Gault 法により患者の Ccr を推定せよ．

解答　Cockcroft-Gault 式［（7・2）式］より

$$Ccr = \frac{(140-50) \times 56}{72 \times 1.4} = 50 \text{ mL/分}$$

　　患者の Ccr の推定値は約 50 mL/分となる．

❷ 患者特性と医薬品特性を考慮した処方設計
ⓐ 患者腎機能に応じた処方設計

　医薬品の添付文書には，Ccr（mL/分）別の推奨投与量が記載されていることがある．参考として，シタグリプチンの添付文書記載内容を図7・2に示す．添付文書に用法・用量が明記されている場合は，その記載に従った処方設計を医師へ提案することになる．

〈用法・用量に関連する使用上の注意〉

(1) 本剤は主に腎臓で排泄されるため，腎機能障害のある患者では，下表を目安に用量調節すること。（「慎重投与」及び「薬物動態」の項参照）

腎機能障害	クレアチニンクリアランス(mL/分) 血清クレアチニン値(mg/dL)※	通常投与量	最大投与量
中等度	$30 \leq Ccr < 50$ 男性：$1.5 < Cr \leq 2.5$ 女性：$1.3 < Cr \leq 2.0$	25mg 1日1回	50mg 1日1回
重度、末期腎不全	$Ccr < 30$ 男性：$Cr > 2.5$ 女性：$Cr > 2.0$	12.5mg 1日1回	25mg 1日1回

※：クレアチニンクリアランスに概ね相当する値

(2) 末期腎不全患者については、血液透析との時間関係は問わない。

図7・2　腎機能に応じたシタグリプチンの用法・用量の設定
［小野薬品工業株式会社：グラクティブ®錠添付文書（2024年6月改訂(第24版)）より引用］

　添付文書に明確な記載がない場合には，Giusti-Hayton 式［(7・6) 式］を用いて投与量を調節する．

【Giusti-Hayton 式】(7・6)

　①投与量を減量する場合（投与間隔は一定）

$$患者の投与量 = 常用量 \times R$$

　②投与間隔を延長する場合（投与量は変えない）

$$患者の投与間隔 = 健常者の投与間隔 /R$$

$$R（補正係数）= 1 - f\left(1 - \frac{患者の腎機能}{健常者の腎機能}\right)$$

（f：未変化体尿中排泄率，健常者の腎機能 = 100 mL/分と仮定）

　ここでは参考として，Ccr が 40 mL/ 分の患者に投与する場合を仮定し，シタグリプチンの計算例を示す．

　腎機能が正常な患者にシタグリプチンを投与する場合，通常，1 回 50 mg を 1 日 1 回経口投与する．シタグリプチンの未変化体尿中排泄率は 79 〜 88 ％（推測値）と添付文書に記載されているため，85 ％と仮定し計算してみる．

　Giusti-Hayton 式［(7・6) 式］より

$$R = 1 - 0.85\left(1 - \frac{40}{100}\right) = 0.49$$

$$患者の投与量 = 0.49 \times 50 = 24.5 \ mg$$

　1 回 24.5 mg を 1 日 1 回投与する結果が得られ，添付文書に記載されている投与量の目安（図7・2）とも一致する．

例題　体内動態が線形性を示す薬物 A は，肝代謝と腎排泄によって体内から消失し，正常時における肝代謝クリアランスは全身クリアランスの 20 ％で

ある．また，腎疾患時に薬物 A の肝代謝クリアランスは変化しないが，腎
排泄クリアランスは GFR に比例して変化する．薬物 A を投与中の患者にお
いて，GFR が正常時の 25 ％に低下したとする．薬物 A の血中濃度 – 時間曲
線下面積（AUC）を腎機能正常時と同じにするには，投与量を腎機能正常時
の何％に変更すればよいか．

解答　薬物 A の肝クリアランスが全身クリアランスの 20 ％であることから，腎
　　クリアランスは 80 ％，すなわち未変化体尿中排泄率も 80 ％となる．Giusti-
　　Hayton 式［(7・6) 式］より，

$$R = 1 - 0.8\left(1 - \frac{25}{100}\right) = 0.4$$

患者の投与量＝0.4×健常者の投与量

　体内動態が線形性を示す場合，AUC と投与量は比例するため，AUC を腎
機能正常時と同じにするには，投与量を腎機能正常時の 40 ％に変更する．

b 高齢者での処方設計

　高齢者では，加齢による生理的な腎機能の低下を考慮する．Cock-
croft-Gault 式や日本人の GFR 推算式からも明らかであるが，女性の腎機
能は同年齢の男性の腎機能より低いため，高齢で体格の小さな女性に
腎排泄型薬物を投与する場合にはとくに注意を要する．

c 小児での処方設計

　小児における薬用量の算出には，いくつかの方法があり，体表面積に
基づく方法が優れているといわれている．Augsberger 式は，年齢から
計算できるようにした体表面積法の近似式である．

【Augsberger 式（Ⅱ）式】(7・7)

$$小児薬用量 = 成人薬用量 \times \left(\frac{年齢 \times 4 + 20}{100}\right)$$

　しかしながら，小児では発達のプロセスや薬物感受性の違いなどの個
人差が大きいため，体内動態を一様に予測するには限界がある．

d 妊婦・授乳婦での処方設計

　妊婦では，薬の胎児への移行性と催奇形性が問題となる．多くの薬は
受動拡散によって胎盤を通過するため，消化管から吸収される医薬品は
胎児に移行すると考えられている．医薬品の移行性に関する一般的な目
安を表 7・4 に示す．

表7・4 医薬品の胎児や母乳・乳児への移行性

	胎児・母乳中への移行性
分子量	小さいほど移行しやすい
脂溶性医薬品	移行しやすい
水溶性医薬品	移行しにくい
酸性医薬品	移行しにくい
塩基性医薬品	移行しやすい

　妊婦への投薬で催奇形性が問題となる時期は器官形成期である．とくに重要な時期は最終月経開始のおよそ4週～8週目あたりの妊娠初期となる（図7・3）．16週目までは催奇形性に注意するが，それ以降は胎児毒性（発育抑制，胎児への薬剤残留など）を考慮することになる．

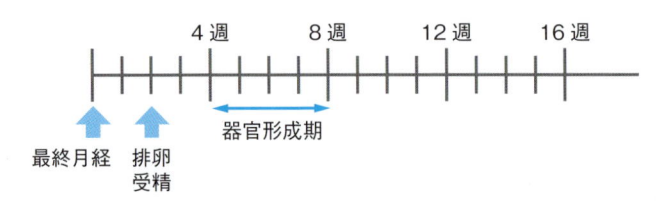

図7・3　妊娠と催奇形性との関連

　妊婦と同様，授乳婦でも注意が必要となる（表7・4）．母親の血漿中濃度に従って多くの薬が母乳中にも移行することから，添付文書では多くの医薬品が授乳を避けるように記載されている．しかしながら，授乳中にも服用可能な医薬品もある．近年，母乳育児の重要性が見直されていることから，医薬品の特性を考慮し安易な授乳中止は避けるべきである．

8 医薬品情報

　医薬品に関する情報には，医薬品を創製開発するために必要な情報，製剤・製造するために必要な情報，さらに医薬品を適正に使用するために必要な情報がある．薬剤師は，医薬品情報を目的に合わせて検索・収集し，内容を評価した上で選択，加工，提供することで，良質かつ適切な薬物療法を支援する．

❶ 医薬品情報源の分類

　医薬品は内容の加工度によって，**一次資料**，**二次資料**，**三次資料**に分類される（表8・1）.

表8・1　医薬品情報源の分類

分　類	特　徴	例
一次資料	オリジナルな研究成果論文，報告などの最新情報が掲載された資料 一般的に目的，方法，結果，考察，結論などによって記述される．加工度は最も低い	原著論文，学位論文，学会講演要旨集，学会予稿集，会議録（プロシーディング），特許公報など
二次資料	一次資料をある一定の基準により加工または再編成*し，必要とする一次資料の検索を容易にしたもの	学術論文や学会発表記録などをもとにして作成された抄録，索引語など（データベース化されたものが多い）
三次資料	一次資料に関する内容を，特定の観点に立って整理・集大成したもの	専門書籍，教科書，辞典，辞書，便覧，要覧，ハンドブック，医薬品集，医薬品添付文書，医薬品インタビューフォームなど

*作成のために時間を必要とすることから，タイムラグ（時間的遅れ）が発生していることに注意が必要．現在では，インターネットの普及により，この問題は解消しつつある．

　医療現場における情報検索では，はじめに信頼できる三次資料を調べる．三次資料で適切な情報が得られない場合は，二次資料を用いて検索し，最新情報や過去の研究成果を調査し，一次資料を入手する．
　医療従事者からの質疑への対応に使用する主な三次資料を表8・2に示す．

表8・2　質疑への対応に使用する主な三次資料

内　　容	主な書籍名，出版社
医薬品集，公定書	JAPIC医療用医薬品集2024(丸善出版株式会社)，日本薬局方解説書(廣川書店)
法律	薬事衛生六法(薬事日報社)
薬物療法	今日の治療指針(医学書院)，内科学(朝倉書店)，メルクマニュアル日本語版(日経BP社)
薬効・薬理	グッドマン・ギルマン薬理書(廣川書店)
副作用	重篤副作用疾患別対応マニュアル(独立行政法人　医薬品医療機器総合機構)，Meyler's Side Effects of Drugs (ELSEVIER)，医薬品副作用・安全性ガイドブック(南山堂)
相互作用	Stockley's Drug Interactions Twelfth Edition(Pharmaceutical Press)，薬の相互作用としくみ(日経BP)
製剤識別・鑑別	医療用医薬品　識別ハンドブック(じほう)
妊婦・授乳婦	実践 妊娠と薬 (じほう)，Drugs in Pregnancy and Lactation (Wolters Kluwer)
中毒	急性中毒標準診療ガイド (へるす出版)
院内製剤・特殊製剤	調剤指針 (薬事日報社)，内服薬 経管投与ハンドブック(じほう)，錠剤・カプセル剤粉砕ハンドブック(じほう)，病院薬局製剤事例集(薬事日報社)，病院薬局製剤(薬事日報杜)
配合変化	表解 注射薬の配合変化(じほう)，注射薬調剤監査マニュアル(エルゼビア・サイエンス)，軟膏・クリーム配合変化ハンドブック(じほう)
服薬指導	薬効別 服薬指導マニュアル(じほう)
辞典	医学大辞典(南山堂)，ステッドマン医学大辞典(メジカルビュー社)
統計・資料	国民衛生の動向(厚生統計協会)
その他(総合的資料)	治療薬マニュアル(医学書院)，今日の治療薬(南江堂)，添付文書，IF，臨床検査法提要(金原出版)

❷ 行政からの情報収集

　　行政からの情報には，厚生労働省によるものと，独立行政法人医薬品医療機器総合機構(PMDA[*1])によるものの大きく分けて2つがある．印刷物のほか，ほとんどのものがインターネットによる閲覧が可能である．

＊1　**PMDA**　Pharmaceutical and Medical Devices Agency

ⓐ 厚生労働省からの情報収集

　　厚生労働省からの情報収集について表8・3にまとめた．

表8・3　厚生労働省からの情報収集

医薬品・医療機器等安全性情報	厚生労働省において収集された副作用情報をもとに，医薬品・医療機器などのより安全な使用に役立てるために，医療関係者に対し提供される．「重要な副作用等に関する情報」，改訂を指導した医薬品の使用上の注意のうち重要な副作用などについて，改訂内容，参考文献などとともに改訂の根拠となった症例の概要に関する情報を紹介している
薬価基準収載品目	厚生労働省により薬価基準の収載が認められた場合，官報に「告示」として掲載される．官報は，国が発行する唯一の法令公布の機関紙である
新医薬品承認審査概要(SBA)	新医薬品の効能・効果，用法・用量など医薬品医療機器等法に定める承認事項や，承認の根拠となった基礎および臨床試験などのデータの概要，これらに対する評価や取り扱い，使用上の注意とその設定根拠などについて記載されている
新医薬品再審査概要(SBR)	再審査申請資料のもととなった使用成績調査，特別調査，市販後臨床試験および副作用報告などの市販後調査の概要を取りまとめたもの
日本薬局方(Japanese Pharmacopoeia)	医薬品医療機器等法第41条により，医薬品の性状および品質の適正化をはかるため，厚生労働大臣が薬事・食品衛生審議会の意見を聴いて定めた医薬品の規格基準書．「通則」「製剤総則」「一般試験法」および「医薬品各条」からなり，収載医薬品についてはわが国で汎用されている医薬品が中心となっている
医療用医薬品品質情報集(オレンジブック)	医療用医薬品の品質再評価の実施に伴い，製剤の溶出性などにかかわる品質情報の提供のためその結果などを取りまとめた出版物．後発医薬品(ジェネリック医薬品)において，先発医薬品(新薬)との溶出の同等性の有無を掲載している

SBA : summary basis of approval，SBR : summary basis of reexamination

b 医薬品医療機器総合機構（PMDA）からの情報収集

医薬品医療機器総合機構は健康被害救済，審査関連業務，安全対策業務，研究開発振興などの業務を行っている．そのうち，安全対策業務として，医薬品や医療機器などの品質，有効性および安全性に関する情報の収集・解析および提供を行っている（表8・4）．

医薬品医療機器情報提供ホームページは，医療従事者にとって，迅速に最新の情報を入手する有用な手段の1つとなっている．ここには，添付文書情報や緊急安全性情報など製薬企業から提供される情報と，使用上の注意の改訂指示や医薬品・医療機器等安全性情報など厚生労働省から提供される情報が掲載されている．

表8・4　PMDAからの情報収集

添付文書情報	製薬企業から提供されるもので，改訂されたものがほぼ毎日更新される．検索して目的とする薬剤を選択する方法と，過去1ヵ月の更新日ごとの薬剤一覧から選択する方法がある
医薬品リスク管理計画（RMP）	医薬品の開発から市販後まで一貫したリスク管理を1つの文書にわかりやすくまとめ，確実に評価が行われるようにするもの．市販後の安全対策の充実強化を目的に，個別の医薬品ごとに，①重要な関連性が明らか，または疑われる副作用や不足情報（安全性検討事項），②市販後に実施される情報収集活動（医薬品安全性監視活動），③医療関係者への情報提供や使用条件の設定等の医薬品のリスクを低減するための取り組み（リスク最小化活動）がまとめられている
副作用が疑われる症例報告に関する情報	厚生労働省は，医薬品等安全性情報報告制度（医薬品や医療機器などによって副作用が発生した場合・製薬企業や医療機関および医師は，速やかに厚生労働省に報告することを義務付ける制度）により，医薬品の副作用によるものと疑われる症例の情報を収集している
緊急安全性情報（イエローレター）	安全性についての緊急かつ重要な情報で，製薬企業が作成し，迅速に医療機関に伝達されるものである．ここでは同情報をPDF化したものが掲載されている
医薬品・医療機器等安全性情報	厚生労働省のホームページと同様の資料を閲覧できる
医薬品安全対策通知	厚生労働省および医薬品医療機器総合機構が発出した，市販後における医薬品の安全性に関する通知や添付文書の改訂指示通知などの情報を掲載している
使用上の注意の改訂情報	厚生労働省が製薬企業に指示した，医薬品を使う上での新たな注意事項である．製薬企業はこれに基づき添付文書を改訂する．製薬企業から文書で配布される「使用上の注意改訂のお知らせ」より，早く情報を入手することができる
厚生労働省発表資料	厚生労働省が安全性について公表した資料を，PDFファイルで掲載している
医薬品安全対策情報（DSU）	医薬品を使う上での新たな注意事項について，日本製薬団体連合会が取りまとめた情報である．通常，1年間に10回の発行であり，印刷物として各医療機関に郵送される．PDFファイルの形式でインターネット上に掲載されている
患者向け医薬品ガイド	患者や家族などに，医療用医薬品の正しい理解と，重大な副作用の早期発見などに役立ててもらうために提供している．医薬品を使用するときにとくに注意することを，添付文書をもとに，わかりやすく記載している
重篤副作用疾患別対応マニュアル（医療関係者向け）	重篤度などから判断して必要性の高いと考えられる副作用について，患者および臨床現場の医師，薬剤師らが活用する治療法，判別法などをまとめたものである
承認情報	厚生労働省が承認審査した際の情報が掲載されている．新薬に関しては臨床試験の結果や，効能・効果の設定理由などが閲覧できる
医療用医薬品品質情報集	医療用医薬品の内用固形製剤について，その品質を確保するため，溶出試験規格に準じて行った品質再評価の結果を閲覧できる
医薬品等の回収に関する情報	医薬品等の回収を行う製造販売業者などが作成した回収（リコール）情報を一覧としてまとめたものである．健康への危険性の程度により，個別回収ごとに重大なものから3つにクラス分類されている
医療安全情報	医薬品，医療機器その他の医療現場で使用される製品について，医療事故防止対策が閲覧できる．また，厚生労働省の医薬品・医療機器等対策部会で審議された医薬品・医療機器にかかわるヒヤリ・ハット事例などについての情報も提供されている

RMP：risk management plan，DSU：drug safety update

❸ 製薬企業が提供する情報

　製薬企業は医薬品の適正使用を推進するため，研究開発の過程で得られた有効性および安全性に関する情報を科学的に評価し，医療関係者に伝達・提供している．市販後も品質・有効性・安全性に関する国内外の情報収集に継続的に努め，科学的に裏付けられた医薬品情報の提供・伝達を迅速に行っている．製薬企業から提供される主な医薬品情報を表8・5に示す．

表8・5　製薬企業が提供する情報

医薬品添付文書	医薬品の代表的な情報で，医薬品医療機器等法で定められた公的な文書．医薬品個々の包装に添付して提供される
医薬品インタビューフォーム(IF)	添付文書情報を補完する医薬品情報．日本病院薬剤師会が記載要綱を策定し，薬剤師などのために当該医薬品の製薬企業に作成および提供を依頼している医薬品解説書．添付文書にはない情報が記載されている
医療用医薬品製品情報概要（製品情報概要）	製薬企業が医薬品の普及と適正使用の推進を目的に，医薬品の概略情報をまとめた資料
緊急安全性情報（イエローレター）	緊急に安全対策上の措置をとる必要が市販後発生した場合に，厚生労働省の指示に基づき製薬企業が作成し，迅速・的確に医療関係者に提供される情報．製薬企業は指示を受けた日から4週間以内に，MRが当該医薬品を使用している医療関係者へ原則として直接配布しなければならない
安全性速報（ブルーレター）	イエローレターの配布ほどの緊急性はないが，重要な改訂で，迅速に医療従事者の注意喚起をはかる必要がある場合には，厚生労働省はイエローレターと通常の使用上の注意との中間に位置する，ブルーレターの配布を指示することもある
医薬品安全対策情報(DSU)	日本製薬団体連合会（日薬連）は医療用医薬品添付文書の使用上の注意などに関する最新の改訂内容を迅速に伝達するために，厚生労働省医薬食品局監修のもとDSUを作成し，日本公定書協会を通じて全国の病院・診療所などに直接郵送している．DSUには改訂内容の重要度による分類がされている
お知らせ文書	「使用上の注意」などを改訂した場合や，再審査または再評価の結果で添付文書を改訂した際，必要により改訂内容およびその説明を記載した「お知らせ文書」を当該製薬企業が作成して，MRが配布し情報伝達を行っている

❹ インターネットを活用した医薬品情報収集

　IT化が進んだ現代社会において，インターネット上のデータベースを活用・駆使し，求める情報を迅速に収集してその情報を適正に評価し，相手に応じて提供することができるかが，薬剤師の職能評価につながる．主な二次資料データベースを表8・6に示す．

　インターネットを利用した情報提供の特徴は，提供側からは最新の情報を迅速に提供できることにあり，薬剤師側からは，必要とする情報のみを入手できることである．主な医薬品情報のホームページを表8・7に示す．

ⓐ PubMed を用いた情報検索

　PubMed（https://www.ncbi.nlm.nih.gov/pubmed）は，文献データベースである MEDLINE および PreMEDLINE（医学，歯学，薬学，看護学，獣医学，健康科学，生物学などに関連した内容）へ無料でアク

セスできる文献検索サービスであり，米国国立医学図書館（National Library of Medicine：NLM）によって1997年から開始された．本サービスは，世界の約80ヵ国で出版された5200誌以上に掲載されている3500万件以上の文献の中から，医療従事者などが適切な検索用語（キーワード：MeSH）を入力するだけで，必要な文献を随時，容易にかつ高速に検索できるように設計されている．さらに，検索された文献の要旨が閲覧でき，該当論文の出版社のWebサイトへのリンクも可能であり，その利用価値は大きい．最近では日本語による検索も可能となっている．

　最も基本的な操作としては，PubMed画面最上部の入力ボックス（クエリーボックス）にキーワードを半角英数字のみで入力し，「Search」のボタンをクリックすることにより検索が開始される．キーワードを含んでいる論文の書誌的事項が一覧となって表示され，ヒット数が表示される．さらに複数のキーワードを追加・組み合わせることにより，適当な文献数に絞り込むことができ，その際，複数の単語間をスペースまたはカンマで区切ることにより，検索条件を変化させて，最後に，ある程度絞り込まれた各文献の抄録を読み比べ，その適切性を判断し，目的にかなった文献が入手できる（表8・6，表8・7）．

❺ 医薬品情報の検索の流れ

　医薬品に関する質問の受理から資料を調査し，回答するまでの行程は図8・1のように示すことができる．質問の調査にあたり最も留意すべきことは，質問の内容を的確に判断することである．質問の内容からキーワード（索引語）を選定し，導き出される資料が適切であるかを判断する能力が求められる．資料の質を正確に評価するためには，豊富な経験，幅広い基礎的および臨床的知識さらに統計学的学識が要求される．

表8・6　主な二次資料データベース

データベース	発行元	内　容
MEDLINE	米国国立医学図書館	世界最大の医学分野の文献データベースであり，文献情報のほか論文要旨もデータ化されている．PubMedやNLM Gatewayで検索できる
コクランライブラリー	コクラン・コーポレーション	RCT（無作為化比較試験）を中心に世界中の臨床試験のシステマティックレビューを行い，その結果を提供している
EMBASE	Excerpta Medica	主に欧州の文献を中心にほぼ医学領域全般を網羅している
JMEDPlus	科学技術振興機構	わが国最大の科学技術文献データベースの1つで，国内の医療情報がデータ化されている
医中誌Web	医学中央雑誌刊行会	わが国最大の国内医学論文情報検索サービス．国内発行の5000以上の医学関連刊行物からの情報を検索できる
CA　SEARCH	Chemical Abstracts Service	化学分野における世界最大のデータベース
Biological Abstracts	Thomson Reuters	生命科学分野における世界最大のデータベース
TOXLINE	米国国立医学図書館	毒性に関する総合データベース

表8・7　主な医薬品情報のホームページ

ホームページ名, URL	内　容
くすりの適正使用協議会ホームページ(https://www.rad-ar.or.jp/)	くすりのしおり, くすりの教育, 薬剤疫学
医薬品医療機器情報提供ホームページ(https://www.pmda.go.jp/)	医療用・一般用医薬品添付文書情報, 安全性情報
厚生労働省法令等データベースサービス (https://www.mhlw.go.jp/hourei/)	厚生労働省法令, 通知, 公示
医薬品情報ガイド(https://www.nihs.go.jp/dig/jpharm4.html)	承認情報, 治験薬情報, 局方品情報
臨床研究情報ポータルサイト(https://rctportal.niph.go.jp/)	国内治験情報
厚生労働省(https://www.mhlw.go.jp)	厚生労働省HP
日本中毒情報センター(https://www.j-poison-ic.jp)	中毒情報
日本薬剤師会(https://www.nichiyaku.or.jp)	医療情報, メールマガジン
日本病院薬剤師会(https://www.jshp.or.jp/)	専門薬剤師情報, プレアボイド
セルフメディケーション・データベース(https://jsm-db.info/)	一般用医薬品情報
National Institutes of Health(https://www.nih.gov)	米国国立衛生研究所HP
U.S.Food & Drug Administration(https://www.fda.gov)	米国食品医薬品局(FDA)HP
Centers of Disease Control & Prevention(https://www.cdc.gov/)	米国疾病管理予防センターHP
World Health Organization(https://www.who.int)	世界保健機関(WHO)HP
International Pharmaceutical Federation(https://www.fip.org/)	国際薬剤師・薬学連合(FIP)HP

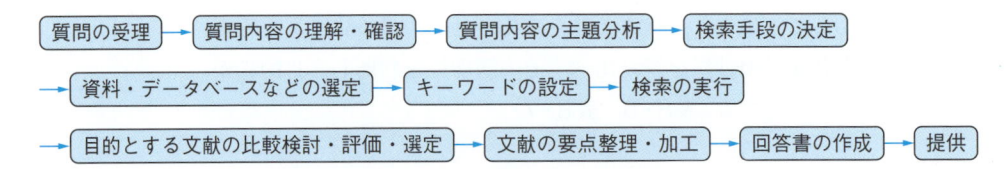

図8・1　医薬品情報の検索の流れ

B　医療現場におけるEBMの実践

＊2　EBM　evidence-based medicine

❶ EBM：根拠に基づく医療とは

　EBM が提唱された初期は, 科学的根拠が重要視されていた. しかしながら, 科学的根拠だけではなく, 臨床家の専門知識や経験も考慮すべきであるとの考えから, EBM の要素に, 「臨床家の専門性や経験」が加えられた. 21世紀になってからは, 患者中心の医療が強調されるようになり, 患者の意向, 行動, 期待, 生活状況などが医療における意思決定において重要であると考えられるようになり, EBM の構成要素として,「患者の価値観」が含まれるようになった. さらに, 治療方針を決定する際に,「臨床現場の状況と環境」(資源, 制度, 緊急性など)も重要であると考えられるようになり, 現在は, EBM を実践する上での重要な要素として, 図8・2が提唱されている.

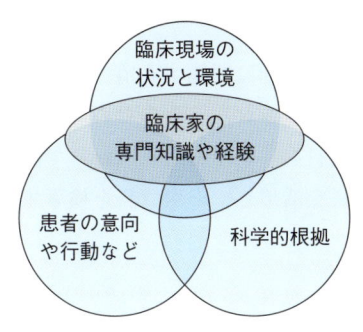

図8・2 EBMを実践する上での4つの重要な要素

❷ EBM実践の実際

ⓐ EBM 実践の手順

　EBM を効率よく実践するための手順が提唱されている．EBM の実践プロセスは5つのステップで構成されている（図8・3）．遭遇している問題を整理するための定式化から始まり，その問題を解決するための情報の収集，そして収集した情報を批判的吟味し，患者へ適用するかどうかを検討し，最後に振り返りによる評価の順で問題解決を進めることが推奨されている．

ステップ1	問題の定式化
ステップ2	情報の検索と収集
ステップ3	情報の批判的吟味
ステップ4	情報の患者への適用
ステップ5	ステップ1〜4の振り返りによる評価

図8・3 EBMを効率よく実践するための手順

ⓑ 問題の定式化

　遭遇している問題を定式化するためのフォーマットとして，PICO またはPECOが提唱されている（表8・8）．PICOは，医療現場で使用され，PECOは疫学や公衆衛生分野における研究や調査で使用される．

表8・8 PICOまたはPECOによる問題の定式化のフォーマット

		意 味	内 容	例
P		Patient Population	患者の背景 年齢，性別，診断名，既往歴など	対象集団の背景
I or E		Intervention	評価したい介入，治療など	がん化学療法，手術など
		Exposure	リスク要因，曝露など	高脂肪食など
C		Comparison	比較対照となる介入，治療，リスク要因，曝露など	プラセボ，従来の治療など 低脂肪食など
O		Outcome	評価したい結果	症状の改善，発症率

c 問題を解決するための情報の収集

　問題を定式化した次のステップでは，その問題に関連する情報を収集する．医療現場では，信頼性の高い情報が優先される．そのため，効率的に情報を収集するために，まずは三次資料を検索する．三次資料で該当する情報が収集できなければ，二次資料を活用して一次資料を検索する．

d 収集した情報の批判的吟味

　収集した情報を批判的吟味するときは，外的妥当性，内的妥当性および統計学的妥当性を評価する．外的妥当性の評価とは，収集した情報が目の前の患者など（問題の発端となった患者など）に適用可能であるかどうかを評価することである．たとえば，成人を対象に行った臨床試験の論文の結果を小児に適用することは，外的妥当性としてはきわめて低い．内的妥当性は，収集した情報にバイアスがどの程度存在するかを評価することである．臨床研究であれば，研究デザインによって内的妥当性の大きさは依存する．統計学的妥当性は，収集した情報が統計学的に正しく解析されているかどうかを評価することである．

（1）内的妥当性を評価する上で基本となるバイアスの種類

　基本的なバイアスの種類として，選択バイアス，情報バイアスおよび交絡バイアスがある．

　選択バイアスは，臨床研究などにおいて，研究対象者を選択する際に生じるバイアスである．極端な例として，新薬の臨床効果（ある疾患の生存率の改善）についてプラセボを対照として評価する臨床試験を実施する際，新薬投与群には軽症な患者ばかりを割りあて，プラセボ投与群には重症な患者ばかりを割りあてた場合，明らかに新薬投与群のほうが生存率は高くなる．選択バイアスを少なくするためには，無作為に患者を割りあてる無作為化（ランダム化）を行う必要がある．逆にいうと，研究対象者の選択の際に，無作為化が行われていない場合，選択バイアスが生じている可能性がある．

　情報バイアスは，効果の指標となるデータを収集する際に生じるバイアスである．情報バイアスが生じる極端な例として，新薬の臨床効果を，プラセボを対照として評価する臨床試験を実施する際，研究対象者となる患者が新薬を投与されることを知っていた場合，効果が出ると思い込むことで結果に影響がでる可能性がある．情報バイアスを少なくするために，臨床試験を実施する医療従事者および研究対象者のどちらとも，新薬を投与されているのかプラセボを投与されているのかがわからないようにする二重盲検化（ダブルブラインド）を行う．また，臨床効果を評価するための項目（評価項目）には，誰が測定しても同じような値が得られる評価項目（ハードエンドポイントという）を設定する．

　交絡バイアスは，研究の結果が第三の因子（交絡因子という）によっ

て生じるバイアスである．交絡因子は，研究の主な介入と結果（アウトカム）の両方と関連している因子である．たとえば，喫煙と肺がんの関係を研究する場合，年齢は交絡因子として考えられる．年齢が上がると肺がんのリスクが増加する可能性があり，同時に年齢が上がると喫煙の期間も長くなる．このような場合，年齢を考慮せずに喫煙と肺がんの関係を評価すると，交絡バイアスが生じる可能性がある．

（2）統計学的妥当性の評価

収集した情報が，正しい仮説検定のもとで求められた結論であるかどうかを評価する．とくに，検定手法が適切に選択されているかどうかを評価することは重要である．検定手法は，①検定するためのデータは，質的変数であるか量的変数であるか，②特定データは，特定の確率分布を示すことを前提として解析することができるかどうか（パラメトリックかノンパラメトリックか），③比較する群の数によって，適切に選択されるべきである（表8・9）．

表8・9　検定手法の分類

	パラメトリックなデータの検定	ノンパラメトリックなデータの検定	
	量的変数	質的変数	量的変数
割合の比較	–	カイ二乗検定 Fisherの正確確率検定	–
対応のない2群の比較	Studentのt検定 （対応のないt検定）	–	Mann–WhitneyのU検定 （Wilcoxon順位和検定）
対応のある2群の比較	対応のあるt検定	–	（Wilcoxonの）符号付順位和検定
対応のない多群の比較	一元配置分散分析 Studentのt検定をBonferroni法により調整 Dunnett法（対照群との比較） Tukey法（すべての群の比較）	–	Kruskal-Wallis検定とMann–WhitneyのU検定（Wilcoxon順位和検定）をBonferroni法により調整
対応のある多群の比較	対応のあるt検定	–	Friedman検定と（Wilcoxonの）符号付順位和検定をBonferroni法により調整

e 収集した情報を患者に適用するかどうかの検討

科学的根拠があり，外的妥当性，内的妥当性，統計学的妥当性も高い情報であっても，患者の状況によっては最善でない可能性もある．たとえば，ワルファリンなどによる抗凝固療法は，心房細動をもつ患者における脳卒中のリスクを低減することが多くの臨床試験で示されているため，外的妥当性，内的妥当性および統計学的妥当性が高いと評価できる．しかしながら，心房細動の診断を受けた80歳の女性患者が，以前，転倒による骨折を経験しており，現在も転倒のリスクが高いという場合，転倒によって，抗凝固療法による出血のリスクが増大するため，最善ではない可能性が考えられる．患者の転倒リスクや過去の骨折の経験，患者の希望や生活の質を考慮して，収集した情報を患者へ適用するかどう

かを検討する.

f 振り返りによる評価

　最後のステップである「振り返りによる評価」では，実際に行った治療や介入の結果を確認することで，患者の症状の改善，副作用の有無，患者の満足度などを評価する．また，治療や介入の結果を参考にして，自分たちの判断や選択を反省する．この反省から，次回に生かすための学んだことは何かを考える．今回の経験や学びをもとに，次回の EBM 実践に生かすための改善点やアクションプランを立てることもある．「振り返りによる評価」のステップは，EBM のサイクルを継続的に改善するための重要なステップとなる．

C ビッグデータの活用

❶ ビッグデータとは

　ビッグデータは，従来のデータベースやツールでの処理や分析が困難なほどの大量のデータを指し，その規模，速度，多様性などの特徴をもつ．このため，多くの場合，特定の技術や手法が必要とされる．ビッグデータの特性として，volume（膨大なデータ量），variety（データの種類の多様性），velocity（分析のリアルタイム性）の3つがあげられる．ビッグデータは，医療，ビジネス，金融など多岐にわたる分野での活用が進められており，その大量かつ多様なデータを利用することで，多くの分野で新しい価値の創出や課題の解決が期待されている．しかしながら，ビッグデータの活用には専門的な技術や知識，そして適切なデータ管理や分析の手法が必要である．

❷ 医療業界におけるビッグデータの活用事例

　PMDA が推進する医療情報データベース基盤整備事業「MID-NET®」は，医療分野のビッグデータとして注目されている．MID-NET®は，全国の協力医療機関（10拠点23病院）の電子カルテやその他の病院情報システムに含まれる情報を，個人情報を保護しつつ統合解析するデータベースシステムである．このシステムは，各協力医療機関が保有する電子カルテやレセプトなどの電子診療情報をデータベースに収集しており，2009（平成21）年からの診療情報が集められている．PMDA は，医薬品の安全対策を強化するため，2018（平成30）年度から MID-NET®を本格的に利用する環境を提供している．従来，医薬品の安全性の評価は，製薬企業や医療機関からの副作用報告や使用成績調査の情報が主な情報源であった．しかし，副作用報告をもとにした解析には課題が多く，たとえば，医薬品の使用者数が不明確であるため副作用の発現頻度を正確

に評価できない，ほかの薬剤との副作用発現頻度の比較が難しい，疾患の症状と副作用の区別が困難などの問題が存在していた．MID-NET®のデータ活用により，これらの課題への対応が可能となり，医薬品の安全対策の質が向上することが期待されている．

D　医療機関等における標準的な薬剤選択の方針（フォーミュラリ）

❶ フォーミュラリとは

　フォーミュラリ（formulary）は，医療機関における標準的な薬剤選択の方針を示すもので，患者に対して最も有効・安全で経済的な医薬品の使用方針を定めている．欧米を中心に1990年代から導入され，医薬品マネジメントの手法として知られている．フォーミュラリは，医薬品の適正使用を促進する基準として活用され，エビデンスベースでの薬物治療が可能となり，治療の質の向上が期待されている．さらに，医療の効率化や医療費の削減，特にジェネリック医薬品の有効活用による医薬品費の削減が期待されている．医療機関では，採用医薬品の整理により，医療安全が向上するとともに，入院時の持参薬鑑別の簡略化も期待される．フォーミュラリは，医療の質と効率を向上させる重要なツールとして，今後の医療現場での普及が期待されている．

❷ フォーミュラリの現状

　わが国でも，医療の効率化や医薬品の適正使用を目的として，フォーミュラリの導入に向けた取り組みが進められている．フォーミュラリ導入のメリットとして「薬物治療の質の向上」「業務の効率化」「医療費の削減」があげられている．

治　験

A 臨床試験

　ヒトを対象として，疾患の診断，治療および診断，治療および予防方法の改善，さらには疾病の原因や病態を理解し，患者の生活の質（QOL）の向上を目的として実施される医学研究を臨床研究という．臨床研究のなかで，症例報告[*1]から疾病の予防法・治療薬や手術などの治療法に関して前向き研究を行う試験的研究を臨床試験と称する．臨床試験は通常第Ⅰ相から第Ⅳ相へと段階的に進められていく．このうち承認申請に必要なデータを収集するために行われる臨床試験である第Ⅰ相から第Ⅲ相までを治験と称する．「臨床試験の一般指針」で「相」は治験の分類ではなく開発段階を示す時間的な概念として使用されており，現在は目的による臨床試験の分類がなされている（表9・1，図9・1）．

*1 **症例報告** 患者の診断から治療経過を報告すること．

表9・1 目的による臨床試験の分類

試験の種類	試験の目的	試験の例
臨床薬理試験 （第Ⅰ相が多いが各相もある）	・忍容性評価 ・薬物動態，薬力学的検討 ・薬物代謝と薬物相互作用の探索 ・薬理活性の推測	・忍容性試験 ・単回および反復投与の薬物動態・薬力学試験 ・薬物相互作用試験
探索的試験 （第Ⅱ相が多いが各相もある）	・目標薬効に対する探索的使用 ・次の試験のための用法・用量の推測 ・検証的試験のデザイン，エンドポイント，方法論の根拠を得る	・比較的短期間の明確に定義された患者集団を対象に代替または真のエンドポイント，臨床上の指標を用いた初期試験，用量反応探索試験
検証的試験 （第Ⅲ相が多いが第Ⅱ相，第Ⅳ相もある）	・有効性の証明・確認 ・安全性プロフィールの確立 ・承認取得を支持するリスク・ベネフィット関係評価のための根拠を得る	・有効性確立への比較試験 ・無作為化並行用量反応試験 ・安全性試験 ・大規模臨床試験，比較試験
治療的使用 （第Ⅳ相のみ）	・一般患者におけるリスク・ベネフィット関係の理解の確立 ・出現頻度の低い副作用の検出 ・用法・用量をより確実にする	・有効性比較試験 ・死亡率・罹病率をエンドポイントにする試験 ・医療経済学的試験

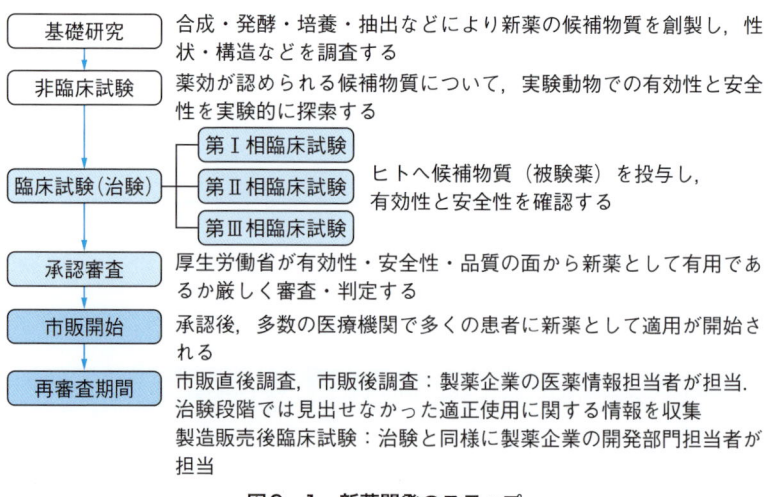

図9・1 新薬開発のステップ

コラム

　非臨床試験では，毒性試験が実施される．毒性試験とは，動物に被験物質を投与して有害な作用の有無を検討することにより安全性を確保するものである．主なものは単回投与毒性試験，反復投与毒性試験，生殖発生毒性試験，がん原性試験，遺伝毒性試験，免疫原性試験などがある．

①単回投与毒性試験：被験物質を哺乳動物に1回だけ投与したときの毒性を明らかにし，試験結果から被験物質の致死量を求め，ヒトに投与したときの毒性予測を行う．

②反復投与毒性試験：被験物質を繰り返し投与した後，毒性変化を起こす用量と起こさない用量を検索することである．毒性変化が可逆性なのかを確認するために回復性試験を行うことがある．

③生殖発生毒性試験：被験物質が生殖発生に及ぼす影響を検討し，ヒトの生殖発生に対する危険性を提供することである．親世代の生殖機能と子世代への影響を検討する．

④がん原性試験：動物への長期投与により，ヒトでの発がん性を検討する．

⑤遺伝毒性試験：培養細胞などに被験物質を添加して，細胞の変異を検討する．

⑥免疫原性試験：免疫機能に対する影響の評価であり，過敏性やアレルギー症状なども含む．

---

a 第Ⅰ相試験（Phase Ⅰ）

　非臨床試験の成績に基づき治験薬をはじめてヒトに適用する試験で，**少数の健康な志願者を対象**としてヒトにおける安全性および忍容性*2の推測と薬物動態を検討する臨床薬理試験が最も代表的な試験である．抗がん薬，抗HIV薬のように毒性が強く，健常者での有害反応が懸念される治験薬では患者を対象とする．単回投与試験と反復投与試験が行われる．

*2 **忍容性** 発生した副作用にどれだけ耐えられるか．

b 第Ⅱ相試験（Phase Ⅱ）

　治験薬をはじめて患者に使用し，**限られた患者**について安全性と有効性および体内動態を検討する．探索的試験が最も代表的な試験である．主要評価項目（プライマリー・エンドポイント）および副次的評価項目（セカンダリー・エンドポイント）*3を設定し，治療効果の探索を主要目的とする試験である．

*3 **主要評価項目と副次的評価項目** 主要評価項目とは，臨床的および生物学的に意味のある効果を反映する項目であり，薬理学的にも裏付けられた客観的評価が可能な項目で，試験の主要な目的に基づいて選択される．副次的評価項目は，主要評価項目以外の効果を異なる視点から評価するための項目であり，必ずしも主要評価項目との関連性があるとは限らない．

（1）前期第Ⅱ相試験

治験薬の対象となる疾患状態にある少数の患者を用い，とくに安全性に注意しながら治験薬の用法・用量と有効性の関係および薬物動態を検討する．単回投与試験およびパイロット試験[*4]（反復投与）が行われる．

＊4　**パイロット試験**　目的とする本来の試験に先立ち，試験的に実施する試験．

（2）後期第Ⅱ相試験

前期試験より多くの患者を用い，有効性と安全性の範囲をさらに明確にし，第Ⅲ相試験で実施する用法・用量の至適薬用量ならびに有効薬用量の範囲を決定する．また，他剤との相互作用，有効率，副作用などについて検討する．用量設定試験（反復投与）および第Ⅲ相にかけて長期投与試験（6ヵ月〜1年）が行われる．

c 第Ⅲ相試験（Phase Ⅲ）

第Ⅱ相までに得られた有効性と安全性の成績および用法・用量設定資料に基づき，治療上の有用性と安全性を多数の患者を対象にして検討する．検証的試験が最も代表的な試験である．通常，無作為化二重盲検比較試験が行われる．

d 医師主導治験

2003年に薬事法（現　医薬品医療機器等法）が改正され，製薬企業などと同様に医師自ら治験を企画・立案し，治験計画届を提出して治験を実施できるようになった．医師自らが，実施医療機関と協力しながら治験のすべての業務の実施ならびに統括を行う．外国で承認されていながら国内未承認，あるいは適応外使用が一般的となっている医薬品や医療機器について試験を実施することにより，薬事承認を取得し，臨床の現場で適切に使えるようにすることが可能となる．

B 治験に関わる法律

治験に関わる法律は，過去に医学研究と称して行われた非人道的な行為の検証から学んだものを基本に法制度として確立されてきたものである．

a ニュルンベルク綱領

1947年，ナチス・ドイツの人体実験に関する最初の国際的な規範であり，医学研究に対して人体実験の必要性を認め，現在のインフォームド・コンセントや被験者の自己決定権を示した最初のもの．

b ヘルシンキ宣言

1964年の第18回世界医師会（ヘルシンキ）で採択された「ヒトを対象とした医学研究の倫理的原則」．最近では2013年のフォルタレザ大会で

改訂されている．「医学の進歩は，最終的にはヒトを対象とする試験に一部依存せざるを得ない研究に基づく」ことを認めた上で，倫理的正当性と科学的妥当性の確保のために守るべき基本原則である．

c 臨床研究に関わる倫理指針と法整備

わが国では治験以外の臨床研究を規制する動きは欧米と比較して遅れていたが，2001年に「ヒトゲノム・遺伝子解析研究に関する倫理指針」，2002年に「遺伝子治療等臨床研究に関する指針」，2003年に「臨床研究に関する倫理指針（厚生労働省）」，2005年に「疫学研究に関する倫理指針」などが制定された．その後，「臨床研究に関する倫理指針」と「疫学研究に関する倫理指針」は統合され，2015年に「人を対象とする医学系研究に関する倫理指針（文部科学省・厚生労働省）」が制定され，2021年には「人を対象とする生命科学・医学系研究に関する倫理指針」に改定された．

治験以外の臨床研究には倫理指針に基づく実施が求められるが，研究不正による事件の発生を受けて，2018年に「臨床研究法」が施行され，治験以外の臨床研究の一部は法律でも規制されることになった．

d 医薬品の臨床試験の実施の基準（GCP）

＊5 **GCP** Good Clinical Practice

GCP＊5には，臨床試験における被験者の権利，安全および福祉を保護し，かつ臨床試験の科学的な質と成績の信頼性を確保することを目的として，臨床試験の計画，実施，モニタリング，監査，記録，解析および報告などに関する遵守事項が定められている．①医薬品の臨床試験の実施の基準に関する省令，②医薬品の臨床試験の実施の基準に関する省令の施行について（通知），③医薬品の臨床試験の実施の基準の運用について（通知），④GCPの内容（薬事・食品衛生審議会の答申）からなり，治験審査委員会の設置を中心とする治験実施に関わる医療機関の適正な組織や手続き，適正な治験担当医師の要件と業務，被験者の人権保護のためのインフォームド・コンセントの実施，適正な治験実施計画書や報告書の作成と記録の保存，治験薬などの適正な管理，厚生労働省職員らによる資料および治験実施施設の調査・確認などが基本的事項である．

C 治験に関与する者および体制

企業主導の治験においては，依頼者側と実施医療機関側に立場を分けて体制が組織される（図9・2）．医療機関で実施される治験は，治験を担当する医師（治験責任医師）を支援しながら，治験業務の全体をコーディネートすることが重要な取り組みとなり，さまざまな職種の協力体制が不可欠である．

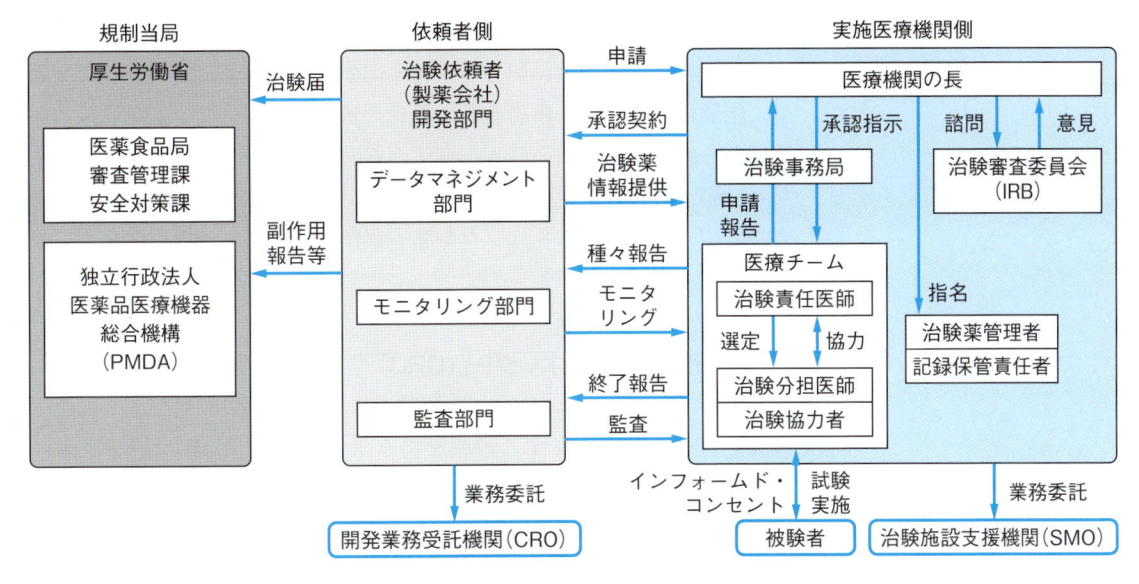

図9・2　治験の実施体制

a　実施医療機関

　実施医療機関の要件として，①十分な臨床観察および試験検査を行う設備および人員を有していること，②緊急時に被験者に対して必要な措置を講ずることができること，③治験責任医師など，薬剤師，看護師その他治験を適正かつ円滑に行うために必要な職員が十分に確保されていること，が求められる．

b　治験責任医師

　治験は，医療チームによって実施され，この医療チームにおけるすべての責任は治験責任医師にある．治験責任医師は，教育・訓練および経験によって，治験を適正に実施し得る者でなければならない．治験期間中にモニター，監査担当者，治験審査委員会または規制当局から求めがあった場合には，治験関連記録を提供し，直接閲覧の対応を行う．治験業務を実施する上で，治験責任医師は重要な責務を負っている．

c　治験分担医師，治験協力者

　治験分担医師は，実施医療機関において治験責任医師の指導・監督のもとに，治験に関わる業務を分担する医師または歯科医師であり，治験に関わる重要な業務または決定を行う．治験協力者は，実施医療機関において治験を実施するチームのメンバーであり，治験責任医師によって指導・監督され，業務に協力する．治験協力者には，臨床研究コーディネーター（CRC[*6]）が含まれる．

＊6　**CRC**　clinical research co-ordinator

d 治験事務局

治験事務局は，治験に関わる業務に関する事務および支援を行う組織で，治験依頼者からの申請書類の受付，治験の契約に関する業務，治験に関わる経費や治験薬の管理に関する経費の算出，治験依頼者への請求など，膨大な資料を受け付け，発信している．その他，治験の実施に必要な書類の作成，モニタリングや監査に関する事務，治験に関わる記録の保存なども行っている．

e 臨床研究コーディネーター（CRC）

わが国では1998年に誕生した職種で，治験が円滑に進むように臨床研究をコーディネートする役割を担う．当初は，「治験コーディネーター」と呼ばれていたが，治験に加え，製造販売後臨床試験を含む臨床研究全体の支援も行うため，「臨床研究コーディネーター」と呼ばれる．

CRCは，治験開始前から終了までの過程において，書類などの作成，ミーティングの開催，被験者のケア，医師の診療補助など，幅広い業務に関係している．CRCが存在しなければ，現在の治験の実施はきわめて難しい．医療チームが日常の診療業務の中で，治験業務を無理なく，かつ，円滑に実施するために，CRCは院内の各部署のスタッフの協力を得て連携を図ることが重要であり，そのためにCRCは，各スタッフの日常業務を把握し，スケジュールを調整して，治験業務を牽引していく．

また，医師主導治験，国際共同治験において，CRCには医学的および薬学的知識，あるいは臨床検査の知識が必要であり，医薬品医療機器等法やGCPなどの法規関連の知識やマネジメント能力，問題解決能力，コミュニケーション能力も要求される．

＊7 **IRB** institutional review board

> **メモ** **IRBの構成員**
> IRBは以下を含む**5人以上**で構成される．
> ・専門委員として，医師，薬剤師，看護師などの医学的専門知識を有する人．
> ・非専門委員として，医学などに関する専門知識を有しない人．
> ・外部委員として，医療機関と利害関係を有しない人．

＊8 **CRO** contract research organization
＊9 **SMO** site management organization

f 治験審査委員会（IRB[*7]）

治験依頼者が立案・作成した治験実施計画書，治験薬概要書，試験を担当する医師（研究者）などの資料をもとに，研究者から独立した第三者的立場から審査ならびに判断を行う．さらに被験者の立場から，治験の実施が妥当かどうかを判断する．IRBで審議の結果，治験の実施が承認されれば，その治験は社会的に保証された臨床試験であると解釈されるため，IRBでの審査結果は大きな意味をもつ．

g 開発業務受託機関（CRO）と治験施設支援機関（SMO）

製薬企業と医療機関の負担を軽減し，臨床試験が円滑に実施できるように支援する第三者機関として，CRO[*8]とSMO[*9]がある．CROは製薬企業と契約し，治験のモニタリング業務や治験データの統計解析業務などを行っている．一方，SMOは医療機関と契約し，治験に関係する契約書類，カルテ，記録，症例報告書などの整備・管理・保存を行ったり，CRCの派遣を行ったりしている．

安全管理

A　医療機関における医療安全対策

　2007（平成19）年に施行された改正医療法により，医療機関を統括して医療の安全管理を行う者（医療安全管理者）や医薬品を安全に使用するための責任者（医薬品安全管理責任者）の設置が義務付けられた．さらに，医療機関などに適した「医薬品の安全使用のための業務に関する手順書」の作成も義務付けられている（表10・1）．

表10・1　医療機関における安全管理対策

名　称	業務に関する内容
医療安全管理者 （一定の講習を受けた専任の医師，歯科医師，薬剤師，看護師）	・医療に関わる安全管理のための指針の整備，委員会の開催，職員研修の実施 ・医療事故の報告など，医療の安全の確保を目的とした改善のための方策を講ずる
医薬品安全管理責任者 （常勤の医師，歯科医師，看護師，薬剤師，助産師，歯科衛生士）	・医薬品の安全使用のための業務に関する手順書の作成 ・従業者に対する医薬品の安全使用のための研修の実施 ・医薬品の業務手順書に基づく業務の実施 ・医薬品の安全使用のために必要となる情報の収集，その他医薬品の安全確保を目的とした改善の実施

名　称	記載内容に含むべき事項
医薬品の安全使用のための業務に関する手順書	・病院などで用いる医薬品の採用・購入に関する事項 ・医薬品の保管・管理に関する事項（麻薬，向精神薬，覚醒剤原料，毒薬，劇薬，特定生物由来製品など） ・患者に対する医薬品の投薬指示から調剤などの使用に関する事項（外来患者，入院患者，在宅患者） ・医薬品情報の収集・管理・提供に関する事項 ・他施設（病院・薬局など）との連携に関する事項 ・事故発生時の対応に関する事項 ・職員に対する教育・研修の実施

　メモ　薬局においても，開設者に対して「医薬品安全管理責任者」の設置や「医薬品の安全使用のための業務に関する手順書」の作成が義務付けられている．

B　調剤事故・調剤過誤などとその対処法

　医療に関する事故事例があった場合，速やかな報告と対策が必要であるが，個人の責任としてとらえるのではなく，全職員の教訓として共有することが重要である．日本薬剤師会では，「調剤事故」「調剤過誤」「インシデント事例」を次のように定義している．

a 調剤事故

　医療事故の一類型である．調剤に関して，患者に健康被害が発生したもので，薬剤師の過失の有無を問わない．

b 調剤過誤

　調剤事故の中で，薬剤師の過失により起こったもので，調剤の間違いだけでなく薬剤師の説明不足や指導内容の間違いなどにより健康被害が発生した場合を含む．

c インシデント（ヒヤリ・ハット）事例

　患者に健康被害は起きなかったが，「ヒヤリ」としたり「ハッ」としたりしたできごとである．患者への薬剤交付前か交付後か，患者が服薬に至る前か後かは問わない．
　日本医療機能評価機構においては，「誤った医療が実施され，軽微な処置・治療・（消毒・湿布・鎮痛薬投与など）を要した事例」「誤った医療が実施されたが，患者への影響が不明な事例」もインシデント事例としている．薬局ヒヤリ・ハットの事例として，日本医療機能評価機構に年間十数万件が報告されている．

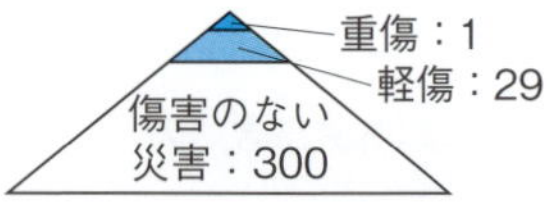

重傷：1
軽傷：29
傷害のない
災害：300

図10・1　ハインリッヒの法則

> **ハインリッヒの法則**　　　　　　　コラム
>
> 　米国の損害保険会社ハーバード・ウィリアム・ハインリッヒが労働災害約5000件を統計学的に調査して提唱した，「重傷」以上の災害が1件あったら，その背後には29件の「軽傷」を伴う災害が起こり，300件もの危うく大惨事となる「傷害」のない災害が起きているという法則である（図10・1）．医療現場においても引用され，事故防止の考え方の基本となっている．

d 調剤事故などの原因分析

　いろいろな事故に対する原因分析の手段として，根本原因分析法（RCA[*1]）や多角的要因分析であるSHELモデル，4M4Eがあるが，わが国では薬剤師用に開発されたPHARM-2Eが有名である．

＊1　**RCA**　root cause analysis

(1) RCA

RCA とは，多職種で構成された医療チームが，事故事例に対して，個人ではなくシステムやプロセスに焦点をおくことで，システムやプロセスの脆弱性を見出す手法である．

(2) SHEL モデル

SHEL モデルとは，人間を中心として，それを取り巻く 4 つの要素 [ソフトウエア（S：software），ハードウエア（H：hardware），環境（E：environment），人間（L：liveware）] それぞれとの相互関係に注目することで，人間に関する問題点を分析する手法である．

(3) 4M4E と PHARM-2E

4M4E は，米国航空宇宙局（NASA）が開発した，事故の原因や対策を検討する手法である．一方，PHARM-2E は，薬剤師が起こしたインシデント事例などを多角的に分析し，4M4E を薬剤師用に改変した方法である．この方法により，薬剤師業務に沿った practice（調剤），human（人），appliance（機器・物・表示），relation（連携），management（組織・管理）の 5 視点から事故の要因を引き出し，enforcement（教育・管理）と engineering（技術・具体例）の 2E で防止対策を立案する．

e 調剤事故などの発生時の対処法

調剤事故などが発生した場合，速やかに上司や処方医に連絡するとともに患者の健康を最優先に考慮して誠意をもって対応する．初期対応を誤るとトラブルの原因となるので注意が必要である（表 10・2）．

表 10・2　調剤事故などにおける対応

初期対応	・具体的で正確な情報収集と連絡先の確認（服薬の有無，症状の有無など）
	・上司，処方医への連絡
患者家族への応対	・服薬している場合には，受診勧奨する
	・事実の説明と原因の説明，今後の対応（ごまかさない，患者の責任にしない）
事実経過の記録	・事実のみを客観的・継時的に記録する
	・患者への説明内容も記録する
事後の対応	・調剤事故，過誤の報告書を作成する
	・調剤事故などの原因分析と再発防止策の実施と評価
	・場合によっては，薬剤師会や行政，警察への届け出が必要となる

f 多職種連携による組織的な安全対策

調剤事故などを発生させないためには，「危険な状態をつくらない」ことと「複数の視点から防御する」ことが重要であるが，これだけでは完全に防ぎきることはできない．ヒューマンエラーをゼロにすることはできないという意識をもち，組織としてあらゆる状況に対応できる回復力（resilience）を高めることが重要となる．平時から組織にどのような弱点があるのかを考えておき，多職種連携を深めることで，「失敗の起こ

りにくい」「失敗があってもすぐに発見できる」「失敗が起きても被害を最小限に食い止められる」環境の整備に努めなければならない.

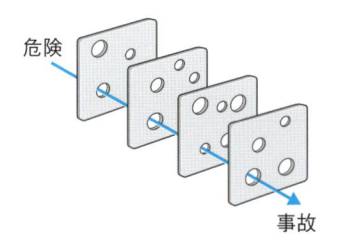

危険

事故

図10・2　スイスチーズモデル

> ## スイスチーズモデル　　　　　　　　　　　　　コラム
>
> 　英国の心理学者ジェームズ・リーズンが提唱した,リスク管理とリスク分析のモデルである.問題点をチーズの穴に見立て,事故は単独で発生するのではなく,複数の事象が連鎖して発生するものと考える一方で,不完全な安全対策を重ね合わせることで,組織的に安全を確保しようとする考え方である(図10・2).

C　調剤において注意すべき医薬品

　医師による処方入力から患者の服薬までの一連の過程において,調剤事故につながる内容を理解し対処することは,薬剤師によるリスクマネジメント業務として重要である.薬剤師は,医薬品の適正使用のために「プレアボイド報告」を行っている.

> メモ　プレアボイドとは,薬剤師が薬学的に患者に対するケアを実践し,患者の不利益(治療効果の不十分,副作用の発現,相互作用など)を回避あるいは軽減することをいう.プレアボイドの事例として,日本病院薬剤師会に年間数万件が報告されている.

a　誤りを生じやすい医薬品類似名称

　薬剤師法第24条は,医師の処方内容を薬剤師が独立した立場で処方監査と疑義照会を行うことにより,患者の不利益を回避することを目的としていると考えられる.近年の処方オーダリングシステムの導入により,処方箋の形式的な不備は減少したが,類似薬剤名の誤入力,病名による投与禁忌の薬剤に関するチェックは十分ではない.

　先頭2文字が同一の薬剤名における誤入力が頻発したため,先頭3文字以上の入力が重要である.しかしながら,先頭3文字や名称類似によるインシデント事例も報告されている(表10・3).さらに,外観類似の薬剤についても注意が必要である.

表10・3　誤りを生じやすい医薬品

商品名 （一般名）	薬効分類名	商品名 （一般名）	薬効分類名
アテレック （シルニジピン）	持続性Ca拮抗薬	アレロック （オロパタジン塩酸塩）	アレルギー性疾患治療薬
塩化Na （塩化ナトリウム）	補正用電解質液	KCL （塩化カリウム）	補正用電解質液
タキソール （パクリタキセル*）	抗がん薬	タキソテール （ドセタキセル水和物）	タキソイド系抗がん薬
テオドール （テオフィリン）	キサンチン系気管支拡張薬	テグレトール （カルバマゼピン）	向精神作用性てんかん治療薬 躁状態治療薬
ノルバスク （アムロジピンベシル酸塩）	高血圧症・狭心症治療薬 持続性Ca拮抗薬	ノルバデックス （タモキシフェンクエン酸塩）	乳がん治療薬
ヒューマリンR ［インスリン　ヒト（遺伝子組換え）］	糖尿病治療薬（速効型インスリン製剤）	ヒューマリンN ［インスリン　ヒト（遺伝子組換え）］	糖尿病治療薬（長時間型インスリン製剤）
プレドニン （プレドニゾロン）	合成副腎皮質ホルモン薬	プルゼニド （センノシド）	緩下薬

*パクリタキセルにはアルブミン懸濁型製剤（商品名：アブラキサン）があることにも注意が必要.

b 安全管理が必要な医薬品（ハイリスク薬）

　2008（平成20）年度診療報酬改定において，「特に安全管理が必要な医薬品（ハイリスク薬）」を使用する患者への薬学的管理を行うことにより薬剤管理指導料の算定が可能となった．ハイリスク薬とは，医療従事者の取り扱いの過誤などにより，患者に重大な健康被害を起こした医薬品や起こす可能性のある医薬品のことであり，抗てんかん薬，精神神経用薬，ジギタリス製剤，糖尿病治療薬，テオフィリン製剤，抗がん薬[2]，免疫抑制薬がある．警告の記載がある代表的な医薬品とその内容を表に示す（☞5章表5・3A，表5・3B参照）．

＊2　特定薬剤治療管理料1算定対象薬物　☞　表7・1，p.220参照

D 健康被害救済業務

　医薬品医療機器総合機構は健康被害救済業務として，医薬品の副作用による健康被害の救済を「医薬品副作用被害救済制度」，生物由来製品を介した感染などによる健康被害の救済を「生物由来製品感染等被害救済制度」，「その他の被害救済」と区別している．また，予防接種による健康被害の救済は，「予防接種健康被害救済制度」となっている．

a 医薬品副作用被害救済制度

　医薬品を適正に使用したにもかかわらず，副作用によって一定以上の健康被害が生じた場合に，医療費などの諸給付を行うものであり，救済の対象となる医薬品や救済の条件が定められている．

b 生物由来製品感染等被害救済制度

　過去の非加熱血液製剤による HIV 感染被害，ヒト乾燥硬膜による医原性クロイツフェルト・ヤコブ病感染被害などに対する救済業務である．救済までの条件や流れは副作用救済と同様で，対象が「医薬品の副作用」ではなく「生物由来製品を介した感染など」とされている．

コラム

　医薬品副作用被害救済制度の対象とならない場合は，以下のとおり．
①法定予防接種を受けたことによるものである場合（任意で予防接種を受けたことによる健康被害は対象になる）．
②医薬品の製造販売業者などに，損害賠償の責任が明らかな場合．
③救命のため，やむを得ず通常の使用量を超えて医薬品を使用したことによる健康被害（その発生があらかじめ認識されていたなどの場合）．
④がんその他の特殊疾病に使用される医薬品であり，厚生労働大臣の指定するもの（対象除外医薬品などによる場合）．
⑤医薬品の副作用のうち，軽度の健康被害や医薬品の不適正な使用によるものなどである場合．

---

c その他の被害救済

　①国や製薬企業から委託されたスモン患者に対する「受託・貸付業務」，②友愛福祉財団から委託された HIV 感染者および発症者に対する「受託給付業務」，③「特定フィブリノゲン製剤及び特定血液凝固第Ⅸ因子製剤による C 型肝炎感染被害者を救済するための給付金の支給に関する特別措置法」に基づく給付金の支給などがある．

d 予防接種健康被害救済制度

　予防接種による健康被害は，接種による過失の有無にかかわらず，予防接種と健康被害との因果関係が認定された場合に救済するものである．

11 薬剤交付と情報提供・POS

A　患者・来局者の応対，薬剤交付

❶ 患者・来局者の応対

　患者応対の流れは基本的には病院・薬局，初回・2回目以降で同じであるが（図11・1），その内容は異なる．初回は自覚症状など患者情報の把握が主となる．2回目以降は，使用した薬剤の使用状況や副作用の確認などが主となる．

　情報の聴取は質問票によることが多いが，回答内容に確認すべき点があれば口頭で質問・確認を行い，補足的な情報収集を行う．

　氏名の確認は，同姓，似た名前での間違いを防ぐため必ずフルネームで行う．加えて年齢・生年月日を確認するのも有効である．

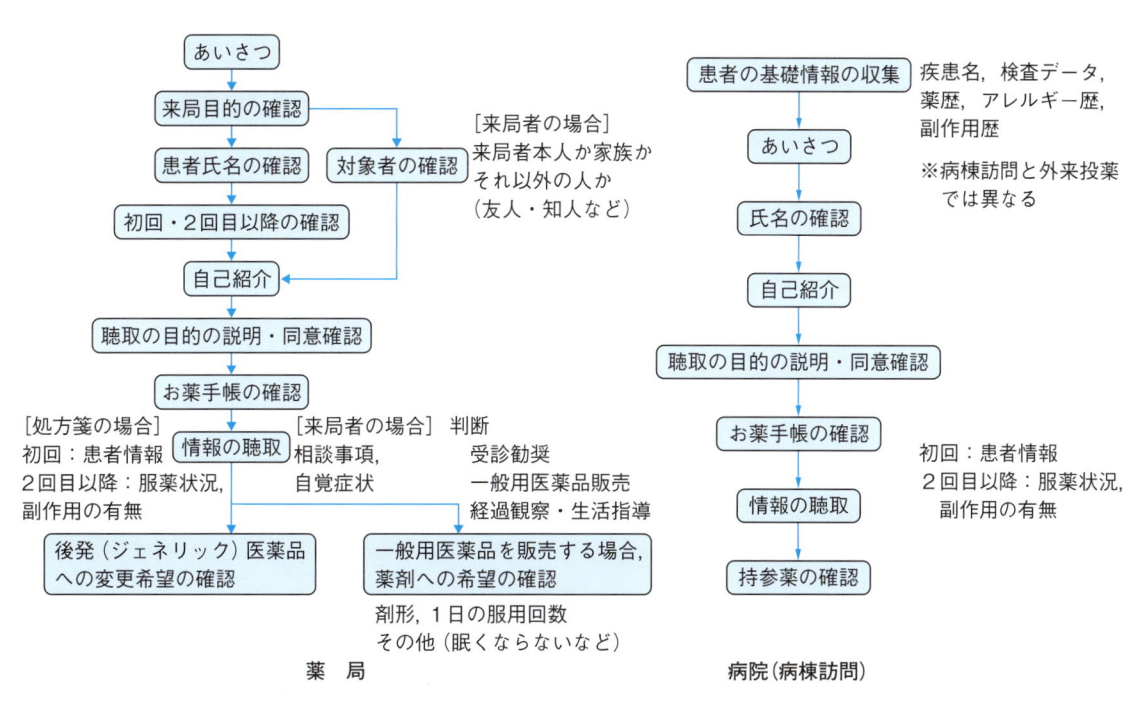

図11・1　患者応対の流れ

薬局には処方箋調剤のために訪れる患者・家族等だけでなく，健康相談や一般用医薬品の購入希望者が訪れる．薬剤師はセルフメディケーションを支援するために，相談者の訴えから，受診勧奨，一般用医薬品の使用，生活指導など適宜選択して提案する（図11・1）．

質問や説明を行う場合には，その目的を説明し，同意を得る（インフォームド・コンセント）．質問内容によっては（例：排尿の回数，生理周期）回答を得られない場合があるが，質問の目的を説明することが必要である．

応対のための能力は，薬剤師にとって必須の能力である．適切に応対し，信頼関係（ラポール[*1]）を築くことが重要である．そうすることで必要な情報を収集し，患者・来局者のニーズを把握・分析することで安全安心な薬物療法を提供できる．信頼関係を築くためには以下に述べる点に注意する．

a 身だしなみ・マナー

応対の際の薬剤師の第一印象[*2]は重要である．第一印象はその後の応対に大きく影響を及ぼすため，医療人としてふさわしい身だしなみとマナーを身につける必要がある．

（1）身だしなみ

①**白衣・服装**：清潔な白衣を心がける．大学の実験用とは異なり，衛生的な環境を維持するためである．服装も華美なものを避け，清潔なものを選ぶ．冬季はセーターなどの毛織物から繊維が飛んだり，白衣に付着しやすいので注意する．

②**髪型・化粧**：前髪は視界を妨げず，表情が見えるように心がける．後ろ髪が長い場合，束ねる等して業務中に髪をさわらないようにする．整髪料などを使用する場合，香料入りのものを避ける．化粧は華美にならないように心がける．香水などは使用しないようにする．

（2）マナー

①**姿勢**：あごを引き，胸を張り，背筋を伸ばす．

②**目線**：アイコンタクトはコミュニケーションで重要である．目線を水平に合わせられる対話の姿勢を心がける．とくに子どもやベッドサイドで相手を見下ろすような位置は避ける．

③**距離**：対人関係において「相手が不快ではない距離」は状況や環境により異なる．対面・斜め・横に並ぶなどを心がける．

---

*1　**ラポール**　臨床心理学において，医療関係者と患者（と家族など）の相互信頼の関係．「どんなことでも打ち明けられる」「言ったことが十分に理解される」と感じられる関係．

*2　**第一印象**　第一印象は，言語的コミュニケーション（話す内容）7％，準言語的コミュニケーション（聴覚情報としての声や話し方）38％，非言語的コミュニケーション（視覚情報としての見た目や振る舞い）55％で決まるとされている（**メラビアンの法則**）．

〔メモ〕**ネクタイについて**
ネクタイは頻繁に洗濯しないことから衛生的でないとの考え方もあり，施設によっては着用を禁止している．

〔メモ〕**においについて**
通常問題ない程度のにおいの種類・強さでも，疾患や治療法により嗅覚障害を起こすと悪心・嘔吐，頭痛，めまいなどを起こすことがある．

対人距離

　文化人類学者エドワード・T・ホール(1966)は，対人距離を4つの距離帯に分類している．

①**密接距離**：相手との距離0〜45 cm，ごく親しい人に許される空間．非常に親密な間柄の相手との距離で，手をつなぐなど肌と肌の触れ合いや相手の体温やにおいがわかる距離．

②**個体距離**：相手との距離45〜120 cm，相手の表情が読み取れる空間．自分や相手が，手を伸ばせば触れることができ，友人など親しい相手との距離．

③**社会距離**：相手との距離120〜360 cm，相手に手は届きづらいが，容易に会話ができる空間．職場での同僚同士の会話，商談など公式な場でのコミュニケーションに適している距離．

④**公衆距離**：相手との距離360 cm以上，複数の相手が見渡せる空間．二者間のコミュニケーションには不適切な距離で，演説や講演の距離．

(3) 言葉づかい(表11・1)

①**基本**：適切な敬語，丁寧語を用いる．

②**専門用語**：できるだけわかりやすい言葉に変えて使用する[3]．講義などで普段何気なく使用している言葉でも専門用語の場合があるので注意する．

＊3　☞ p.271参照

表11・1　専門用語の言い換え

専門用語	言い換え
用量	1回分の薬の量
点鼻薬	鼻の中に使用する薬
OTC薬	処方箋なしで買える市販の薬
食後	食事の後30分以内
食間	食事と食事の間(食事の2〜3時間後)
頓用	必要なとき
持続性	効き目などが長く続く
一包化	薬を1回分ずつ1袋に入れる
悪寒	さむけ
疑義照会	疑問点を医師に確認の問い合わせをすること

③**話し方**：話すスピード，声の大きさ，高さ，スピード，抑揚に気をつける．

・語尾ははっきりと聞こえるようにする．
・相手の話を遮ることがないようにする．
・肯定的な言葉遣いを心がける．
・あいまいな表現を避ける．

(4) 身振り

自分の身振りだけでなく，相手の身振りにも注意する．

①**表情**：笑顔が基本である．しかし，会話の内容によっては笑顔が不適切な場合もあるので注意する．

②**身振り**：あいづち，うなずき，沈黙などを相手の話の途中に適度に入れる．また，相手が行った身振りには意味があることが多い．(例：首

をかしげ，耳をこちらに向ける→耳が聞こえにくい）

メモ　アイコンタクトは3秒前後が自然とされている．

③視線：相手に対して適度に視線を向ける．記録をとるためにアイコンタクトが不十分になることがないように注意する．一方，見つめすぎると過度の緊張を生むことがある．相手が視線をそらす，視線を向けないなどの場合，コミュニケーションが成立しないこともあるので注意する．

b コミュニケーション

コミュニケーションは言語的，準言語的，非言語的の3つに分けられる[*2]．

言語的コミュニケーションを行うためには相手への質問の仕方，傾聴，相手からの質問に対する応対の仕方がポイントとなる（表11・2，表11・3，表11・4）．

準言語的コミュニケーションは話し方，非言語的コミュニケーションは身振りである．準言語的，非言語的コミュニケーションを適切に用いる．

表11・2　質問の仕方

質問方法	ポイント	例
中立的質問	質問の答えが1つ 面接開始時などに用いた場合，相手の気持ちを解きほぐす効果がある	ご職業は何ですか？ 急に雨が降ってきて，来られるのが大変だったでしょう？
開かれた質問	相手が自由に回答できる 傾聴することで患者の満足度，信頼感があがる	今日はどのようなことで受診されたのですか？
閉ざされた質問	はい・いいえで答えることができる	お薬を使って具合が悪くなったことがありますか？ お薬の飲み忘れはありませんか？
重点的(集中的)質問	特定の話題に絞った質問	どのような副作用が出たのですか？ 普段食事は1日何回ですか？
多項目(選択的)質問	選択肢の中から回答してもらう 相手の回答が要領を得ないときなどに用いる	痛みが強くなるのは朝ですかそれとも夜ですか？

表11・3　傾聴の方法

傾聴方法	ポイント	例
沈黙	耳を傾けているという姿勢 患者の言葉を待ち，会話を促す	
促進 (うなずき, あいづち)	相手の会話の途中に，うなずき，あいづちを入れ，会話を促す	患者：「‥‥です．」 薬剤師：「そうですか，それで，」 患者：「だから，‥‥」
繰り返し	相手の言葉の重要な部分をそのまま繰り返す 相手は自分の気持ちに共感してくれたと感じ，信頼が深まる	患者：「手術は初めてで不安です．」 薬剤師：「手術は初めてで不安なのですね．」
要約	相手の話したことを言い換えるなど要約する 相手が気持ちを整理できる 会話を遮る，気持ちにそぐわない可能性もあるので，会話の途中に行わない	患者：「‥‥です．」 薬剤師：「つまり，‥‥ということですね．」 患者：「そうです．ですから‥‥」

表11・4 態度

態 度	ポイント	例
共感的(理解的)態度	相手の感情を共有し，理解しようとする	患者：「痛みでなかなか寝付けません．」 薬剤師：「痛みで眠れないのですね．それはお辛いですね．」
支持的態度	患者の行動，考えを認め支持する	患者：「病気のことばかり考えないように，体調がよいときはできるだけ散歩をするようにしています．」 薬剤師：「それはとてもよいことだと思います．」
調査的態度	多くの情報を得よう，原因を究明しようと詳細を詮索する 信頼関係ができていないと，回答を得にくい	「家ではどうですか？」「家庭では問題はありませんか？」
評価的態度	患者に対し，自身の基準で評価をする 自分のことを理解してくれないと感じ，信頼関係を築きにくくなる	患者：「このお薬はのみにくいですね．」 薬剤師：「そんなことはないですよ．」
解釈的態度	考えなどに対し，一方的に理由を付ける 解釈が間違っている場合，信頼関係を築くことができない	患者：「血糖値がなかなか下がりません．」 薬剤師：「間食をしているのではないですか？」
逃避的態度	不安や訴え，考えを受け止めず，避けようとする 患者との信頼関係を築くために行ってはならない	患者：「この薬をもう2年間ものんでいます．いつまでのみ続けなければならないのでしょうか？」 薬剤師：「そんなことは医師に聞いて下さい．」

❷ 薬剤交付

　薬剤を交付する際は，調剤した薬剤の情報提供を行うとともに，薬学的知見に基づく指導が義務付けられている．

　薬局，外来投薬での薬剤交付は，限られた時間の中で患者に安心感を与えつつ，必要な情報を確実に伝えるようにする（図11・2）．

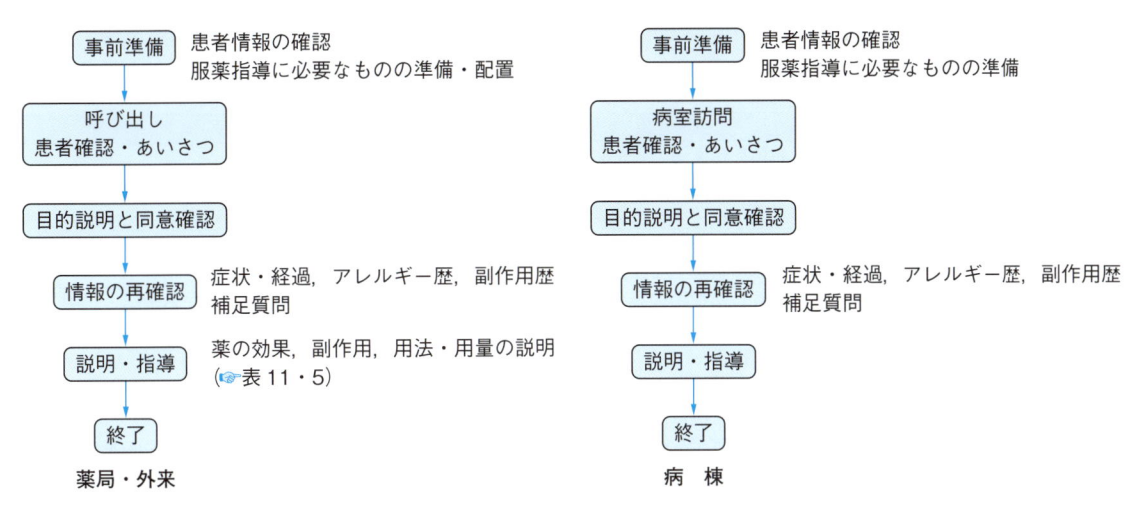

図11・2　薬剤交付の流れ

　薬剤の情報は，文書およびこれに準ずるもの（薬剤情報提供文書：図11・3）により提供し，薬剤の服用に関して基本的な説明を行う（表11・5）．

○田 ○夫 **様**

令和00年00月00日
1／1ページ

（あなたのお薬です）

	くすりの名前	オルメサルタンOD錠10mg「DSEP」 本体番号 ｵﾙﾒEP OD10
	用法・用量	起床 / 朝 1 / 昼 / 夕 / 寝前　分1　朝食後 1回1錠 60日分 全量60錠
	効能効果	・血圧を下げる薬です。
	注意事項	◆この薬は口の中で崩れますが、口腔粘膜からは吸収されないのでだ液または水で飲み込んで下さい。水なしの場合は舌の上でだ液を含ませ、だ液と一緒に飲み込みます。横になったままでは水なしで服用しないで下さい。
	副 作 用	立ちくらみ、めまい、頭痛、ふらつき、貧血、下痢、せき、発疹、かゆみ、体がだるい、臨床検査値異常等が現れることがあります。
	相互作用	高血圧の薬 アリスキレン（糖尿病または腎臓に障害のある場合）
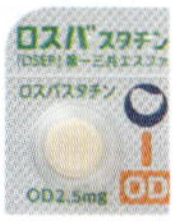	くすりの名前	ﾛｽﾊﾞｽﾀﾁﾝOD錠2.5mg「DSEP」 本体番号 d2.5 EPR
	用法・用量	起床 / 朝 1 / 昼 / 夕 / 寝前　分1　朝食後 1回1錠 60日分 全量60錠
	効能効果	・血液中のコレステロールを減らす薬です。
	注意事項	◆薬の服用と同時に、指示されている食事療法や運動療法なども正しく行って下さい。喫煙も控えて下さい。 ◆他に服用中または使用中の薬がある場合は、医師、薬剤師に必ず伝えて下さい。また他の薬を併用する時も相談して下さい。 ◆湿気を避けて保存して下さい。
	副 作 用	筋肉痛、腹痛、便秘、吐き気、下痢、脱力感、頭痛、めまい、かゆみ、発疹、関節痛、肝機能等臨床検査値異常等が現れることがあります。
	相互作用	貧血・移植の拒絶反応の薬 シクロスポリン 高脂血症の薬の一部（フィブラート系高脂血症薬 腎機能に関する臨床検査値に異常がある場合）

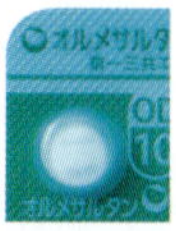

＜後発医薬品情報＞

[処方内容]	[後発品情報]
オルメサルタンOD錠10mg「DSEP」（薬価 11.9円）	→ 後発品です
ﾛｽﾊﾞｽﾀﾁﾝOD錠2.5mg「DSEP」（薬価 12.6円）	→ 後発品です

＜お薬についての確認がある場合の連絡先＞

処方医 △△△△内科・循環器ｸﾘﾆｯｸ ×山×介 TEL XXXX-XXX-XXXX
薬局名 □□□□薬局 ○○店 TEL XXX-XXX-XXXX
夜間・緊急連絡先 090-XXXX-XXXX
所在地 ○○市△△区□□X丁目X-XX
薬剤師名 ×野×太

＜薬局からのお知らせ＞

- ◆ お薬を服用中に発疹・かゆみ・息苦しさ等の気になる症状が現れた場合は、すぐに「医師」または「薬剤師」にご連絡下さい。服用に関しては、指示された用法・用量をお守り下さい。
- ◆ 【女性の方へ】妊娠の可能性がある方や、妊娠・授乳中の方は、「医師」または「薬剤師」に必ずお伝え下さい。
- ◆ 医師の指示に基づいて、在宅訪問での服薬指導なども行っておりますのでお気軽にご相談下さい。
- ◆ 【営業時間】平日 8：30〜17：30 土曜 9：00〜13：00。
- ◆ 開局時間外における調剤等のご相談は緊急連絡先（24時間対応可）にお願いします。

図11・3 薬剤情報提供文書の例

表11・5 薬剤交付時の情報提供

説明項目	ポイント
薬剤の名称	名称を伝えるとともに，薬剤を見せるとよい 含量も伝える
用法・用量	説明だけでなく，実際いつ服用していたか確認することも必要である
使用方法	外用薬，注射薬は使用手技を知っているか確認した上で，説明を行う
保管上の留意点	保管・管理上で注意する薬剤がある場合に行う
日数・数量	継続した使用の場合，次回受診日までの日数分が処方されているかも確認・説明する 外用薬，注射薬の場合，1容器あたり何日分・何回分になるかも説明する
効能・効果	薬剤によっては，適応症が複数ある場合がある 収集した情報を元に患者に適した説明を行う
副作用および相互作用	過度の説明は，相手に薬への恐怖心を与えてしまうので注意する 患者が気付きやすい副作用の初期症状と気付いたときの対処について説明する

吸入薬や自己注射薬などは，使用方法を間違えると薬物療法が適切に行えないので，丁寧な説明と使用方法を理解しているかの確認が重要である．また，相手に薬剤を見せながら説明することで，薬剤の取り間違い，数量間違いなどを確認できる．

B 患者情報の把握

　適切な薬物療法を行うためには，患者・来局者の情報の把握が必須である．

　基本的な患者情報（年齢，性別，疾患名または症状，体質，アレルギー歴，副作用歴，併用薬，臨床検査値）は薬剤の禁忌を考える上で必須の情報である（☞詳細は6章参照）．また，薬物代謝酵素やトランスポーターなどの遺伝子多型は薬物の代謝，取り込み，排泄に，HER2遺伝子等の遺伝子変異は薬剤の選択に影響するため必要に応じて把握する（☞詳細は4章A参照）．

　それ以外に必要な情報には以下の3分野がある．

> ①自覚症状　　②心理・社会的情報　　③過去の情報

　把握した情報は薬剤師が利用するだけでなく，医師，看護師など，ほかの医療スタッフへ情報をフィードバックすることも重要である．そのために患者および医療スタッフとのコミュニケーション，信頼関係が重要となる．また，ほかの医療スタッフが得た情報から薬物療法に必要な情報，患者背景を得ることもある．

❶ 自覚症状

　自覚症状は，処方された薬剤の妥当性，副作用の確認，来局者への受診勧奨を行うために必要である．聴取の手法はいくつかあるが，代表的なものを表11・6に示す．表11・6に沿った質問は，自覚症状について見落としを少なくするのに有用である．

表11・6　自覚症状の質問手順

	内　容	質問例
LQQTSFA 手法	部位　Location	どこが
	性状　Quality	どのように
	程度　Quantity	どのくらい
	時間・経過　Timing	いつ・いつから
	状況　Setting	どのような状況で
	寛解・増悪因子　Factor	どんな場合に良くなる・悪くなる
	随伴症状　Associated manifestation	ほかの症状は
OPQRST 手法	発症機転　Onset	いつから
	寛解・増悪　Palliative & Provocative	どんな場合に良くなる・悪くなる
	性状・強さ　Quality & Quantity	どのように・どの位
	部位・放散の有無　Region & Radiation	どこか・ほかに広がるか
	随伴症状　Symptoms	ほかの症状は
	時間・経過　Time courses	いつから

> **メモ** LQQTSFA手法は日本薬剤師会が推奨している．OPQRST手法は医学教育で用いられている．ほかにLIQORAAA手法などがある．

また，在宅医療やセルフメディケーションを実施する場合にも自覚症状の把握は大切である（☞詳細は12章参照）．

❷ 心理・社会的情報

心理・社会的情報は患者個々の QOL を考慮し，安心できる薬物療法を適用するために欠かせない（表11・7）．

がん患者や在宅医療患者などの場合，治療や副作用，予後，生活などさまざまな不安が生じる．そのため患者の意向，患者家族などの意向，医療・介護関係者の意向（方針）等を考慮した全人的な評価が必要である．患者からの情報収集だけでなく，退院時共同指導やケア会議などを通して多職種間での情報把握・共有が必要である．

表11・7 心理・社会的情報に関する情報収集

内　容	質問例	ポイント
心理・社会的情報	日常でよく車の運転などをされますか？ 就寝されるのは何時頃ですか？ 食事は決まった時間にできますか？	ライフスタイル，職場環境などを把握することは，**QOLを尊重した適切な薬物療法**を行う上で欠かせない
解釈モデル	今の症状で気になっていることはありますか？ 現在の状態で不安に思っていることはありますか？	自身の状況に対する**不安を減らし安心して薬物療法に参加してもらう**ために重要 また，患者やその家族，相談者との**信頼関係（ラポール）の形成**に役立つ
医師の判断	先生（医師）からはどのように言われましたか？ そのことは先生へ話されましたか？	**情報を共有する**ことで，治療方針の把握，副作用の早期発見や重症化の予防につながる

❸ 過去の情報

既往歴や服用歴，アレルギー歴などの情報は，薬剤の選択，処方設計に必要不可欠である（表11・8）．これらの項目は薬剤服用歴に必ず記録しなければならない（☞表11・10参照）．

また，オンライン資格確認等システムを用いてレセプト（診療報酬明細）情報や医療情報の確認を行うことで，受診医療機関，処方情報などを共有することができるようになりつつある（☞図1・5，p.12参照）．

> メモ　医学教育では，患者情報を，ABCDEFG手法で聴取する．
> Anamnesis & Allergy：既往歴・アレルギー，Back Ground：職業・住居等，Cook：食欲，酒，喫煙，Drug：服薬歴，Exposure：曝露歴（ペット，最近の旅行など），Family：家族歴，Gynecology：婦人科的事項（妊娠，月経など）．

表11・8　過去の情報に関する情報収集

質問項目	質問例	ポイント
体質	便秘しやすいなどの体質はありますか？	副作用の発現に影響する場合がある
アレルギー歴	お薬や食べ物などでアレルギーはありますか？	副作用の発現に影響する場合がある
副作用歴	お薬を使って体調が悪くなったことがありますか？	副作用の発現に影響する場合がある
嗜好品	タバコは吸われますか？ お酒は飲まれますか？ ほかに嗜好品はありますか？	薬物との相互作用を考慮する
既往歴(合併症)	以前大きな病気にかかったことがありますか？ ほかに治療中の病気はありますか？	薬物療法時に副作用の発現に影響する場合がある
他科受診の有無	現在，ほかの病院や歯科などを受診されていますか？	ほかの疾患の治療，副作用の発現に影響する場合がある(例：歯科治療中のビスホスホネート薬処方)
併用薬	現在，市販の物も含めて使用されているお薬はありますか？	相互作用，併用禁忌を考慮する
服薬状況	今使用しているお薬は忘れずに使用されていますか？	継続使用中の薬物の場合，コンプライアンスの確認は治療効果，副作用の発現に影響する
服用中の体調変化	お薬を使って前回から今までに体調に変化はありますか？	処方薬を継続して使用中の場合，薬物での副作用の可能性を考える
妊娠・授乳の有無	妊娠されている，または可能性はありますか？ 授乳中ですか？	胎盤・母乳移行の観点から女性の場合に質問を考慮する 高齢出産も増加しているので注意する

C 服薬指導と生活指導

❶ 服薬指導とは

　服薬指導とは，患者に不安を与えず，適正な薬物療法を行えるように，適切な指導や助言を行うことである．調剤薬の薬効，服用方法，服薬の意義などについてわかりやすい言葉で説明する．また，薬剤の保管方法や注意の必要な副作用，相互作用，生理的な影響なども伝える．疾患や治療について患者に正しく理解させ，患者の自覚と協力のもとに情報を伝える．

　服薬指導は，患者に一方的に説明するのではなく，患者が納得して服薬してもらうために，患者の訴えや要望を聞き，情報を得ることも重要なことであり，そのためにコミュニケーション能力が強く求められる．

❷ 服薬指導の法的根拠

　1996年6月の薬剤師法改正により，調剤薬の適正使用の情報提供が新設され，薬剤師の服薬指導の法的根拠が与えられた．また，2014年の改正で，調剤の後に「薬学的知見に基づく指導」を規定した．それにより，法的にも薬の責任者となった．さらに，2020年の改正では，薬剤交付後の服薬フォローアップの義務化が明記された[*4]．

＊4　薬剤師法第25条の2(2020年改正版)　☞p.10参照

❸ 服薬指導の方法

　服薬指導は，以下の手順で行う．

①薬剤投与の意義を説明する.

＊5 **アドヒアランス** ☞p.271参照

　患者から症状を確認しながら投薬の意義を説明することは，患者が自らの疾患や治療について自覚をもち，アドヒアランス＊5の向上へとつながる.

②薬剤の服用（使用）方法を説明する.

　薬剤の効能・効果を説明し，患者が服用量，服用時間などを正しく理解できるように指導する. 服用（使用）方法の説明には，薬剤本体や薬袋，薬剤情報提供文書などを利用し，患者と確認しながら行う.

③使用上の注意に関して説明する.

　「警告」「禁忌」「副作用」「相互作用」など，患者が知っておくべき内容をわかりやすい言葉で説明する. 副作用では「重篤な副作用」の初期症状および服薬中止などの対処法を説明し，患者の理解を得る. また，自覚症状として現れるが継続服薬して差し支えない軽度なものや日常生活に影響を与える可能性のある副作用なども説明する.

④服薬に関した日常生活上の注意点を指導する.

　たとえば，自動車の運転など危険を伴う機械の操作，飲食物・嗜好品・アルコール摂取の制限，一般用医薬品やサプリメント服用の可否などに関して指導する.

⑤薬剤の保管上の注意を説明する.

　冷所保存や遮光などの保管管理について説明する. また，小児の誤飲などのリスクに関しても指導する.

⑥副作用歴やアレルギー歴について再確認する.

＊6 **開かれた質問**（例：どのような症状ですか？）患者が「はい」「いいえ」などで答えず，自由に答えることのできる質問方法で，患者の自由な意思や考えによる回答を求められる. 患者が会話の主導権を握りやすい.
閉ざされた質問（例：お腹は痛みますか？）患者が「はい」「いいえ」などで答えられる質問方法で，短時間で的確に情報を得ることができる. 質問者が主導権を握りやすい.

　薬剤を継続して服用している場合は，服薬期間の自覚症状や副作用の確認など，開かれた質問＊6（☞表11・2）で尋ねる.

⑦その他

　薬剤の説明について，疑問や不安，気がかりなことを尋ねる.

❹ 服薬指導での情報源

　薬剤師は，多くの情報源（薬歴，お薬手帳，診療録，看護記録，持参薬など）から患者の情報を収集し，情報を加工した上で，よりよい服薬指導や薬物療法を行う必要がある. 患者への服薬指導では，表11・9に示す資料を用いる.

表11・9　服薬指導に用いる資料

	処方箋	患者情報	医薬品	薬剤情報提供文書
病院	ー	診療録サマリー	薬袋，調剤薬	お薬説明書
薬局 （処方箋医薬品）	○	初回インタビューシート	薬袋，調剤薬	お薬説明書
薬局 （一般用医薬品）	ー	来局者の情報	一般用医薬品	医薬品を正しく使用するための説明文書

a 薬　歴

　薬剤師は，患者・来局者から収集した情報を必ず記録しなければならない．この記録は薬剤服用歴（以下，薬歴）といい，調剤薬の履歴，アレルギー歴・副作用歴，薬剤師による服薬指導の内容などを患者ごとに一元管理するものである（表11・10，図11・4）．

表11・10　薬歴簿への記載事項

①患者氏名，生年月日，性別，被保険者証の記号番号，住所，必要に応じて緊急時の連絡先などの患者についての記録
②処方した保険医療機関名および保険医師名・処方日，処方内容などについての記録
③調剤日，処方内容に関する疑義照会の要点についての記録
④患者の体質，アレルギー歴，副作用歴などの患者についての情報の記録
⑤患者またはその家族からの相談事項の要点
⑥服薬状況
⑦残薬の確認
⑧患者の服薬中の体調変化
⑨併用薬など（一般用医薬品，医薬部外品および健康食品等を含む）の情報
⑩合併症を含む既往歴に関する情報
⑪他科受診の有無
⑫副作用が疑われる症状の有無
⑬飲食物（現に患者が服用している薬剤との相互作用が認められているものに限る）の摂食状況など
⑭後発医薬品の使用に関する患者の意向
⑮手帳による情報提供の状況
⑯服薬指導の要点
⑰指導した保険薬剤師の氏名

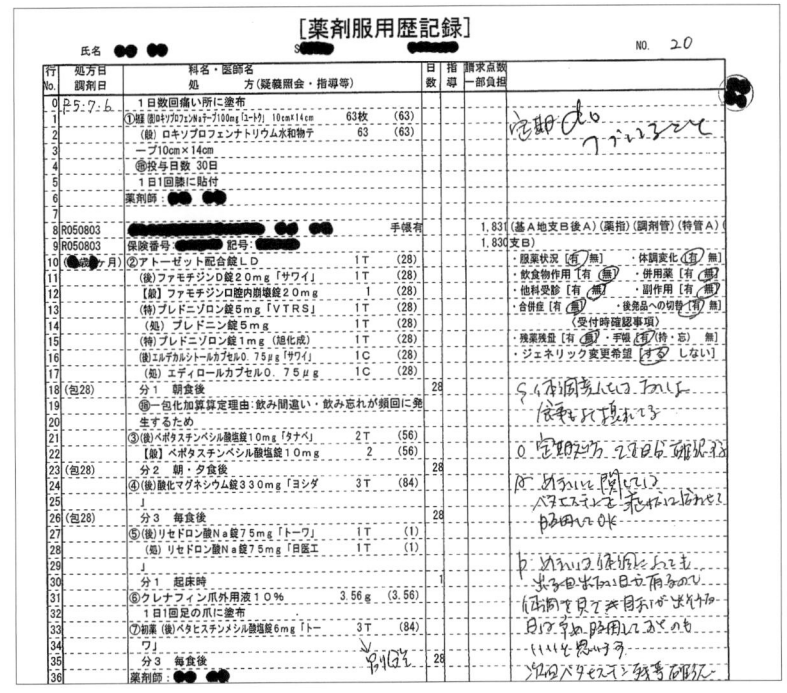

図11・4　薬歴

（後）後発医薬品，（特）ハイリスク対象薬，（処）元の処方薬．初薬：この患者にはじめて処方された薬．
例：17行目の（処）が元の処方で，16行目の（後）が今回調剤した後発医薬品であることを示している．

処方箋のみの情報では，その時点の処方薬しか確認できない．しかし，薬歴では患者が服用しているすべての薬剤，すなわち他科受診や過去に処方された薬剤，一般用医薬品やサプリメントなども同時に確認することができるため，リスクマネジメントの観点からも重要である．また，患者とのコミュニケーションを行う上でも有用なツールである．

近年ではコンピュータの進歩と普及により，電子薬歴が普及している．薬歴は最終記入の日から3年間保管しなければならない．収集，保管されている患者情報などは，正当な理由なくして第三者に漏らしてはならない．

b お薬手帳

お薬手帳は患者が保管管理するもので，アレルギー歴や副作用歴，現在服用中の薬剤や過去に使用した薬剤，一般用医薬品，サプリメントなどを経時的に記録するものである．また，検査データなどの医療情報も記録する．患者が医師の診察時や薬剤師の調剤時にお薬手帳を提示することにより薬剤の重複投与や相互作用，アレルギー歴や副作用歴の確認などが可能であり，医薬品適正使用のための重要なツールとなる．災害時や緊急時では，お薬手帳を携帯することにより，速やかな対応が可能である．現在では電子版のお薬手帳も普及している．

c 診療録

診療録（カルテ）は，医療に関する診療経過などを記録したものである．狭義の意味では，医師法で定める医師が患者の診療内容・経過などを記載する文書を指すが，広義の意味としては，医療法施行規則第20条に示されるように診療に関する諸記録（手術記録・検査記録・看護記録など）を含む診療に関する記録を総称するものである．

医師法施行規則第23条には，診療録の記載事項として，①診療を受けた者の住所，氏名，性別および年齢，②病名および主要症状，③治療方法（処方および処置），④診療の年月日を最低限記録しなければならないと定められている．

d 看護記録

看護記録とは，看護師が行う看護活動を記録したものである．患者のバイタルサイン（血圧，脈拍，呼吸数，体温など），尿量，摂食量，予約状況などは，薬学管理を行う上での重要な情報となる．

e 薬剤管理サマリー

薬剤師管理サマリーとは，薬剤師同士または薬剤師と医療従事者間で情報を共有する際に使用するものである．副作用歴・アレルギー歴，腎機能などの臨床検査値，服薬状況・服薬方法・服薬介助，調剤方法，入院時の併用薬剤，退院後の薬剤管理方法など，薬剤による医療事故を防

止するため，病院間，病院と保険薬局間，または介護保険施設，福祉施設への連携ツールとして重要な情報となる.

❺ 服薬指導を行う上での注意点

a 患者の理解が得られる説明

　調剤薬が適正に服薬されていない実態がある. 薬剤を服用している患者の 30 〜 60% が医師の指示どおりに服用していないといわれている. その理由として，服薬の手間，のみ忘れ，自分での調整，自覚症状の改善による中止など，副作用や相互作用の出現，効果の実感がない，薬がのみづらいなどがあげられ（表11・11），患者は自己判断で服薬を中止する場合が多い. しかし，このようなアドヒアランス*7の低下（ノンアドヒアランス）は，薬物療法を行う上で，患者や医療従事者にとって大きな課題である. アドヒアランスを向上させるには，患者と医療従事者が互いに信頼し合い，患者自身が医薬品適正使用に積極的に参加することが大きく関与し，薬剤師が服薬指導を行う上で，患者の理解が得られたかが重要となる. また，アドヒアランスの向上により，医薬品の適正使用や副作用リスクの軽減，治療効果の向上につながる. アドヒアランスを良好に維持するためには，その患者にとって，治療実行の可否，服用を妨げる因子の有無またその原因，解決のためには何が必要か，などを患者とともに話し合い決定していく必要がある.

*7　**アドヒアランス**　アドヒアランスとは，世界保健機関（WHO）の定義によると「患者の行動が医療従事者の提供した治療方針に同意し一致すること」であり，患者が積極的に治療方針の決定に参加し，その決定に従って治療を受けることである. 以前から使用されている語句のコンプライアンスとの違いは，患者の治療方針への積極的な参加や医療従事者とのコミュニケーションがとれていることである.

表11・11　アドヒアランス低下の理由

・ついのみ忘れてしまう	・症状に変化がない
・外出時や生活習慣上のめない	・使い切る前に治った
・のむ薬が多すぎる	・のんで具合が悪くなった
・薬がのみにくい	・副作用がこわい
・医師・薬剤師の確認不足と説明不足	・安心のために保管
・どれが何の薬かわからない	・薬はできるだけのみたくない
・症状改善により服用する必要がない	・のんでも治らない

b わかりやすい言葉での説明

　患者は，医療従事者から十分な説明を聞き，それを理解し納得して医療を受ける必要がある. しかし，医療では専門用語が多く使われ，患者はそこで使われる言葉を正しく理解して的確な判断を下すことは容易ではない. 薬剤師は患者が理解できるように，専門用語をわかりやすく説明する工夫が必要である.

　患者に言葉が伝わらない要因として，①患者に言葉が知られていない，②患者の理解が不確か（意味がわかっていない，知識が不十分，別の意味と混同），③患者に理解を妨げる心理的負担がある，と国立国語研究所が分析している. これらの対応として，言葉が伝わらない原因を分析して，わかりやすく伝える工夫をしなければならない（図11・5）.

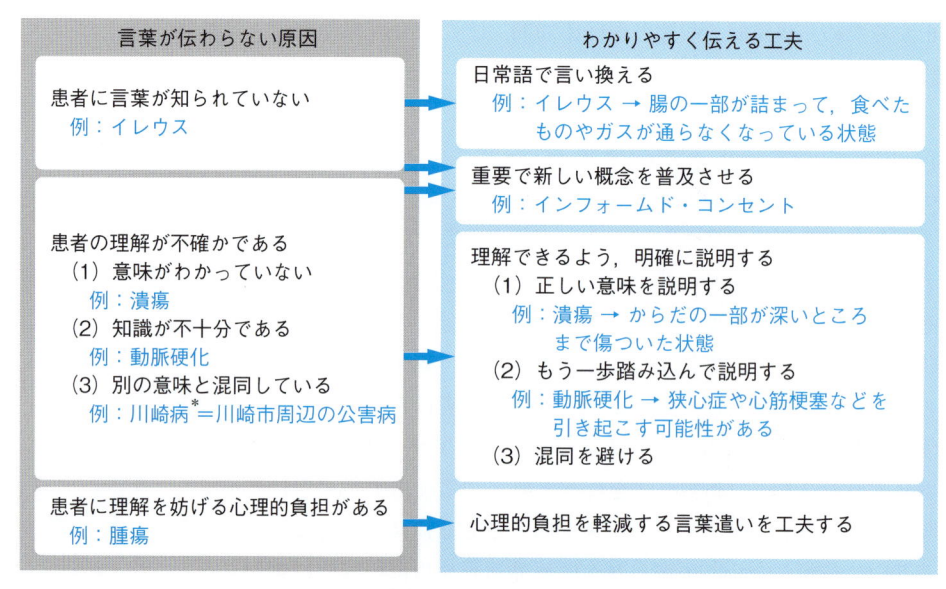

図11・5 専門用語をわかりやすく伝える工夫

*川崎病は主に乳幼児が罹患する全身の血管に炎症（血管炎）が起こる病気．
［国立国語研究所：「病院の言葉」を分かりやすくする提案，2009を参考に著者作成］

❻ 服薬指導のポイント

ⓐ 高齢者への服薬指導

　高齢者は，腎機能，肝機能などの生理機能が低下していることが多く，医薬品の副作用が発現しやすい傾向にある．医薬品の投与にあたっては，とくに用量に注意する必要があり（表11・12），副作用に対して注意深くモニタリングする必要がある．

表11・12 高齢者に制限のある医薬品の例

薬品名	通常の投与量	高齢者の上限
トリアゾラム	（不眠症）1回0.25 mg 就寝前 高度な不眠症には0.5 mg	0.25 mg/回
フルニトラゼパム	1回 0.5〜2 mg 就寝前	1 mg/回
アルプラゾラム	1日1.2 mg 分3，増量時最高用量1日2.4 mg 分3〜4	1.2 mg/日
メキサゾラム	1日1.5〜3 mg 分3	1.5 mg/日
エチゾラム	（睡眠障害）1日1〜3 mg 就寝前	1.5 mg/日
リルマザホン	1回1〜2 mg 就寝前	2 mg/回

*8 巧緻運動障害 箸が使いにくくなった，字が下手になった，財布から硬貨が取り出しにくくなった，ボタンがかけにくくなった，ひもが結びにくくなった，などの細かな作業ができない状態．

　また，薬剤の適正な服用を妨げる原因として，認知機能の低下，巧緻運動障害*8，嚥下障害，薬局までのアクセス不良，経済的事情，多剤併用などがある．これらの原因のある患者に対しては，その種類や程度に応じ，工夫を凝らして説明する．患者が服用できる剤形や大きさなどを考慮する必要もある．また，家族や介護者による服薬の介助など周囲の協力が必要となることが多い．

b 妊婦・授乳婦への服薬指導

妊娠可能な年齢の女性に対しては，妊娠を念頭において指導する必要がある．胎児に対する薬剤の影響は妊娠時期[*9]によって異なる．受精後2週間（妊娠3週末まで）以内の時期は薬剤の影響はないと考えられる．胎児の中枢神経や心臓，消化器，四肢などの臓器や器官が発生・分化する妊娠4週〜7週末まで（絶対過敏期）は，胎児が最も薬物の影響を受けやすい時期であり，この時期の薬物投与は，治療上不可欠なものに限るとともに，催奇形性の危険度の低い薬物を選択するなど，とくに慎重な配慮が必要である．妊娠8週〜15週末まで（相対過敏期，比較過敏期）は，催奇形性という意味で薬物に対する胎児の感受性はしだいに低下するが，妊娠17週以降（潜在過敏期）においても，催奇形性のある薬物の投与は慎重であるほうがよい（表11・13）．

[*9] ☞p.234, 図7・3参照

多くの薬剤は，母乳に移行することが知られている．授乳婦が乳児に不都合な薬剤を服用する場合は，授乳を一時中止し，人工哺乳に切り替えるように指導する．

表11・13 胎児に影響のある医薬品の例

分 類	薬品名
妊娠初期に服用すると催奇形性を示す薬剤	エトレチナート，カルバマゼピン，サリドマイド，シクロホスファミド，ダナゾール，トリメタジオン，バルプロ酸，フェニトイン，フェノバルビタール，ミソプロストール，メトトレキサート，ワルファリン，ビタミンA(大量)
妊娠中期・後期に服用すると胎児毒性を示す薬剤	アミノ配糖体系抗菌薬，ACE阻害薬，アンジオテンシンⅡ受容体拮抗薬，テトラサイクリン系抗菌薬，ミソプロストール
妊娠後期に服用すると胎児毒性を示す薬剤	NSAIDs
男性使用時の避妊の記載のある薬剤	ガンシクロビル，メトトレキサート，エトレチナート，リバビリン

c 小児への服薬指導

小児に対する服薬指導の多くは，保護者が対象となる．そのため，保護者への病識や薬識の教育が重要であり，薬剤師と保護者との信頼関係もアドヒアランスの向上につながる．そのためには，患者や保護者からの質問に対し，わかりやすく的確に回答するためのコミュニケーション能力も重要である．小児の服薬は，患者自身の問題と保護者の問題とが複雑に関連している．

小児の服薬は，年齢に適した対応が重要であり，薬剤の服用方法・時間，剤形などが，アドヒアランスに大きく影響するため確認する必要がある．散剤や水剤の服用方法，坐剤の使用方法などはパンフレットなどを利用して，わかりやすく説明することも重要である．学校や幼稚園・保育園などに通学・通園している患者では服用時間などを配慮する．また，味やにおいの悪い散剤や水剤では，服薬拒否の原因となるため，服用しやすくする工夫をアドバイスする（表11・14）．

表11・14　酸性飲料・食品との混合に注意する医薬品の例

分　類	薬品名	注意内容
マクロライド系抗菌薬	クラリスロマイシンドライシロップ アジスロマイシン細粒小児用 エリスロマイシンドライシロップ	酸性飲料(オレンジなどの柑橘系ジュース，スポーツドリンク，乳酸菌飲料，ヨーグルトなど)と混ぜると，苦味が出現する
テトラサイクリン系抗菌薬	ミノサイクリン塩酸塩顆粒	カルシウムイオンとの併用で吸収低下 牛乳，粉ミルク，乳製品との併用避ける
セフェム系抗菌薬	セフカペンピボキシル塩酸塩小児用細粒	主薬の苦味を防ぐ製剤になっているので，細粒をつぶしたり，溶かしたりすることなく，水で速やかに服用すること
	セフジニル小児用細粒	鉄剤との併用で吸収低下．その食品との服用間隔は2時間以上空ける
ペニシリン系抗菌薬	スルタミシリントシル酸塩細粒小児用 アンピシリンドライシロップ	酸性飲料と混ぜると，苦味が出現する 酸性下で不安定なため，力価が低下する
気管支拡張薬	テオフィリンドライシロップ	カフェインにより副作用増強 お茶，コーヒー，炭酸飲料などは避ける
抗アレルギー薬	ペミロラストカリウムドライシロップ	酸性飲料では主成分が析出(白濁)する可能性あり

*10　特定薬剤治療管理料1算定対象薬物　☞表7・1，p.220参照

d ハイリスク薬使用患者への服薬指導

　ハイリスク薬とは，安全管理が必要で，安全管理を誤ると患者に被害をもたらし得る薬剤である．薬剤師業務においては，患者の生活環境や療養状況に応じた適切な服薬管理や服薬支援を行うことが求められる．厚生労働科学研究「医薬品の安全使用のための業務手順書」作成マニュアルにおいて，ハイリスク薬とされているものは以下のとおりである．

▶ハイリスク薬

①投与量などに注意が必要な医薬品
②休薬期間の設けられている医薬品や服用期間の管理が必要な医薬品
③併用禁忌や多くの薬剤との相互作用に注意を要する医薬品
④特定の疾病や妊婦などに禁忌である医薬品
⑤重篤な副作用回避のために，定期的な検査が必要な医薬品
⑥心停止などに注意が必要な医薬品
⑦呼吸抑制に注意が必要な注射剤
⑧投与量が単位(Unit)で設定されている注射剤
⑨漏出により皮膚障害を起こす注射剤

　ハイリスク薬の服薬指導では，薬剤の効果とその発現時期，副作用の自覚症状と発現時期，服薬方法や服薬継続の意義，保管方法，残薬の取り扱い，自己判断による服薬や管理の危険性，また再診の予定などが重要である．

❼ オンライン服薬指導

*11　オンライン服薬指導の詳細は，「オンライン服薬指導の実施要領について」[令和4年9月30日付厚生労働省医薬・生活衛生局長通知(薬生発0930第1号)]を参照のこと．

　オンライン服薬指導*11とは，薬剤師がパソコンやスマートフォンなどの情報通信機器を活用して，映像および音声（音声のみは不可）により，服薬指導を実施することを指す．オンライン服薬指導を活用するこ

とで，患者の待ち時間の削減，感染症患者に対し非接触での服薬指導の実現，指導の効率化が期待されている．オンライン服薬指導は2020年9月に施行された改正薬機法において法整備され，当初，初回は対面のみとされ，オンライン服薬指導が不可であったが，2022年4月以降は初回でも薬剤師の判断で，オンライン服薬指導の実施が可能となっている．

❽ 生活指導

薬剤師は患者への服薬指導を行うだけではなく，それぞれの疾患で注意しなければならない日常の生活指導も重要である．

a 糖尿病

治療の基本は，食事療法，運動療法である．食事療法を厳守し，定期的に体重測定を行い，食事の摂取量や指示カロリーを確認する．また，適切な運動の継続を促し，休息と睡眠を十分とるように指導する．

シックデイの指導も重要である．シックデイとは，糖尿病の患者がほかの病気に罹患した状態をいう．発熱，食欲不振，嘔吐，下痢などで体調を崩したときは，血糖コントロールが乱れやすくなるため十分な注意が必要である．水分補給やできるだけ食事を摂取すること，また血糖測定や尿糖検査で症状をチェックすることなどを指導する．

b 高血圧症

食事の塩分制限や歩行，ランニング，水泳などの運動を継続することが重要であり，血圧を上げない生活習慣を心がけるよう指導する．アルコールは，多量飲酒せず，適切な量にする．ストレスは血圧を高くするので，ストレスをためず，十分な睡眠をとるよう指導する．禁煙指導も重要である．

c 骨粗鬆症

カルシウム，ビタミンD，ビタミンKなどを含む食物の摂取を指導する．また，適度な運動を行い，骨量保持と筋力をつけるよう指導する．喫煙や多量のアルコール摂取は，骨折リスクを高めるので，禁煙やアルコール摂取量の指導を行う．生活する上での転倒防止の工夫の指導も重要である．

D　医療従事者への情報提供

厚生労働省医政局長通知「医療スタッフの協働・連携によるチーム医療の推進について」（2010年4月30日付）が発出され，その中で「多種多様な医療スタッフが，おのおのの高い専門性を前提とし，目的と情報

を共有し，業務を分担するとともに，互いに連携・補完し合い，患者の状況に的確に対応した医療を提供するチーム医療」が強く求められている．つまり，医療従事者間での十分なコミュニケーションを前提とするチーム医療[*12]に薬剤師が積極的に参画し，薬の専門家として医療に貢献することが重要である．

＊12　チーム医療　☞p.4参照

多くの病院では薬剤師が病棟に常駐し，治療方針や薬剤に基づく患者個々の投与量の設定，医薬品情報や論文を根拠とした治療計画立案への参加，薬物療法開始後の副作用防止と安全性確保などに従事している．また，薬局では，薬剤師が一元的・継続的な処方内容のチェックのみならず，在宅医療などでチームスタッフへの情報提供を担っている．

医療従事者への患者情報の提供は，患者や家族から得た薬剤に関する服薬状況，効果，副作用の発現状況などを，情報を得た日付とともに詳細に行う．患者の生活状況も重要な提供内容である．処方提案が必要な場合は，処方の継続，変更，中止を提案するだけでなく，薬剤選択や投与量，投与方法，投与期間などの処方提案，血中濃度や副作用モニタリングなどに基づく薬剤変更などの提案など，提案理由を明確にした上で積極的に行う．

E 情報を提供・共有化するための記録

❶ 問題志向型システム（POS）

＊13　**POS**　problem oriented system

問題志向型システム（POS[*13]）とは，L. L. Weed が提唱した患者が抱える医療上の問題点に焦点を合わせ，その問題をもつ患者の最高のケアを目指して努力する一連の作業システムである．POSを取り入れることにより，患者が抱える医療や薬に関する問題点を明確にすることができ，医薬品適正使用を遂行することが可能となる．

POSは3つの段階によって構成される．

ⓐ 第Ⅰ段階：問題志向型診療記録（POMR）の作成

＊14　**POMR**　problem oriented medical record

POS の考え方を利用した診療記録の記載方法は，問題志向型診療記録（POMR[*14]）方式と呼ばれる．POMR の流れとして，患者の基礎情報を集積する．これをもとに患者の問題点を緊急性・重症度の順に問題リストとしてあげる．次に，問題点ごとにそれぞれを解決するための初期計画（観察，治療計画，教育計画）を立案する．経過記録はSOAPに整理して記録する（表11・15）．すなわち，患者の主観的情報（S：subjective data），これに関する客観的情報（O：objective data）を記し，評価（A：assessment）を加え，治療計画（P：plan）を立てる（図11・6）．

表11・15　SOAP形式

分　類		内　容
S	主観的情報	患者が直接提供する情報であり，患者の言葉をなるべくそのまま記載する．できる限り，冗長，あいまいな表現は避ける．症状においては，「どのような症状が，いつから・いつまで，何を契機に，どの部位に出現し，どう変化しているか」を主・副症状にかかわらず聴取し記載する
O	客観的情報	医師や医療従事者が取り出す客観的な情報である．病歴・治療歴，診断所見，検査値，処方内容，患者の行動や表情，薬剤師の指導内容，患者から収集した情報などである
A	評価	得られた患者のSやOに記載した内容に対する判断，解釈，考案を記載する．治療などの変更や中止の場合にはその理由を記載する．チーム医療を行う上で「誰とどのように実施するのか」，患者が「診断・検査・治療をどの程度理解しているか」も大切な評価である
P	計画	評価に基づく観察計画，治療計画，教育計画を立案する．初期計画の中止，追加，変更などについても明記する

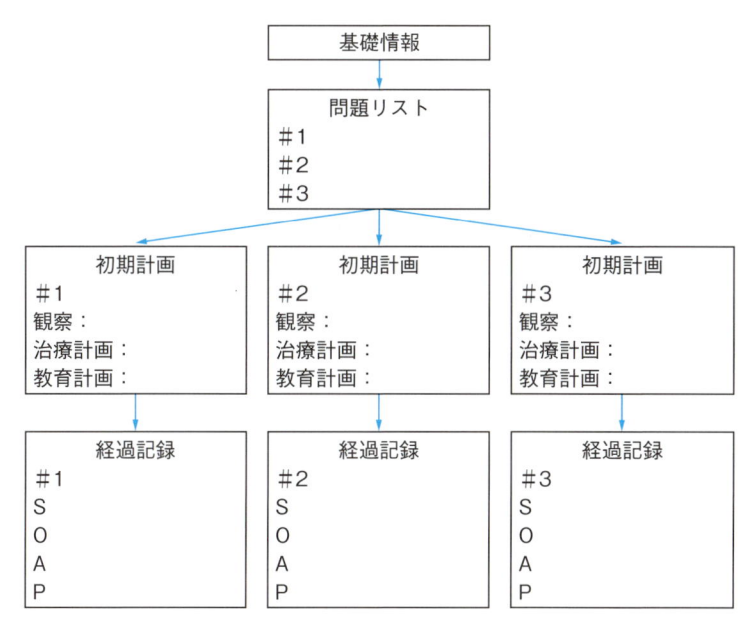

図11・6　POMRの流れ

【基礎情報】患者が適正な薬物療法を受けられるように，問題点を引き出すための基礎情報を集積する．基礎情報には，主訴，生活歴，現病歴，既往歴，身体所見，検査データなどがあげられる．また，薬剤アレルギーや副作用歴の有無，他院や他科での処方薬の有無，一般用医薬品・サプリメントの服薬状況などの情報にも注意を払う．

【問題リスト】基礎情報の中から，その時点で患者がもっている薬学上の問題点を明確化する．

【初期計画】抽出した患者の問題点を解決するための計画を問題ごとに具体的に示し，その内容を記載する．

【経過記録】初期計画に基づき，問題点を解決する過程を記載する．SOAP方式にて記録する．

b 第Ⅱ段階：POMR の監査

　POMR に欠陥がないかを監査する．監査のポイントは，基礎情報の収集および記載は適切か，問題点が適切に整理されているか，初期計画では診断，治療，患者教育などが正しくされているか，診断，治療が十分立案され，経過の中に正しく記載されているかなどである．

c 第Ⅲ段階：記録の修正

　POMR の監査の結果，記載事項のもれがないか，また，適切な問題点の抽出と分析が行われているかについて評価・修正する．

F 基本的な医療用語・略語

A(C)LL	acute (chronic) lymphocytic leukemia 急性(慢性)リンパ性白血病
A(C)ML	acute (chronic) myelocytic leukemia 急性(慢性)骨髄性白血病
A(C)RF	acute (chronic) renal failure 急性(慢性)腎不全
Af	atrial fibrillation 心房細動
AMI	acute myocardial infarction 急性心筋梗塞
BS	blood sugar 血糖値
BT	brain tumor 脳腫瘍
CH	chronic hepatitis 慢性肝炎
CK	colon cancer (Colonkrebs[独]) 大腸がん
COPD	chronic obstructive pulmonary disease 慢性閉塞性肺疾患
CPR	cardiopulmonary resuscitation 心肺蘇生
CV	central vein 中心静脈,右心房に流入する直前の上・下大静脈の根幹に近い部分
DIC	disseminated intravascular coagulation 播種性血管内凝固症候群
DM	diabetes mellitus 糖尿病
EN	enteral nutrition 経管栄養,口から食物摂取ができない場合に直接胃にチューブを挿入して栄養を注入する方法
FPS	faces pain scale 痛みの強さの評価法,現在の痛みに一番合う顔を選んでもらうことで痛みを評価
GE	glycerin enema グリセリン浣腸
HCC	hepatocellular carcinoma 肝細胞がん
HL	hyper lipidemia 高脂血症
HPN	home parenteral nutrition 在宅中心静脈栄養法
IC	informed consent インフォームド・コンセント,説明と納得した上での同意
ICU	intensive care unit 集中治療室
IDA	iron deficiency anemia 鉄欠乏性貧血
IV	intravenous 静脈注射
JCS	Japan Coma Scale 日本で開発された意識障害レベルの分類法
LZ	Leberzirrhose[独] 肝硬変
MK	Magenkrebs[独] 胃がん
NRS	numerical rating scale 痛みの強さの評価法,痛みを0から10の11段階に分け痛みの点数を問うもの
PEG	percutaneous endoscopic gastrostomy 経皮内視鏡的胃瘻増設術,胃瘻を指して呼ぶこともある
PPN	peripheral parenteral nutrition 末梢静脈栄養
PS	performance status 患者の活動能力を客観的に評価するもの
RA	rheumatoid arthritis 関節リウマチ
RK	Rectumkrebs[独] rectal carcinoma 直腸がん
TB	tuberculosis 結核
TPN	total parenteral nutrition 中心静脈栄養
VAS	visual analogue scale 痛みの強さの評価法,10 cmの線上で,現在の痛みがどの程度かを指し示し評価

アストマ	asthma 喘息
アッペ	appendicitis(Appe) 盲腸
アナムネ	Anamnese[独] 既往歴,過去の病歴の聞き取り
アフタ	aphtha 口内炎
イレウス	ileus 腸閉塞,何らかの原因による腸管内の通過障害
胃瘻(ろう)	gastrostomy チューブを留置することによって胃と腹壁の間に形成した瘻孔
ウロ	urology 泌尿器科
エント	Entlassen[独] 退院
オペ	operation 手術
カンファレンス	conference 医療を提供する関連スタッフが参加する,情報共有や問題解決のための検討会
ギネ	gynecology 婦人科(学)
仰臥位(ぎょうが)	あおむけ
コアグラ	coagulation 凝固,尿中に浮遊物がある状態
誤嚥	水や食物が気管に入ってしまうこと
コロン	colon 結腸
坐位	上半身を90°あるいはそれに近い状態に起こした姿勢
サルコペニア	sarcopenia 加齢により筋肉量が減少した状態
ステル,ステルベン	Sterben[独] 死ぬ,死亡
ストマ	enterostoma 人工肛門,人工膀胱,人工的に増設した便や尿の排泄の出口
ツッカー	Zucker[独] ブドウ糖(グルコース)
ツモール	Tumor[独] 腫瘍
デブリ,デブリードマン	debridement 壊死した組織を除去すること
ドレナージ	drainage 排液法,誘導法,排膿法
ナウゼア	nausea 吐き気
ネブライザー	吸入または吸入器
ノイトロ	Neutrozellen[独] 好中球
ハーベー	hemoglobin(Hb) 血色素,ヘモグロビン
バイタルサイン	vital signs 生命徴候,体温,脈拍,呼吸数,血圧など
ハルン	Harn[独] 尿
ブルート	Blut[独] 血液
フレイル	frailty 介護が必要になりやすい,健康と要介護の間の虚弱な状態
ブロンコ	bronchography 気管支造影
ヘモる	hemoptysis 喀血する
ポリペク	polypectomy ポリープを取る,ポリペクトミー
マーゲンチューブ	Magen[独] tube 胃チューブ
マルク	Mark[独] 骨髄(穿刺)
マンマ	Mammakrebs[独] 乳がん
ムンテラ	Mundtherapie[独] 療法説明
メタ	metastasis 転移
予後	病気等の今後の見通し
ラウンド	病棟などの見回り
ラパロ	laparoscopy 腹腔鏡
リビングウィル	living will 尊厳死の宣言
ルンゲ	Lunge[独] 肺
レセプト,レセ	診療報酬請求明細書
ロイコ	leukocyte 白血球
ワイセ	Weiße Zellen[独] 白血球

地域における薬剤師

❶ かかりつけ薬剤師・かかりつけ薬局

　かかりつけ薬剤師とは1人の薬剤師が1人の患者の複数医療機関から交付された処方薬すべてを1ヵ所の薬局（かかりつけ薬局）でまとめて管理する場合をいい，OTC薬[*1]を含めた薬歴管理の一元化を行い，地域住民の薬に関するプライマリケアを担う．夜間・休日も電話等で24時間対応し，在宅医療へも対応する．相互作用や重複処方を防ぎ，ポリファーマシー[*2]対策にも有用である．

　患者にとってはかかりつけ薬剤師指導料の負担が増えるが，薬や健康に対するメリットは大きい．かかりつけ薬剤師とかかりつけ薬局の機能を備えた薬局で，さらに地域住民による主体的な健康の維持・増進を積極的に支援する薬局を「健康サポート薬局[*3]」といい，医療機関へ受診の提案や医療機関との連携，介護用品などの提案，健康相談会などの開催を行う．

❷ 在宅医療
ⓐ 在宅医療・介護の仕組み

　患者が住み慣れた地域，自宅で療養生活を行う目的で在宅医療が求められている．薬剤師による訪問薬剤管理指導業務は医療保険と介護保険の保険制度で行われているが，要介護1～5または要支援1，2と認定されている人については介護保険が優先される（表12・1）．

表12・1　訪問薬剤管理指導業務

訪問薬剤管理指導業務	保険制度	届け出
在宅患者訪問薬剤管理指導	医療保険	地方厚生支局へ届出
居宅療養管理指導	介護保険	届出不要

（1）薬局間の連携による在宅医療の推進

　在宅基幹薬局が対応できないときに，あらかじめ連携しているサポート薬局が臨時に在宅訪問を対応できる制度が制定され，在宅業務が拡大されている．

*1　**OTC薬**　☞p.13参照

*2　**ポリファーマシー**　単に服用薬剤が多いだけではなく，薬物有害事象のリスク増加，服薬過誤，服薬アドヒアランス低下等の問題につながる状態を指す．

*3　**健康サポート薬局**　健康サポート薬局とは，厚生労働大臣が定める一定基準を満たしている薬局として，かかりつけ薬剤師・薬局の機能に加えて，市販薬や健康食品に関することはもちろん，介護や食事・栄養摂取に関することまで気軽に相談できる薬局のことである．
以下の6つのメリットを掲げ，地域住民の健康をより幅広く，積極的にサポートすることを目的としている．
①健康サポートに必要な専門知識を習得した薬剤師が相談に応じる．
②相談内容によって，医療機関での受診の提案や，必要に応じほかの関係機関を紹介する．
③専門知識をもった薬剤師が，要指導医薬品や介護用品などの適切な商品選びを手伝う．
④週末も開局し，休みの日の相談にも応じる．
⑤プライバシーに配慮した相談スペースを用意している．
⑥健康相談に関するイベントを開催する．

b 在宅医療・介護を受ける患者の特性と背景

▶介護保険における介護サービス

- ・要介護状態：寝たきりや認知症などで常時介護が必要
- ・要支援状態：家事や身支度など日常生活に支援が必要
- ・要介護認定：要介護状態，要支援状態の程度の判定

c 在宅医療・介護における薬剤師の役割

　在宅医療・介護における薬剤師の役割には3つのステップがある（図12・1）．この順で思考を重ね，ステップ3で処方を見直した後に再びステップ1に戻ることをイメージしてほしい．

ステップ1　薬　※まずは薬を飲める（使える）状態にする
- 処方監査として重複，併用禁忌，相互作用チェック
- 調剤方法，管理方法の個別対策
- 残薬，ポリファーマシーへの対応，麻薬，輸液の無菌調製

ステップ2　患者　※薬が飲めたら薬効と副作用の評価を行う
- 環境因子，精神因子そして身体因子（フィジカルアセスメント）の評価
- 食事・排泄・睡眠や日常生活動作（ADL），QOLへの影響
- 処方変更（薬剤変更，減量，増量など）後の影響チェック

ステップ3　多職種・薬薬連携　※ステップ1, 2の内容を含めた連携が必要
- 医師，歯科医師，看護師，ケアマネジャー，ヘルパー，栄養士，歯科衛生士，理学療法士，作業療法士，言語聴覚士らの多職種との情報共有と連携
- 患者個々の課題と目標の共有
- 病院薬剤師と薬局薬剤師の情報共有と連携（サマリーやお薬手帳の活用）

図12・1　在宅医療・介護における薬剤師の役割：3つのステップ

（1）ステップ1　薬

　重複，相互作用そして併用禁忌といった処方監査はもちろんだが，在宅医療では患者の状態に合わせた調剤方法および管理方法を個別に考えることが重要となる．

　初回訪問で多くの残薬を確認した場合，その原因（表12・2）も探りつつ，残薬を解消するための方策を練る．多職種によるフォローが有効の場合も多い．またポリファーマシー関連問題がある場合，その対策も医師とともに早期から行う．

　麻薬や輸液の調製もその知識と技術を身に付けておく必要がある．

表12・2　服用状況の悪化原因

分　類	課　題
精神因子：本人や家族の精神的な問題	医師の処方内容に納得していない
	副作用が起こる気がして調節してしまう
	今日はこれくらいで…と，自己調節してしまう
身体因子：本人の身体機能の問題	薬袋，薬剤情報提供書の文字が小さくて読めない
	一包化の袋を開封できない
	認知機能の低下による理解不足
	嚥下機能低下により飲み込めない
環境因子：医療・介護や周囲の問題	薬や服用時点が多すぎて整理がつかない*
	服薬支援者がいない
	介護サービスを受けていない

*医師が考えるべき問題ともいえるため環境因子とした

（2）ステップ2　患者

薬が正しく服用（使用）されてはじめて薬効と副作用の評価が正しくできる．在宅医療・介護においては環境因子，精神因子そして身体因子を総合的に評価する．また，日常生活動作（ADL）やQOLに薬剤が与える影響も思考する．さらに，処方変更（薬剤変更，減量，増量など）がなされた場合，その影響を投薬後に具体的にチェックする．

（3）ステップ3　多職種連携，薬薬連携[*4]

ステップ1，2でチェックした内容について多職種と情報共有し連携する．とくに医師，歯科医師，看護師，ケアマネジャーは絶対的に必要である．それ以外にもヘルパー，栄養士，歯科衛生士，理学療法士，作業療法士，言語聴覚士らとの連携を意識しておく．

患者個々の課題と目標の共有については，介護保険利用者の場合，ケアマネジャーが把握していることが多い．ケアプランに記載された内容を熟読することで介護的な課題と患者の目標設定が共有できる．医療的な目標は医師から示された訪問指示書に明記されている．つまり，医療，介護の両方の目標設定を明確にし，そこに患者の思いや望みを加味することで薬剤師の訪問の目標も明確になる．それらの内容を訪問計画書に記すことが重要である．週間服薬カレンダーにセットすることだけを訪問の目的にしてはいけない．

また，入院中に行われた処方見直しや治療方針については，病院薬剤師が退院時サマリーなどを利用して地域の薬局と情報共有することで患者のための連携ができる．薬局の薬剤師は普段から，調剤方法や薬剤の管理方法の要点をお薬手帳に記載しておくことで，急な入院時にも病院薬剤師に対して情報提供をすることができる．

▶**在宅医療における服薬支援の例**
・1回服用分の一包化包装
・錠剤の粉砕化
・簡易懸濁法
・介護用補助食品（とろみ調整食品）の使用　など

在宅医療では患者ごとに異なる医療機関と連携する必要があるため，ケアカンファレンスに参加して訪問看護ステーションやケアマネジャーと連携し，患者のニーズ（日常生活動作や食事，排泄の状況など）を共有化する（図12・2）．

[*4] **薬薬連携**　病院薬剤師と薬局薬剤師の連携を薬薬連携という．

医療機関（病院・診療所）	（医師）処方箋・訪問指導依頼書の発行

→ 薬剤師の訪問指導に関わる患者同意書を取得する

→ 薬学的管理指導計画書を作成し処方医の同意を得る

→ 訪問服薬指導 → 訪問薬剤管理指導報告書の作成

図12・2　訪問服薬指導業務の手順

メモ
- ・薬学的管理指導計画書：処方医の同意を得て，在宅業務の実施計画書を作成する．
- ・訪問薬剤管理指導報告書：訪問薬剤管理指導が終了後に医師，訪問看護師，その他連携スタッフへの報告書を作成し情報提供を行う．

❸ 地域保健における薬剤師の活躍

ⓐ 公衆衛生への参画

　感染症や食中毒の発生のおそれがあるとき，水害等の被害により環境が不潔になり汚染されたときは，感染防止対策を施さなければならない．感染防止対策には，熱による消毒，適切な消毒薬の選択など，それぞれの特性を理解して適正に病原微生物の感染経路を絶つことで生活環境の保全に努める．

ⓑ 学校薬剤師

　大学以外の学校（幼稚園・小学校・中学校・高等学校等）には，学校医，学校歯科医および学校薬剤師が置かれ，学校薬剤師は学校における保健管理と安全管理を行う．（学校保健安全法）

▶**学校薬剤師の職務**
- ・学校環境衛生の定期検査・臨時検査の実施
- ・学校環境衛生に関する指導と助言
- ・学校保健計画，学校安全計画の立案への参与
- ・健康相談，保健指導の実施

実施例
- ・保健室の寝具のダニ検査を行い，ダニ対策法を助言した．
- ・プール排水の残留塩素濃度を測定し，塩素を中和して排水するように助言した．
- ・理科室の毒物・劇物について，施錠できる保管庫で管理するように指示した．

c 啓発活動

（1）薬物乱用防止

麻薬，覚醒剤，薬機法上のいわゆる脱法ドラッグなど依存性薬物の乱用やオーバードーズ[*5] を防止する目的で薬物乱用の弊害や医薬品の正しい使用方法に関する教育活動が活発に行われている．

（2）自殺防止

ゲートキーパーとは，自殺の危険を示すサインに気付き，適切な対応を図ることができる人のことで，最近の自殺に関する厳しい情勢から，薬剤師にも悩んでいる人に寄り添い支援するゲートキーパーとしての役割が求められている．

> ▶**ゲートキーパーの役割**
>
> 気付き，声をかけ，話を聞いて，必要な支援につなげ，見守る

（3）感染制御活動

COVID-19，ノロウイルス，MRSAをはじめ，さまざまな感染症の発生予防と拡大防止を目的とした感染制御の重要性は非常に大きい．手指消毒薬も含めた消毒薬や抗菌薬の適正使用に関する教育も薬剤師の役割の1つである．

（4）アンチ・ドーピング活動

スポーツ競技の能力を高めるために薬物等を摂取することをドーピングといい，フェアプレイに反し競技者の健康も損ねることから，世界アンチ・ドーピング機関（WADA）が禁止薬物を公表している[*6]．

日本薬剤師会は，日本アンチ・ドーピング機構（JADA）認定の「公認スポーツファーマシスト」制度を設けている．

> ▶**公認スポーツファーマシストの主な活動内容**
>
> ・競技者・指導者への最新の情報提供と啓発
> ・学校薬剤師と連携したドーピングの啓蒙教育

OTC薬やサプリメントに禁止物質が含まれることがあり，知識不足によるいわゆる「うっかりドーピング」も増えており，アドバイザーの役割も果たしている．

> **メモ** 総合感冒薬に含まれる禁止該当薬物：エフェドリン，麻黄（エフェドリン類を含む）など
> β_2刺激薬は禁止薬物であるが，喘息治療目的のホルモテロール吸入薬は認められている．

（5）禁煙活動

タバコが健康に悪影響を与えることは明らかであり，禁煙は，循環器病等の生活習慣病，悪性腫瘍を予防する上で重要である．世界保健機関（WHO）の世界禁煙デーに合わせて，禁煙および受動喫煙防止の啓発活

＊5　オーバードーズ　市販薬や処方薬を決められた量を超えて過剰に服用することを指す．近年，感冒薬や鎮咳薬などを本来の目的ではなく，感覚や気持ちに変化を起こす目的で過剰服用する10代，20代が増加している．

＊6　禁止薬物リスト
公表日：前年10月1日
発効期間：1月1日から1年間

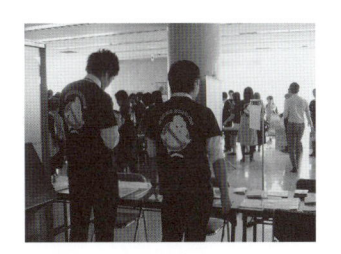

図12・3　世界禁煙デーイベント

＊7　健康日本21　「21世紀における国民健康づくり運動」として，厚生労働省により提唱され，健康で心豊かに生活のできる持続可能な社会にするため健康障害や疾病の予防を目的にした予防医学(1次予防)により，健康寿命の延伸，QOLの向上などを目的に生活習慣(タバコ，アルコール)や生活習慣病(糖尿病など)の領域で健康づくりを推進している．本事業は2000年から始まり，2024年からは「健康日本21(第3次)」として継続実施されている．

動が行われている．「健康日本21＊7」の目標でもある「未成年者の喫煙をなくす」ために，未成年者への喫煙防止教育教室等が開催されている．

表12・3　禁煙補助剤

種　類	使用法	使用期間
ニコチン経皮吸収型製剤	1日1回1枚を起床時から就寝時まで貼付	8週間まで
ニコチンガム製剤 (☞p.90参照)	1回1個を約30〜60分かけてゆっくり断続的にかむ(口腔粘膜から吸収される)	3ヵ月をめどとする

❹ プライマリケア，セルフメディケーション

　プライマリケアとは，健康問題で不安を感じたときに地域の中で気軽に相談に乗ってくれる総合的な保健医療福祉機能をいう．薬局はプライマリケアとしてセルフメディケーションを提供できる施設である．セルフメディケーションは，「自分自身の健康に責任をもち，軽度な身体の不調は自分で手当てすること」とWHOが定義している．自己選択でOTC薬などを使用し，自分の健康は自分で守るという自己責任の意識を尊重するが，薬剤師は，医薬品等について情報を提供しアドバイスする役割をになう．

医薬品の分類　☞表1・3，p.13参照

> **薬局トリアージ**　　　　　　　　　　　　　　　　　　**コラム**
>
> 　セルフメディケーションに際し，来局者の症状を薬剤師がOTC薬で対処する，あるいは受診勧奨を行うことを薬局トリアージという．現在の自覚症状(体の部位，性状，程度，経時的変化，状況，寛解因子・増悪因子，随伴症状)および既往歴などの情報から症状の緊急性または重症度を判断する能力が求められる．

ⓐ 代表的な症候における対応

(1) 頭　痛

　45歳女性．金融機関の管理職で最近残業が多い．普段から肩こりに悩まされており，夕方に頭痛が強くなるが，入浴すると楽になることが多い．本日は朝から仕事が忙しく，夕方に締め付けられるような鈍い痛みの頭痛があった．発熱はなく，高血圧，緑内障，脳卒中の既往はなかった．

　対応　頭痛を生じる疾患には，片頭痛，脳血管障害(くも膜下出血など)，感染症，急性緑内障(抗コリン薬による増悪)などがある．発作的な鋭い痛み(ズキズキする拍動性の痛み)が生じるときは片頭痛の疑いがあり受診勧奨＊8すべきである．来局者は夕方に増強し，入浴で改善していることから筋緊張型頭痛と考えられ，ロキソニン®Sを選択した．

＊8　受診勧奨　症状がOTC薬の適応を超えているとき，OTC薬を服用しても症状が改善しないときに医療機関へ紹介すること．

(2) 腹　痛

　45歳男性．建設会社で新規のプロジェクトを任されている．最近，

喫煙回数，飲酒量が増え，腹痛，胃部不快感，食欲不振を感じている．ときどき，頭痛がするようになりバファリンプレミアム®を購入して服用していた．頭痛は改善したが腹部症状はむしろ悪くなったような気がして来局した．

> 対応　腹痛を示す疾患には，消化器疾患（胃潰瘍，急性虫垂炎），泌尿器疾患（尿管結石）などがあり，急性の痛み，きっかけ（薬を服用後），増悪因子（空腹時の痛み），発熱の有無から緊急度を判断する．来局者は，NSAIDs（イブプロフェン）による副作用の胃炎と考えられ，ガスター10®を選択した．3日服用しても消化器症状の改善が認められないときは受診勧奨を行う．

（3）発　熱

55歳男性．会社員．最近，仕事が忙しく疲れやすい．昨日から，熱と強いのどの痛みがあると来局した．腋窩体温は37.6℃，体格はBMI 22程度，高血圧の治療薬を服用し正常血圧の範囲内である（133/88 mmHg）．ほかに薬は服用していない．関節リウマチ，悪性腫瘍の既往および海外渡航歴はなかった．

> 対応　発熱の原因には，感染症，薬剤熱，自己免疫疾患，腫瘍熱などがある．突然の高熱や強い倦怠感や筋肉痛があるときは，インフルエンザの可能性があるため受診勧奨を行う．軽症のかぜ症候群による強いのどの炎症と考えられロキソニン®Sを選択した．症状が改善しない場合には受診勧奨を行う．また，感染予防には手洗いとうがいが基本であることを説明して，液状石ケンを用いた手洗いの方法，および効果的なうがい方法を指導した．

b 生活習慣の改善に対するアドバイス

メタボリックシンドロームでは，内臓脂肪型肥満が糖尿病，高血圧症，脂質異常症による動脈硬化を進行させ心臓病や脳卒中を発症させるリスク因子になる．

> ▶メタボリックシンドロームの予防・改善
>
> ・運動習慣をつける
> ・バランスのとれた適切な量の食事を心がけ食生活を改善する
> ・禁煙を実行する

B　地域チーム医療

病院内のチーム医療と異なり，地域で行うチーム医療では複数の医療機関の医療従事者との連携が行われる．なかでも，在宅医療は患者が生活の大半を過ごす居宅における薬剤師の服薬支援であり，病院・薬局から居宅を現場にした新たな職能を発揮できる場である．

❶ 病院と地域の医療連携
ⓐ 地域連携パス

クリニカルパス（クリティカルパスとも呼ばれる）は，適正な医療を効率よく提供するために医療行為のスケジュールを示した計画表である．他職種の関わり合いを時間軸で示すことで，無駄のない良質な医療が継続して実践できる利点がある．病院，訪問看護ステーション，介護施設，薬局等が連携することで患者や家族も安心して医療を受けることができる．がん，脳卒中，急性心筋梗塞，糖尿病などの地域連携クリニカルパスが作成され運用されている．

ⓑ 退院時共同指導

患者が入院生活から在宅で医療へ移行する際に，薬剤師（入院医療機関および訪問薬剤管理指導を担う薬局）と主治医，看護師が病院で一堂に会したカンファレンスを退院時共同指導といい，医療保険制度により算定される．患者の同意を得て，退院後の薬剤に対する説明や指導等を他職種スタッフと共同で行い，ケアマネジャー（介護支援専門員）も同席することで在宅医療へスムーズに移行できるメリットがある．

ⓒ 病院・薬局連携

病院薬剤師，薬局薬剤師の連携を薬薬連携といい，「お薬手帳」や「退院時薬剤情報提供書」などをツールに患者情報を共有する体制が取られている．

ⓓ 関連施設との連携

介護療養型の医療療養病床の削減により在宅医療への移行が促進されており，かかりつけ医と急性期病院との連携，訪問歯科医療，薬剤師の在宅医療への参画による地域完結型の医療体制の構築が進んでいる．

ⓔ がん患者における連携
（1）トレーシングレポート

医療機関では外来がん化学療法の内容をお薬手帳に記載し，保険薬局では調剤された内服抗がん薬を含めた化学療法に関する有害事象について電話などを用いてチェックを行う．その結果はトレーシングレポートに記載し医療機関に情報提供され，次回化学療法の内容に反映される．

（2）サイコオンコロジー

がん患者に表出する不安や怒りなどへの対応は精神心理的ケア（サイコオンコロジー）と呼ばれ近年注目されている．このケアの結果を共有することもこれからの地域連携においては重要となる．

（3）緩和ケア

がんにおける苦痛は大きく4つに分類される．①身体的苦痛，②精神

的苦痛，③社会的苦痛，④スピリチュアル（霊的）な苦痛の4つであり，これらを総称してトータルペインと呼ぶ．緩和ケアでは，これら4つの苦痛を取り除くためのアプローチを行い，患者と家族にとって，自分らしい生活を送れるように多職種で関与していく．

　薬剤師はオピオイドを含む鎮痛薬の使用において重要な役割を担っており，医師，看護師らとの情報共有は必須となる．

❷ 地域におけるチーム医療

ⓐ 地域包括ケアシステム

　高齢化が進む状況の中，地域内で医療・介護・福祉・保健の連携体制により高齢単身世帯，高齢者のみ世帯が暮らしやすいようにケアマネジメントに基づく生活支援を地域包括ケアシステムという．自宅またはサービス付き高齢者向け住宅等を中心に，ケアマネジャーがコーディネートを行い，地域連携病院，急性期病院，訪問介護，介護老人保健施設等が連携し，住み慣れた地域で介護や生活支援が一体的に提供されるようになる（図12・4）．

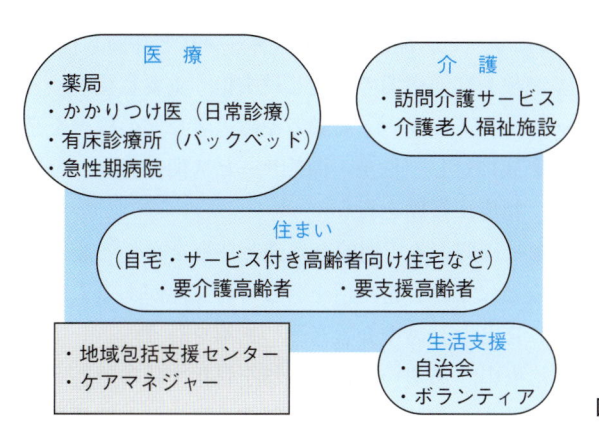

図12・4　地域包括ケアシステムのイメージ

ⓑ 地域包括ケアシステムにおける医療，保健，介護，福祉に関わる各職種の役割

（1）医療・保健職

①**看護師**：主に医師による診療の補助や療養上の世話を行う．老人ホームや介護施設に薬剤師が訪問する場合は，施設に常駐している看護師との連携が必須である．

②**保健師**：病気やけがの予防や健康維持・増進を目的として，保健指導や健康管理を行う．特に，自治体の保健所や保健センターなどで働く行政保健師は，地域住民の疾病予防活動，健康増進活動に幅広く関わる．保健師と看護師の役割の区別を明確にしておく．

③**理学療法士（PT*9）**：病気やけが，高齢，障害などによって運動機能が低下した状態にある人に対し，基本的な動作能力の回復・維持

*9　**PT**　physical therapist

および悪化の予防を目的に，運動療法や物理療法などを行う．

* 10 **OT** occupational therapist

④**作業療法士（OT***10**）**：身体または精神に障害のある人を対象に，手芸や工作などを通じて応用的動作能力や社会的適応能力の回復を図る．日常生活動作（ADL）の回復訓練，社会生活復帰のための職業準備訓練，さらには心理的な側面からの支援も行う．

* 11 **ST** speech-language-hearing therapist

⑤**言語聴覚士（ST***11**）**：聞こえの障害，言語機能障害，話し言葉の障害，摂食・嚥下障害のある人を対象にその機能の維持・向上を図るための訓練，検査，指導などの援助を行う．

⑥**歯科衛生士**：歯科医師の指示のもと，歯科予防処置，歯科診療の補助を行う．また，歯科保健指導として歯口清掃法や訪問口腔ケアも行っている．

⑦**栄養士・管理栄養士**：栄養士は主に健康な人を対象に栄養指導や食事管理を行う．管理栄養士は，健康な人だけでなく，疾病を抱えている人や虚弱状態の人に対しても，栄養や食事の管理・指導を行う．

（2）介護・福祉職

①**介護支援専門員（ケアマネジャー）**：介護（予防）サービス計画（ケアプラン）の作成に向けた課題の分析と作成，サービスの提供に向けた連絡・調整，さらにサービス開始後のモニタリングと評価も行う．在宅医療では，多職種や関連機関の橋渡し役を担う重要職種．

②**社会福祉士（ソーシャルワーカー）**：高齢者や障害者などの援護を必要とする人やその家族に対し，医療・福祉サービス関係者などと連携し，相談や助言，指導，援助を行う．

③**介護福祉士**：介護福祉に関する専門的な知識と技術をもち，寝たきり，認知症，障害などにより日常生活を営むのに支障がある人に対して，心身の状況に応じた介護や介護者への指導を行う．

④**精神保健福祉士**：治療中，あるいは社会復帰を目指す精神障害者を対象に，病院では入院から退院までの問題解決を目指し，関係機関との連絡・調整を図る．患者の環境把握と支援による社会生活への適応援助も行う．

⑤**訪問介護員（ホームヘルパー）**：介護が必要な人の居宅を訪問し，身体介護や生活援助，通院介助など必要な日常生活上の援助を行っている．ホームヘルパー（介護職員初任者研修修了者）は介護保険制度のもとで訪問介護員と呼ばれている．

c 地域の医療機関との連携

病薬連携とは，薬局薬剤師と地域の医療機関（病院・診療所）が密接に関与することをいい，病名，臨床検査値，がん化学療法計画書（レジメン）等を処方箋へ印字する，または地域ネットワークで電子カルテ情報の部分開示などが拡がっている．在宅医療の推進において，薬局がその役割を十分に果たすためさらに連携を推進する必要がある．

C 薬物療法の実践と患者情報の把握

❶ フィジカルアセスメント

a 身体所見測定

　薬物療法の向上と安全確保に資するチーム医療における薬剤師の役割として，副作用の早期発見が求められている．薬剤師がフィジカルアセスメント*12 を行うことで医薬品の副作用を防止，または早期に発見し重篤化を防止することができる．副作用の早期発見の基本は，薬歴から疑われる副作用症状の推測，患者の異常所見の訴えを傾聴する，症状を聴取できるコミュニケーションスキルである．患者に出会った時点で，歩き方，姿勢の状態，皮膚の性状を観察し（視る），症状を質問しながらでも視ることは可能である．必要があれば口腔内や眼結膜の状態も観察する．フィジカルアセスメントと副作用発現のサインが結びついて，個々の患者に適切な薬物療法を支援し，医薬品の適正使用に貢献できる．

　①聴診器：イヤーピースの角度（前向き）（図12・5），チェストピース（膜型・ベル型）の向き（図12・6，図12・7）に注意．

＊12　フィジカルアセスメント　皮膚・口唇・眼の状態を視る，腕に触れる，聴診器で異常音がないか聴くなどの行為により，患者の身体（フィジカル）情報を得て評価（アセスメント）することをいう．
バイタルサイン　脈拍，血圧，体温，呼吸，意識状態をバイタル（生命）サイン（徴候）という．薬剤師によるフィジカルアセスメントでは，副作用による体調変化を知るためにバイタルサインを測定する．

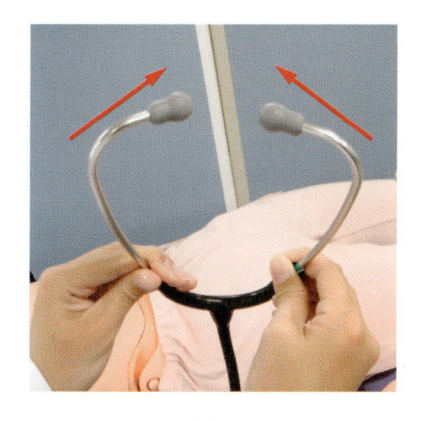

図12・5　聴診器の取り扱い
イヤーピースの角度が前のほうに向くように持ち，耳に装着する．

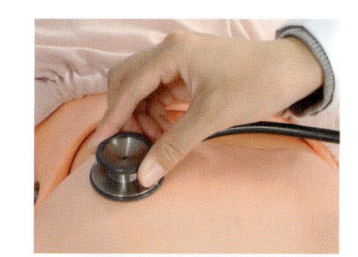
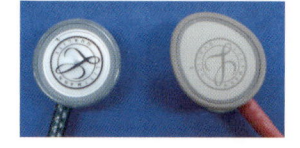

図12・6　チェストピース膜型で呼吸音・心音を聴く

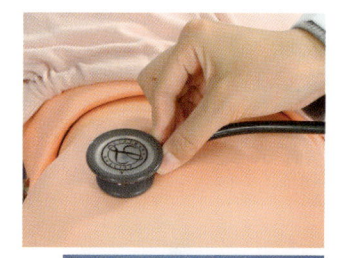
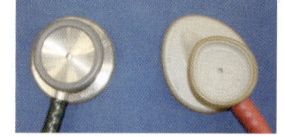

図12・7　チェストピースベル型で呼吸音・心音を聴く

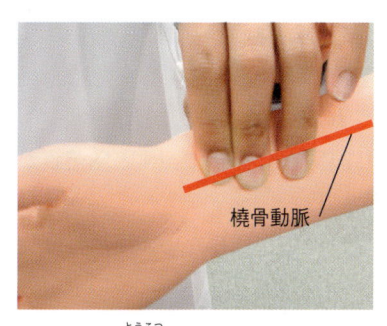

橈骨動脈

図12・8　橈骨動脈を3本の指で触れて脈拍を測定する

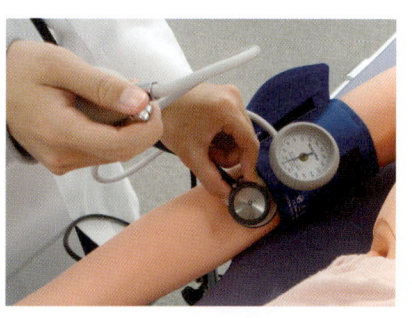

図12・9　アネロイド血圧計でコロトコフ音を聴きながら血圧を測定する

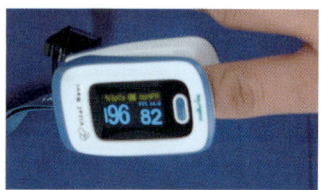

図12・10　パルスオキシメーターに人さし指をはさんで測定（経皮的血液酸素飽和度 SpO_2・脈拍数BPM）

②呼吸数：16〜20回/分（安静時），リズムが正常であるか確認．

③脈拍（図12・8）：60〜100回/分，橈骨動脈で15秒間測定し4倍する．100回/分以上を頻脈，60回/分以下を徐脈という．

④血圧（図12・9）：上腕動脈に聴診器をあて，マンシェットは通常血圧より20〜30 mmHgまで加圧する．2 mmHg/秒で減圧し，コロトコフ音が聴こえはじめたとき（最高血圧），聴こえなくなったとき（最低血圧）を聴取する．

⑤パルスオキシメーター（図12・10）：赤外光の透過率からSpO$_2$（血液酸素飽和度）を測定する．正常域は96〜98%．90%以下：低酸素血症，チアノーゼ症状．

b 身体所見の評価

（1）薬剤師がフィジカルアセスメントを行う目的

- ・副作用発現の防止
- ・副作用の早期発見による重篤化の予防
- ・副作用回避による医療業務の軽減

●ロールプレイ

①同意を得る：「○○さんのお薬のことを主治医の先生と相談させていただくために，お話を聞かせてください．申し訳ございませんが，私の問診と診察に少しのお時間をいただけないでしょうか」

②開かれた質問[*13]：「今日の体調はいかがですか」「最近，おからだの具合はいかがですか」

③閉ざされた質問[*13]：「夜眠れましたか」「食欲はありますか」「排便はありましたか」

*13 開かれた質問，閉ざされた質問 ☞p.268参照

（2）異常所見の例

①皮膚の視診：皮膚の広範囲に多形紅斑がみられ，水疱，びらん，表皮剝離，および眼，口唇，口腔の粘膜疹を伴うときは，スティーブンス・ジョンソン症候群（☞p.197参照）が疑われる．

②携帯心電図計を用いたQT時間の測定（図12・11）：QT延長（図12・12）は，Torsades de pointes（トルサード・ド・ポアンツ）といわれる心室頻拍による突然死を引き起こす．

③間質性肺炎，アスピリン喘息の呼吸音聴取：間質性肺炎では捻髪音，アスピリン喘息では笛声音が聴取される．

④浮腫（むくみ）：心不全では，下肢（脛骨前面）を指で押すと圧迫痕が残る圧痕性浮腫（pitting edema）が出現する．

甲状腺機能低下症による粘液水腫では，圧痕が残らない非圧痕性浮腫（non-pitting edema）が出現する．

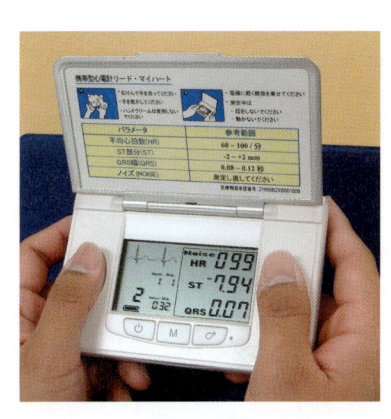

図12・11 携帯心電図計を用いたQT 時間の測定

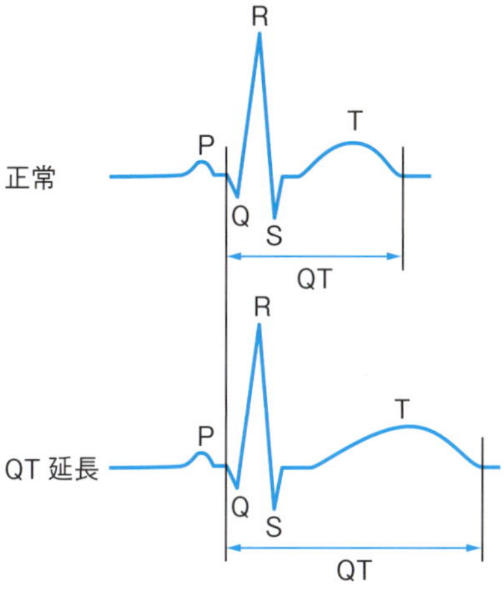

図12・12 第Ⅱ誘導心電図とQT時間

正常

QT 延長

D 災害医療と薬剤師

❶ 救命処置

　生命の危機にある患者に対する処置を救命処置といい，心肺停止後の救命率は迅速な心肺蘇生と電気ショックを行った場合は心停止後3～5分で70%といわれ，現場に居合わせた救助者の素早い行動が蘇生につながる．自動体外式除細動器（AED[*14]，図12・13），胸骨圧迫による蘇生を「一次救命処置」（BLS[*15]）といい，救急救命士や医師による気管チューブ挿入や医薬品投与等による高度な侵襲的処置は「二次救命処置」（ACLS[*16]）という．119番通報，一次救命処置，二次救命処置が迅速に連携されることが救命率の向上につながる．

　AEDの取り扱い，胸骨圧迫による心肺蘇生（CPR[*17]）の講習会は，地域の消防署，日本赤十字社施設等で開催されている．

> ▶ **BLS の心肺蘇生法**
>
> A：airway　気道確保
> B：breathing　自発呼吸の確認
> C：circulation　循環（頸動脈拍動の確認）
> D：defibrillation　AEDを用いた除細動

❷ 災害医療と薬剤師
ⓐ 災害時における医薬品供給体制・医療救護体制

　2011年3月11日に発生した東北地方太平洋沖地震は東日本大震災を引き起こし，薬剤師による救護活動が行われた．災害により薬剤師が薬局において調剤することができない場合は，調剤の場所，医療用医薬品

[*14] **AED** automated external defibrillator
[*15] **BLS** basic life support
[*16] **ACLS** advanced cardiovascular life support

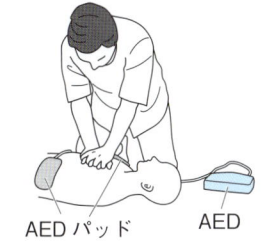

図12・13 AEDと胸骨圧迫

AEDパッド　　AED

[*17] **CPR** cardiopulmonary resuscitation

の交付等について例外規定が設けられ，避難所，居宅等において調剤，交付等が可能である．

> **メモ** 薬剤師法第22条（調剤の場所）に規定する厚生労働省令で定める特別の事情として，「災害により薬剤師が薬局において調剤することができない場合」を規定していたが，これが「災害その他特殊の事由により薬剤師が薬局において調剤することができない場合」に改められ，特殊の事由として居宅等も調剤の場所に追加された．

薬剤師法施行規則（平成26年4月1日施行）
第13条の3（調剤の場所の特例に関する特別の事情）
　一　災害その他特殊の事由により薬剤師が薬局において調剤することができない場合
　二　患者が負傷等により寝たきりの状態にあり，又は歩行が困難である場合，患者又は現にその看護に当たつている者が運搬することが困難な物が処方された場合その他これらに準ずる場合に，薬剤師が医療を受ける者の居宅等（第十三条各号に掲げる場所をいう．）を訪問して前条の業務を行う場合

ⓑ 災害時における病院・薬局と薬剤師の役割

　災害医療活動を行う派遣医療チームに必ず薬剤師が参加する体制を行政機関と協定してほかの医療職種との連携体制を整備する．災害時には，所属する医療機関の医療チームの一員としてではなく現地で派遣医療チームに合流してチーム内で緊密な連携を図り，調剤や服薬指導にとどまらず，医師などに対して医薬品の選択や同種同効薬の助言など，医薬品の適正使用に貢献する幅広い活動が要求される．

　▶**災害時における薬剤師の役割**

> ・医療救護所，医薬品集積所での医薬品の供給，備蓄および医薬品管理など
> ・避難所の薬事・公衆衛生，被災者の健康維持など

ⓒ 災害薬事トリアージ

　薬剤師が行う薬事トリアージのふるい分け（pharmaceutical triage）
・PT1：医師の診察・処方を必要とする
・PT2：厚生労働省からの通知等により，薬剤師が「お薬手帳」の情報を元に投薬可能とする
・PT3：OTC医薬品で対応可能とする
・PT4：情報提供のみ
　災害医療に関する専門的な知識および技能を有する認定資格として災害医療認定薬剤師（JADM日本災害医学会）が制定されている．

付録　調剤における計算 ·······················

❶ 計数調剤

必要な取り揃え数を計算しよう.

◆課題1　内服処方箋記載のあるべき姿で記載されたもの

RP1) セレコキシブ錠100 mg　1回2錠（1日4錠）
　　　1日2回　朝夕食後　28日分
RP2) レバミピド錠100 mg　　1回1錠（1日3錠）
　　　1日3回　朝昼夕食後　28日分

答え　取り揃え総数＝分量（1日量）× 用量（日数）で求める.

▼

セレコキシブ錠は，4 錠 ×28 日分＝112 錠
レバミピド錠は，3 錠 ×28 日分＝84 錠

▼

医療施設で採用品目の包装規格に準じて取り揃える.
　・セレコキシブ錠：ウィークリー 14 錠 PTP 包装規格の場合，8 枚必要
　・レバミピド錠：ウィークリー 21 錠 PTP 包装規格の場合，4 枚必要
　1 シート 10 錠から構成される 10 錠 PTP 包装規格もある.

14の倍数 (14, 28, 42, 56, 70, 84, 98, 112),
21の倍数 (21, 42, 63, 84, 105, 126, 147, 168) を
暗記していると瞬時に計算できる.

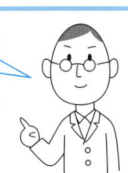

◆課題2　点眼剤その1

RP1) モキシフロキサシン塩酸塩点眼液0.5 %（5 mL/本）　　　　　　　1本
　　　　1回1滴　1日3回　右目に点眼
RP2) ブロムフェナクナトリウム水和物点眼液0.1 %（5 mL/本）　　　　1本
　　　　1回1〜2滴　1日2回　右目に点眼
RP3) ベタメタゾンリン酸エステルナトリウム点眼液0.1 %（5 mL/本）　　1本
　　　　1回1滴　1日3回　右目に点眼

答え　各種 1 本ずつ取り揃える.

補足　　・白内障の術後の処方例を示した.
　　　　・パーセント濃度は溶液 100 mL 中に溶けている溶質の g 数を表す.

◆課題3　点眼剤その2

RP1) タフルプロスト点眼液0.0015％（2.5 mL/本）　5 mL
　　　　1回1滴　1日1回　寝る前　両目に点眼
RP2) カルテオロール塩酸塩点眼液2％（5 mL/本）　10 mL
　　　　1回1滴　1日2回　両目に点眼

答え　各種2本ずつ取り揃える．

補足　・点眼剤調剤では規格と薬液量の確認は必須ポイントである．

解説　・処方箋の記載で，投与総量が先ほどとは異なりmL表示となっている．
　　　・点眼剤は薬液濃度の異なる規格以外に5 mLのほかに2.5 mL容器の製剤が
　　　　存在するので注意が必要である．
　　　・緑内障の治療の第一選択薬であるプロスタグランジン製剤は房水の排泄を促
　　　　進することで，また，交感神経遮断薬は房水の産生を抑えることで，それぞ
　　　　れ眼圧降下作用を示す．
　　　・プロスタグランジン関連薬全般にみられる，虹彩や眼瞼への色素沈着やまつ
　　　　毛の多毛化を防止するために，点眼後に入浴して洗顔するなどの生活習慣へ
　　　　の助言も必要である．

◆課題4　不均一処方

RP1) メトトレキサートカプセル2 mg　1回2カプセル（1日4カプセル）
　　　　1日2回　朝夕食後　4日分（月曜日）
RP2) メトトレキサートカプセル2 mg　1回1カプセル（1日1カプセル）
　　　　1日1回　朝食後　4日分（火曜日）
RP3) 葉酸錠5 mg　　　　　　　　　　1回1錠（1日1錠）
　　　　1日1回　朝食後　8日分（水曜日，木曜日）

答え　取り揃えるメトトレキサートカプセルは，月曜日が16カプセルで，
火曜日が4カプセルとなる．葉酸錠は8錠である．

　●週単位で16 mg以下，5日休薬，葉酸錠と別日を確認する．

補足　・メトトレキサート（MTX）は，1週間単位の投与量として通常6 mg，1回または2〜3回に
　　　　分割して経口投与する．症状に応じて16 mgまで増量できる．また，初日から2日目にか
　　　　けて投与し，5日間の休薬を必要とする．
　　　・今回の処方は10 mg/週であり，上記用法・用量に準じて，1ヵ月間の月曜日と火曜日に服
　　　　薬するMTXの実投与日数がそれぞれ4日分である．
　　　・なお，副作用防止のために，MTX 8 mg/週を超える高用量を投与の際は，葉酸の投与が推
　　　　奨されている．ただし，同時服用するとMTXの効果に拮抗するため，服用日時が重ならな
　　　　いことを確認すべきである．

◆課題5

RP1）ラロキシフェン塩酸塩錠60 mg	1回1錠（1日1錠）
1日1回　夕食後　84日分	
RP2）アレンドロン酸ナトリウム水和物経口ゼリー（35 mg/包）1回35 mg（1日35 mg）	
1日1回　起床時　12日分	

答え　ラロキシフェン錠は84錠，アレンドロン酸経口ゼリーは，1週間に1回服用するビスホスホネート製剤であるので，実投与日数の12包を取り揃える．

●なお，ラロキシフェン錠は投与日数から3ヵ月分処方であることがわかるが，アレンドロン酸経口ゼリーも3ヵ月分処方となっているか見当をつけて調剤する．

補足　経口ビスホスホネート製剤の注意事項
空腹時の起床時に180 mLの水で服用．ゼリー剤についても噛まずに飲み込む必要がある．服薬後は，食道潰瘍形成防止のため30分間は，上体を起こした姿勢を保持し，寝ころばないことなどがあげられる．

◆課題6

RP1）フルニトラゼパム錠1 mg	1回2錠（1日2錠）
トラゾドン塩酸塩錠25 mg	1回2錠（1日2錠）
クエチアピンフマル酸塩錠25 mg	1回1錠（1日1錠）
1日1回　寝る前　14日分	
レンボレキサント錠5 mg[1]	1回1錠（1日1錠）
1日1回　寝る直前　14日分	
RP2）大建中湯エキス顆粒（2.5 g/包）	1回2.5 g（1日7.5 g）【製剤量】
1日3回　朝昼夕食前　14日分	

[1]　後発医薬品がないため先発医薬品のデエビゴ®錠5 mgで処方される．

答え　フルニトラゼパム錠，トラゾドン錠　　各28錠
クエチアピン錠，レンボレキサント錠　各14錠
大建中湯エキス　1日3包×14日分＝42包

解説　・フルニトラゼパムは第2種向精神薬の規制があるため，調剤時には出納管理簿に記録するなどの管理が義務付けられている．残薬数を必ず確認してから記録すること．また，悪用防止の観点から，錠剤内部には青色色素が含まれ，酒・飲料に溶かした場合に発色する工夫がなされている．
・大建中湯エキス顆粒　1日3包×14日分＝42包，この散剤は（2.5 g/包）から，シート包装された製剤なので計数調剤となる．漢方薬は食前もしくは食間の用法であることを確認しよう．

◆課題7

```
RP1) アゾセミド錠30 mg                         1回1錠（1日1錠）
     アトルバスタチンカルシウム水和物錠10 mg 1回1錠（1日1錠）
     エプレレノン錠50 mg                      1回1錠（1日1錠）
     ダパグリフロジンプロピレングリコール水和物錠5 mg*2
                                             1回2錠（1日2錠）
        1日1回　朝食後　　14日分
RP2) ビソプロロールフマル酸塩錠2.5 mg         1回1錠（1日2錠）
     サクビトリルバルサルタンナトリウム水和物錠100 mg*3
                                             1回2錠（1日4錠）
        1日2回　朝夕食後　14日分
```

*2　後発医薬品がないため先発医薬品のフォシーガ®錠5 mgで処方される.

*3　後発医薬品がないため先発医薬品のエンレスト®錠100 mgで処方される.

答え

> アゾセミド錠，アトルバスタチン錠，エプレレノン錠は各14錠
> ダパグリフロジン錠，ビソプロロール錠は各28錠
> サクビトリルバルサルタン錠は56錠

補足

- 心不全治療薬 Fantastic Four*4（β遮断薬，ARNI，MRA，SGLT2阻害薬）の処方である.
- 心不全に用いるβ遮断薬は，2週間，4週間と適宜漸増するため，投与段階を確認する必要がある.
- SGLT2阻害薬は糖尿病治療目的のほか，心不全の適応で使用される種類がある.

*4　左室駆出率が低下した心不全においては，海外のエビデンスをもとにβ遮断薬，ARNI，MRA，SGLT2阻害薬の4剤が最適な治療薬として位置づけられ，「素晴らしい4剤」の組み合わせということで Fantastic Four（ファンタスティック4）と呼ばれている．日本循環器学会/日本心不全学会合同ガイドライン「急性・慢性心不全診療ガイドライン（2021年フォーカスアップデート版）」には，この4剤による治療アルゴニズムが明記されている.

◆課題8

```
RP1) ボノプラザンフマル酸塩錠10 mg          1回1錠（1日1錠）
     エドキサバントシル酸塩水和物OD錠15mg   1回1錠（1日1錠）
     シルニジピン錠10 mg                    1回1錠（1日1錠）
     ロスバスタチンカルシウム錠2.5 mg        1回1錠（1日1錠）
     オシメルチニブメシル酸塩錠80 mg*5       1回1錠（1日1錠）
        1日1回　朝食後　7日分
RP2) フロセミド錠20 mg                      1回0.5錠（1日1錠）
        1日2回　朝昼食後　7日分
RP3) アセトアミノフェン細粒20％（200 mg/1g包）
                          1回600 mg（1日2400 mg）【原薬量】
        1日4回　朝昼夕食後寝る前 7日分
```

*5　後発医薬品がないためタグリッソ®錠80 mg で処方される.

解説

> ・RP1 の各薬剤は各種 7 錠
> ・RP2 は 1 日量 1 錠 ×7 日分=7 錠
> ただし，1 回に半錠服用することを考え，半割し一包化して 14 包を用意する．もしくは，7 錠の PTP 包装とともに，患者が自己管理できるようにチャック袋を配布するなど，医療施設の調剤内規に従い調剤する．
> ・RP3 は散剤であるが，（20%　200 mg/1 g 包）表示から，分包製剤で計数調剤を行うことがわかるだろうか．
> 1 日量 2400 mg【原薬量】を製剤量に換算し，さらに 1 日必要包数を算出することで総包数を求めることができる．
> 2400 mg÷200 mg/ 包 =12 包 / 日　よって 12 包 ×7 日=84 包となる．
> 散剤分包製品は 1 シートが 3 包なので，28 シート取り揃える．

補足

・近年，オシメルチニブ錠のような分子標的治療薬が処方されることが増えているので，適応疾患名や，休薬期間が必要な薬剤ではないかなど必ず確認しよう．

・エドキサバンは投与規制があり，クレアチニンクリアランス 30 mL/min 未満の腎機能障害の患者には投与禁忌となっている．臨床検査値の確認が必要な薬があることを理解しよう．

◆課題9

RP1）アルクロメタゾンプロピオン酸エステル軟膏0.1%（10 g）　50 g
　　　1日2回　首・顔に塗布
RP2）ベタメタゾン酪酸エステルプロピオン酸エステル軟膏0.05%（5 g）　50 g
　　　1日2回　からだに塗布
RP3）ビオチン散（0.2%　1 mg/0.5 g包）　1回0.5 g（1日1.5 g）【製剤量】
　　　1日3回　朝昼夕食後　56日分

アルクロメタゾンプロピオン酸エステル［ミディアム（Ⅳ群）］

ベタメタゾン酪酸エステルプロピオン酸エステル［ベリーストロング（Ⅱ群）］

☞ p.111表2・43参照

答え

> アルクロメタゾン軟膏は 10 g 入りチューブで，50 g÷10 g=5 本必要
> ベタメタゾン軟膏は 5 g 入りチューブで，50 g÷5 g=10 本必要．
> ビオチン散は（0.2%　1 mg/0.5 g 包）の表示から，分包製品であることがうかがえる．
> 1 日 1.5 g は 3 包である．3 包 / 日 ×56 日分=168 包である．
> 1 シートが 3 包の製品であるので 168 包 ÷3 包=56 シートを取り揃える．

補足

・軟膏計数調剤時は，施設が採用しているチューブ製剤規格，もしくは大量の軟膏壺に充てんする方法などもあるので，調剤内規などで確認してから調剤しよう．

❷ 散　剤

◆課題1

RP) 酸化マグネシウム　1回0.67 g（1日2 g）
　　　　1日3回　朝昼夕食後　3日分

答え　｜　酸化マグネシウム　2 g×3日分＝6 g

●調剤の基本は日量×日数.
1回量からは計算しない（課題1参照）.
（不適）0.67 g×3回×3日分＝6.03 g

◆課題2

RP) コデインリン酸塩水和物散1%　1回2 g（1日6 g）
　　　　1日3回　朝昼夕食後　7日分

答え　｜　コデイン散　6 g×7日分＝42 g

●原末と希釈散の違いを理解しよう.
課題1の酸化マグネシウムは原末.
課題2のコデインは1%なので希釈散

●製剤量と原薬量の違いを理解しよう.
課題2のコデインは製剤量表示.
課題3のデキストロメトルファン散は原薬量表示.
いずれの記載方法であっても製剤量として秤取量を算出しよう.
OSCEでは原薬量表示，臨床現場では製剤量表示が多いので，いずれにも対応できるように理解しよう.

◆課題3

RP) デキストロメトルファン臭化水素酸塩水和物散10%　1回30 mg（1日120 mg）【原薬量】
　　　　1日4回　朝昼夕食後と就寝前　14日分

答え　｜　デキストロメトルファン散　120 mg÷100 mg/g（1日量）×14日分＝16.8 g

◆基本問題

RP) フロセミド細粒4%　　　　　　　　1回10 mg（1日20 mg）【原薬量】
　　スピロノラクトン*6細粒10%　　　1回8 mg（1日16 mg）【原薬量】
　　　　1日2回　朝昼食後　5日分

*6 後発医薬品がないため先発医薬品のアルダクトン®A細粒10%で処方されることが多い.

解説　｜　1日量を考える

フロセミド細粒4%は粉1 g中に有効成分（原薬）が40 mg含有される製剤であり原薬量として1日20 mgが必要となる.

40 mg（原薬量）：1 g（製剤量）＝20 mg（原薬量）：x g（製剤量）
∴ x＝0.5 g（1日量）×5日分　で2.5 gが秤取量となる.

同様に，スピロノラクトン細粒10%は粉1 g中に有効成分（原薬）が100 mg含有される製剤である.

100 mg（原薬量）：1 g（製剤量）＝16 mg（原薬量）：y g（製剤量）
∴ y＝0.16 g（1日量）×5日分　で0.8 gが秤取量となる.

補足	・散剤の％（w/w）を理解しよう．フロセミド細粒4％の場合，溶質100 g中に4 gの有効成分が含まれることが基本となる．しかし，溶質100 g中（製剤量）とは容量が大きすぎるので，単位換算を行う必要がある．散剤では，製剤量1 g（1000 mg）中に有効成分が何mg含まれるかを常に考えよう．

フロセミド4％は4 g/100 g ➡ 0.04 g/g ➡ 40 mg/g

◆確認問題

製剤1 g中に含まれる原薬量はどれだけか．	
フロセミド細粒4％	40 mg/g
セフジニル細粒小児用10％	＿＿＿mg/g
ジピリダモール散12.5％	＿＿＿mg/g
ゾニサミド散20％	＿＿＿mg/g

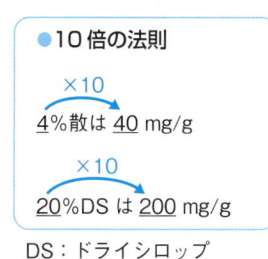

●**10倍の法則**

×10
4％散は 40 mg/g

×10
20％DS は 200 mg/g

DS：ドライシロップ

※「10倍の法則」は機械的に適用するのではなく，百分率を理解した上で活用すること

◆実践問題

RP1）テオフィリンドライシロップ20％	1回120 mg（1日240 mg）【原薬量】
1日2回　朝食後と就寝前　5日分	
RP2）アンブロキソール塩酸塩ドライシロップ1.5％	1回9 mg（1日27 mg）【原薬量】
1日3回　朝昼夕食後　5日分	
RP3）オキサトミドドライシロップ2％	1回15 mg（1日30 mg）【原薬量】
1日2回　朝食後と就寝前　5日分	

解説

テオフィリンドライシロップ（DS）20％の製剤1 g中に原薬のテオフィリンは200 mg含まれる．

製剤量で秤量するため
240 mg÷200 mg/g＝1.2 g（1日量），1.2 g/日×5日分＝6 g（製剤量として）秤量する．

アンブロキソールドライシロップ（DS）1.5％の製剤1 g中に原薬量のアンブロキソール塩酸塩が15 mg含まれる．
27 mg÷15 mg/g＝1.8 g（1日量），1.8 g/日×5日分＝9 g（製剤量として）秤量する．

オキサトミドドライシロップ（DS）2％も同様に，製剤1 g中に原薬量のオキサトミドが20 mg含まれる．
30 mg÷20 mg/g＝1.5 g（1日量），1.5 g/日×5日分＝7.5 g（製剤量として）秤量することになる．

◆実践問題

RP) クロバザム[*7]細粒1％　　　1回1.5 mg（1日3 mg）【原薬量】
　　 フェノバルビタール散10％　1回15 mg（1日30 mg）【原薬量】
　　 カルバマゼピン細粒50％　　1回50 mg（1日100 mg）【原薬量】
　　 ゾニサミド散20％　　　　　1回30 mg（1日60 mg）【原薬量】
　　 ファモチジン散10％　　　　1回5 mg（1日10 mg）【原薬量】
　　　 1日2回　朝食後と就寝前　7日分

[*7] クロバザム細粒1％は後発医薬品がないため，マイスタン®細粒1％で処方される．

●即解方法

$$\frac{1日量（mg）}{製剤1g中の原薬量（mg）} \xrightarrow{\text{つまり}} \frac{1日量（mg）}{「10倍の法則」量（mg）}$$

※「10倍の法則（☞p.301）」は機械的に適用するのではなく，百分率を理解した上で活用すること

解説

クロバザム細粒1％　3 mg÷10 mg/g＝0.3 g（1日量），0.3 g/日×7日分＝2.1 g

▼

フェノバルビタール散10％　30 mg÷100 mg/g＝0.3 g（1日量），0.3 g/日×7日分＝2.1 g

▼

カルバマゼピン細粒50％　100 mg÷500 mg/g＝0.2 g（1日量），0.2 g/日×7日分＝1.4 g

▼

ゾニサミド散20％　60 mg÷200 mg/g＝0.3 g（1日量），0.3 g/日×7日分＝2.1 g

▼

ファモチジン散10％　10 mg÷100 mg/g＝0.1 g（1日量），0.1 g/日×7日分＝0.7 g

▼

以上を，分包機で14包に撒く．

処方オーダリングシステムに記載された量を単に秤量するだけでなく投与量が正しいか自分で計算する力を身につけよう．

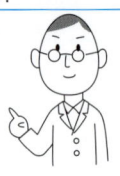

◆実践問題（危険で間違いやすい処方）

RP）ジゴキシン散0.1% 1回0.025 mg（1日0.05 mg）【原薬量】
　　　乳糖（賦形剤）　　　1回0.1 g(1日0.2 g)
　　　1日2回　朝夕食後　14日分

解説

ジゴキシン散0.1％の製剤1 g中には原薬のジゴキシンが1 mg含まれる.

▼

1日量は0.05 mg÷1 mg/g＝0.05 g，0.05 g/日×14日分＝0.7 gを秤量する.

▼

14日分で0.7 gは少ないため，賦形剤を1日あたり0.2 g添加するよう指示されている.

▼

乳糖　0.2 g/日×14日分＝2.8 gを秤量する.

▼

ジゴキシン散0.7 gと乳糖2.8 gを混合し容量を増やしてから28包に分包しよう.

補足

・賦形剤の方法や賦形量は各病院や薬局の内規により決められている．この例題は一般的な
　ものを取り入れている.
・乳糖アレルギーのある患者へは，賦形をすることなく調剤することがあるため，実習時に
　は，しっかりと確認作業を行おう.

補足

倍散って？（旧教育）

そもそも調剤用電子天秤では10 mgまでしか量れないため，微量で高力価な原薬などに賦
形剤を加えて希釈してかさ増しした散剤を希釈散という．また，原薬を何倍かに希釈した
散剤を○○倍散と呼ぶことがあった．たとえば，フェノバール10倍散などが有名である.
現在では医療安全の観点から倍散表記は消えつつある.
　課題例3を倍散法にて秤取量を計算してみよう.

RP）デキストロメトルファン臭化水素酸塩水和物散10％
　　　　1回30 mg（1日120 mg）【原薬量】　1日4回　朝昼夕食後と就寝前　14日分

百分率の基本は100％なので，100％分子/10％分母＝10（倍散）
よって秤取量は120 mg×10倍＝1200 mg＝1.2 g（1日量），1.2 g/日×14日分＝16.8 g
となる.

❸ 水　剤

◆課題

> RP) イソソルビド内用液70％　1回30 mL（1日90 mL）
>
> 　　　 1日3回　朝昼夕食後　28日分

答え 　90 mL（1日量）×28日分＝2,520 mL　───●調剤の基本は日量×日数

◆基本問題

> RP) チペピジンヒベンズ酸塩*8シロップ0.5％　　　　　1回2.3 mL（1日7 mL）
>
> 　　　シプロヘプタジン塩酸塩水和物シロップ0.04％　1回4 mL（1日12 mL）
>
> 　　　カルボシステインシロップ5％　　　　　　　　　1回3 mL（1日9 mL）
>
> 　　　　1日3回　朝昼夕食後　5日分

*8 チペピジンヒベンズ酸塩シロップ0.5％は後発医薬品がないため，アスベリン®シロップ0.5％で処方される.

解説 　1回量ではなく1日量に着眼しよう.

　　　薬剤ごとに日数を掛けて秤取量を算出する.

> チペピジン　　　　7 mL×5日分＝35 mL
> シプロヘプタジン　12 mL×5日分＝60 mL
> カルボシステイン　9 mL×5日分＝45 mL

臨床現場ではmL表記がほとんどだが，大学教育レベルでのmg表示に対応できるようにしよう.

◆基本問題

> RP) バルプロ酸ナトリウムシロップ5％　1回300 mg（1日600 mg）【原薬量】
>
> 　　　1日2回　朝夕食後　60日分

解説 　1日量が600 mgなので60日分で36000 mg？とならないように水剤では用量がmL表記かmg表記かを確認しよう.

　　　バルプロ酸シロップ5％は，シロップ1 mL中に有効成分（原薬）が50 mg含有される製剤であり原薬量として1日600 mgが必要となる.

> 50 mg（原薬量）：1 mL（製剤量）＝600 mg（原薬量）：x mL（製剤量）
> ∴ x＝12 mL（1日量），12 mL/日×60日分　で720 mLが秤取量となる.

補足　　・水剤の％（w/v）を理解しよう. バルプロ酸シロップ5％の場合，溶液100 mL中に成分5gの有効成分（バルプロ酸ナトリウム）が含まれることが基本となる. しかし，溶液100 mL中（製剤量）では容量が大きすぎるので，単位換算を行う必要がある. したがって，水剤で

は，製剤量1 mL中に有効成分が何 mg含まれるかを常に考えよう.

バルプロ酸ナトリウムシロップ5% は5 g/100 mL ➡ 0.05 g/ mL ➡ 50 mg/ mL

◆確認問題

シロップ1 mL中に含まれる原薬量はどれだけか.	
バルプロ酸ナトリウムシロップ5%	50 mg/ mL
メフェナム酸シロップ3.25%	＿＿mg/ mL
アンブロキソール塩酸塩シロップ小児用0.3%	＿＿mg/ mL

●10倍の法則

×10
5%は 50 mg/mL

×10
0.02%は 0.2 mg/mL

※「10倍の法則（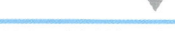p.301）」は機械的に適用するのではなく，百分率を理解した上で活用すること

◆実践問題

RP1) ケトチフェンフマル酸塩シロップ0.02%　1回0.6 mg（1日1.2 mg）【原薬量】
　　　1日2回　朝食後と就寝前　14日分

解説

1日量が1.2 mgだから14日分で…1.2×14＝16.8 mg?
とならないよう，しっかりと単位を確認しよう.

▼

製剤量（液体）で秤量するため
ケトチフェンシロップ1 mL中に原薬のケトチフェンフマル酸塩は0.2 mgが含まれることを理解しよう.

▼

1.2 mg÷0.2 mg/mL＝6 mL（1日量），6 mL/ 日×14日分＝84 mL（製剤量として）秤量する.

つまり，このように書き改めることもできる.

RP) ケトチフェンフマル酸塩シロップ0.02%　1回3 mL（1日6 mL）
　　　1日2回　朝食後と就寝前　14日分

◆実践問題

RP) サルブタモール硫酸塩シロップ 0.04％ 　1回1.8 mg（1日3.6 mg）【原薬量】
　　ブロムヘキシン塩酸塩シロップ 0.08％ 　1回1.2 mg（1日2.4 mg）【原薬量】
　　ベタメタゾンシロップ 0.01％ 　　　　　　1回0.4 mg（1日0.8 mg）【原薬量】
　　1日2回 　　　　朝夕食後 　　5日分

解説

> サルブタモールシロップ 0.04%
> 3.6 mg÷0.4 mg/mL＝9 mL（1日量）, 9 mL/日×5日分＝45 mL

▼

> ブロムヘキシンシロップ 0.08%
> 2.4 mg÷0.8 mg/mL＝3 mL（1日量）, 3 mL/日×5日分＝15 mL

▼

> ベタメタゾンシロップ 0.01%
> 0.8 mg÷0.1 mg/mL＝8 mL（1日量）, 8 mL/日×5日分＝40 mL

> 処方オーダリングシステムに記載された量を単に秤量するだけでなく
> 投与量から疾患や年齢が正しいか自分で確認する習慣をつけよう.

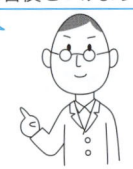

◆実践問題（危険で間違いやすい処方）

RP) プロカテロール塩酸塩水和物シロップ 0.0005％ 　1回15μg（1日30μg）【原薬量】
　　1日2回 　朝食後と就寝前 　7日分

解説

> 0.0005% 　なんだか？…ややこしい.

> 基本に戻れば何とかなる.
> シロップ中の原薬量は 0.0005 g/100 mL＝0.5 mg/100 mL＝0.005 mg/mL となる.

> mg をμg に換算すると 5 μg/mL となる.

> よって, 1日量は 30 μg÷5 μg/mL＝6 mL（1日量）
> 秤取量は 6 mL×7日分＝42 mL となる.

補足
・小児へのβ刺激薬は過量投与の場合, 重大な副作用を起こしやすいので細心の注意で取り組もう. 投与量から年齢などが正しいか要所で自己監査をしよう.

❹ 注射剤

◆実践問題（当量数計算）

> 塩化カリウムには気をつけよう

血清カリウム値の低い患者に 7.45％ 塩化カリウム注射液 10 mL をフルカリック®2 号輸液（高カロリー輸液用アミノ酸・糖・電解質・ビタミン製剤）1003 mL に混合したものを 1 日 2 回持続投与した．
これにより患者に投与された K^+ 量は 1 日何 mEq か．
なお，フルカリック®2 号輸液には 30 mEq の K^+ を含有するものとする．
K および Cl の原子量はそれぞれ 39.0 および 35.5 とする．

解説

7.45％ 塩化カリウム注射液中の KCl の量は
7.45％ KCl＝7.45 w/v％ KCl＝7.45 g KCl/100 mL である．

▼

よって KCl 注射液 10 mL 中の KCl は 0.745 g/10 mL となる．

▼

KCl 注射液は 1 日 2 回フルカリック®2 号輸液に混注して
患者に投与されるので　0.745 g×2 回＝1.49 g である．

▼

これはモル数で表すと　　1.49/74.5（mol）＝0.02 mol
当量数で表すと　　　　　0.02（mol）×1（価数）×1000＝20 mEq となる．……a

▼

また，フルカリック®2 号輸液には 30 mEq の K^+ が含まれ
1 日 2 回投与するので 1 日の K^+ は 60 mEq となる．……b

▼

よってこの患者に投与された K^+ の量は a＋b なので
20 mEq＋60 mEq＝80 mEq

補足▶　塩化カリウムには気をつけよう

・塩化カリウムは必ず点滴する薬剤である．（40 mEq/L 以下に希釈すること）
・投与速度は 20 mEq/hr を超えないこと，1 日最大 100 mEq まで（☞p.133 コラム参照）．
・十分混和した後に投与すること．
　→注射液が黄色なのはビタミン B_2（リボフラビン）の色であり，輸液に混合後の均一性を視覚化できるよう工夫がなされている．
・投与量がわかりやすいように 1 mEq/mL と工夫されている．
・希釈をしないまま静脈内に直接投与できないようにプレフィルドシリンジ（薬剤充てん済み注射器）として商品化し，さらに付属の専用針を使用することで医療事故を防止している．つまり，普通の注射針は接続不能になっている．

◆**実践問題（当量数計算）**

> 整形外科での人工関節置換術後の患者にオキサセフェム系抗菌薬であるフルマリン®キット静注用１g（フロモキセフナトリウムとして１g）を１日２回点滴投与した．この患者には１日何mEqのNa$^+$が負荷されることになるか．
>
> なお，フルマリン®キット静注用１gはバッグ製剤であり生理食塩液100mLが付属している．使用時には生理食塩液部分を手で押して隔壁を開通させて薬剤を溶解して使用する製剤である．
>
> フロモキセフナトリウムの分子量は518.45でNaの原子量は23.0とする．

解説

フロモキセフナトリウム
分子量518.45（投与量xg）

フロモキセフ
分子量496.45（投与量2g）

1 mol → 1 mol + Na$^+$ 1 mol

フロモキセフの力価（生物学的作用を示す医薬品量）を考えるときは，分子にHが結合したものとして考える．

フロモキセフ（分子量496.45）として１回１gを１日２回点滴投与するので，フロモキセフナトリウム（分子量518.45）をx(g)とすると，496.45：2g＝518.45：xとなり，

$$x=\frac{518.45}{496.45}\times2=2.09\,\text{g}\quad 投与することになる．$$

2.09gのフロモキセフナトリウムのモル数は2.09/518.45 mol＝4.03 mmol

このうちNa$^+$の当量数は4.03 mEqである．……a

また，フロモキセフナトリウムは生理食塩液100mLに溶解して投与しているので生理食塩液のNa$^+$を考慮すると
生理食塩液100mL→0.9g NaCl/100mL→(0.9/58.5)/100mL＝0.0153 mol/100mL
→0.0153 Eq/100mL＝15.3 mEq/100mL

これを１日２回投与しているので
15.3 mEq×2回＝30.6 mEq となる．……b

１日の総Na$^+$負荷量はa＋b＝34.6 mEq

◆実践問題（浸透圧計算）

塩化カルシウム2gを5％ブドウ糖液500 mLに溶解させた溶液の浸透圧 (mOsm/L) を求めよ．
なお，塩化カルシウム (CaCl₂) とブドウ糖の分子量はそれぞれ111.0と180.0とする．

解説

CaCl₂ のモル濃度は
2 g/500 mL＝4 g/L＝(4/111) mol/L＝0.036 mol/L

CaCl₂ は水溶液中で完全解離するので

$$CaCl_2 \longrightarrow Ca^{2+} + 2Cl^-$$

(0.036 mol/L)　　　(0.036 mol/L)　　　2(0.036 mol/L)
＝(36 mmol/L)　　　(36 mmol/L)　　　2 (36 mmol/L)

よって，浸透圧は溶液に含まれる粒子の数に比例するから Ca²⁺ は 36 mOsm/L，
Cl⁻ は 2×36＝72 mOsm/L なので 36＋72＝108 mOsm/L となる．……a

5％ブドウ糖液中のブドウ糖量は 5 w/v％なので 5 g/100 mL である．
500 mL では 25 g/500 mL である．

モル濃度で表すと
25 g/500 mL＝50 g/L→(50/180)mol/L ＝0.278 mol/L＝278 mmol/L
ブドウ糖は解離しないので浸透圧は 278 mOsm/L である．　　　　　　……b

よって，この溶液全体の浸透圧は a＋b で
108＋278＝386 mOsm/L

補足　　　浸透圧を考える場合，溶液中の分子がイオンに解離するかどうかをまず考えよう．

◆実践問題（カロリー計算）

高カロリー輸液（total parenteral nutrition：TPN）を調製することになった.
ネオパレン®1号輸液1000 mLにエレメンミック®注（微量元素製剤）に加え，ピギーバック法にて側管からイントラリポス®輸液20％（静脈用脂肪乳剤）250 mLを3時間かけて点滴した. また，貧血傾向であることから，フェジン®静注40 mg（含糖酸化鉄）2 mLを5％ブドウ糖注射液100 mLに添加し末梢ルートから30分かけて投与した. この患者に投与した全カロリーに近い数値はどれか.
ネオパレン®1号輸液には主な成分としてブドウ糖120 gと総遊離アミノ酸量20 gを含む.
イントラリポス®輸液20％は主成分の大豆油で計算すること.
なお，エレメンミック®注とフェジン®静注40 mgはカロリーを含まないものとする.
A. 500 kcal　　B. 800 kcal　　C. 1000 kcal　　D. 1200 kcal　　E. 1500 kcal

解説

患者に供給されるカロリー源となる注射液は
ネオパレン®1号輸液，イントラリポス®輸液20％，5％ブドウ糖注射液である.

▼

三大栄養素の糖質，アミノ酸，脂質の1 gあたりの産生熱量（kcal）

（アトウォータ係数）は　　糖質　　　4 kcal/g
　　　　　　　　　　　　　アミノ酸　4 kcal/g
　　　　　　　　　　　　　脂質　　　9 kcal/g　である.

▼

ネオパレン®1号輸液中の糖質由来の熱量は120 g×4 kcal＝480 kcal　……a

▼

アミノ酸由来の熱量は20 g×4 kcal＝80 kcal　　　　　　　　　　……b

▼

イントラリポス®輸液20％の主成分は大豆油であるので脂質の熱量で計算することになっている. したがって，イントラリポス®輸液20％は20％の大豆油液と言い換えられる.
20％大豆油液250 mLには20 g/100 mL＝50 g/250 mLであり50 gの大豆油が含まれることがわかる.
脂質由来の熱量なので50 g×9 kcal＝450 kcal[*9]　　……c

*9 イントラリポス®輸液 20％のカロリー数は，計算上とは異なり，添付文書では約500 kcalとの記載となっている. なお，この差は，乳化剤である卵黄レシチンと等張化剤であるグリセリンの熱量に起因している.

▼

末梢からフェジン®静注40 mgを投与するために使った5％ブドウ糖液100 mL中のブドウ糖は5 g/100 mLなので糖質由来の熱量5 g×4 kcal＝20 kcal　……d

▼

患者に投与した全カロリーは　a＋b＋c＋d＝480＋80＋450＋20＝1030 kcal
よって最も近い数値は C. 1000 kcal である.

◆実践問題（栄養補給計算）

エルネオパ®NF2号輸液（糖・電解質・アミノ酸・総合ビタミン・微量元素液）とは，上室，小室1，小室2，下室の4室を有する高カロリー輸液製剤であり，下記にその成分の一部抜粋を記載する．
本剤1バッグ（1000 mL）を投与する際の非タンパク質性カロリー/窒素量（NPC/N）を求めよ．

成分（混合時）		1000 mL中
糖質	ブドウ糖	175 g
電解質（略）	Na⁺	50 mEq
	K⁺	27 mEq
ビタミン（略）	チアミン塩化物塩酸塩	2.925 mg
	シアノコバラミン	2.5 μg
	リボフラミンリン酸エステルNa	2.3 mg
	ピリドキシン塩酸塩	2.45 mg
	フィトナジオン	1 mg
微量元素	Fe, Mn, Zn, Cu, I	4 mL
アミノ酸	遊離総アミノ酸量	30 g
	総窒素量	4.7 g

解説

NPCとはnon-protein calorieの略で，3大栄養素の中の糖質と脂質のエネルギー量を指す．ただし，解答に必要な1 gあたりのアトウォータ係数が，糖質4 kcal/g，アミノ酸4 kcal/g，脂質9 kcal/gであることは知っておくべき数値である．
今回は，脂質が含まれないのでブドウ糖175 g×4 kcal/g＝700 kcal

Nとは窒素量であり，成分表から，4.7 gである．

よって，NPC/N比＝700÷4.7＝149 kcal/gとなる．

補足

・NPC/N比とは，病態や外科的侵襲後の回復のために，タンパク質の効率的な合成を促すための指標となっている．むやみにエネルギーを与えても回復しない．病態に応じた身体の回復のための最善の近道をイメージしてほしい．
・窒素計数（6.25）とはタンパク質換算係数ともいわれ，タンパク質6.25 gに1 gの窒素が含まれることを意味する．
エルネオパ®NF2号輸液の場合，遊離アミノ酸量30 gのため，
　6.25：1＝30：x（総窒素数）
　　　x＝4.8 g
つまり計算上の総窒素数4.8 gが，エルネオパ®NF2号輸液の総窒素数4.7 gに近似していることがわかる．

◆実践問題（栄養補給計算）

腎不全のため高カロリー輸液による栄養管理を実施することになり輸液の投与設計を行った．病棟薬剤師は大塚糖液50％（ブドウ糖輸液）500 mL，イントラリポス®輸液20％（脂肪乳剤）100 mL，高カロリー輸液用微量元素製剤2 mL，総合ビタミン剤5 mLを用意した．この組成の輸液に加える総窒素量10 mg/mLのキドミン®輸液（総合アミノ酸）の量（mL）を求めよ．

ただし，この患者のNPC/N比を400（kcal/g）に設定し，脂肪乳剤100 mLに含まれる熱量を200 kcalとする．

解説

NPCは糖質由来のカロリーと脂質由来のカロリーの合計である．
大塚糖液50% 500 mLのカロリーは

　50 g/100 mL×500 mL×4 kcal/g＝1000 kcal

イントラリポス®輸液20% 100 mLのカロリーは200 kcal
よってNPC[*10]＝1000+200＝1200 kcal　　　　　　　　　…a

[*10] 注意！：アミノ酸をNPCに含めて計算してしまうミスが多い．アミノ酸は窒素の供給源のため，NPC/N比の分子ではなく分母になる．

総合アミノ酸輸液のキドミン®輸液の液量をA mLとして総窒素量を算出する．
総窒素量（g）は10 mg/mL×A mL＝10 A mg＝0.001 A（g）　　…b

NPC/N比を400（kcal/g）に設定して投与するため，a/b＝400なので
1200 kcal/0.001 A（g）＝400となり，A＝300 mLである．

◆類題

主治医より高カロリー輸液の処方設計の依頼があり，以下の処方を提案した．
この高カロリー輸液の非タンパク質カロリー/窒素量（NPC/N）を200にするための脂肪乳剤の液量Xを求めよ．
（提案した処方）

大塚糖液50％（ブドウ糖含有基本液）	600 mL
イントラリポス®輸液20%（脂肪乳剤）（2 kcal/mL）	X mL
アミパレン®輸液（10%総合アミノ酸製剤）	300 mL×2バック（総窒素量9 g）
総合ビタミン剤	5 mL
微量元素製剤	2 mL

答え　X=300 mL

◆**実践問題（栄養管理計算）**

65 歳女性．体重 45 kg．急性膵炎により食事がとれないため，エネルギー基質としてアミノ酸（3.0 w/v%）およびブドウ糖（7.5 w/v%）を含有するビーフリード® 輸液を末梢静脈より投与することとなった．本製剤を 1 日あたり 1500 mL 投与するとき，患者の総エネルギー消費量（TEE）に対する総投与ネルギー量の割合（%）を求めよ．

ただし，基礎エネルギー（BEE）25 kcal/kg/ 日で概算できるものとし，この患者の活動係数は 1.2，ストレス係数は 1.0 とする．

解説

TEE＝BEE× 活動係数 × ストレス係数　の関係式が成り立つ．

これにより，個人の代謝や病態環境に応じて栄養補給を行うために総エネルギー消費量を簡易的に決定することができる．活動係数はベッド上安静のみが 1.2，ベッド以外の活動ありが 1.3 と定義されている．同様に，ストレス係数の例として，手術後 1.1 ～ 1.8，外傷 1.35，感染症 1.2 ～ 1.5 などが定義づけられている．

本症例では，TEE＝25 kcal/kg/ 日 ×45 kg×1.2×1.0＝1350 kcal/ 日

また，輸液により投与されるエネルギー量は

　ブドウ糖由来：7.5 g/100 mL×1500 mL×4 kcal＝450 kcal

　アミノ酸由来：3 g/100 mL×1500 mL×4 kcal=180 kcal

よって総投与ネルギー量は 450+180=630 kcal である．

したがって，総エネルギー消費量（TEE）に対する総投与ネルギー量の割合は 630÷1350×100＝47％である．

本書で対応する薬学教育モデル・コア・カリキュラム 一覧 ・・・・・・・・・・

薬学教育モデル・コア・カリキュラム（令和4年度改訂版）		対応章
学修目標	学修事項【関連する学修目標】	
D-1 薬物の作用と生体の変化		
D-1-3 医薬品の安全性		
1) 薬物の作用メカニズムに基づき，起こりうる有害反応（副作用），相互作用，薬物中毒を症状や臨床検査値の異常と関連付けて説明する．	(1) 代表的な薬物の有害反応（副作用），相互作用，臨床検査値の異常とその対策，対応【1)】	4〜6章
D-3 医療における意思決定に必要な医薬品情報		
D-3-1 医薬品のライフサイクルと医薬品情報		
1) 医薬品の開発から臨床使用までの医薬品のライフサイクルにおいて，発生する情報の種類を挙げ，その背景と特徴を種々の規制・制度と関連付けて説明する．	(2) 医薬品の有効性・安全性を確保するための制度とその過程で発生する情報【1)】	8章，9章
D-3-5 患者情報		
1) 患者基本情報とその情報源及び媒体を説明する． 2) 問題志向型システム（POS）の意義を理解し，SOAP形式等を用い，患者情報より問題点を抽出，評価，計画の記録をする． 3) 薬物治療を個別最適化するために必要な患者情報を抽出し，考慮すべき事項を説明する． 4) 守秘義務と個人情報保護に配慮した患者情報管理の重要性を説明する． 5) 医療における患者情報のデジタル化や，その取扱いについて説明する．	(1) 薬物治療の効果・副作用評価に必要な患者情報（基本的情報，遺伝的素因，年齢的要因，臓器機能，生理的要因等）【1)，2)，3)】 (2) 問題指向型システム（POS），SOAP【2)】 (3) 患者情報の媒体（調剤録，薬剤服用歴，お薬手帳，処方箋，診療録など）【1)，2)，3)】	11章
	(4) 守秘義務，個人情報保護【4)】 (5) 医療における情報通信技術（ICT）の進展【5)】	1章
D-6 個別最適化の基本となる調剤		
D-6-1 処方箋に基づいた調剤		
1) 適正な処方箋の記載事項・内容を説明する． 2) 患者背景に基づいて，処方された医薬品（処方薬）の投与量，投与方法，投与剤形の妥当性を評価し，疑義照会の必要性を説明する． 3) 調剤の流れに従って，患者背景ならびに処方された散剤，水剤，注射剤など医薬品の製剤学的特性に応じた基本的な調剤，調剤監査を行い，服薬指導すべき内容を説明する．	(1) 処方箋に記載すべき事項・内容と調剤に関する基本的事項【1)，2)】 (2) 適正な投与量，投与方法，投与剤形の評価と疑義照会【1)，2)】	2章
	(3) 内用剤の調剤（計数調剤，計量調剤）と服薬指導【1)，3)】	2章，11章C
	(4) 注射剤と輸液の調剤と服薬指導【1)，3)】	3章，11章C
	(5) 外用剤の調剤と服薬指導【1)，3)】	2章，11章C
	(6) 無菌調製，抗悪性腫瘍（がん）調製，調剤薬監査【1)，3)】	2章，3章

薬学教育モデル・コア・カリキュラム（令和4年度改訂版）		対応章
学修目標	学修事項【関連する学修目標】	
F-1 薬物治療の実践		
F-1-1　薬物治療の個別最適化		
1）医薬品適正使用の概念を説明する．	(1) 適正使用のサイクル，個別最適化，有効性モニタリング，安全性モニタリング【1)】	7章
2）患者情報を適切に収集し，評価することにより，患者の状態を正確に把握する．	(2) 薬物治療を個別最適化するために必要な身体的，心理的，社会的患者背景【2)，7)】	9章B
3）薬物治療の評価等に必要な情報について，最も適切な情報源を効果的に利用し，情報を収集する．また，得られた情報及び情報源を批判的に評価し，効果的に活用する．	(3) 薬学的管理に必要な身体所見の観察・測定・評価（フィジカルアセスメント）【2)，5)，7)】	10章C
4）薬物治療の問題点の抽出を行い，その評価に基づき，問題解決策を検討し，薬物治療を個別最適化するための計画を立案する．	(4) 診療ガイドライン・治療ガイドや医薬品リスク管理計画（RMP）等適切な情報の収集と評価【3)，7)】	8章
5）様々なモニタリング項目から患者状態を的確に把握し，薬物治療の有効性と安全性を確認・評価して適切に記録する．	(5) 主な疾患における薬物治療の計画，立案（薬剤選択，用量設定，剤形選択，投与経路，服薬指導・配慮すべき点，薬物血中濃度モニタリング，有効性・安全性モニタリング等）【2)，3)，4)，5)，6)，7)，8)】	7章
6）医薬品の適正使用の観点から，処方監査・解析を行い，疑義照会・処方提案を実践し，調剤，服薬指導，患者教育等を行う．	(6) 患者背景と医療安全を踏まえた処方監査・解析【6)】	
7）個々の患者背景を踏まえ患者の最善のアウトカムを考慮し，科学的根拠に基づく薬物治療の計画を立案する．	(7) 患者背景と製剤の特性を踏まえた計数・計量調剤及び注射薬無菌調製と調剤薬（注射薬含む）監査【6)】	2章，3章
8）薬物治療開始時からその必要性と安全性を評価し，医薬品の不適正使用等によるリスクを回避するとともに，薬物治療開始後の患者の状態を継続的に把握し，適切に評価し，医薬品の有効性と安全性を確保する．	(8) 患者の状態と背景及び薬剤の特徴（製剤的性質等）を考慮した調剤上の工夫【7)，8)】	
	(9) 問題指向型システム（POS）とSOAP形式等による適切な記録【5)，6)】	7章
9）疾患の病期（急性期，回復期，慢性期，終末期）や患者や家族の希望，年齢（小児から高齢者まで），生理学的変動，療養の環境や生活状況を踏まえ，その状況に適した薬物治療を計画立案し，関係者間の情報共有により，シームレスな薬物治療を実践する．	(10) 患者情報に基づく薬物治療上の問題点の抽出とその適切な評価及び薬学的管理の実践【7)，8)】	
	(11) 患者の状態を考慮した栄養管理，生活指導【7)，8)】	11章C
	(12) 患者の継続的なフォローアップ，薬物治療開始後からの継続的なモニタリングの実施，薬物治療の効果と副作用の評価【7)，8)】	
10）複数の疾患，複数の医薬品が複雑に関連して治療を受けている患者の薬物治療について，その安全性，有効性を評価し，生活の質（QOL）の維持・改善，副作用の予防・早期発見等を実践する．	(13) 様々な背景を有する患者の薬物治療の個別最適化【7)，8)，9)】	
	(14) 複数の疾患が併存する場合の適切な薬物治療への対応【7)，8)，10)】	
11）多職種の専門性や思考，意識等の違いを理解し，連携する多職種とどのように関われば最も患者・生活者にとって有益かを模索する．多職種からの評価を受け入れ，連携による患者・生活者のより効果的な薬物治療と継続的な薬学的管理を実現する．	(15) 多数の併用薬が混在する（ポリファーマシー）患者の薬物治療の再検討，改善【7)，8)，10)】	7章

薬学教育モデル・コア・カリキュラム（令和4年度改訂版）

学修目標	学修事項【関連する学修目標】	対応章
F-2 多職種連携における薬剤師の貢献		
F-2-1 多職種連携への参画・薬剤師の職能発揮		
1) 多様な医療チームにおける薬剤師及び多職種の役割を説明し、薬剤師に求められる役割と責任を自覚する。	(1) 多様な医療チームの目的と構成する各職種の役割と責任【1)、8】	1章
2) 地域に応じた施設間連携等の医療制度、保健福祉制度等を説明する。	(3) 病院と地域の医療連携における具体的な方法（連携クリニカルパス、退院時共同指導、病院・薬局連携、関連施設との連携等）【1)、2)、3】	
3) 機能が異なる病院間、病院と薬局との間等の施設間の連携、地域包括ケアシステムにおける医療、保健、介護、福祉に関する多職種連携に参画して、入退院時等における療養環境の変化からシームレスな患者支援を実践する。	(4) 地域包括ケアシステムにおける医療、保健、介護、福祉に関わる各職種の役割と責任【1)、2)、3)、8】	10章
4) 連携する多職種とともに、患者・生活者にとって何が重要な課題かを明確にし、共通の目標を設定し、チームの活動方針を共有し課題解決を図るとともに、薬学的観点からチームの活動に有益な情報を提供する。	(5) 施設間連携や地域の医療、保健、介護、福祉における連携に必要な関連制度とその実際【2)、3】	
5) 患者や家族が議論や意思決定に積極的に参加できるように多職種・患者や家族に働きかける。	(6) 在宅療養支援における薬学的指導と関連多職種との情報共有【2)、3)、4】	
6) 各専門職種の背景が異なることに配慮し、双方向に互いの専門性としての役割、知識、意見、価値観を共有する。また、相互理解を深め、対立や葛藤を回避せず、お互いの考えをより深く理解して連携しながら連携する多職種間の合意を形成し、患者・生活者の問題解決を図る。	(7) 薬局（地域連携薬局、専門医療機関連携薬局、健康サポート薬局等）と医療機関、地域の介護・福祉関連施設との連携【1)、2)、3)、4】	
7) 積極的にコミュニケーションを図り、連携する多職種と信頼関係を構築し、その維持、向上に努める。	(8) 多職種連携の視点を踏まえた患者の全人的評価【3)、4】	11章B
8) 連携する多職種との関わりを通じて、薬剤師としての専門的な思考や意識、感情、価値観などを振り返り、その経験をより深く理解して連携に活かすとともに、薬剤師としての専門性向上に努める。	(9) 連携する多職種間の相互尊重に基づくコミュニケーション【4)、5)、6)、7】	1章
	(10) チームの目標達成のために薬剤師の果たす役割の理解と実践【4)、5)、6)、7)、8】	
F-3 医療マネジメント・医療安全の実践		
F-3-1 医薬品の供給と管理		
1) 流通状況を踏まえ、医薬品の供給及び管理を適切に実施する。	(1) 医薬品の発注、供給、保管、廃棄、記録及びその手続きと在庫管理【1】	2章A
2) 市販されている医薬品の調製、使用、品質管理等について説明する。	(2) 特別な注意を要する医薬品（劇薬、毒薬、麻薬、向精神薬、覚醒剤原料、ハイリスク薬、抗悪性腫瘍薬、特定生物由来製品、放射性医薬品等の管理と取扱い【1】	
	(3) 院内製剤、薬局製造販売医薬品等の品質管理と取扱い【2】	1章D、2章A

薬学教育モデル・コア・カリキュラム（令和4年度改訂版）		対応章
学修目標	学修事項【関連する学修目標】	
F-3-2　医薬品情報の管理と活用		
1)医療環境に応じて医薬品の情報源や情報媒体を把握し，利用して網羅的かつ最新の医薬品情報を収集し，医療機関や患者集団への情報の適合性や必要性を考慮する．また，根拠に基づいた適切な評価及び目的に応じた加工を行い，医薬品情報の提供，発信（伝達）を行う．	(1) 医療機関や地域の特性等を考慮した医薬品の情報源・情報媒体の選択と利用【1)】	8章
	(2) 医療環境に応じた医薬品情報の伝達と周知，その方法【1)】	11章D
	(3) 医薬品の安全性情報の収集と報告及び緊急情報（安全性情報，回収・製造中止情報等）への対応【2)】	5章，8章
2)医療における安全性情報の収集に努めるとともに，安全性情報や回収情報等に対して医療環境に応じて迅速に対応する．	(4) 医療現場における根拠に基づく医療（EBM）の実践，ビッグデータの活用【3)，4)】	8章
3)報告されている種々の医薬品に関する情報を整理，統合して，臨床で有益な知見を新たに構築して提供する．	(5) 有効かつ安全で経済的な医薬品の使用方針と，医薬品の適正な採用，採用中止等の流れ【3)】	2章A
	(6) 医薬品適正使用の推進と安全対策の立案【4)】	1章
4)適切な医薬品情報及び有害事象情報等に基づき，医療環境に応じた医薬品適正使用の推進と安全対策を立案する．	(7) 医療機関等における標準的な薬剤選択の方針（フォーミュラリ）【5)】	
5)医療環境に応じた医薬品使用基準について理解し，有効かつ安全で経済的な医薬品の採用，使用等について説明する．		8章
F-3-3　医療安全の実践		
1)自らのヒヤリハット事例などを振り返り，医療現場の安全の向上に努める．	(1) ヒューマンエラーと組織的なリスク【1)，2)】	10章
2)医療に関するリスクマネジメントにおける薬剤師の責任と義務を把握し，医療現場での患者安全の原則と概念，安全を確保する体制や具体的な方策を説明する．	(2) 医療安全確保のための改善を目的とした報告・事例（インシデント・アクシデント事例等）の把握【1)，3)】	
	(3) 医療安全管理者（リスクマネージャー）の役割と，医療安全対策に関するマニュアル・指針の把握【1)，2)】	10章
3)医療過誤やインシデント・アクシデント事例を収集し，要因を解析した上で，発生時や対応時における法的措置（刑事責任・民事責任）を理解し，医療環境に合わせた適切な対応と予防策を検討する．	(4) 医療事故発生時の対応（報告・連絡・相談等）と記録の方法【1)，3)】	
	(5) 医薬品の安全管理体制（医薬品安全管理責任者等の役割）【1)，2)】	
	(6) 多職種連携における各職種の医療安全業務内容と役割【1)，2)】	10章
F-3-4　医療現場での感染制御		
1)感染症を発生させない環境整備等に努め，感染源や媒介者にならない等，感染予防や健康管理に留意して行動する．	(1) 標準予防策（手指衛生，個人防護具（手袋・マスク等）の適切な使用）【1)，2)】	
2)標準予防策を理解，実践し，感染経路別の予防策を実施する．	(2) 代表的な感染症の予防策の把握と適切な消毒薬の選択と使用【1)，2)】	
3)感染症が発生したときの対応を理解し，感染拡大しないよう感染制御に努める．	(3) 感染症発生時及び針刺し事故等の事例発生時における初期対応【1)，3)】	2章L
4)新興・再興感染症に対して，最新の知見や行政の対応に基づき，医療提供体制の役割等を把握した上で，感染制御を理解する．		

薬学教育モデル・コア・カリキュラム（令和4年度改訂版）		対応章
学修目標	学修事項【関連する学修目標】	
F-4 地域医療・公衆衛生への貢献		
F-4-1 地域住民の疾病予防・健康維持・増進の推進，介護・福祉への貢献		
1) 地域住民が自らの健康生活を維持するための健康の相談窓口として，有益な知識・情報を積極的に提供し，適切なアドバイスを気軽に受けられる環境を整備して，地域住民の健康維持・管理を支援する． 2) 地域包括ケアシステムにおけるかかりつけ薬剤師の役割を理解し，地域住民の介護・福祉を向上させるために地域連携を推進し，生活環境，生活の質（QOL）の維持・改善に尽力する． 3) 地域における医療，保健，介護，福祉等の疫学データを活用して，地域住民の健康状態及び地域独自の医療，保健，介護，福祉環境等の課題を把握するとともに，それらの課題改善への取り組みを科学的エビデンスに基づき検討し提案する．	(1) 健康相談，介護・生活相談等のファーストアクセスと薬局の役割【1)】 (2) 食生活（栄養管理・健康食品等）や運動等（基本的生活要因及び精神的要因）の評価・改善【1)】 (3) 健康相談での情報収集・臨床判断とそれに対応するプライマリケアの地域住民への実践（受診勧奨，救急対応，一般用医薬品等の推奨，生活指導等）【1)】 (4) 要指導医薬品・一般用医薬品，薬局製造販売医薬品，医療機器，衛生材料，特別用途食品，保健機能食品等を活用したセルフケア，セルフメディケーションの指導の実践【1)】 (5) 地域住民個々の健康維持・増進に寄与する活動（禁煙指導，生活習慣病予防等）への参画【1)】 (6) 地域包括ケアを推進する介護予防・福祉に関する相談や地域連携活動への参画【2)】	12章
F-4-2 地域での公衆衛生，災害対応への貢献		
1) 薬剤師として求められる地域住民の生活・衛生環境の保全，疾病予防や感染拡大防止による医療環境の維持・整備を実際の地域の中で実践し，地域住民の健康的な環境を確保する． 2) 住民・児童生徒に向けた保健知識の普及指導・啓発活動を実践して，住民・児童生徒の公衆衛生意識を向上し，生活環境の向上に積極的に寄与する． 3) 災害時に薬剤師が果たすべき役割や備え等を理解し，行動（シミュレーション）する．	(1) 地域住民の衛生管理（食中毒の予防，日用品に含まれる化学物質・農薬等の曝露や誤飲・誤食による中毒への対応，環境有害物質や有害生物の駆除等）【1)】 (2) 地域における感染症予防，拡大防止等の対策と発生時の対応（感染症予防の啓発，消毒薬や衛生用品の供給確保と使用法の指導への主体的参画・貢献等）【1)，2)】 (3) 学校薬剤師による学内環境の評価と指導【2)】 (4) 住民・児童生徒に向けた薬の正しい使い方や薬物乱用防止，アンチ・ドーピング活動，禁煙指導等に向けた教育・啓発活動や相談対応【2)】	12章

薬学教育モデル・コアカリキュラム（平成25年度改訂版）　SBO		本書の対応章・項
F 薬学臨床		
(1)薬学臨床の基礎		
②臨床における心構え 〔A(1), (2)参照〕	1. 前）医療の担い手が守るべき倫理規範や法令について討議する.（態度） 2. 前）患者・生活者中心の医療の視点から患者・生活者の個人情報や自己決定権に配慮すべき個々の対応ができる.（態度） 3. 前）患者・生活者の健康の回復と維持, 生活の質の向上に薬剤師が積極的に貢献することの重要性を討議する.（態度）	
③臨床実習の基礎	1. 前）病院・薬局における薬剤師業務全体の流れを概説できる. 2. 前）病院・薬局で薬剤師が実践する薬学的管理の重要性について説明できる. 3. 前）病院薬剤部門を構成する各セクションの業務を列挙し, その内容と関連を概説できる. 4. 前）病院に所属する医療スタッフの職種名を列挙し, その業務内容を相互に関連づけて説明できる. 5. 前）薬剤師の関わる社会保障制度（医療, 福祉, 介護）の概略を説明できる.〔B(3)①参照〕	1章
(2)処方せんに基づく調剤		
①法令・規則等の理解と遵守 〔B(2), (3)参照〕	1. 前）調剤業務に関わる事項（処方せん, 調剤録, 疑義照会等）の意義や取り扱いを法的根拠に基づいて説明できる.	
②処方せんと疑義照会	1. 前）代表的な疾患に使用される医薬品について効能・効果, 用法・用量, 警告・禁忌, 副作用, 相互作用を列挙できる. 2. 前）処方オーダリングシステムおよび電子カルテについて概説できる. 3. 前）処方せんの様式と必要記載事項, 記載方法について説明できる. 4. 前）処方せんの監査の意義, その必要性と注意点について説明できる.	1章 2章A
	5. 前）処方せんを監査し, 不適切な処方せんについて, その理由が説明できる. 6. 前）処方せん等に基づき疑義照会ができる.（技能・態度）	2章A
③処方せんに基づく医薬品の調製	1. 前）薬袋, 薬札（ラベル）に記載すべき事項を適切に記入できる.（技能） 2. 前）主な医薬品の成分（一般名）, 商標名, 剤形, 規格等を列挙できる. 3. 前）処方せんに従って, 計数・計量調剤ができる.（技能）	2章B〜K 3章
	4. 前）後発医薬品選択の手順を説明できる.	2章A
	5. 前）代表的な注射剤・散剤・水剤等の配合変化のある組合せとその理由を説明できる.	2章B〜K 3章
	6. 前）無菌操作の原理を説明し, 基本的な無菌操作を実施できる.（知識・技能）	2章A
	7. 前）抗悪性腫瘍薬などの取扱いにおけるケミカルハザード回避の基本的手技を実施できる.（技能）	3章
	8. 前）処方せんに基づき調剤された薬剤の監査ができる.（知識・技能）	2章A
④患者・来局者応対,服薬指導, 患者教育	1. 前）適切な態度で, 患者・来局者と応対できる.（態度） 2. 前）妊婦・授乳婦, 小児, 高齢者などへの応対や服薬指導において, 配慮すべき事項を具体的に列挙できる. 3. 前）患者・来局者から, 必要な情報（症状, 心理状態, 既往歴, 生活習慣, アレルギー歴, 薬歴, 副作用歴等）を適切な手順で聞き取ることができる.（知識・態度）	11章
	4. 前）患者・来局者に, 主な医薬品の効能・効果, 用法・用量, 警告・禁忌, 副作用, 相互作用, 保管方法等について適切に説明できる.（技能・態度）	4・5・6・11章

	5. 前）代表的な疾患において注意すべき生活指導項目を列挙できる.	11章
	6. 前）患者・来局者に使用上の説明が必要な製剤（眼軟膏，坐剤，吸入剤，自己注射剤等）の取扱い方法を説明できる.（技能・態度）	2章B～K 3章
	7. 前）薬歴・診療録の基本的な記載事項とその意義・重要性について説明できる.	
	8. 前）代表的な疾患の症例についての患者応対の内容を適切に記録できる.（技能）	11章
⑤医薬品の供給と管理	1. 前）医薬品管理の意義と必要性について説明できる.	
	2. 前）医薬品管理の流れを概説できる.	
	3. 前）劇薬，毒薬，麻薬，向精神薬および覚せい剤原料等の管理と取り扱いについて説明できる.	
	4. 前）特定生物由来製品の管理と取り扱いについて説明できる.	2章A
	5. 前）代表的な放射性医薬品の種類と用途，保管管理方法を説明できる.	
	6. 前）院内製剤の意義，調製上の手続き，品質管理などについて説明できる.	
	7. 前）薬局製剤・漢方製剤について概説できる.	
	8. 前）医薬品の品質に影響を与える因子と保存条件を説明できる.	
⑥安全管理	1. 前）処方から服薬（投薬）までの過程で誤りを生じやすい事例を列挙できる.	
	2. 前）特にリスクの高い代表的な医薬品（抗悪性腫瘍薬，糖尿病治療薬，使用制限のある薬等）の特徴と注意点を列挙できる.	10章
	3. 前）代表的なインシデント（ヒヤリハット），アクシデント事例を解析し，その原因，リスクを回避するための具体策と発生後の適切な対処法を討議する.（知識・態度）	
	4. 前）感染予防の基本的考え方とその方法が説明できる.	
	5. 前）衛生的な手洗い，スタンダードプリコーションを実施できる.（技能）	2章L
	6. 前）代表的な消毒薬の用途，使用濃度および調製時の注意点を説明できる.	
	7. 前）医薬品のリスクマネジメントプランを概説できる.	10章

(3) 薬物療法の実践

①患者情報の把握	1. 前）基本的な医療用語，略語の意味を説明できる.	
	2. 前）患者および種々の情報源（診療録，薬歴・指導記録，看護記録，お薬手帳，持参薬等）から，薬物療法に必要な情報を収集できる.（技能・態度）〔E3(2)①参照〕	11章
	3. 前）身体所見の観察・測定（フィジカルアセスメント）の目的と得られた所見の薬学的管理への活用について説明できる.	
	4. 前）基本的な身体所見を観察・測定し，評価できる.（知識・技能）	12章
②医薬品情報の収集と活用 〔E3(1)参照〕	1. 前）薬物療法に必要な医薬品情報を収集・整理・加工できる.（知識・技能）	8章
③処方設計と薬物療法の実践（処方設計と提案）	1. 前）代表的な疾患に対して，疾患の重症度等に応じて科学的根拠に基づいた処方設計ができる.	6章
	2. 前）病態（肝・腎障害など）や生理的特性（妊婦・授乳婦，小児，高齢者など）等を考慮し，薬剤の選択や用法・用量設定を立案できる.	
	3. 前）患者のアドヒアランスの評価方法，アドヒアランスが良くない原因とその対処法を説明できる.	11章
	4. 前）皮下注射，筋肉内注射，静脈内注射・点滴等の基本的な手技を説明できる.	
	5. 前）代表的な輸液の種類と適応を説明できる.	3章
	6. 前）患者の栄養状態や体液量，電解質の過不足などが評価できる.	

④処方設計と薬物療法の実践（薬物療法における効果と副作用の評価）	1. 前）代表的な疾患に用いられる医薬品の効果，副作用に関してモニタリングすべき症状と検査所見等を具体的に説明できる． 2. 前）代表的な疾患における薬物療法の評価に必要な患者情報収集ができる．（知識・技能） 3. 前）代表的な疾患の症例における薬物治療上の問題点を列挙し，適切な評価と薬学的管理の立案を行い，SOAP 形式等で記録できる．（知識・技能）	7章
(4)チーム医療への参画 〔A(4)参照〕		
①医療機関におけるチーム医療	1. 前）チーム医療における薬剤師の役割と重要性について説明できる． 2. 前）多様な医療チームの目的と構成，構成員の役割を説明できる．	1章
	3. 前）病院と地域の医療連携の意義と具体的な方法（連携クリニカルパス，退院時共同指導，病院・薬局連携，関連施設との連携等）を説明できる．	
②地域におけるチーム医療	1. 前）地域の保健，医療，福祉に関わる職種とその連携体制（地域包括ケア）およびその意義について説明できる． 2. 前）地域における医療機関と薬局薬剤師の連携の重要性を討議する．（知識・態度）	12章
(5)地域の保健・医療・福祉への参画 〔B(4)参照〕		
①在宅（訪問）医療・介護への参画	1. 前）在宅医療・介護の目的，仕組み，支援の内容を具体的に説明できる． 2. 前）在宅医療・介護を受ける患者の特色と背景を説明できる． 3. 前）在宅医療・介護に関わる薬剤師の役割とその重要性について説明できる．	12章
②地域保健（公衆衛生，学校薬剤師，啓発活動）への参画	1. 前）地域保健における薬剤師の役割と代表的な活動（薬物乱用防止，自殺防止，感染予防，アンチドーピング活動等）について説明できる． 2. 前）公衆衛生に求められる具体的な感染防止対策を説明できる．	
③プライマリケア，セルフメディケーションの実践 〔E2(9)参照〕	1. 前）現在の医療システムの中でのプライマリケア，セルフメディケーションの重要性を討議する．（態度） 2. 前）代表的な症候（頭痛・腹痛・発熱等）を示す来局者について，適切な情報収集と疾患の推測，適切な対応の選択ができる．（知識・態度） 3. 前）代表的な症候に対する要指導医薬品・一般用医薬品の適切な取り扱いと説明ができる．（技能・態度） 4. 前）代表的な生活習慣の改善に対するアドバイスができる．（知識・態度）	
④災害時医療と薬剤師	1. 前）災害時医療について概説できる．	

※ F 薬学臨床における代表的な疾患は，がん，高血圧症，糖尿病，心疾患，脳血管障害，精神神経疾患，免疫・アレルギー疾患，感染症とする．病院・薬局の実務実習においては，これら疾患を持つ患者の薬物治療に継続的に広く関わること．
前）：病院・薬局での実務実習履修前に修得すべき事項

索 引

和 文

コンパス調剤学（改訂第4版）［Web 動画付］［電子版付］
実践的アプローチから理解する

2010 年 3 月 31 日　第 1 版第 1 刷発行	編集者　八重徹司, 緒方憲太郎, 高取真吾
2015 年 3 月 30 日　第 2 版第 1 刷発行	発行者　小立健太
2020 年 2 月 15 日　第 3 版第 1 刷発行	発行所　株式会社 南 江 堂
2023 年 2 月 15 日　第 3 版第 3 刷発行	☎113-8410 東京都文京区本郷三丁目 42 番 6 号
2024 年 12 月 15 日　改訂第 4 版発行	☎(出版) 03-3811-7236　(営業) 03-3811-7239
	ホームページ https://www.nankodo.co.jp/
	印刷・製本　公和図書

Dispensing Pharmacy
© Nankodo Co., Ltd., 2024

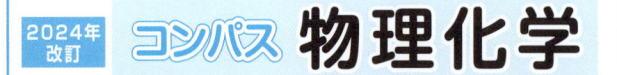 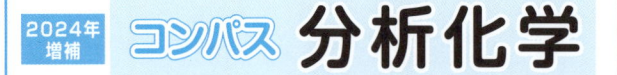